肿瘤信息学
Cancer Bioinformatics

〔美〕徐鹰 崔娟 D.普特 著

王岩 杜伟 王浩 孙文靖 董宁 译

U0225846

科学出版社

北 京

图字：01-2015-2057 号

内 容 简 介

深入解读癌症本质，是人类在新世纪面临的重大挑战。本书从生物信息学角度，利用现有多种组学数据对癌症的生物学特征予以描述归纳及探讨，指出癌症是一个进化复合体系统，要以"整体论"来思考研究，并提供了理论框架。

全书分为 14 章，探讨了癌症的生物学基础、利用组学数据从分子及基因组层面理解癌症发生发展的驱动力、癌细胞在多重压力下存活的路径、表观遗传应答的作用、癌症侵袭和转移的原因、癌症转移后的特征等。此外，还示范了癌症标志物的发掘以及利用计算手段研究癌症的策略等。

希望本书能部分地弥合实验癌症生物学家和计算生物学家之间的沟壑；也希望基础医学、临床医学、生物信息学的研究者们能掌握独特的思维方式，从而加速各自的相关研究。

Translation from English language edition: *Cancer Bioinformatics* by Ying Xu, Juan Cui and David Puett.
Copyright ©Springer Science+Business Media New York 2014.
All Rights Reserved.

本书彩图可扫描书后二维码

图书在版编目（CIP）数据

肿瘤信息学/（美）徐鹰等著；王岩等译. —北京：科学出版社，2016.6
书名原文：Cancer Bioinformatics
ISBN 978-7-03-047555-8

Ⅰ. ①肿… Ⅱ. ①徐…②王… Ⅲ. ①肿瘤学—研究 Ⅳ. ①R73

中国版本图书馆 CIP 数据核字（2016）第 044415 号

责任编辑：李 悦 李晶晶 / 责任校对：蒋 萍
责任印制：吴兆东 / 封面设计：北京铭轩堂设计公司

科 学 出 版 社 出版
北京东黄城根北街 16 号
邮政编码：100717
http://www.sciencep.com

北京虎彩文化传播有限公司 印刷
科学出版社发行 各地新华书店经销

*

2016 年 6 月第 一 版 开本：787×1092 1/16
2022 年 9 月第四次印刷 印张：19 1/2
字数：465 000

定价：118.00 元
（如有印装质量问题，我社负责调换）

致　谢

本书的出版与很多人的勤奋工作及鼎力支持是密不可分的。感谢徐鹰教授给予我们翻译出版这本重要著作的机会，还要感谢他在百忙之中的多次悉心指导，以及持续地鼓励与启发。

感谢梁艳春教授在本书翻译过程中提供的中肯意见。本书从系统生物学的高度，探讨癌症这一复杂命题，涉及了大量的跨学科、跨领域知识，给我们这个翻译小组带来了严峻的考验。所幸之处在于，来自吉林大学、哈尔滨医科大学、美国佐治亚大学等多所国内外院校的生物学、医学、计算机、数学等不同领域的多位专家同道，组成了我们背后强大的支持团队。他们无私的支持与倾力的合作，让本书更加严谨。我们深深地感谢这些令人尊敬的老师及同仁，国外专家包括：崔娟、杨青、王鹏、张驰、曹莎等；国内专家包括：崔久嵬、王林聪、刘琦、王国庆、周丰丰、黄艳新、唐彤宇、张灵、孙连坤，管仁初、俞琼、李瑛、吴春国、苏静、刘丙强、胡良海等。同时，感谢包括孙莹、孙慧妍、欧歌、吕一丹、谭永飞、杨晓春等多位同学，认真阅读译文初稿并提出了宝贵意见和建议。

真诚地感谢科学出版社的李悦等编辑，在本书出版过程中进行了大量庞杂而细致入微的校对工作，他们良好的专业修养以及高效的工作也为本书的出版提供了有力保障。

最后，感谢所有在本书的撰写、翻译、修订过程中付出辛勤劳动的学者、同学以及朋友们，没有你们的帮助和共同协作，本书的翻译出版不会如此顺利的进行。

本书翻译得到了国家自然科学基金面上项目的资助（项目编号61572227、61472159）。

王岩（吉林大学计算机与技术学院）
杜伟（吉林大学计算机与技术学院）
王浩（哈尔滨医科大学附属第二医院）
孙文靖（哈尔滨医科大学基础医学院）
董宁（吉林大学白求恩第一医院）

译 者 序

诸如"生物信息学"、"数据分析"、"二代测序",以及"RNA-seq"等概念显然已经为生物学、医学和计算机科学等诸多领域带来了深远的影响。在"大数据时代"到来的今天,这些"高、大、上"的新理念、新技术、新方法到底会为人类带来哪些福音,又会如何深刻影响人们的生活呢?美国佐治亚大学生物化学及分子生物学系的徐鹰教授(Prof. YingXu)以其独到的视角,结合自己近年来的最新研究成果,为我们了解并学习"生物信息学"和"肿瘤信息学"指明了一条捷径。

本书名为 *Cancer Bioinformatics*,是以肿瘤信息学研究为中心,主要内容围绕肿瘤信息学的题目展开,并以相关的生物信息学技术贯穿其间。书中的一些精彩部分也包含于徐鹰教授在吉林大学主讲的由中国科学院资助的"龙星计划"《肿瘤信息学》课程中。作为吉林大学计算机学院的长江学者讲座教授,"千人计划"讲座教授,国际著名的计算生物学家、生物信息学专家,徐鹰老师长期致力于癌症生物信息学、微生物信息学和结构生物信息学等相关领域的研究。他以数理统计、机器学习理论、信息技术为基础,将建模、算法创新等技术手段应用到生物信息学的多个领域,为推动生物信息学和系统生物学的快速发展作出了重要贡献。多年来,他还始终致力于生物信息学研究在国内的传播,培养了众多的优秀人才。

作为徐鹰教授的学生,我们很荣幸有机会为传播徐老师的理论贡献绵薄之力。我们这个翻译小团队主要包括吉林大学计算机学院长期从事生物信息学研究的王岩、杜伟,哈尔滨医科大学长期从事恶性肿瘤临床治疗与基础研究的王浩、孙文靖,以及吉林大学白求恩第一医院的董宁等人。同时,来自于吉林大学、哈尔滨医科大学、佐治亚大学等多所国内外院校的 20 余位知名教授、专家、学者以及同学都在翻译的不同阶段提供了巨大的支持与帮助。

本书的英文版由 Springer 出版社于 2014 年 8 月正式出版,而中文版的翻译前期工作也随即逐步展开。然而,囿于本书涉猎内容广泛,加之译者们的能力所限,本书的翻译工作持续了一年多的时间。所幸的是,徐老师具有前瞻性的理论正在不断地获得来自学术界的印证,这也恰好为读者们提供了思考比对的空间。

本书最初是希望能够帮助计算生物学、生物信息学的学生快速进入肿瘤信息学领域。出乎意料的是,来自于肿瘤临床与基础研究一线的反响也异乎寻常的积极。所以,我们也真诚地希望能有更多来自于医学领域的读者可以从中获益。

本书所涉及的数据分析流程和技术,对于具有数理基础和计算机基础的同学而言,不会带来太多阅读和理解的障碍;而对于缺乏此类背景知识的医学领域的读者来说,也无需为此担心,因为你们的生物医学背景甚至会有助于更好地理解作者的本意。

与国内外众多优秀的生物信息学著作或译作不同,本书作者更多地把重点放在了数据分析结果的生物学意义上,强调了对数据的生物学解读:癌症的基本生物学特征;原癌基因、癌基因与抑癌基因的作用;影响癌症发生发展过程中的重要因素,如微环境、免疫系统、表观遗传组改变、代谢组改变等。更为简化的概括是:**要以持续进化的观点**

理解并认识癌症，能量代谢改变是核心，癌症的异质性是必然，转移后的癌症反而具有了特殊的共性可资利用；癌症研究要恰当地结合整体论与还原论。

与常见的肿瘤研究相关专著相比，徐鹰教授提出的理论与假说更多地建立在组学数据分析的基础上，这些数据基本上来源于已经公开发表的各种肿瘤及对照组的标本，感兴趣的读者可以通过 GEO 和 TCGA 等相应的数据库自行验证。书中的一些设想与提问同样也可以为有志深入研究的读者提供方向。

能以此方式进行写作的最根本原因在于，作者是从组织学水平而不仅仅是细胞学水平甚至分子水平来看待肿瘤。在当前的肿瘤研究领域，更多的研究结论来源于以细胞系为基础的实验室研究，相应的方法论基础是经典的还原论。这就要求研究者把待研究问题与更多的影响因素一一分离，看似条分缕析，却导致相应的结论经常与客观现象不一致，相似研究的结果也常常不尽相同。

如何强调整体论的观点都不为过。然而，否定一切还原论指导下的研究结果显然不是徐鹰老师的目的。正是因为有了当代的组学技术和数据分析，我们才开始有机会站在这样的高度。分析肿瘤组织标本为来源的数据本身就把研究者放在了更高一级的水平上，当然要使用另外的方法论。当然还原论也同时意味着放弃了已有的人类对肿瘤认识的基础。

本书中的研究探讨都有大量的来自各个领域的文献作为支持信息，这也反映了当代肿瘤生物学研究和生物信息研究的基本要求。相信读者会因此而受到启发，组建属于自己的多学科研究团队，提出自己的观点，并加以验证。您刚开始阅读时，可能会被一系列的专有名词所困扰，不要担心，因为即使是作为译者的我们也曾有这样的感受。作为将学习整体论的您，就当是一种小小的练习吧。当您读到之后的章节可能就会顿悟，原来如此！当然，您也可能会对其中的观点产生怀疑，我们也愿意和您一起探讨，争取能通过深入的研究解决有意义的问题。书中的观点仅代表作者们在当时的思考，我们相信，恰当地结合转录物组数据与蛋白质组数据分析并结合扎实的实验室验证必将成为未来研究的立足点。在此，我们真诚地鼓励有兴趣的读者能大胆地进入肿瘤信息学，为人类应对癌症作出自己的贡献。徐老师本人也非常欢迎学术上的交流（xyn@bmb.uga.edu）。

我们真诚地期待您能以轻松的心态阅读本书，就像是阅读一本高级的科普读物。您会发现，不知不觉中您了解了人类认识肿瘤的上百年历史，并会渐渐地提出各种有趣的问题。请不要为某个基因的具体细节而执迷，也不需为所涉及的广泛知识领域而恐惧。阅读过英文版原著的一位普通外科医生朋友曾这样描述："我用了三天时间阅读，非常有意思，有点儿上瘾了！"希望您阅读翻译版时也有类似的感受。

在本书的翻译过程中，我们力求忠实、准确地表达原著的内容，也曾力求保留原著的语言风格。由于水平有限，尤其是本书内容涉及与化学、生物、医学、计算机等多门学科的交叉，因此难免会有错误和不准确的地方，敬请广大同行及读者不吝指教。同时，译者根据自己的理解为原著中的部分内容添加了译注，不当之处也请读者多多指正。

王岩　杜伟　王浩　孙文靖　董宁

2015 年 11 月

前　言

2010 年，普利策奖得主慕克吉（Mukherjee）在其获奖作品《疾病之王：癌症传记》中曾经提及：人类历史上对癌症最早的记载可追溯至约 4500 年前，即公元前 2500 年。杰出的埃及医生伊姆霍特普（Imhotep）清晰而简洁地记述了一例乳腺癌病例[①]。两千多年以后（约公元前 400 年），希腊医生希波克拉底（Hippocrates）将此疾病命名为 karkinos（希腊语螃蟹之意，与巨蟹座同词），并逐渐演化为现在的癌症（cancer）一词。大约五、六个世纪后（公元 130~200 年），受希波克拉底学派影响的希腊医生克劳迪亚斯·盖伦（Claudius Galen）将癌症的病因归结为黑色胆汁过多（该学派认为人体是由四种体液组成：血液、黏液、黄胆汁和黑胆汁）。又经过了上千年，维萨里（Vesalius，16 世纪）和贝利（Baillie，18 世纪）才推翻了黑胆汁假说。这也间接地推动了外科医生们开始切除实体肿瘤（实际上无畏的外科医生们在此之前就已经开始对癌症患者进行外科手术治疗，但罕有历经磨难与感染的患者能存活下来）。直到 19~20 世纪，随着麻醉学的发展、抗生素的广泛应用，以及洁净的手术环境的出现，才快速推动了外科手术的发展（后来又出现了放射疗法，俗称"放疗"），使之逐渐成为治疗癌症的主要手段，并且沿用至今。直到 20 世纪中叶，化学疗法（俗称"化疗"）和激素疗法才作为外科手术治疗和"放疗"的补充或替代手段开始应用。

随着癌症治疗手段的进步，生物医学研究者们也开始努力探寻对癌症本质更深层次的认识，探索更有效的方法来阻止癌症的恶化甚至实现彻底根治。在过去的几十年中，人们提出了大量关于驱动和促进癌症发生、发展以及转移的现代生物学理论，并用于指导癌症研究。这些理论中，也包括了 Otto Warburg 提出的极具洞察力的理论。他认为，导致癌症的根本原因在于能量代谢方式的改变。他在 20 世纪 60 年代还曾指出："癌症……具有无数的继发性因素，但是……只有一个根本性原因，即机体正常细胞的有氧呼吸被糖酵解所取代。"[②]40 年前，两组杰出的科学家分别发现了第一个原癌基因和抑癌基因，自此之后，癌症研究界的主流观点逐渐开始将癌症当成一类基因组疾病。

随着多种组学数据源的快速扩张，如基因组、表观遗传组、转录组、代谢组和药理组学数据等，过去的 20 多年里，我们在对癌症的理解方面已经取得了卓越成就，尤其是在理解微环境和免疫系统如何促进肿瘤发生发展等方面。然而，即使是有了这些长足的进步，仍有大量复杂的问题有待解答。本书的作者们深信，针对解答这些问题所需要的信息可能早已存在于目前的组学数据中，并且仍有大量类似的数据实际上并没有得到充分地挖掘和利用。我们认为，出现这种情况的原因之一在于，计算癌症生物学家作为一个群体，尚未学会以独立的方式来思考癌症信息学，而只有这种独立的思考方式才能使他们充分利用隐含在组学数据中的全部信息。目前，计算癌症生物学研究几乎都在遵

---

① Mukherjee, S. (2010). The emperor of all maladies: a biography of cancer, Scribner.

② Warburg, O. H. (1969). The prime cause and prevention of cancer, K. Triltsch.

循着类似于实验性研究者的思维方式，即一种高度还原论的思想。遗憾的是，有关癌症的很多根本问题之间，在本质上是彼此紧密关联且不可分割的。例如，很多癌症研究没有考虑到相关的细胞外基质和免疫应答，而这二者都与癌症密不可分。如今，面对着现有的组学数据，以一种崭新而全面的思维方式来解析势在必行，这样才能使人们对癌症生物学的理解提高到一个新的水平；换言之，我们可以在更复杂的背景下研究癌症。

本书目的是从信息学角度对癌症生物学进行宏观描述，同时示范如何挖掘组学数据来获得新的视角和新的理解，从而能更广泛并更本质地对癌症的生物学问题加以探讨和解答。纵观全书，作者力图逐步确立以下述及的主要观点：①癌症，就其本质而言，是病变细胞在微环境压力不断增加且越加难以应对的条件下得以存活的持续进化过程，而微环境本身是与病变细胞共同进化的；②细胞增殖是癌症克服生存压力得以存活的一种方式；③进化中的细胞必须克服的主要挑战来自于周围的组织，所以癌症更主要是组织水平的问题，而不仅仅是细胞水平的问题；④对具体癌症而言，其生存通路的选择，往往不取决于功能异常的基因或基因突变，而在很大程度上取决于人类基因组中那些规模较大的编码序列，且其功能原本另有他用；⑤癌细胞的不同亚群为启动存活通路创造了条件；⑥在散发癌症中，基因突变的主要功能意义可能在于以更高的效率、更好的延续性替代了现有的功能；与之相对的是，在遗传性癌症中，基因突变主要起到了驱动性作用，但从某种角度看又不同于现有文献中所定义的驱动性突变；⑦原发癌和转移癌的细胞增殖在本质上是不同的，前者主要用来克服生存压力，而后者则是细胞应对压力过程中衍生的副产品，这就提示，在治疗转移癌和原发癌的策略上应该有根本性的差异。

在全书的每一章，作者都坚持在进化的背景下探讨癌症的不同主题，并以如下的方式提出问题，例如：进化中的病变细胞所处的微环境为其带来了何种压力？不断进化的细胞又是如何适应相关压力的呢？此外，我们努力利用实例来演示从现有组学数据中提取所需信息的过程，既包括如何提出问题，也包括了如何利用"假说驱动"的数据挖掘方法来解决这些问题。例如：原发癌和转移癌的主要驱动力之间的区别是什么？通过寻找所有转移癌的共同上调基因，并与相应原发癌的共同上调基因进行比较，进而利用通路的富集分析结果进行探讨。

我们希望本书能在某种程度上弥合实验癌症生物学家和计算生物学家之间的沟壑，从而有助于揭示隐藏于癌症组学数据中的大量有益信息；也希望能帮助计算癌症生物学家掌握独特的思维方式，从而有别于那些专长于实验研究的同行。作者确信，更多定性或定量地利用组学数据一定会有利于提高我们对癌症生物学的整体认知，并进一步提高早期检出癌症的能力，开发更多有效的治疗手段，从而帮助提高癌症患者的生存质量。

我们期待通过读者的反馈，指出本书中需要修订的内容，以帮助我们纠正谬误、改进表述或调整内容。这些信息必将成为改进和完善后续版本的重要参考。

Athens, GA, USA　　Ying XU

Lincoln, NE, USA　　Juan Cui

Chapel Hill, NC, USA　Daivid Puett

缩　写　词

以下缩写词贯穿本书。

A2AR	Adenosine A2a receptor	腺苷A2a受体
ABC	ATP-binding cassette	三磷酸腺苷结合盒
ABL1	ABL proto-oncogene 1, non-receptor tyrosine kinase	ABL1原癌基因，非受体酪氨酸激酶
ACTA	Actin, alpha 1, skeletal muscle	骨骼肌肌动蛋白
ACVR	Activin A receptor	激活素A受体
AIDA	Axin interactor, dorsalization associated	Axin相互作用蛋白
AIF	Apoptosis-induced factor	凋亡诱导因子
AKT	V-AKT murine thymoma viral oncogene homolog	v-akt鼠科胸腺瘤病毒癌基因同源物
ALK	Anaplastic lymphoma receptor tyrosine kinase	间变性淋巴瘤激酶
ALL	Acute lymphoblastic leukemia	急性淋巴细胞性白血病
AML	Acute myelogenous leukemia	急性髓细胞性白血病
APAF	Adaptor protein apoptotic protease-activating factor	凋亡蛋白酶激活因子
APO2L	Also called TNFSF10, tumor necrosis factor superfamily member 10	肿瘤坏死因子超家族成员10
APC	Adenomatous polyposis coli	腺瘤性结肠息肉病
ARID	AT-rich interactive domain	AT丰富结合域
ARSE	Arylsulfatase E	芳基硫酸酯酶E
ASXL	Additional sex combs like	附加性梳样
ATM	Ataxia telangiectasia mutated	共济失调毛细血管扩张突变基因
ATP	Adenosine triphosphate	三磷酸腺苷
ATP	ATPase, H^+/K^+ transporting	氢/钾ATP酶通道蛋白
ATR	Ataxia telangiectasia and Rad3 related	共济失调毛细血管扩张Rad3相关蛋白
BAD	BCL2-associated agonist of cell death	BCL2 拮抗因子
BAK1	BCL2-antagonist/killer 1	BCL2同源拮抗剂1
BARD1	BRCA1 associated RING domain 1	乳腺癌易感基因环状结构域蛋白1
BAX	BCL2-associated X protein	BCL2相关X蛋白
BCC	Basal cell carcinoma	基底细胞癌
BCL2	B-cell lymphoma 2	B淋巴细胞瘤/白血病2基因
BCL3	B-cell lymphoma 3	B淋巴细胞瘤3基因
BCL2L	BCL2-like protein	BCL2样蛋白
BCR	Breakpoint cluster region	断裂点簇集区

BID	BH3 interacting domain death agonist	BH3结构域凋亡诱导蛋白
BIM	Also called BCL2L11, BCL2-like 11 (apoptosis facilitator)	BCL2样11（细胞凋亡辅助蛋白）
BOK	BCL2-related ovarian killer	BCL2相关抗卵巢癌
BRAF	B-RAF proto-oncogene serine/threonine-protein kinase	B-RAF原癌基因丝氨酸/苏氨酸蛋白激酶
BRCA	Breast cancer	乳腺癌易感基因
CAS	CRK-associated substrate	CRK-关联底物
CAD	Carbamoyl-phosphate synthetase	氨甲酰磷酸合成酶
CCL	Chemokine ligand	趋化因子配体
CDC	Cell division control protein	细胞分裂周期蛋白
CDK	Cyclin-dependent kinase	细胞周期蛋白依赖性激酶
CDKN	Cyclin-dependent kinase inhibitor	细胞周期蛋白依赖性激酶抑制剂
CEACAM	Carcino-embryonic antigen-related cell adhesion molecule	癌胚抗原相关细胞黏附分子
CFD	Complement factor D	补体因子D
CHRM3	Cholinergic receptor, muscarinic 3	毒蕈碱型胆碱受体M3
CLDN1	Claudin 1, also called SEMP1, senescence associated epithelial membrane protein 1	细胞间紧密连接蛋白1
CLL	Chronic lymphoblastic leukemia	慢性淋巴细胞性白血病
CML	Chronic myelogenous leukemia	慢性髓细胞性白血病
CNN1	Calponin	钙调节蛋白-1
CNV	Copy number variation	拷贝数变异
COL	Collagen	胶原蛋白
COX	Cyclooxygenase	环氧化酶
CPS	Carbamoyl-phosphate synthase	氨甲酰磷酸合成酶
CRC	Colorectal cancer	结直肠癌
CREB	CAMP-response element-binding protein	环磷腺苷酸反应元件结合蛋白
CSPG	Chondroitin sulfate proteoglycan	硫酸软骨蛋白多糖
CTC	Circulating tumor cells	循环肿瘤细胞
CTNN	Catenin (cadherin-associated protein)	环连蛋白
CTSB	Cathepsin B	组织蛋白酶 B
CYP	Cytochrome P450	细胞色素 P450
DCC	Deleted in colorectal cancer	结直肠癌缺失基因
DEFA	Defensin, alpha	α-防御素
DES	Desmin	结蛋白
DHPS	Deoxyhypusine synthase	脱氧羟腐胺赖氨酸合酶
DMN	Synemin, intermediate filament protein	中间丝蛋白β -synemin
DNAPK	Protein kinase, catalytic polypeptide	DNA 依赖性蛋白激酶催化亚基
DNM2	Dynamin 2	发动蛋白 2
DNMT	DNA methyltransferase	DNA 甲基转移酶

DPT	Dermatopontin	皮肤桥蛋白
DR	Death receptor	死亡受体
E2F	E2 promoter binding factor	E2 启动子结合因子
EC	Enzyme classification	酶分类
ECM	Extracellular matrix	细胞外基质
ECT2L	Epithelial cell transforming 2 like	上皮细胞转化序列 2 样基因
EED	Embryonic ectoderm development	胚胎外胚层发育蛋白
EFNA	Ephrin-A	肝配蛋白-A
EGR	Early growth response protein	早期生长反应蛋白
EGF	Epidermal growth factor	表皮生长因子
EGFR	Epidermal growth factor receptor	表皮生长因子受体
EIF1A	Eukaryotic translation initiation factor 1A	真核起始因子 1A
EMMPRIN	Extracellular matrix metalloproteinase inducer	细胞外基质金属蛋白酶诱导因子
EMT	Epithelial-mesenchymal transition	上皮细胞-间充质转化
EP300	E1A-binding protein P300	E1A 结合蛋白 P300
EP	Prostaglandin E receptor	前列腺素 E 受体
ER	Endoplasmic reticulum (subcellular compartment)	内质网
ER	Estrogen receptor	雌激素受体
ERBB2	ERB-B2 receptor tyrosine kinase 2	ERB-B2 受体酪氨酸激酶 2
ERK	Extracellular signal-regulated kinase	胞外信号调节激酶
EZH2	Enhancer of zeste homolog	zeste 基因增强子同源物 2
FADD	FAS-associated protein with death domain	Fas 死亡结构域相关蛋白
FAK	Focal adhesion kinase	黏着斑激酶
FAM26D	Family with sequence similarity 26	序列相似家族 26
FAS	Fas cell surface death receptor	Fas 细胞表面死亡受体
FGF	Fibroblast growth factor	成纤维细胞生长因子
FGFR	Fibroblast growth factor receptor	成纤维细胞生长因子受体
FH	Fumarate hydratase	富马酸水合酶
FHL	Four and a half LIM domains	4 个半 LIM 结构域
FLT3	Fms-related tyrosine kinase 3	FMS 样酪氨酸激酶 3
FN	Fibronectins	纤连蛋白
FOS	FBJ murine osteosarcoma viral oncogene homolog	FBJ 鼠科骨肉瘤病毒癌基因同源物
FXR	Farnesoid X receptor	法尼醇 X 受体
GAD	Glutamate decarboxylase	谷氨酸脱羧酶
GADD	Growth arrest and DNA damage	生长抑制 DNA 损伤基因
GATA3	GATA-binding protein 3	GATA 结合蛋白 3
GCLC	Glutamate-cysteine ligase, catalytic subunit	谷氨酸-半胱氨酸连接酶催化亚基
GCLM	Glutamate-cysteine ligase, modifier subunit	谷氨酸-半胱氨酸连接酶调节亚基

GDT	Growth-to-differentiation transition	生长分化转换
GFRA	GDNF family receptor alpha	GDNF 家族受体 α
GKN1	Gastrokine-1	胃动蛋白 1
GNAS	Guanine nucleotide-binding protein	鸟嘌呤核苷酸结合蛋白
GNPNAT	Glucosamine phosphate N-acetyltransferase	葡糖胺磷酸盐 N-乙酰转移酶
GPI	Phosphoglucose isomerase	磷酸葡萄糖异构酶
GPR	G-protein coupled receptor	G 蛋白偶联受体
GPX	Glutathione peroxidase	谷胱甘肽过氧化物酶
GSR	Glutathione reductase	谷胱甘肽还原酶
GSTP1	Glutathione S-transferase P1	谷胱甘肽 S-转移酶 P1
HARE	Hyaluronic acid receptor for endocytosis	透明质酸内吞受体
HAS	Hyaluronic acid synthase	透明质酸合成酶
HDAC	Histone deacetylase	组蛋白去乙酰酶
HDGF	Hepatoma-derived growth factor	肝癌衍生生长因子
HER2	Human epidermal growth factor receptor 2	人类表皮生长因子受体 2
HGF	Hepatocyte growth factor	肝细胞生长因子
HIF	Hypoxia inducible factor	缺氧诱导因子
HLAA	Major histocompatibility complex, class I, A	主要组织相容性复合体，I 型，A
HMOX1	Heme oxygenase 1	血红素加氧酶 1
HNRPAB	Heterogeneous nuclear ribonucleoprotein A/B	不均一核核糖核蛋白 A/B
HO1	Heme oxygenase 1	血红素加氧酶 1
HPV16L1	Human papillomavirus 16 L1	人乳头瘤病毒 16 型 L1
HSF	Heat shock factor	热休克因子
HSPA2	Heat shock protein family A (Hsp70) member 2	热休克蛋白家族 A（Hsp70）成员 2
HSPB1	Heat shock protein family B (small) member 1	热休克蛋白家族 B（小）成员 1
HYAL	Hyaluronidase	透明质酸酶
IAP	Inhibitor of apoptosis protein	凋亡抑制蛋白
ICAD	Inhibitor of caspase-activated DNase	Caspase 激活的脱氧核糖核酸酶抑制剂
ICGC	International Cancer Genome Consortium	国际癌症基因组联盟
IDH	Isocitrate dehydrogenase	异柠檬酸脱氢酶
IFITM2	Interferon induced transmembrane protein 2	干扰素诱导跨膜蛋白 2
IGF	Insulin-like growth factor	胰岛素样生长因子
IGFBP	Insulin-like growth factor-binding protein	胰岛素样生长因子结合蛋白
IKK	Inducible I kappa-B kinase	人κB 抑制蛋白激酶
IKZF	IKAROS family zinc finger	IKAROS 家族锌指
IL1B	Interleukin 1 beta	白介素 1β
IL7R	Interleukin 7 receptor	白介素 7 受体
IFI	Interferon-induced protein	干扰素诱导蛋白
IFNGR	Interferon gamma receptor	干扰素γ受体
ING	Inhibitor of growth family	生长抑制因子
INMT	Indolethylamine N-methyltransferase	吲哚乙胺-N-甲基转移酶

IRF	Interferon regulatory factor	干扰素调节因子
JAK	Janus kinase	贾纳斯激酶
JNK1	c-Jun N-terminal kinase 1	c-Jun 氨基末端激酶 1
JUN	Jun proto-oncogene	Jun 原癌基因
KAT	K (lysine) acetyltransferase	赖氨酸乙酰转移酶
KC	Keratinocyte chemo-attractant	角质细胞趋化因子
KCNN	Potassium intermediate/small conductance calcium-activated channel	中电导钙离子激活钾通道
KEAP	Kelch-like ECH- associated protein	胞质接头蛋白
KGF	Keratinocyte growth factor	角质细胞生长因子
KIT	V-kit Hardy-Zuckerman 4 feline sarcoma viral oncogene homolog	v-kit Hardy-Zuckerman 4 猫科肉瘤病毒癌基因同源物
KRAS	Kirsten rat sarcoma viral oncogene homolog	Kirsten 大鼠肉瘤病毒癌基因同源物
LANCL	Lanc lantibiotic synthetase component c-like protein	LanC 羊毛硫抗生素合成酶组分 C 样蛋白
LDLR	Low density lipoprotein receptor	低密度脂蛋白受体
LIPF	Lipase, gastric	脂肪酶，胃
LMAN1	lectin, mannose-binding, 1	凝集素，甘露糖结合，1
LMNB1	Laminin B1	核纤层蛋白 B1
LMOD	Leiomodin	平滑肌蛋白
LYVE1	Lymphatic vessel endothelial hyaluronan receptor 1	淋巴管内皮透明质酸受体 1
MAO	Monoamine oxidase	单胺氧化酶
MAPK	Mitogen-activated protein kinase	丝裂原活化蛋白激酶
MCL	Myeloid cell leukemia	髓样细胞白血病
MCP	Macrophage chemo-attractant protein	巨噬细胞趋化蛋白
MDK	Midkine (neurite growth-promoting factor 2)	中期因子（神经轴突生长促进因子）
MDM2	Human homolog of mouse double minute 2	鼠双微粒体 2 的人同源基因
MEK1	Mitogen-activated protein kinase kinase 1	丝裂原活化蛋白激酶激酶 1
MET	Hepatocyte growth factor receptor	肝细胞生长因子受体
MFAP	Microfibrillar-associated protein	微原纤维相关蛋白
MIP	Macrophage inflammatory protein	巨噬细胞炎性蛋白
MLH	mutL homolog	mutL 同源基因
MLL	Myeloid/lymphoid or mixed-lineage leukemia	髓系/淋巴混合谱系白血病
MMEJ	Microhomology-mediated end joining	微同源介导末端连接
MMP7	Matrix metalloproteinase-7	基质金属蛋白酶 7
MS	Mass spectrometry	质谱技术
MSH	mutS homolog	mutS 同源基因
mTORC	Mammalian target of rapamycin	哺乳动物雷帕霉素靶蛋白复合体
MT3	Metallothionein 3	金属硫蛋白
MUC	Mucin	黏蛋白

MXI	MAX-interacting protein	MAX 相互作用因子
MYC	V-myc avian myelocytomatosis viral oncogene homolog	V-myc 髓细胞瘤病毒癌基因同源物
MYD88	Myeloid differentiation primary response gene 88	髓样分化因子初次应答基因 88
MYH11	Myosin, heavy chain 11	肌球蛋白重链 11
MYLK	Myosin light chain kinase	肌球蛋白轻链激酶
NADH	Nicotinamide adenine dinucleotide	还原型烟酰胺腺嘌呤二核苷酸
NANOG	Nanog homeobox	Nanog 同源蛋白
NAV2	Neuron navigator 2	神经元导向因子 2
NF	Neurofibromatosis	神经纤维瘤病
NFE2L2	Nuclear factor, erythroid 2-like 2	红细胞衍生核因子 2 样蛋白 2
NFκB	Nuclear factor of κ light polypeptide gene enhancer in B-cells	B 细胞κ轻肽基因增强子核因子
NGF	Nerve growth factor	神经生长因子
NHE	Na^+-H^+ exchanger	钠氢交换体
NMR	Nuclear magnetic resonance	核磁共振
NOXA	Also called PMAIP1, Phorbol-12-myristate-13-acetate-induced protein	佛波醇 12 肉豆蔻酸 13 醋酸酯诱导蛋白
NQO1	NAD(P)H dehydrogenase, quinone 1	NAD(P)H 脱氢酶（醌）1
NOTCH	Notch protein	Notch 蛋白
NOX	Phagocyte-like NADPH oxidase	吞噬细胞 NADPH 氧化酶催化亚基 gp91phox 的一系列同源物
NRAS	Neuroblastoma RAS viral (v-ras) oncogene homolog	神经母细胞瘤 RAS 病毒癌基因同源物
NUP160	Nucleoporin 160 kDa	核孔蛋白 NUP160
OGT	O-linked *N*-acetylglucosamine (GlcNAc) transferase	氧连 *N*-乙酰氨基葡萄糖转移酶
OR	Olfactory receptor	嗅觉受体
OCT4	Octamer-binding transcription factor 4	八聚体结合转录因子 4
OX40	Also called TNFRSF4, tumor necrosis factor receptor superfamily member 4	肿瘤坏死因子受体超家族成员 4
P53	Tumor protein 53	P53 肿瘤蛋白
PAI	Plasminogen activator inhibitor	纤溶酶原激活物抑制剂
PAK1	P21 protein (CDC42/RAC)-activated kinase	P21 蛋白（Cdc42/Rac）-活化激酶 1
PAPPA	Pregnancy-associated plasma protein A	妊娠相关血浆蛋白 A
PAR	Protease activated receptor	蛋白酶激活受体
PAX5	Paired box 5	配对盒基因 5
PCDH7	Protocadherin 7	原钙黏蛋白 7
PDGFR	Platelet-derived growth factor receptor	血小板源性生长因子受体

PDK1	Pyruvate dehydrogenase kinase, isozyme 1	丙酮酸脱氢酶激酶同工酶 1
PGE2	Prostaglandin E2	前列腺素 E2
PGM3	Phosphoglucomutase 3	葡萄糖磷酸变位酶 3
PI3K	Phosphoinositide 3-kinase	磷脂酰肌醇 3 激酶
PIK3CA	Phosphatidylinositol-4,5-bisphosphate 3-kinase catalytic subunit alpha	磷脂酰肌醇激酶催化亚单位 A
PKB	Protein kinase B	蛋白激酶 B
PKC	Protein kinase C	蛋白激酶 C
PKM2	Pyruvate kinase isozymes M2	丙酮酸激酶 M2
POF1B	Premature ovarian failure, 1B	卵巢功能早期衰退 1B 基因
PPA	Inorganic pyrophosphatase	无机焦磷酸酶基因
PRDX	Peroxiredoxin	过氧化物酶
PRKCE	Protein kinase C epsilon type	蛋白激酶 C epsilon 型
PRK	Phosphoribulokinase	磷酸核酮糖激酶
PRLTS	Also called PDGFRL, Platelet-derived growth factor receptor-like	血小板衍生生长因子受体样蛋白
PRRG1	proline rich Gla (G-carboxyglutamic acid) 1	脯氨酸丰富 Gla（G 羧谷氨酸）1
PSCA	Prostate stem cell antigen	前列腺干细胞抗原
PTEN	Phosphatase and tensin homolog	磷酸酯酶与张力蛋白同源物
PTTG1	Pituitary tumor-transforming gene-1	垂体瘤转化基因-1
PUMA	P53 up-regulated modulator of apoptosis	P53 上调细胞凋亡调控因子
RAC	RAS-related C3 botulinum toxin	Ras 相关 C3 肉毒杆菌毒素
RAF1	Raf-1 proto-oncogene, serine/threonine kinase	RAF 原癌基因丝氨酸/苏氨酸蛋白激酶
RAS	The same as KRAS	Kirsten 大鼠肉瘤病毒癌基因同源物
RB	Retinoblastoma	视网膜母细胞瘤
RBM5	RNA-binding motif protein 5	RNA 结合模序蛋白 5
REEP	Receptor accessory protein	受体辅助蛋白
RET	Ret proto-oncogene	RET 原癌基因
RFE	Recursive feature elimination	递归特征消除
RHAMM	Hyaluronic acid-mediated motility receptor	透明质酸介导的细胞游走受体
RHOA	RAS homolog gene A	RAS 同源基因家族成员 A
RIP	Receptor-interacting serine/threonine protein	丝氨酸苏氨酸激酶 1 受体相互作用蛋白
RNS	Reactive nitrogen species	活性氮簇
ROS	Reactive oxygen species	活性氧簇
RPL22	Ribosomal protein L22	核糖体蛋白 L22
RTKN	Rhotekin	Rhotekin 蛋白
RUNX1	Runt-related transcription factor 1	矮小相关转录因子 1
S100	S100 calcium-binding protein	S100 钙结合蛋白
SATB	Special AT-rich sequence-binding protein	特殊富含 AT 序列结合蛋白
SETD	SET domain containing	SET 结构域

SH2B3	SH2B adaptor protein 3	SH2B 接头蛋白 3
SLC5A5	solute carrier family 5 (sodium/iodide cotransporter), member 5	钠/碘共转运体蛋白家族第 5 成员
SMAC	Second mitochondrial activator of caspases	第二线粒体衍生的 caspase 激活剂
SMAD4	SMAD family member 4	SMAD 家族成员 4
SNP	Single-nucleotide polymorphism	单核苷酸多态性
SNRP	Small nuclear ribonucleoprotein polypeptide	小核核糖核蛋白肽
SOD	Superoxide dismutase	超氧化物歧化酶
SOX9	SRY (sex determining region Y)-box 9	Y 染色体性别决定区盒 9
SP	Specificity protein	特异性蛋白
SPI1	Spi-1 proto-oncogene	SPI-1 原癌基因
SRB1	Also called SCARB1, scavenger receptor class B, member 1	B 类 1 型清道夫受体
STAT3	Signal transducer and activator of transcription 3	信号转导子和转录激活子 3
SUZ12	SUZ12 polycomb repressive complex 2 subunit	SUZ12 多梳抑制复合物 2
SVM	Support vector machines	支持向量机
TAL1	T-cell acute lymphocytic leukemia protein 1	T 细胞急性淋巴细胞性白血病 1 蛋白
TAM	Tumor-associated macrophages	肿瘤相关巨噬细胞
TCA	Tricarboxylic acid cycle	三羧酸循环
TCF7L1	Transcription factor 7-like 1	转录因子 7 类似物 1
TCGA	The Cancer Genome Atlas	癌症基因组图谱
TERT	Telomerase reverse transcriptase	端粒酶逆转录酶
TGF	Transforming growth factor	转化生长因子
TGFβR	Transforming growth factor β receptor	转化生长因子β受体
TIMP	Tissue inhibitor of metalloproteinase	金属蛋白酶组织抑制因子
TLR	Toll-like receptor	Toll 样受体
TMED6	Transmembrane p24 trafficking protein 6	跨膜 p24 运输蛋白 6
TRADD	TNFRSF1A-associated via death domain	肿瘤坏死因子受体 1 相关死亡域蛋白
TRAF	Tumor necrosis factor receptor-associated factor	肿瘤坏死因子受体相关因子
TRAIL	Transforming necrosis factor-related apoptosis-inducing ligand	肿瘤坏死因子相关凋亡诱导配体
TRIP13	Thyroid hormone receptor interactor 13	甲状腺激素受体相互作用因子 13
TRKB	Tyrosine receptor kinase B	酪氨酸受体激酶 B
TSP	Thrombospondin	血小板凝血酶敏感蛋白
TTN	Titin	肌联蛋白
TXNL	Thioredoxin-like	硫氧还蛋白样
UAP1	UDP-*N* acetylglucosamine pyrophosphorylase 1	UDP-*N*-乙酰葡糖胺焦磷酸化酶 1
UBFD	Ubiquitin family domain	泛素家族域

UGDH	UDP-glucose dehydrogenase	UDP-葡萄糖脱氢酶
UGP	UDP-glucose pyrophosphorylase	UDP-葡萄糖焦磷酸化酶
ULK	Unc-51 like autophagy activating kinase	Unc-51 样自噬激活激酶
UPA	Urokinase	尿激酶
VEGF	Vascular endothelial growth factor	血管内皮生长因子
VEGFR	Vascular endothelial growth factor receptor	血管内皮生长因子受体
VHL	Von Hippel-Lindau tumor suppressor	VHL 肿瘤抑制基因
VLDLR	Very low density lipoprotein receptor	极低密度脂蛋白受体
WISP	WNT1 inducible signaling pathway protein	WNT1 inducible signaling pathway protein
WNT1	Wingless-type MMTV integration site family member 1	无翅型 MMTV 整合位点家族成员 1
WT	Wilms tumor	Wilms 瘤
ZNF367	Zinc finger protein 367	锌指蛋白 367

目　录

第1章　癌症的生物学基础 ··· 1

1.1　癌症概述 ·· 1

1.2　癌症的特征性标志 ·· 3

1.3　原癌基因、癌基因与抑癌基因 ·· 6

1.4　癌症基因组、肿瘤异质性和癌症进化的最新成果 ··············· 9

1.5　早期的癌症发展的序贯模型 ··· 11

1.6　表观遗传学与癌症 ·· 12

1.7　癌细胞的能量代谢 ·· 13

1.8　人们逐渐认识到了低氧、炎症及 ROS 在癌症中的作用 ·········· 21

1.9　克服凋亡 ··· 23

1.10　细胞外基质和间质对癌症的作用 ···································· 25

1.11　癌症的分类与诊断中具有挑战性的问题 ··························· 28

1.12　小结 ·· 29

参考文献 ··· 30

第2章　组学数据——信息之源与计算之需 ···················· 33

2.1　基因组序列数据 ··· 34

2.2　表观遗传学组学数据 ·· 36

2.3　转录组学数据 ·· 38

2.4　代谢组学数据 ·· 45

2.5　患者信息数据 ·· 46

2.6　组学数据整合分析案例研究 ··· 47

2.7　小结 ·· 48

参考文献 ··· 48

第3章　癌症分类与分子信号识别 ································· 52

3.1　癌症类型、病理分级和发展阶段 ······································ 52

3.2　通过数据分析确定癌症的类型、阶段和分化程度 ················· 54

3.3　通过数据聚类发现亚型、亚期和亚分化程度 ······················ 62

3.4　挑战性问题 ··· 64

3.5　小结 ·· 66

补充材料 ··· 66

参考文献 ··· 68

第4章　从基因组层面理解癌症 ··································· 71

4.1　癌症基因组的基本信息 ··· 71

4.2　癌症基因组数据的一般信息 ··· 73

4.3　从通路层面考虑驱动突变：案例研究 ······························· 78

4.4　癌症基因组突变数据的（潜在）信息 ················· 79

4.5　基于细胞系研究的局限性：微环境驱动癌症的前奏 ·········· 86

4.6　小结 ························· 87

参考文献 ·························· 88

第5章　通过比较组学分析阐明癌症的驱动力 ············ 90

5.1　关于癌症驱动力的两种不同学说 ··············· 90

5.2　结直肠癌的基于 *APC* 基因突变的驱动模型 ··········· 93

5.3　Warburg 理论：能量代谢的改变是癌症的驱动力 ········· 94

5.4　细胞增殖是一种逃生方式：我们的驱动模型 ··········· 100

5.5　基因突变在肿瘤发生中的作用 ················ 106

5.6　外源性因素与癌症 ···················· 109

5.7　小结 ························· 112

补充材料 ·························· 112

参考文献 ·························· 113

第6章　透明质酸：癌症进化的重要促进因素 ············ 119

6.1　透明质酸及其生理功能 ··················· 119

6.2　透明质酸：链接了癌症的形成与发展 ············· 124

6.3　透明质酸驱动癌症形成与发展的模型 ············· 129

6.4　生物信息学的机遇与挑战 ·················· 136

6.5　小结 ························· 137

参考文献 ·························· 138

第7章　多种逃生路径——理解癌细胞如何逃避凋亡 ········· 144

7.1　细胞凋亡的生物学基础 ··················· 144

7.2　癌症逃避细胞凋亡的不同方式 ················ 151

7.3　癌症为避免凋亡所获得的特征 ················ 157

7.4　小结 ························· 159

补充材料 ·························· 160

参考文献 ·························· 160

第8章　癌症在竞争性恶劣环境中的发展 ·············· 164

8.1　生长组织中存在细胞-细胞间竞争 ·············· 164

8.2　乳酸酸性环境中的癌细胞与正常细胞 ············· 167

8.3　免疫监控下的癌症发展 ··················· 174

8.4　免疫和癌症进化之间的详细关系 ··············· 177

8.5　小结 …………………………………………………………………………178

补充材料 ……………………………………………………………………………179

参考文献 ……………………………………………………………………………179

第9章　表观遗传应答导致细胞增殖失控 ………………………………………183

9.1　肿瘤细胞进化导致的微环境改变 ……………………………………………183

9.2　表观遗传应答：细胞应对反常、持续性压力的通用应激系统 …………191

9.3　基因组不稳定性与癌症的发展 ………………………………………………195

9.4　小结 …………………………………………………………………………198

补充材料 ……………………………………………………………………………198

参考文献 ……………………………………………………………………………198

第10章　理解癌症的侵袭和转移 ………………………………………………201

10.1　肿瘤细胞的局部侵袭 ………………………………………………………201

10.2　肿瘤细胞的迁移 ……………………………………………………………207

10.3　适应新的微环境 ……………………………………………………………210

10.4　透明质酸是转移的关键推动者 ……………………………………………214

10.5　小结 …………………………………………………………………………216

补充材料 ……………………………………………………………………………217

参考文献 ……………………………………………………………………………217

第11章　转移后的癌症——第二次转化 …………………………………………222

11.1　转移癌与原发癌迥异的共同特征 …………………………………………222

11.2　细胞如何应对微环境的改变 ………………………………………………230

11.3　理解转移癌的加速生长：一种数据挖掘的方法 …………………………233

11.4　小结 …………………………………………………………………………239

补充材料 ……………………………………………………………………………240

参考文献 ……………………………………………………………………………241

第12章　搜寻人类体液中的癌症标志物 …………………………………………244

12.1　疾病诊断中的标志物识别的历史回顾 ……………………………………244

12.2　使用自上向下的方法搜索生物标志物 ……………………………………247

12.3　预测分泌和循环蛋白：一种数据挖掘方法 ………………………………251

12.4　搜寻其他的人类体液中生物标志物 ………………………………………254

12.5　搜寻其他分子中的生物标志物 ……………………………………………256

12.6　小结 …………………………………………………………………………258

参考文献 ……………………………………………………………………………258

第 13 章   在公共数据基础上利用计算手段研究癌症 ···································261

　13.1   挖掘癌症组学数据可以解答的一些潜在问题 ···································262

　13.2   对以计算方式研究癌症具有帮助的数据库 ·······································265

　13.3   对于以计算方式研究癌症有帮助的网络工具 ···································272

　13.4   小结 ···276

　参考文献 ···276

第 14 章   我们的观点——把癌症当成一个进化复合体系统来理解 ···········280

　14.1   什么是癌症 ··280

　14.2   癌细胞必须克服哪些压力呢 ··281

　14.3   压力 vs.增殖 ··282

　14.4   不同的癌有不同的生存之道 ··283

　14.5   组织水平 vs.细胞水平的问题 ···285

　14.6   整体论 vs.还原论 ···285

　参考文献 ···287

第1章 癌症的生物学基础

1.1 癌 症 概 述

很久以前，人们就已经认识到了癌症的存在；数千年前，人类就已开始对癌症有了记述，然而，治疗方案与药物却远落后于此。姑且不谈那些发生于儿童及少年时期的恶性肿瘤，大多数的癌症都发生于中老年期，而这些癌症似乎都有着共同的特点，即都出现了代谢改变和遗传改变等一系列变化，本书将在下文及书中的不同章节分别予以讨论。据流行病学数据显示，在世界范围内，癌症是继心脏疾病之后的人类第二大死亡原因。人们预计，假以时日，癌症将取代心脏疾病，成为人类的主要死亡原因。大约 150年前，就已有人证实，癌细胞的形态不同于正常细胞。20 世纪以来，人们从生物学和医学的多个领域获得了更多的信息，也获得了重要的技术上的进展，人类对癌症之谜的揭示也取得了长足的进步。进入 21 世纪之后，这一进程正在逐步加快。迄今为止，人们已经认识到，大多数的癌症源于环境因素、代谢紊乱、体细胞突变及其他的病理生理过程（本书将予以讨论），而其余的可以归因于胚系突变，因此能够遗传（或称具有家族性的倾向）。

在脊椎动物的早期发育过程中，胚胎干细胞能分化出三个胚层，即外胚层、内胚层和中胚层。这三个胚层逐步分化，可以分化出 200 种以上的细胞类型，从而构成了人体各种组织器官以及支持结构。人体组织可以分为四大类：上皮组织、结缔组织、肌肉组织及神经组织，这些组织都有可能形成恶性肿瘤[①]。也有人认为，机体的各种正常组织细胞都在不断地经历各种改变，最终都将导致恶性肿瘤的形成。幸运的是，这些改变的发生速度极为缓慢，有的甚至需要数十年以上。由此可知，尽管人人皆可罹患癌症，甚至死于癌症，但通常情况下，在此之前，很多人就已经因其他各种非癌症性原因离开人世了。很显然，可能引发癌症的诸多改变，之所以出现并发展，还要依赖于多种因素，如遗传背景、饮食习惯及环境因素等。吸烟与癌症的关系就是一个最好的例证，能够充分地证明人的生活方式与癌症的发生密切相关。

很多研究者认为癌症是一种基因病，通常涉及序列的随机突变以及表观遗传的改变。然而，现在也有许多科学家积极支持这样一种观点：癌症源于细胞和微环境的紊乱，从而引发了基因的改变或导致了对这些基因选择的改变。实际上，目前人们已经公认癌症是一类高度异质性[②]的疾病，即使是同一类型的癌症，其起源也可能存在巨大差异。

---

① 组织学对人体的认识分为四个层次，依次为：系统—器官—组织—细胞。原文曾提及网状内皮系统，译者在正文中删减了。网状内皮系统是在 1913～1914 年 Ashoff 在给活体动物注射一些染料后，发现整个机体的细胞中一部分着色，一部分不着色，他把着色的细胞统称为网状内皮系统，但现在的研究证明网状细胞和内皮细胞之间互不依赖，其性质和功能也不相同。——译者注

② 异质性：与同质性相对，指的是同一群体中的个体间差异明显。——译者注

正如下文和本书中所讨论的，某些代谢/细胞微环境的紊乱以及基因组的改变，可能会导致细胞转化[1]。一旦这类紊乱开始出现或已经形成，肿瘤细胞中就将逐步积累大量突变，而这些突变会引起细胞的克隆[2]扩增。无论癌症以何种因素始动，最终都会出现基因改变，如突变、扩增、缺失和易位，从而促进癌症的生长、抑制细胞凋亡，并能逃避免疫系统的破坏。细胞所携带的这些代谢改变、微环境变化和突变等，都能为肿瘤的持续生存提供生长优势，并最大限度地满足了维系肿瘤生存的其他需求。经过自然选择后，只有那些最为适宜的细胞才能得以存活。因此，尽管达尔文的理论最初是用来解释生物进化的，但似乎也可以将其借鉴过来用于概括肿瘤的发展过程。上述的基因改变可能会导致细胞间个体的异质性，尤其是当新的突变导致了细胞周期负向调控子发生功能缺失（如 *P53* 基因），或具备了细胞周期正向调控子的功能（如 *RAS*）时，这些新的改变就会导致持续的细胞分裂以及复制的过程中出现错误——至少在统计学上存在这样的概率。

下文中的引述（Eifert and Powers 2012）很好地概括了当前人们对癌症的遗传学思考，也为我们今后面临的挑战给出了一些提示。**"多样性和复杂性是癌症基因组的特征性标志（hallmark）。即使是来源于相同细胞类型的癌症，也可以携带不同的遗传学改变，从而促进其无限扩张并最终转移。因此，每个肿瘤的行为——其发生与发展的过程和对治疗的最终反应——可以是多种多样并难以预测的。"** 即使代谢异常或局部微环境的改变不是癌症发生的原因，这些改变也会对癌症的存活以及进一步的发展产生深远的影响。事实上，正如本书的基本观点，某些非遗传学的改变也可以成为癌症形成及/或持续存活的驱动力。还有一种说法，更为贴切地从整体上对癌症进行了描述（Nakajima and Van Houten 2013）**"肿瘤必须被视为一个不断进化的生态系统，该系统能持续地适应氧气和营养供应的变化"。**

大规模的癌症基因组测序工作正在迅速展开，目前人们得到的数据已经表明了癌症基因组具有异乎寻常的复杂性。在典型的上皮源性的癌症中，经常能发现成千上万，甚至数以万计的突变或其他遗传学的改变。被很多人接受的一种假说指出，在单细胞中，肿瘤的形成及/或增殖可能仅需要数量有限的一些基因变异，出现了这些变异的细胞，在其克隆扩增的过程中，还会出现更多的遗传学改变。这样一些为数不多的突变被称为"驱动（性）突变"，能为细胞的生长和生存提供优势。实际上这也导致了正常细胞向肿瘤细胞的转化，并能维持其不断生长。有些细胞发生转化的最初原因不是基因变异，但也会在这些"驱动性突变"的影响下，进一步转化并持续生长。其他的众多突变被称为"乘客突变"，人们认为这类突变不是肿瘤的生长或生存的必需条件[3]。后文中我们将讨论，至少在某些癌症中，驱动突变可能是序贯发生的，然而，人们还不能指出在此过程中是

----

[1] 细胞转化是细胞发生遗传性状改变的一种变化，它的基础是 DNA 或基因的改变。从属性上说，基因改变导致生物体发生的转化，既有有利于生物体的转化，也有不利于生物体的转化，如癌变等。——译者注

[2] 克隆是指生物体通过体细胞进行的无性繁殖，以及由无性繁殖形成的基因型完全相同的后代个体组成的种群。——译者注

[3] 对突变性质的早期认识中提出 driver mutation 和 passenger mutation。driver 意指突变在癌肿形成中拥有主导性或称驱动性作用；passenger 意指非主导性、伴随性作用。目前有研究认为 passenger mutation 的累积也会对癌肿产生重要的影响——可能会减慢甚至终止肿瘤生长。——译者注

否存在特定的步骤，是否有许多基因参与，也不能明确指出基因变异与表型变化之间存在哪些关联（Ashworth et al. 2011）。

本章的其他部分将简要地综述那些在癌症形成与发展的过程中较为重要的内容。这些内容将为本书提供基本背景，有助于读者更好地理解书中涉及的癌症组学的研究内容。

1.2　癌症的特征性标志

2000 年，Hanahan 和 Weinberg 提出了癌症的 6 种特征性标志，指出了在分子水平与细胞水平上能导致癌症发生并维持其存在的基本要素。这就为人们更好地认识癌症提供了一个框架。2011 年，这些特征性标志被扩展到了 8 种（Hanahan and Weinberg 2011）。简要地回顾这些特征性标志是很有必要的，因为这些理性认识指出了正常细胞向永生化转换所需的必要条件。在这一点上毋庸多言，绝大多数变化都可以归因于以下一种或多种因素的组合：代谢变化、缺氧、细胞外基质（extracellular matrix，ECM）的改变、表观基因组改变或体细胞的变异，后者也包括染色体重排，以及参与促生长或细胞周期通路中的关键的蛋白质或调节子出现异常等情况。

1.2.1　持续存在的细胞增殖信号

正常细胞能严格地调控细胞分裂，而转化后的细胞能持续获得促生长的信号并摆脱生长抑制。多种分子机制有助于细胞获得持续的分裂信号。例如，透明质酸片段（见第 6 章），这原本是用于为组织修复提供稳定的促生长信号；持续激活生长因子受体（或功能上调），这是一种在细胞分裂的细胞信号通路中持续激活的成分；以及在细胞分裂通路中抑制生长组件的失活（使其功能下调）。

1.2.2　规避生长抑制因子

转化（变异的）细胞为了确保持续分裂，必须克服或规避某些细胞周期的负调节子，其中，人们最了解、也研究最多的是 RB（视网膜母细胞瘤）蛋白和 P53 蛋白（53kDa 的肿瘤蛋白）[1]。这两种所谓的抑癌基因，主要的功能在于能分别响应细胞外和细胞内的信号。这些重要的生长抑制因子只是非常庞大、复杂网络的一部分，能在调控的过程中以某种方式来引入冗余[2]。在这方面，值得一提的是细胞外基质（ECM），它对调节生长因子和生长抑制因子的平衡有重要作用。例如，当 ECM 由高弹性变为较致密的状态时，生长因子的功效可以增加 100 倍（见第 5 章）。

---

① p53 基因是人们最早发现的抑癌基因之一，定位于人类染色体 17p13.1，编码核内磷酸化蛋白，被称为 P53 蛋白，在 SDS 凝胶电泳中测得的分子质量约为 53 kDa。p53 基因是细胞生长周期中的负调节因子，与细胞周期的调控、DNA 修复、细胞分化和细胞凋亡等重要的生物学功能有关。——译者注

② 冗余，自动备援，即当某一过程出现异常时，可以自动作为后备措施保证系统稳定。——译者注

1.2.3　抵御细胞凋亡

细胞凋亡（细胞死亡或细胞自杀）能清除机体损伤或老化的细胞，也构筑了抑制癌症发展的一个强大屏障。BAX 和 BAK 是两种重要的线粒体膜蛋白质，其作用是通过破坏线粒体膜，释放细胞色素 c，从而启动凋亡过程，继之引起 caspases（半胱天冬氨酸蛋白酶）的活化。caspases 是一个蛋白酶家族，主要作用是在细胞凋亡的过程中促进多种效应子的生成与释放。与该通路相对的是抗凋亡成员，如 BCL2 蛋白家族的 BCL2、BCLB 和 MCL1 蛋白等。肿瘤细胞已经能够通过多种机制来克服凋亡通路，如使 P53 蛋白的功能下调（这在癌细胞中很常见）。当然，人们也在努力研究其他的一些机制。

1.2.4　使细胞永生化

端粒位于染色体末端，由六核苷酸的重复序列组成，随着细胞进行不断地分裂而缩短。随着时间的推移，经过多次分裂，端粒变得越来越短，直到细胞无法继续存活，即细胞逐渐衰老，最终死亡。这似乎是一个主要的原因，能用来解释"非永生化细胞的分裂次数是有限的，因此其寿命也是有限的"。端粒酶可以为染色体添加这些具有保护作用的重复的 DNA 片段，但它的表达水平随着细胞分裂次数的增加而不断降低。与之相对的是，癌细胞能将端粒酶的表达维持在相对高的水平，从而使端粒的缩短被最小化。现在的观点是，端粒酶有助于维持端粒的长度，同时还具有其他一些与细胞生长相关的功能。

1.2.5　侵袭和转移的激活

癌症是本书讨论的主要焦点，是恶性肿瘤的一种最常见形式，起源于上皮细胞，与邻近细胞和 ECM 相互接合。E-钙黏蛋白（E-cadherin）是一种具有良好特性的细胞-细胞间黏附分子，其与细胞和 ECM 之间的相互作用也受到其他蛋白质的调控（见第 10 章）。癌的侵袭和转移过程需要几个步骤。首先，转化细胞必须脱离与其他细胞和 ECM 的相互作用。这涉及 E-钙黏蛋白的下调，也伴随金属蛋白酶和半胱氨酸组织蛋白酶的作用，其中，后两者的绝大部分来源于原发癌附近的免疫细胞。此外，与癌肿相邻的基质细胞，也会响应来自癌细胞的信号，分泌相关蛋白质以促进侵袭。这样的一系列事件被称为上皮-间质转化（epithelial-mesenchymal transition，EMT），当然也包括了癌细胞对细胞凋亡的抑制。其次，细胞间连接松散的转化细胞进入到附近的血管和淋巴管。经血流或淋巴输送并逸出至远处进行克隆增殖定植（colonization），并最终成为在新的部位继续生长的癌细胞以实现转移。这些过程的每一步都需要细胞功能发生很多改变，我们将对这些改变进行系统的研究（见第 10 章和第 11 章）。

1.2.6　诱导血管生成

原发性和继发性癌肿对能量都有高的需求，迫切需要良好的血液供应，以获取氧、营养素，以及可以通过代谢产生能量的前体物质。血管生成是指从已有的血管上生发出新的血管，如在胚胎发育过程中生发出的血管。血管生成的过程受血管内皮生长因子 A（VEGFA）调控，它可以通过酪氨酸激酶受体（tyrosine kinase receptor）来持续促进新血管的生成。除了在少数的生理性或病理性的情况下（如肿瘤），血管生成在正常成人体内不活跃，这在很大程度上是由于受到了血小板反应素-1（thrombospondin-1）的抑制。

1.2.7　逃避免疫破坏

在进化过程中，人类已经发展出了极为精密复杂的免疫系统，通常被分为两类：固有免疫和获得性免疫。人们认为，无论是病毒感染还是非病毒感染所引发的转化细胞生长，免疫系统均能强而有效地避免机体受到它们的损害。在这样的前提下，可以说，癌症确实能以某种方式逃脱免疫监视或已经发展出了一套对抗免疫攻击的能力，特别是能对抗辅助性 T 细胞和自然杀伤细胞，这些将在第 8 章中详细讨论。

1.2.8　重组能量代谢

在 20 世纪 20 年代，Otto Warburg 曾发表论文阐述，认为癌细胞的糖酵解速率比非癌细胞快了许多倍。这种能量代谢的重组事件，即使在氧气供应充足的条件下也会发生。正常情况下，糖酵解的终产物丙酮酸会转化为乙酰辅酶 A，此后将进入三羧酸（TCA）循环（也被称为柠檬酸循环或 Krebs 循环），最终将氧气转化为二氧化碳并生成 ATP。稍后我们将探讨，可能是某种调节因子导致了葡萄糖代谢的改变。一个用来解释 Warburg 效应的假说提出，糖酵解的中间产物可能被转移到了其他的代谢途径，并用于氨基酸和核苷酸的生物合成，后两者分别是蛋白质和核酸合成的必要成分。在癌症代谢中，葡糖胺聚糖、透明质酸的重要作用是不容忽视的。关于这个话题，在后面的第 10 节中我们会简要的提及，并在第 6 章详细的阐述。

1.2.9　其他要考虑的因素

除了上述癌症的八大特征性标志以外，Hanahan 和 Weinberg 还探讨了能导致癌症特征出现的条件：（a）基因组不稳定和突变，以及（b）能促进癌症的炎症。他们的结论是，细胞维护基因组稳定性和修复基因组效率的降低，最终会加速癌细胞表型向多样性发展。癌肿中存在免疫细胞的现象激发了人们对其功能的研究。一些研究的结果很让人困惑，也似乎有悖常理，本应负责保护身体的免疫细胞，居然会通过分泌生长因子、促血管生成因子、存活因子等多种成分，提高了癌肿的存活能力，并能帮助癌肿生长。详细讨论见第 7 章。

1.3 原癌基因、癌基因与抑癌基因

之前我们曾经讨论过，癌症的基因组往往存在大量的基因突变和重排。但关键的问题是：突变或重排与癌症是否存在因果关系？或者它们对癌症的生长和存活是否重要？20 世纪 60 年代，癌基因概念的提出，显然是一个重大突破，为人们研究癌症提供了一个知识框架。这个概念为阐明癌症机制提供了有用的指导信息，特别是有助于人们阐明癌症的驱动性因素。然而，遗憾的是，这个被广泛接受的概念也限制了癌症研究人员的思维。在这种概念之下，原癌基因必须发生突变或过表达才能成为癌基因，原癌基因则被认定为涉及细胞的生长和分化的基因。以往的观点认为癌基因与癌症的产生有关，而现在的很多观点发生了改变，转而认为癌基因是一种发生在癌的进化过程中的基因变异，是由于能帮助癌细胞持续增殖和生存而被选择出来的。

1.3.1 Rous 肉瘤病毒

这个故事开始于 20 世纪早期的纽约市洛克菲勒学院（现在的洛克菲勒大学），佩顿·劳斯（Peyton Rous）的研究发现了一种鸟类逆转录病毒癌基因。劳斯对禽类肿瘤非常感兴趣，一位纽约州北部的养鸡场主曾在洛克菲勒读过他的论文，并赠给了劳斯一只患有该肿瘤的病鸡。劳斯切取了肿瘤，经过研磨并过滤去除了软骨等杂质。他发现，某些无瘤鸡被注射了这种可溶性滤液后，逐渐长出了肉瘤。这是一个重大突破，第一次证明了这种形式的癌肿在鸡类中具有传染性。

1.3.2 原癌基因和癌基因

经过众多研究者多年的深入研究以后,这种具有传染性的成分得到了鉴定,并被（恰当的）命名为 Rous 肉瘤病毒（RSV）。这里让我们感兴趣的是，该逆转录病毒基因组中具有致癌作用的是一个突变的基因,由一种人类细胞中高度保守的关键基因 *SRC* 突变而来。该基因编码一种对细胞生长通路具有调节作用的酪氨酸激酶，逆转录病毒基因组中的突变促使该基因的表达产物持续表达，从而解释了其对受感染的鸡所致的致瘤性。似乎在完整的感染周期结束前的某段时间内，Rous 肉瘤病毒在受感染家禽体内征用了正常的 *SRC* 基因，即原癌基因（也被称为细胞癌基因），并将其纳入到病毒的基因组中。*SRC* 基因的后续突变足以使蛋白质结构激活，即使在缺乏适当的生长信号时仍能激活增殖信号。该突变使原癌基因转化为癌基因。到目前为止，已经发现了超过 30 个逆转录病毒的癌基因，其中大多数是啮齿类动物和禽类病毒（Vogt 2012）。（附注：虽然我们并不知道那些注射到鸡体内的滤液的确切成分，但是它一定包含了一些大分子成分，也可能包含了与肉瘤有关的某些细胞。然而，后来的研究表明，滤液中存在病毒性的 *SRC* 基因，后者具有致瘤性。）

在正常的细胞功能中，几乎所有参与细胞生长或存活的调节性蛋白的编码基因，都可以通过某些突变或扩增引发从原癌基因到癌基因的转变，并从本质上提高活性，即细胞分裂摆脱外部，甚至是内部的生长信号。即使是生长因子或其受体也可以被认为具有致瘤性，例如，它们的基因发生突变后提高了其表达水平。除了突变，基因组的重排也可以产生癌基因，如原癌基因易位后生成了不再接受调节的融合基因，也可能会生成某种具有组成性活性的融合蛋白。这也是费城染色体形成的基本原理，许多慢性粒细胞白血病（CML）是由费城染色体引起的。根据这一定义，可以考虑出数百个有成为癌基因潜能的原癌基因。但可以肯定地说，原癌基因到癌基因的转化并非必然导致癌症，更确切地说，它应该被视为一个信号。

1.3.3　原癌基因向癌基因的转化

回到我们对癌基因的讨论，有一些遗传改变，能使原癌基因转化为癌基因，其中大部分在前面已被提到。

突变，通常是单碱基的改变（点突变），这可以产生细胞周期的正向调节子功能上调，如生长因子受体或 *SRC*。

染色体的不稳定，如染色体部分缺失或重排，包括倒置、易位、缺失和插入等，从而产生功能获得性的调节因子。有一种易位的例子是，9 号染色体上的 *ABL* 基因融合到 22 号染色体上的 *BCR* 基因，能产生 BCR-ABL 融合蛋白，而通常高度受控的 *ABL* 会表现出组成性活性。

基因扩增，导致了作用于某个通路促使细胞分裂的生长因子受体（或生长因子）的表达异常增高，如乳腺癌中 HER2 受体。

病毒感染/插入也可能导致某种癌症的发生，如人乳头状瘤病毒（HPV）可以导致宫颈癌。

1.3.4　抑癌基因

我们现在将探讨抑癌基因的话题。此类基因及其蛋白质产物，能在细胞无法满足某些监测点的条件时（如检测到 DNA 损伤和损伤未被修复时），阻止细胞周期的进程。要使某个抑癌基因失去其功能，就需要同时丧失该基因的两个等位基因，而一个等位基因的丧失只会增加癌症发生的风险。在这类抑癌基因中，有常见的 *BRAC1* 和 *BRAC2* 基因，它们与家族性的乳腺癌和卵巢癌有关；还有 *APC*（adenomatous polyposis coli，腺瘤性息肉病）基因，与大多数家族性结肠直肠癌有关。在人类基因组中存在着许多抑癌基因，接下来我们将通过两个研究实例讨论抑癌基因在细胞周期中的作用（图 1.1）。

在人体内，一些细胞分裂频繁，但大多数细胞处于休眠或静息状态（也称为休止期或 G_0 期）。细胞分裂的信号，如生长因子，会启动细胞内的信号级联反应，甚至引发信号转导通路中癌基因的激活，使细胞从休止期进入到间期的 DNA 合成前期，即 G_1 期。细胞周期蛋白 D 家族成员开始表达，其产物会与细胞周期蛋白依赖激酶复合体发生相互作用。视网膜母细胞瘤（*RB*）基因，是一种抑癌基因，编码一种能对细胞分裂进行负调控的核蛋白，当它与转录因子 E2F（另一种核蛋白）结合时，能使细胞持续处于 G_1 期。CDK 复合体的活化会使 *RB* 基因过度磷酸化，导致 RB-E2F 复合物解离。一旦缺少了 *RB* 的抑制作用，E2F 会上调自身的表达（另一种细胞周期调节素），也会上调进行基因组 DNA 复制所需相关酶的表达。这些事件与其他事件联合起来导致了细胞从 G_1 期进入 S 期或称 DNA 合成期，启动 DNA 的合成。然而，这种情况的发生还要受 *P53*（或称为 TP53，肿瘤蛋白 53）的限制，*P53* 负责监控 DNA 的完整度，关于 *P53* 的其他作用将在后文讨论。*P53* 具有多种作用，它能激活进行修复 DNA 的基因，引起细胞周期阻滞或在 DNA 修复失败时引导细胞凋亡。一旦顺利进入 DNA 合成期，会有约 30 亿个 DNA 碱基对的复制，这一过程要多种酶（包括能够校对和修复错误的酶）参与完成。据估计，细胞中每次细胞分裂时的单个核苷酸的突变率是 $10^{-12} \sim 10^{-9}$，人类平均具有 10^{14} 个细胞，一生中大约有 10^{16} 个分裂周期（Duesberg 1987, Loeb 1989）。无需多言，这些数据是依赖于众多因素、假设和广泛文献查询的结果估算所得。虽然我们这里没有讨论，但是在 S 期→G_2 期和 G_2 期→M 期的临界点（G_2 期是间期的 DNA 合成后期，M 期是有丝分裂期）确实存在检测点和抑制点。

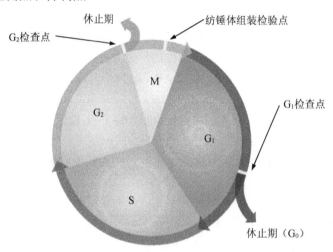

图 1.1　细胞周期状态示意图

休止期（G_0 期），间期的 DNA 合成前期（G_1 期），间期的 DNA 合成期（S 期），间期的 DNA 合成后期（G_2）和有丝分裂期（M 期）。一个完整的周期需要约 18~24h，虽然一些癌细胞可以在更短的时间内完成细胞周期

实际上，*RB* 和 *P53* 是细胞分裂的最后关键控制点，只有作用于细胞核的细胞生长信号通路正常运转（如未发生 DNA 损伤），才能进行细胞分裂。这些细胞分裂的负调控子是监督细胞的关键元件。从这个角度来看，涉及 *RB* 和 *P53* 功能的基因突变会导致细胞的持续分裂和受损 DNA 的转录，也就不足为奇了。这也解释了为何经常在各种癌症中检测到 *RB* 及/或 *P53* 基因突变。

1.4　癌症基因组、肿瘤异质性和癌症进化的最新成果

快速深度测序技术可以对大量的癌症进行测序，并能与正常对照组的 DNA 序列进行比对，这一技术的出现为我们提供了一个前所未有的机遇。这个有趣的命运转折，使 DNA 测序不再是癌症基因组学研究的限速环节。甚至可以说目前组学研究的限速环节已经变成了人们分析大量数据的能力了，而大数据则来自于许多实验室和工厂化的测序中心。从这个角度来看，这个时机对于生物信息学家加入到癌症研究中是有利的，人们对癌症病人的基因组变化与表型变化等方面的相关知识可能会有本质上的飞跃。

1.4.1　我们能从最新的技术中学到什么呢

癌症基因组测序的结果，提供了大量的突变信息和难以计数的其他基因组的变化信息，例如，在大多数癌症中出现的染色体的扩增、缺失和重排等（Stratton et al. 2009; Pleasance et al. 2010; Garraway and Lander 2013; Alexandrov and Stratton 2014; The Cancer Genome Atlas Research Network 2011a/b; 2012 a/b/c; 2013 a/b/c; 2014, Alexandrov et al. 2013; Kandoth et al. 2013; Vogelstein et al. 2013）。在一项研究中，对来自 12 种不同类型癌症（11 种实体肿瘤和急性髓细胞性白血病）的 3281 个肿瘤，进行了点突变、小的插入和删除等分析（Kandoth et al. 2013）。在这些采样样本中，检测到了 617 354 个体细胞突变；398 750 个错义突变；145 488 个沉默位点；以及少量的一些无意义位点、剪接位点、非编码 RNA、连续阅读框、移码插入/缺失和框内的插入/缺失等。最常见的突变是 *P53*，其次是脂质激酶基因 *PIK3CA*（磷脂酰肌醇-4,5-二磷酸肌醇激酶，能催化α亚基）的突变。并不意外的是，还有许多突变出现在编码转录因子、细胞周期调控子及涉及信号转导通路的基因中，包括受体酪氨酸激酶、丝裂原活化蛋白激酶（MAPK）、磷脂酰肌醇-3-激酶（PI3K）、转化生长因子β（TGFβ）、WNT/β-连环蛋白（WNT/β-catenin），以及与 ECM 相关的基因（将在第 4 章详述）等。

基因组测序当然还提供了一些令人惊喜的结果，并符合一些新兴的观点，这些观点认为癌症不只是基因组的疾病。两个实验室（Mack et al. 2014; Parker et al. 2014）对脑室管膜瘤（ependymoma brain tumor）的三种亚型的测序研究发现表明：一种亚型产生的一种染色体易位似乎是癌肿的"驱动性突变"，而另一个亚型则有异常的表观遗传改变。然而，特别令人感兴趣的是，第三个亚型却没有基因突变和异常的表观遗传变化。这些结果强调了癌症的复杂性，以及非基因组变化在驱动癌肿形成中有重要作用。

1.4.2　驱动性突变与乘客突变

近些年来，研究者对识别"驱动性"突变，并将其从"乘客性"突变中分离出来抱有相当大的兴趣。但是如后续章节所述（第 5 章），近期理论倾向认为，那些被选择的

关键性突变对维持癌症细胞发展的增殖和存活是必需的，但也不一定都致癌。当然，这些信息将为特定癌症的治疗方式提供指导。许多突变是已知的，尤其在老年人中，这是在癌症发生前就已存在的，这些突变与癌症的发生或发展毫无关系（Tomasetti et al. 2013）。这些无害的突变来自于细胞分裂的次数过多，以及校对和修复过程中所发生的固有错误，还有一些源于非致癌性的环境因素等。有人预测，大约有 140 种基因，若配合上适当的突变，可以成为驱动性基因（Vogelstein et al. 2013）。

1.4.3　主要的发现

通过对各种癌肿基因组的测序，人们已经获得了一些重要的发现，并勾勒出一些癌症的发生发展上的线索，一个人即使没有形成癌症，至少也在发展成为癌症的过程之中（Vogelstein et al. 2013）。其中的一些原理将在后文中叙述，但是，在这里我们尽量把这些过程描述为癌症是一种通过自然选择获得无限生长和存活的一种反应，而不是简单的因果关系。

（1）实体肿瘤平均有 33～66 个非同义的体细胞突变，主要是单碱基的改变，可能会改变相应的蛋白质，然而，只有少数几个突变能满足癌细胞的增殖和存活需求。（附注：*Vogelstein* 等（2013 年）声称，大多数人类癌症是由发生在 20～30 年中的 2～8 个序贯发生的突变引起的，其中每个突变提供大约 0.4%的生长优势。）

（2）约有 140 个类似的基因，如果发生突变即可导致癌症，这些基因可能涉及启动、增殖及存活的任一过程。

（3）这些关键性基因调控三种细胞过程：细胞命运的决定、细胞的存活和基因组的维护。

（4）虽然在不同癌症中，关键性突变改变的通路是相似的，但在每个具体癌症中的情况是不同的。

（5）肿瘤细胞存在异质性，而这一点可能会影响治疗效果。

1.4.4　转移

研究者们非常重视研究那些能驱动原发癌肿转移的各种变化（见第 10 章和第 11 章），因为转移占据了癌症患者死因的 90%（Irmisch and Huelsken 2013）。如果能从正在进行的癌症基因组和转录组测序中得到更多的数据，生物信息学家就会在癌症研究的这个重要方面大有作为。除了上面提到的遗传变化，代谢、缺氧和其他细胞过程中的许多改变也可能会促进癌症的生长。这些将在第 10 章中作深入讨论。

1.4.5　癌症的异质性

指出癌症异质性的作用是非常重要的。多年来，病理学家和临床医生早就认为就细胞形态和患者对治疗的反应而言，实体肿瘤具有异质性。因此，癌症的异质性，自从几十年前被首次提出后（Nowell 1976），即被列为癌症的重要特征，也是正在进展中的研究领域（Meacham and Morrison 2013; Burrell et al. 2013; Vogelstein et al. 2013）。现今人们已经认识到，任何特定的癌症在分子和细胞水平上，都存在着相当大的异质性。癌症显然包括了许多不同类型的疾病，甚至相似类型的癌症中，个体癌症的情况都可能具有独特性。一个给定的肿瘤很可能是由一个占主导地位的克隆和几个亚克隆组成，每个克隆都可能拥有不同的生长速度，对治疗的反应也可以不尽相同。这种癌症内在的异质性，将影响癌症的进化和克隆的自然选择，使癌症向更有利于持续增长、存活和远处转移能力（向外侵袭和转移）的方向发展。癌症的异质性、进化和自然选择，也正逐渐成为我们理解癌症生长和控制的显著特征（Klein 2013; Burrell and Swanton 2014; Lawrence et al. 2013）。当拥有更多的数据后，生物信息学将为该领域的研究提供更有力的支持。

1.5　早期的癌症发展的序贯模型

较早的通过严格的基因遗传变化来解释癌症发展的模型之一称为"序贯模型"，其基础是一系列的遗传突变。人们现已充分认识到，这个模型可能过于简单；但它的提出，引入了基因突变可以致癌的概念，也提出了一些基因突变发生后可以促进癌症的发展的理论。在广泛研究良性和恶性结肠直肠肿瘤的基础上（以下简称结肠癌），Fearson 和 Vogelstein 提出了恶性肿瘤发展的序贯通路，通常被称为经典通路（canonical pathway）（Fearson and Vogelstein 1990）。结肠癌可分为两种形式，散发性和家族性的，相应的发病率约为 80%和 20%。散发性结肠癌可以进一步分为两种形式：一种是由基因突变和/或染色体不稳定性引发的，另一种归因于微卫星的不稳定性。这两种形式的发病率分别接近 80%～85%和 15%～20%。

经典通路认为，癌症源于序贯发生或线性发生的遗传改变。大多数情况下，位于第 5 号染色体上的 *APC* 基因（腺瘤性息肉基因），经过突变后，其活性下降或消失，并有利于促成良性病变或早期腺瘤的形成。*APC* 编码的蛋白具有多种生物学功能，在 Wnt 信号通路、细胞黏附（通过 E-cadherin）、有丝分裂和细胞骨架调节中的都发挥了作用，使其成为了最引人关注的先导。APC 与糖原合成酶激酶-3β和 Axin 蛋白形成复合体后，APC 会丧失活性，并导致β-catenin 降解，从而组成性激活调控多种基因（其中一些是参与细胞周期的基因）的 Wnt 信号通路。我们之前提到过，在绝大多数家族性结肠癌中都检测到了 *APC* 基因突变。

在中间性腺瘤（intermediate adenomas）中经常存在染色体 12p12.1 上的致癌基因 *KRAS* 突变。该突变能产生一种有缺陷的 GTP 结合蛋白，该蛋白质与有丝分裂原活化蛋白激酶（MAPK）和其他的促生长通路有关。而且，KRAS 蛋白的激活（如通过灭活内源性 GTP 酶的活性，GTP 酶可以将 GTP 转化为 GDP，从而使 KRAS 失活），将持续增强促生长通路的信号以及细胞极性的丧失，而后者可能会降低细胞的黏附力。

腺瘤后期和腺癌中常可以发现其他等位基因的丢失（通过突变或染色体丢失），与 *P53* 和 *DCC*（deleted in colorectal cancer，在大肠癌中被删除的基因）相伴，后两者分别在染色体 17p13.1 及 18q21.1 区域。*P53* 被认为是一种抑癌基因，能像管家一样，可以调控细胞由 G_1 期进入到 S 期。它能促进 DNA 损伤的修复，如复制错误或环境压力下的 DNA 损伤；如果修复失败，则终止细胞周期，并导致细胞凋亡。很显然，这个关键的细胞周期调节子一旦失活，很可能对保持细胞周期中 DNA 完整性造成不利的影响。DCC 蛋白是一种跨膜蛋白，作为一种蛋白受体参与调节神经系统轴突的诱导，而且可能参与了细胞运动、信号转导与克服凋亡等过程。

尽管序贯模型的简洁性非常具有吸引力，但现在许多研究者认为序贯突变更多的作用在于辅助癌细胞的发展。正经历一个"进化和自然选择"过程的癌细胞，以此获得全基因组背景的支持，从而使其自身永生化，并能逃避细胞凋亡和免疫破坏。

1.6　表观遗传学与癌症

在以前，大多数的癌症研究主要关心的都是基因改变在癌症中的作用，即 DNA 序列的改变使得众多正常的细胞功能发生了变化，包括细胞增殖的调节、细胞存活、血管生成及转移等。然而，最近的研究表明，表观遗传的改变在肿瘤发生发展过程中也很重要（Beck et al. 2012; Shen and Laird 2013; Timp and Feinberg 2013; Waldman and Schneider 2013; Suva et al. 2013）。这些改变可以归因于染色质修饰和染色质包装，其中，更受重视的是有些基因变异常伴随着 DNA 甲基化、组蛋白修饰和染色质重塑，而人们已经发现，其中的一部分基因变异具有肿瘤特异性。

染色质是由核酸和蛋白质构成的，所以表观遗传改变就存在着许多潜在的可能性。两组独立的组蛋白组成一个组蛋白的八聚体，基因组 DNA 盘绕在组蛋白八聚体构成的核心组蛋白外面，形成一个核小体，最终，这些核小体再形成螺旋状排列。总之，许多位点的改变都能控制基因的转录活性水平，包括 DNA 甲基化、组蛋白修饰和变体、相互作用的蛋白质、非编码 RNA 和核小体定位等（Shen and Laird 2013）。

当然，更为常见的一种改变是 DNA 的甲基化。在几种甲基转移酶的催化和保持作用下，一些 DNA 的 CpG 二核苷酸中的 5-胞嘧啶能被甲基化。这样的酶可以被认为是"写录机"（writer），因为它们实际上能记录下表观遗传的特征。另一类化学变化是组蛋白修饰，包括甲基化、乙酰化和磷酸化。组蛋白的修饰受到多种酶的催化，包括组蛋白甲基转移酶和去甲基化酶、乙酰转移酶和去乙酰化酶，还有激酶和磷酸化酶等。那些能除去共价标记的酶可称为"擦除器"（eraser）。此外，现已鉴定出了为数众多的组蛋白变体。还有一类改变表观遗传的模式，涉及核小体定位与重构，而这些过程通常是由某些序列特异性结合蛋白来完成的。核小体定位与重构对于选择染色质的形式是很重要的，如常染色质（开放形式）或是异染色质（一个较封闭的形式），从而促进或抑制了具有"读取"、"写录"及"擦除"功能的蛋白质以及其他的一些染色质结合蛋白。

在此前简短的概述中，我们提及了那些能决定并维持表观基因组的最重要的因素，但显然无法尽数所有的因素。测序和功能学研究已经表明，就本质而言，所有参与形成及/或维持表观基因组的基因都可能发生变异（Fullgrabe et al. 2011; Shen and Laird 2013;

Timp and Feinberg 2013）。重要的是，人们业已证实许多这类的变异与肿瘤发生有关，或至少在某种程度上与之相关。随着越来越多的研究结果不断涌现，这个领域无疑将逐渐成为癌症研究的重要组成部分。

1.7　癌细胞的能量代谢

1.7.1　满足细胞的能量需求

在众多类摄入的食物中，人体以其中的三大类作为能量的来源，来满足对能量的需求。这三类物质分别为碳水化合物、脂类和蛋白质。这些化学组成和结构截然不同的生物分子，涵盖了单糖、复杂多糖、脂肪酸、三酰甘油、小分子肽以及高分子质量的蛋白质。然而，许多不同的代谢途径都有一个共同的中间产物或下游的中间产物，即乙酰辅酶 A（乙酰 CoA），可以用来合成细胞能量的重要来源——三磷酸腺苷（ATP）。

静息态的成人平均每天需要大约 2000 卡（cal）[①]的能量，以满足正常生理需要，而保持机体的稳态（homeostasis，稳态，即心脏、脑、肺和肾等器官功能正常）。此外，内源性途径的一种组分能受到趋化并能促进外源性途径肺和肾等器官功能正常。一般静息状态的成人，每日的能量需求约为 2000±400 卡，这个数值可能受到年龄、性别和代谢因素的影响。要满足基本的日常能量需求，至少需要 80kg 的 ATP；然而，机体所含的 ATP 仅仅约为 0.25kg（Tymoczko et al. 2013）。因此，为满足日常需求，机体需不断地利用及再合成 ATP。如果人的体力活动增加，对能量需求就会急剧上升，因此 ATP 的合成也必须增加。

每克碳水化合物、蛋白质和脂类经代谢后能分别产生约 4 卡、4 卡和 9 卡的能量。所以，就人们摄入的每单位质量的营养物质而言，脂类所提供的能量相当于碳水化合物和蛋白质提供的能量的 2 倍以上。然而，为了满足对能量的需求，这三类物质都是不可或缺的，特别是脂类和碳水化合物。当然，循环中的葡萄糖每时每刻也都在满足细胞的需要。葡萄糖既可以在厌氧（缺氧）的条件下代谢，产生少量的 ATP；也可以在有氧的条件下代谢，这样能获得更多数量的 ATP。脂肪酸，主要是由三酰甘油经脂肪分解得到的，能经 β-氧化生成乙酰辅酶 A，这样就能进入 TCA 循环以产生 ATP 和甘油，后者可以进入肝脏的糖异生途径，并被转化为葡萄糖参与代谢。蛋白质被持续的转化，一些由此产生的氨基酸可以作为前体用于葡萄糖的合成（糖异生），或合成丙酮酸，或其他 TCA 循环的中间产物（见下文）。

癌细胞也可以利用碳水化合物、脂类和蛋白质来产生 ATP，从而为其增殖、转移和生存提供所需的能量。为了深刻理解癌症特有的代谢紊乱，很有必要去了解正常的代谢途径，哪怕是浅尝辄止。下面的章节中，我们将参照癌症中发生的一些代谢改变，简要地介绍相关内容。

---

① 卡，是一种能量/热量单位，其定义为：在 1 个标准大气压下，将 1 克水升高 1℃所需要的能量（大约为 4.2J）。生化学家和营养师在某些情况下，也使用千卡、大卡这样的表达法，实质上就是指 1000 卡（大约等于 4.2kJ）。

1.7.2　葡萄糖代谢

首先讨论葡萄糖代谢，因为与正常细胞相比，它在癌细胞中截然不同。对正常细胞和癌细胞而言，在血液中循环的葡萄糖都能经由一种或多种葡萄糖转运体（GLUTs）进入细胞，并迅速磷酸化为 6-磷酸葡萄糖储存于细胞内。这个过程可由两种 ATP 依赖性酶中的任意一种催化完成，即己糖激酶和葡萄糖激酶（反应 1.1）。

$$\text{葡萄糖}+\text{ATP}\longrightarrow\text{6-磷酸葡萄糖}+\text{二磷酸腺苷}+\text{H}^+ \tag{1.1}$$

细胞内的 6-磷酸葡萄糖有三种代谢路径。如果细胞不需要 ATP，6-磷酸葡萄糖可转化为由重复的葡萄糖单元构成的高分子量多糖，即糖原（反应 1.2）。随后的三种反应分别由三种酶催化，即磷酸葡萄糖变位酶、UDP-葡萄糖焦磷酸化酶（UDP，尿苷二磷酸）和糖原合酶。

$$\text{6-磷酸葡萄糖}\longrightarrow\text{1-磷酸葡萄糖}\longrightarrow\text{尿苷二磷酸葡萄糖}\longrightarrow\text{糖原} \tag{1.2}$$

我们最感兴趣的 6-磷酸葡萄糖的另外两个代谢路径是糖酵解途径和磷酸戊糖途径。糖酵解途径包含一系列的酶促反应，能将 1 个分子的 6-磷酸葡萄糖转换成为 2 个分子的三碳丙酮酸，此外还能产生 2 分子 ATP、2 分子 NADH 和其他的反应产物（反应 1.3 和图 1.2）。

$$\text{葡萄糖}+2\ \text{二磷酸腺苷}+2\ \text{NAD}^+\text{烟酰胺腺嘌呤二核苷酸}+2\ \text{磷酸基}\longrightarrow2\ \text{丙酮酸}+$$
$$2\ \text{三磷酸腺苷}+2\ \text{NADH}\ \text{烟酰胺腺嘌呤二核苷酸}+2\ \text{H}^++2\ \text{H}_2\text{O} \tag{1.3}$$

丙酮酸可先转化为 TCA 循环的主要底物乙酰辅酶 A（反应 1.4），再转化为乳酸（反应 1.5）或草酰乙酸（反应 1.6）。这些反应分别由丙酮酸脱氢酶、乳酸脱氢酶和丙酮酸羧化酶催化。

$$\text{丙酮酸}+\text{辅酶 A}+\text{NAD}^+\text{烟酰胺腺嘌呤二核苷酸}\longrightarrow$$
$$\text{乙酰辅酶 A}+\text{CO}_2+\text{NADH}\ \text{烟酰胺腺嘌呤二核苷酸}+\text{H}^+ \tag{1.4}$$
$$\text{丙酮酸}+\text{NADH}\ \text{烟酰胺腺嘌呤二核苷酸}+\text{H}^+\rightleftharpoons$$
$$\text{乳酸}+\text{NAD}^+\text{烟酰胺腺嘌呤二核苷酸} \tag{1.5}$$
$$\text{丙酮酸}+\text{CO}_2+\text{ATP}+\text{H}_2\text{O}\longrightarrow\text{草酰乙酸}+\text{ADP}+\text{Pi}+2\text{H}^+ \tag{1.6}$$

6-磷酸葡萄糖的另一条代谢途径是磷酸戊糖途径（图 1.3）。该途径包括一个氧化相，经过几种酶的顺序催化，6-磷酸葡萄糖转化为 5-磷酸核酮糖。这几种酶分别是 6-磷酸葡萄糖脱氢酶、内酯酶和 6-磷酸葡萄糖脱氢酶（反应 1.7）

这个反应很重要，它可以使 NADPH 再生并提供还原源。第二时相是一种复合体的氧化成分包含了一系列的酶，能产生出核糖 5-磷酸（反应 1.8，由磷酸戊糖异构酶催化）、果糖-6-磷酸以及甘油 3-磷酸。在 3 种磷酸戊糖中，核糖 5-磷酸（这是一种磷酸 5-碳糖）是核酸合成的重要原料，而果糖-6-磷酸以及甘油 3-磷酸能够在糖酵解途径中充当中间产物。

$$\text{葡萄糖 6-磷酸}+2\text{NADP}^++\text{H}_2\text{O}\longrightarrow\text{核糖 5-磷酸}+2\text{NADPH}+2\text{H}^++\text{CO}_2 \tag{1.7}$$
$$\text{核酮糖 5-磷酸}\rightleftharpoons\text{核糖 5-磷酸} \tag{1.8}$$

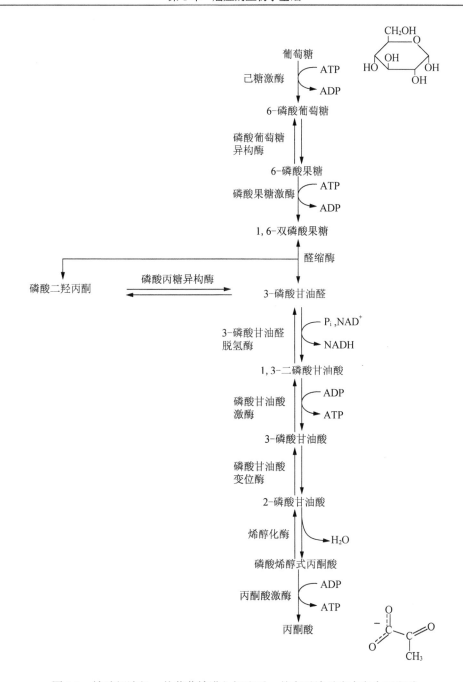

图 1.2　糖酵解途径：从葡萄糖进入细胞后，并在后续反应中产生丙酮酸

1 分子的 6 碳结构的葡萄糖转化成为 2 分子的丙酮酸

　　当葡萄糖进入细胞内，就进入了由 10 种酶促反应构成的糖酵解途径，这些反应都在细胞质中进行，生成含 3 个碳的丙酮酸。

　　而丙酮酸又可以通过一些酶促反应转化为以下几种物质：①乳酸，该反应可以在无氧的条件下消耗丙酮酸，由乳酸脱氢酶催化完成；②草酰乙酸，由丙酮酸经过丙酮酸羧化酶的羧化作用产生，是 TCA 循环的中间产物，也可以作为糖异生（是指从非糖化合物如乳酸、甘油等转变为葡萄糖或糖原的过程）过程的前体物质；③乙酰辅酶 A，在有氧的条件下，丙酮酸脱氢酶通过氧化反应将丙酮酸转化为乙酰辅酶 A，释放出 CO_2，并将 NAD^+ 还原为 NADH。从总体上判断，这一反应应当属于氧化-还原反应。至于 CO_2，则是机体必须清除掉的物质。乙酰辅酶 A 是几种途径的重要中间体，也是碳水化合物、脂质和蛋白质代谢的共同交汇点。

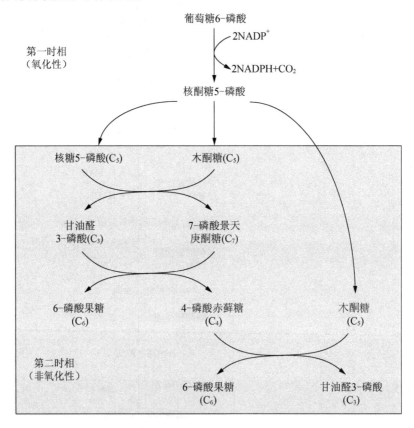

图 1.3　磷酸戊糖途径，显示了葡萄糖 6-磷酸转化为 3 种磷酸戊糖：核糖 5-磷酸、果糖 6-磷酸和甘油 3-磷酸

　　在我们的讨论中，乙酰辅酶 A 进入三羧酸循环是其重要的节点，后者发生于线粒体内，主要包含 8 种酶（图1.4）。三羧酸循环是能量代谢的重要组成部分，特别是当细胞内有能量的储存并需要这些能量时。随乙酰辅酶 A 进入到 TCA 循环的乙酰基会被氧化，即经过一系列的氧化-还原反应失去电子，并形成 CO_2（进入 TCA 循环的每个乙酰 CoA 分子会生成 2 分子的 CO_2）。而这些氧化还原反应可以从碳源中产生高能电子。我们继续讨论线粒体内的反应，其中的氧化磷酸化是指一系列重要而复杂的反应，最终生成 ATP。这些反应能使电子从 NADH 和 $FADH_2$ 转移到氧气（O_2），当有氢离子存在时又能转化为水（H_2O）。通过这样的电子传递可以将质子从线粒体基质泵入到线粒体内膜与外膜之间的区域（图1.5）。在 ATP 合成酶的催化作用下，质子梯度促进了 ADP 和 Pi 合成

ATP 的过程。NADH 也能被转运至细胞器，以参与 ATP 的合成。每个分子的葡萄糖代谢后可以净产出 30 分子的 ATP。正如前面提到的，静息态的成人每天需要大约 2000 千卡，而剧烈运动时能量的需求会显著地增加，这就需要每天合成约 80 kg 的 ATP，其中，大部分来自于不断循环的 ADP，再由 ADP 再重新合成为 ATP。

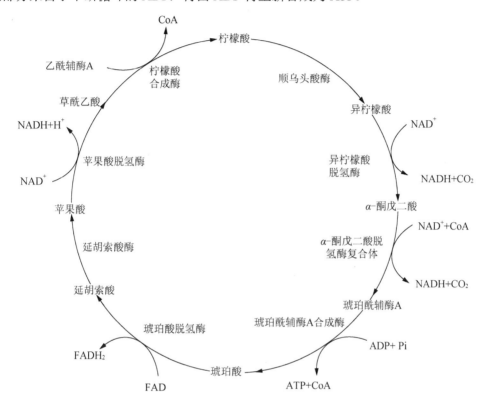

图 1.4　乙酰辅酶 A 进入三羧酸循环（TCA 循环）的路径

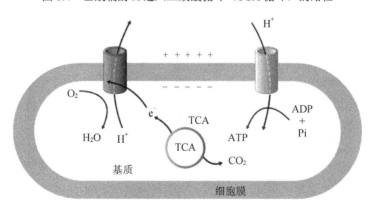

图 1.5　氧化磷酸化生成 ATP 的简化示意图。电子传递链，显示为深黑色柱体，负责将电子从 NADH 和 FADH_2 传递给氧分子并形成质子梯度。ATP 合成酶能使用质子梯度的能量，从而使 ADP 与 Pi 合成 ATP，图中显示为浅灰色柱体。改编自（Tymoczko et al. 2013）

1.7.3　癌症中的 Warburg 效应及其他代谢改变

在柏林威廉皇帝研究所（即马克斯普朗克研究所）工作的 Otto Warburg，提出了 20世纪 20 年代最为重要的发现，即癌细胞会比正常细胞消耗更多的葡萄糖（Koppenol et al. 2011）。此外，人们还发现葡萄糖经由糖酵解后转化为乳酸（图 1.2 和反应 1.5）。这一发现使人困惑的是，癌细胞在有氧条件下却增加了无氧糖酵解的水平。在氧气充足的条件下，细胞应该进行有氧呼吸，并由此使葡萄糖转化为丙酮酸，再转化为乙酰辅酶 A，而不是产生乳酸。

Warburg 的另一个令人惊讶的发现是，癌组织中的有氧呼吸似乎与正常组织中的有氧呼吸是一样的，但这并没有阻止乳酸的生成。这与常理所述的有氧代谢之间存在矛盾，因为人们都已经接受了巴斯德效应，而后者认为有氧条件下乳酸生成会减少。尽管已经得到了这些结果，Warburg 仍然认为，有氧呼吸的通路被破坏了。当然，目前人们已认识到，与正常细胞相比，癌细胞中糖酵解的调节过程发生了改变。Warburg 在其最初的实验中使用的玻璃切片是 Flexner-Jobling 大鼠的肝癌组织，所得到的结果后来也在多种人类癌症中得到了验证。这个奇特的发现在随后的数年中又引发了很多的研究，以探讨有氧条件下，无氧的糖酵解活动是否增加了。虽然人们对癌症中的 Warburg 效应及后果尚未充分理解，但最近的一些研究已经带来了许多激动人心的发现，也提出了一些基本原理来解释为什么这种效率较低的能量产生途径——无氧代谢，能取代更为高效的有氧呼吸（Ferreira 2010; Cairns et al. 2011; Dang 2012; Bensinger and Christofk 2012; Icard and Lincet 2012; Oermann et al. 2012; Soga 2013）。此外，理清正常细胞和肿瘤细胞之间的代谢差异可能会对探讨癌症治疗方案带来额外的收获（Jang et al. 2013）。[附注：有一点需要说明，Warburg 效应也是正电子发射断层扫描（PET）的成像基础。为患者注射 2-氟-2-脱氧-D-葡萄糖（通常简称为 ^{18}F-FDG 或 FDG，是一种非代谢性葡萄糖）后，PET 扫描仪可以构建出反映 FDG 体内分布情况的图像，FDG 在癌细胞中比在正常细胞中浓度更高，从而使成像更多地集中在癌组织。但在肝或脑中由于背景中的代谢活性水平较高，因而常常难于检测。]

现已发现，乳酸本身能通过各种机制促进肿瘤的血管形成、细胞迁移并逃避免疫监视。另外，乳酸的增加降低了细胞外 pH，致使邻近的正常细胞发生细胞凋亡，也抑制了免疫系统，促进了一系列蛋白酶的表达。其中，就包括了金属蛋白酶，它能协助癌细胞离开原发部位向别处迁移，而这个过程也是癌细胞转移的必要步骤之一。此外，葡萄糖的摄取增加后，增加了 6-磷酸葡萄糖生成，同时也增加了戊糖磷酸途径的底物（图 1.3和反应 1.7 和反应 1.8）。磷酸戊糖途径的产物既可以转化为核苷酸参与核酸的合成，也可以作为中间产物参与糖酵解。

一项外显子组测序的研究检测了来源于 20 661 个基因的 175 471 个外显子，结果发现 *IDH1* 非常容易发生突变。该研究也充分地显示了代谢变化在癌症中的重要意义（Parsons et al. 2008）。*IDH1* 编码的蛋白质是异柠檬酸脱氢酶，能在 TCA 循环中将异柠檬酸转化为 α-酮戊二酸，（参见图 1.4）。Garraway 与 Lander（2013）回顾性地总结了此后的一系列相关研究，这些研究涵盖了多种癌症，他们总结出 *IDH1* 的突变产生了有功能的酶，而且该酶的产物是 2-羟基戊二酸的对映异构体。人们发现这种意外的代谢产物能抑制多种 α-酮戊二酸依赖性酶，例如，脯氨酰 4-羟化酶，对缺氧诱导因子 HIF 具有重要的调节功能。出人意料的是，这类 *IDH1* 突变与 CpG 岛甲基化现象也有关系。除此之外，人们还发现 *IDH1* 和 *IDH2*（线粒体内的同源物）的突变与 *TET2* 突变相互排斥，后者的产物是甲基胞嘧啶双加氧酶，能催化 DNA 中的甲基胞嘧啶转化为 5-羟甲基嘧啶。如此意外的结果以及所发现的关联都凸显了癌症中代谢改变的重要性，也显示出了可靠的生物信息学分析方法在比较大数据时的重要性。当然这也可能为人们带来意想不到的且相当重要的新信息。

　　由此引出的另外一种物质是被称为谷氨酰胺的氨基酸，人们对于癌基因 *MYC* 和其他一些癌基因或抑癌基因在谷氨酰胺代谢中的调节功能很感兴趣。谷氨酰胺可作为能量生成过程中的碳源，它也可以调节氧化还原的平衡，这在很大程度上是通过其在抗氧化剂谷胱甘肽的生物合成的过程中实现的。最后一点是，谷氨酰胺可以为一些细胞反应提供碳和氮。当我们谈到谷氨酰胺在能量产生中的作用时，应该知道谷氨酰胺酶催化了谷氨酰胺转化为谷氨酸，后者可以转化为 α-酮戊二酸，而 α-酮戊二酸是 TCA 循环中（图 1.3）的一部分。这一点对增殖的细胞尤其重要，因为柠檬酸是 TCA 循环（图 1.3）的另一个组分，经由线粒体的转运，有助于乙酰辅酶 A 的合成，从而有利于脂质的生物合成（Lcard et al. 2012）。近年来人们愈发认识到，还有许多其他的细胞大分子对肿瘤代谢都有重要作用，包括酶、癌基因和抑癌基因等（Chen and Russo 2012; Oermann et al. 2012）。尽管我们对大多数的这类大分子不再进一步地讨论，但可以预期，这些大分子，以及目前尚不为人们所理解的调节成分及过程，对癌细胞代谢的改变具有重要作用。

　　缺氧诱导因子（HIF），特别是 HIF1（将在第 1.8 节中更详细地讨论），在某些酶的编码基因或抑癌基因出现突变及某些细胞水平的代谢性中间产物增多时，就能躲避正常含氧量条件下的正常降解。这些酶包括琥珀酸脱氢酶、延胡索酸合酶或脯氨酰羟化酶等；抑癌蛋白如 Hippel-Lindau (VHL)等；代谢性中间产物如乳酸、草酰乙酸和丙酮酸等（Cairns et al. 2011）。正常浓度下的 HIF1 能改变许多参与糖酵解的基因的表达情况，从而促进糖酵解。这些基因包括磷酸果糖激酶、己糖激酶-Ⅱ、丙酮酸激酶 M2、乳酸脱氢酶 A 和葡萄糖转运蛋白的基因。还有一些其他的基因也受到 HIF1 的影响，结果减少了进入 TCA 循环的丙酮酸。

　　YC 和 HIF-1 都能激活 *LDHA*（乳酸脱氢酶基因）的表达，从而有利于丙酮酸转化为乳酸；*MYC* 基因通过抑制两种 microRNA（mir-23a 和 mir-23b），刺激谷氨酰胺酶的基因表达，从而使 TCA 循环的中间产物得以补充（Oermann et al. 2012）。

　　另一种重要的代谢成分是 AMP 激活蛋白激酶(AMP activated protein kinase, AMPK)，它是一种丝氨酸/苏氨酸蛋白激酶，能调节代谢和能量的平衡。这种激酶可以根据细胞的条件促进或抑制癌细胞的生长（Faubert et al. 2014）。当然除了这些有据可查的改变外，还有其他的一些因素能对癌症代谢的改变发挥作用，但为了简洁起见，恕不赘述。

　　Warburg 在其发现了 Warburg 效应的多年之后，仍试图探讨线粒体变化的重要性，他认为线粒体通过氧化磷酸化减少了 ATP 的合成。然而，最近的研究已经明确地表明，癌细胞中并不缺乏氧化磷酸化，至少对某些癌症而言是这样的。从另一方面看，人们目前已经注意到了某些形式的线粒体功能障碍或解偶联。这就涉及某些解偶联蛋白（UCPs）的表达会升高，继而导致线粒体膜电位的有效性降低。虽然本文不讨论这个问题，但这将导致线粒体内 ATP 的合成减少，从而使细胞对有氧糖酵解的需求增加。

Warburg 效应的另一个方面和线粒体的功能都涉及活性氧簇（ROS）。如果抗氧化物质的增加不能抵消 ROS 等氧化剂的增加，则会给细胞带来氧化应激压力。在线粒体的呼吸作用中，氧是电子的最终受体，并以水的形式出现，有几种 ROS 可能出现：超氧自由基（O_2^-）、羟自由基（OH）和过氧化氢（H_2O_2）。这些高活性的活性氧簇可以破坏所有的分子，而蛋白质和 DNA 也对此特别敏感。有些酶能清除自由基，如超氧化物歧化酶和过氧化氢酶，但如果活性氧水平太高，仍可导致细胞损伤的发生。Warburg 效应很可能会通过增加丙酮酸的产生来降低 ROS 水平，因为丙酮酸可以清除超氧化物歧化酶产生的过氧化物。此外，氧化谷胱甘肽还原时需要磷酸戊糖途径产生的 NADPH，而这一点对过化物的失活也很重要。最后，前文中讨论过的线粒体解偶联也可能减轻氧化应激。人们也刚刚认识到 ROS 是一种代谢组分（Anastasiou et al. 2011）。癌细胞像正常细胞一样，必须保护自己免受高浓度的 ROS 损害。转化细胞的增殖需要降低来自 NADPH 的能量，以便于核苷酸和脂质的生物合成。NADPH 也能维持谷胱甘肽处于还原态，这也是保持 ROS 稳态所需要的条件。因此，这使得对 NADPH 的需要量增加了，而这种需求的很大一部分可以通过戊糖磷酸途径得以满足。人们发现对丙酮酸激酶的一种可变剪接异构体上一个特定的半胱氨酸氧化对这一过程有促进作用。该氧化过程是由 ROS 介导的。丙酮酸激酶的作用是将磷酸烯醇丙酮酸转换为丙酮酸。

这个可变剪接形式被命名为丙酮酸激酶 M2（PKAM 2），在多种癌细胞中都有表达。半胱氨酸的氧化可导致酶失活，从而使一部分葡萄糖代谢转为戊糖磷酸途径。这种代谢转换有助于确保合成足够多的NADPH，从而能满足因为高ROS所引起的细胞增殖所需，并为细胞提供保护。

Warburg 效应对癌细胞内 pH 的影响很有意思，似乎很矛盾，但实际上并不矛盾。当乳酸及其他糖酵解途径中产生的酸性中间产物增多时，人们会猜想细胞内的 pH 一定会下降。然而，实际情况是细胞内 pH 从正常值（约 7.2）增加至约 7.4 或更高。虽然这可能看起来是一个很小的改变，但却代表了氢离子的浓度显著下降。与之相对的是细胞外 pH，通常为 7.3～7.4，变得趋于酸化。这种不寻常的氢离子逆流的原因可能是由于质膜相关的酸性转运体表达升高了，这些转运体包括 H^+-ATP 酶、Na^+-H^+交换体（NHEI）及 H^+-单羧酸转运体等，都能将氢离子从细胞内转运到细胞外（Webb et al. 2011）。

H^+-单羧酸转运体也能将乳酸转运到细胞外。同时，细胞表面的碳酸酐酶也会增多，这些酶能够催化一个重要的反应，通过该反应，来源于呼吸细胞的 CO_2 可以与水生成 H_2CO_3。后者又可以解离为碳酸氢根（HCO_3^-）和氢离子（H^+），如下所示（反应1.9）。

$$CO_2 + H_2O \rightleftharpoons H_2CO_3 \rightleftharpoons HCO_3^- + H^+ \qquad (1.9)$$

这个简单的可逆反应不需要酶的催化，但碳酸酐酶可以极大地提高反应速度。通过这个反应就可以知道，因组织或细胞的呼吸作用而产生的二氧化碳能被转化为碳酸氢根，而在肺组织中二氧化碳又能再次形成并被呼出。癌细胞能过度表达多种碳酸酐酶，因而在癌细胞附近就容易出现这样一种情况：细胞对二氧化碳的利用率提高了，同时从细胞内泵出的氢离子也增多了，我们将在第 8 章深入探讨这个问题。

细胞内 pH 的轻度升高使得细胞内的环境更趋于碱性，这将对细胞产生深远的影响。许多细胞通路会因 pH 的变化而发生改变，从而有利于癌细胞的生存，如增强了糖酵解、细胞的生长和转移，而细胞凋亡则会受到抑制。

虽然本节强调了碳水化合物在代谢方面的改变，但在其他物质代谢方面癌细胞也表现出了变化。例如，癌症中通常会出现脂质合成的增加（Yoshii et al. 2014），而脂质与维持癌细胞的氧化还原电位有关，也能增强癌细胞的增殖并促进其存活（Santos and Schulze 2012）。随着癌症的发生发展，氨基酸代谢也会发生改变，蛋白质的合成也会增加。人们已知 P53 具有抑癌功能，而最近的研究表明，P53 在非转化细胞中对糖酵解、氧化磷酸化、脂类代谢、谷氨酸代谢和活性氧水平等均具有重要的调节作用（Liang et al. 2013）。当然，该基因一旦出现功能丧失性突变，也可能会对癌细胞的代谢改变产生重要的影响。

在癌细胞中，除了细胞功能的改变，也有许多其他的基因及通路，至少可以用来部分地解释 Warburg 效应，尽管其中的一些看似矛盾，实则不然。人们感兴趣的一个方面是，表观遗传学也对细胞代谢的改变发挥了作用（Johnson et al. 2013）。

重要的是，人们逐渐开始对 Warburg 效应进行重新思考与评价，人们开始意识到代谢的紊乱很可能是癌症发生发展中的驱动性因素，而此前人们则认为糖代谢的异常不过是某些基因突变的结果。

正如在本书中我们谈论过的那样，综合性的组学分析方法必将为人们深入理解这个重要的现象提供重大帮助。Warburg 效应已经被提出了很多年，历经考验，也曾引发了无数的研究，现如今的基因组学以及蛋白质组学研究结果正在揭示其本质，Warburg 效应更像是癌症的调节过程而不是副产品。

1.8　人们逐渐认识到了低氧、炎症及 ROS 在癌症中的作用

人们已经普遍意识到，癌症像其他疾病一样，其中也存在着缺氧与炎症之间的相互作用。缺氧可导致炎症，反过来，炎症也可导致缺氧，而这些都有助于癌的形成及发展（Grivennikov and Karin 2010; Grivennikov et al. 2010; Eltzchig and Carmeliet 2011; Shay and Simon 2012; Ji 2014; Gorlach 2014）。缺氧与炎症之间的相互作用中应当再添加一个因素，即 ROS，因为 ROS 与这两者都有关系，所以缺氧、炎症及 ROS 这三者在癌症中的作用应当是密不可分的（Gorlach 2014; Costa et al. 2014）。

在细胞内，ROS 的产生与清除都受到了精密的调控，包括超氧阴离子（O_2^-）、羟基自由基（HO^-）和过氧化氢（H_2O_2）。其生成受线粒体代谢的影响，其清除也要借助多种途径才能实现，如超氧化物歧化酶、过氧化氢酶、谷胱甘肽过氧化物酶以及硫氧还蛋白等。实际上活性氮簇也参与其中，但此处我们不做讨论。在 1.7 节中我们曾提到癌症

中 ROS 会升高，也认为 ROS 对癌的发生及发展有影响（Waris and Ahsan 2006; Lu et al. 2007; Liou and Storz 2010; Catalano et al. 2013; Costa et al. 2014），当然在随后的章节中我们会进一步探讨这个问题。

缺氧或低氧分压，被定义为细胞环境中氧气浓度不超过 2%。这要与正常的、健康的细胞环境中的氧气浓度进行比较，正常条件下氧气浓度约为 21%（除非是在高纬度地区，我们平时呼吸的空气中氧气浓度为 21%）。正常机体对缺氧的代偿方式是增加血流或加快呼吸。

在长期慢性缺氧条件下，两种相关的异二聚体，HIFlα/HIF1β 和 HIF2α/HIF2β，会分别作为重要的参与者，参与调节应对缺氧的细胞反应（Wilson and Hay 2011; Shay and Simon 2012）。

在氧水平正常的条件下，对氧敏感的脯氨酰羟化酶，将使 HIF1α 的 2 个脯氨酸被羟化，从而能被 von Hippel-Lindau 抑癌基因（即 E3 泛素连接酶）识别。被多重泛素化的 HIF 此后将被 26S 蛋白酶体降解，从而使得它在正常氧分压的条件下失去活性。有意思的是，即使在正常氧浓度条件下，该降解过程也可以被几种蛋白质的突变和某些信号途径所克服。如前面所讨论的，此种情况下，得以保持稳定的缺氧诱导因子就能增强糖酵解并抑制氧化磷酸化。还有一种酶（HIF 抑制因子）也依赖于氧，当其两个亚基中的任意一个亚基中的天冬酰胺被羟基化后，就能抑制 HIF。正是这两种酶的组合作用，能监测并对缺氧做出应答。当氧浓度下降时，脯氨酰的氧化也会减少，HIF1α 亚基不断累积并与 HIF1β 相连接。这种 HIF1 的异源二聚体，将转位到细胞核，并与低氧反应元件结合，从而在转录水平激活某些基因，其中的一部分基因能编码核因子κB（NFκB）、Toll 样受体（TLRs）、VEGFA、其他生长因子、葡萄糖转运体，以及大部分参与糖酵解的酶（图 1.2），还有参与磷酸戊糖途径的一些酶（图 1.3）。这些 HIF 介导的基因活化将引起代谢的改变，人们认为其中的一种代谢改变就是 ATP 的产生由氧化呼吸转为糖酵解。多种缺氧诱导因子能刺激丙酮酸脱氢酶激酶 1 的基因表达，这种 ATP 产生途径的变化也是其中的一种结果。丙酮酸脱氢酶激酶 1 能抑制丙酮酸脱氢酶，后者能使丙酮酸转化为乙酰辅酶 A（参见反应 1.4）。

炎症是一种血管组织对有毒或有害的刺激产生应答的极其复杂的过程，且涉及多种层面。所说的有毒或有害刺激就包括了缺氧。在西方，约 2000 年前的 Celsus 和 Galen 就已经意识到了炎症现象的存在。其特征性的描述是：红、肿、热、痛伴功能障碍。机体对这些有害刺激的反应，就包括了炎症部位周围血管的扩张，使得局部血流增加；血管的通透性提高，使得白细胞（主要是巨噬细胞和其他免疫细胞）、抗体、纤维蛋白及其他成分能离开血液，进入到炎症部位，从而发挥其保护性作用。我们所要讨论的是，人们发现慢性炎症能引发癌症。例如，乙型肝炎或丙型肝炎（病毒）容易引发肝癌；幽门螺杆菌的感染能导致胃癌；吸烟能导致肺癌等多种癌症，凡此种种，不一而足。

人们已经认识到，多种机制参与了与炎症相关的癌症的发生过程（Grivennikov and Karin 2010; Grivennikov et al. 2010; Wu et al. 2014）。许多信号通路失去了监控，并导致了与癌症形成有关的促炎性基因的表达。

这些被激活的基因包括一些蛋白激酶，例如，JAK 的一些成员（Janus-活化的激酶）、

MAPK（促分裂原活化蛋白激酶）和 PI3K/AKT（磷脂酰肌醇-3-激酶），从而影响了细胞增殖。如下面的讨论，一些免疫细胞是炎性反应不可分割的组成部分。此外，在本书后面将详细地论述，癌细胞可以发展出一种能力，不但能逃避免疫破坏，还能利用一些免疫细胞，如淋巴细胞（T 细胞和 B 细胞）、巨噬细胞、自然杀伤细胞、中性粒细胞和其他细胞，来产生某些细胞因子。这些细胞因子能够促进有丝分裂及细胞存活，促进癌症形成。例如，细胞因子可以激活 STAT3 和 NFκB 等转录因子，而这些转录因子能导致多种与癌症发生有关的基因表达，如血管生成调节子、增殖介质和抗凋亡因子等。另外，人们发现，紫外线辐射黑色素瘤将产生炎症反应并导致转移（Bald et al. 2014），也再度说明了炎症在癌症中的重要作用。

近期研究表明，缺氧及炎症与癌症有着千丝万缕的联系。实体瘤常常缺氧，同时也具有炎症的某些特点。例如，约 200 年前，就有人曾指出肿瘤中存在白细胞。人们现在已经知道，实体瘤中的免疫细胞主要是巨噬细胞，并被命名为肿瘤相关的巨噬细胞（TAMs）。缺氧容易引起炎症，而炎症组织往往缺氧。缺氧和炎症都会引发一系列有利于癌症生长的生物反应。如上所述，癌细胞的缺氧状态，导致了在转录水平上激活 NFκB 和 Toll 样受体，以及其他能参与上皮—间质转化、转移、血管生成、细胞增殖（如 HIF2α 蛋白能提高 c-Myc 的活性）的基因，也能通过分泌趋化因子和细胞因子活化肿瘤相关的巨噬细胞。除此之外，低氧使 ROS 升高并下调 DNA 的修复机制。与此相似的是，低氧的肿瘤细胞能趋化白细胞并使之活化，白细胞也能对低氧作出反应，可以经由 NFκB 和 Toll 样受体，分泌趋化因子和细胞因子，以及其他额外的信号从而促进癌组织的血管生成并为癌症的发展提供其他的便利条件。坏死的癌细胞可以借助 TLRs 活化肿瘤相关的巨噬细胞。因此，与其说低氧及炎症仅仅是癌症所表现出的特点，不如说这两者是癌症发展与转移的重要促进因素。

同样的情况再次出现了，借助于组学的多种分析方法，人们将能揭示那些往往极为复杂且在彼此之间存有诸多重叠的生物过程。将实验生物学与计算生物学结合起来也将有助于理清那些时常令人困惑的现象，并为人们提供更为合理的框架。只有如此，人们才有可能透彻地揭示癌症的奥秘，从而发现有意义的治疗方案。

1.9　克　服　凋　亡

为了生存下来，所有的癌细胞必须克服凋亡（Elmore 2007）。细胞凋亡是一系列的细胞活动，包括质膜破损、细胞体积缩减、线粒体肿胀和染色质碎片化。参与细胞凋亡两大主要通路分别是内源性级联反应和外源性级联反应；此外，还有一条所谓的第三通路，能被自然杀伤（NK）细胞和细胞毒性 T 淋巴细胞激活，能导致靶细胞的凋亡。

我们首先讨论内源性途径。该途径能被一系列非受体介导的因子激活，而这些因子又能激活细胞内的多种信号转导途径。这些促发因子种类繁多，包括外源性和内源性因子，如毒素、辐射、自由基和病毒感染等。此外，某些蛋白质的存在与否可以抑制或触发细胞凋亡，如一些细胞因子。抑癌蛋白 P53 恰恰处于调节该通路的核心位置，而线粒体也是凋亡的调控中心。BCL2 家族是一类很重要的蛋白质,既包含了促凋亡成分(BAX、BAK、BID 和 BOK 等),也包含了抗凋亡成分(BCL2、BCLXL 和 MCL1 等)。目前人们对 P53 和 BCL 促凋亡蛋白之间的关系还有待进一步的认识。但已知这些蛋白质能作用于线粒体内膜并能打开线粒体通透性转变(MPT)孔道,使线粒体膜电位耗散,启动一系列物质的释放,如细胞色素 c、SMAC/ DIABLO 和丝氨酸蛋白酶 HTRA2/OMI 等。细胞色素 c 是一种含血色素的蛋白质,能与 APAF1 共同作用,形成凋亡复合体,并且该结构将激活 caspase-9 酶原(caspase 家族的蛋白酶原),将其转换为具有酶活性的 caspase-9。此后由 caspase-9 激活被称为最初凋亡执行者的 caspase-3 酶原,这反过来又继续经由 caspase-6 和 caspase-7 酶原的活化,持续进行蛋白质水解的级联反应。这些蛋白酶又能裂解被称为死亡底物的各种蛋白质,而死亡底物对细胞有破坏作用。细胞凋亡过程中还可以释放另外两种线粒体蛋白,即 SMAC/ DIABLO 和 HTRA2/ OMI,其功能是抑制 IAP(细胞凋亡的抑制剂),否则将拮抗 caspase-9。

此后在凋亡过程中,还会从线粒体释放出几种额外的蛋白质,如线粒体蛋白 AIF、内切核酸酶 G 和 CAD,这 3 种蛋白与 DNA 的降解及染色质浓缩有关。

外源性途径与此不同,可以通过属于 TNF 超家族的跨膜受体(亦称为死亡受体)介导凋亡的过程。这个家族的成员包括 TNF 受体 1、FAS 受体、DR3、DR4 和 DR5,它们分别与 TNFα、FAS 配体、APO3 配体及 APO2 (或 TRAIL)结合。APO2 可以与 DR4 和 DR5 结合(也分别称为 TRAILR1 和 TRAILR2)。对所有死亡受体而言,当配体结合到与其同源的受体的胞外结构域后,就会通过跨膜的胞内死亡结构域,触发死亡受体的构象变化。此后,死亡域会结合并激活 Fas 相关死亡结构域蛋白(FADD),该复合体称为死亡诱导信号复合体(DISC)。

DISC 在细胞凋亡中的作用是激活 caspase-8 酶原(有时是 caspase-10 酶原),此后再由此负责活化 caspase-3、caspase-6 和 caspase-7 的酶原。而 caspase-3、caspase-6 和 caspase-7 酶原的激活实际上正是内、外源性途径的交汇点。此外,内源性途径的一种组分能受到趋化并能促进外源性途径。这时,BCL 家族的一个成员 BID 可以被 caspase-3 活化,并能打开线粒体的通道,从而使凋亡信号的转导更为顺利。

第三种途径也是一种外源性途径,但是需要 NK 细胞或细胞毒性 T 细胞来启动凋亡,其作用需要通过两种机制实现。最常见的一种机制是通过 FAS 与其受体 FASR 的相互作用,另一种机制则要涉及颗粒蛋白酶 A 和 B。当穿孔蛋白打开靶细胞表面的孔道之后,这些酶就能进入细胞并以如下的方式触发凋亡。似乎颗粒酶 B 在两种途径中更为常见。该蛋白酶能特异性地裂解蛋白质的天冬氨酸残基,并随后激活 caspase-3 和 caspase-10 酶原,还能裂解细胞内的蛋白质。颗粒酶 A,可以不依赖 caspase 系统而发挥作用,能通过对两种蛋白质的作用导致 DNA 的降解,这两种蛋白质分别是 DNA 酶 NM23H1 和一种核小体组装蛋白 SET。这些途径在很大程度上(Elmore 2007)也代表了癌细胞必须克服的挑战。Weinberg 曾探讨过癌细胞避免凋亡的多种机制(Weinberg 2012),这些机制反映出了癌细胞如何从多种角度逃避机体的早期摧毁。

在多种癌症中,癌组织对细胞凋亡的反应之一就是抑制凋亡,例如,它们可以通过 MDM2 的过表达抑制 P53 通路,使其不能在凋亡过程中发挥作用;也可以是允许发生了 DNA 损伤的细胞通过细胞周期（正常情况下，DNA 损伤的细胞不能直接通过细胞周期）。与之类似的情况也发生在 RB 通路中，RB 蛋白是一种肿瘤抑制蛋白，能负向调控细胞周期，当 RB 通路受到抑制的情况下，细胞就能通过细胞周期。生长因子，如胰岛素样生长因子 IGF1，对维持细胞的生存非常重要。当生长因子过表达，又同时存在 IGF 结合蛋白(IGFBPs)的表达减少或活性下降时，则会使生长因子的功能显著下降。许多细胞内的信号转导通路能被胰岛素样生长因子激活，对癌细胞而言，其中的一个重要通路就是 PI3K-AKT/PKB 通路，因为该通路的激活将会导致抗凋亡信号的生成。癌细胞能利用的另外一种机制是过表达生存素，它是 caspase 的抑制剂。在癌细胞中，人们发现 FLIP 可以作为一种外源性凋亡途径的抑制剂来抑制凋亡。当然，在癌细胞内可以发现更多的诸如此类的改变，这些改变都能对抗凋亡。实际上，与正常细胞不同，癌细胞已经拥有了几种策略能对抗甚至是破解程序化的细胞死亡。很显然，人们抱有极大的兴趣，希望能设计出某些药物作用于这些关节点，从而杀死癌细胞。而在这样的一个领域中，如果能充分利用组学数据，必将会为人们选择新的治疗措施提供极大的帮助。

1.10　细胞外基质和间质对癌症的作用

在癌组织中，除了有关的细胞成分出现了一些改变之外，还有一类重要的非细胞成分也出现了变化，这就是细胞外基质（ECM），当然癌细胞周围的间质细胞也会出现变化。这两类改变对癌症的发生与发展都有着至关重要的作用。最初，人们认为细胞外基质较为稳定，能维持组织的完整性。现在的认识则是，它对维持正常细胞的功能至关重要，并且也是癌症发生和转移中的另一个关键因素（Friedl and Alexander 2011; Jinka et al.2010; Lu et al. 2012; van Dijk et al. 2013）。同样的，邻近的间质细胞（如成纤维细胞）、免疫细胞及内皮细胞（能反映血管的形成），最初也被认为对癌症没有影响，但现在已有无可辩驳的数据显示，这些未发生转化的细胞对癌症的进展意义深远（Bhowmick et al. 2004; Tripathi et al. 2012; Calona et al.2014; Corteza et al. 2014; De Wevera et al. 2014; Escote and Fajas 2014; Martinez-Outschoorna et al. 2014）。本书中提及的 ECM，具有两种重要的特性：①大量的生长因子易于在 ECM 中储存，或与 ECM 产生关联；②透明质酸作为细胞外基质的一种成分，在癌变过程中所有的关节点都发挥了重要的作用（见第6 章和第 10 章）。

ECM 就像磁石一样，能紧紧地吸引多种被释放到细胞外空间的生长因子，也可能会保护这些因子不被轻易降解，或者能帮助这些因子始终邻近细胞。ECM 通过生长因子与细胞外基质蛋白的直接结合，如纤连蛋白、胶原蛋白和蛋白聚糖等，使生长因子得以保存。这些因子包括：骨形态发生蛋白（BMP）、表皮生长因子（EGF）、成纤维细胞生长因子（FGF）、肝细胞生长因子（HGF）、转化生长因子β（TGFβ）和血管内皮生长因子（VEGF）等（Schultz and Wysocki 2009）。从生物学角度来看，这似乎很符合逻辑：因为 ECM 是组织细胞的基础，当组织受到损伤时，受损的 ECM 就能释放之前储存的生长因子，从而促进了组织再生和修复。

　　ECM 构成了一个复杂的网络，主要包含两大类细胞外大分子，分别是蛋白聚糖和纤维蛋白。几种纤维蛋白构成了非蛋白聚糖的成分，包括胶原蛋白、弹性蛋白、纤维粘连蛋白和层粘连蛋白。蛋白聚糖是由糖胺聚糖与蛋白质共价结合而形成的。在体内糖胺聚糖常以蛋白聚糖的形式存在，但透明质酸是个例外，透明质酸不与蛋白结合。图 1.6 是一个示意图，显示出了 ECM 的构成。糖胺聚糖是指重复二糖单位组成的不分支的多聚糖链，其二糖单位之一是氨基糖。糖胺聚糖的主要氨基糖是 N-乙酰-D-葡糖胺和 N-乙酰半乳糖胺，毗邻的非氨基糖一般是 D-葡糖醛酸或 L-艾杜糖醛酸。透明质酸是一种糖胺聚糖，与肝素、4 -硫酸软骨素、6-硫酸软骨素、硫酸角质素和硫酸皮肤素等相似。通常情况下，透明质酸的分子质量大小极不均一，可以包含 250 000 个单位的双糖，而双糖是由 D-葡糖醛酸和 N-乙酰-D-葡糖胺的 αβ 键相连接(1→3)而形成的（图 1.7）。双糖间的连接经由彼此的 αβ（1→4）键。由于 D-葡糖醛酸的 COO^- 基团，透明质酸带负电荷，是一种高分子质量的多聚阴离子，能结合几种阳离子，如 K^+、Na^+ 和 Ca^{2+}。它能形成左手螺旋（单股），每一圈包含三个双糖。我们对这种分子感兴趣的原因在于，我们愈加认识到，被透明质酸酶裂解的透明质酸片段在癌症中具有极为重要的作用，稍后将在第 6 章中详细讨论。

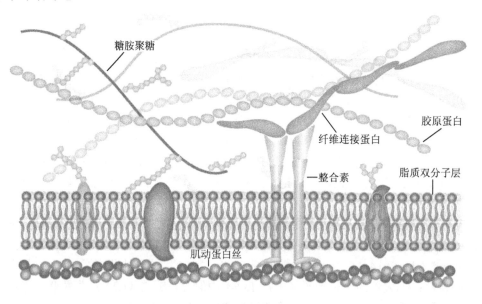

图 1.6　细胞外基质的简图

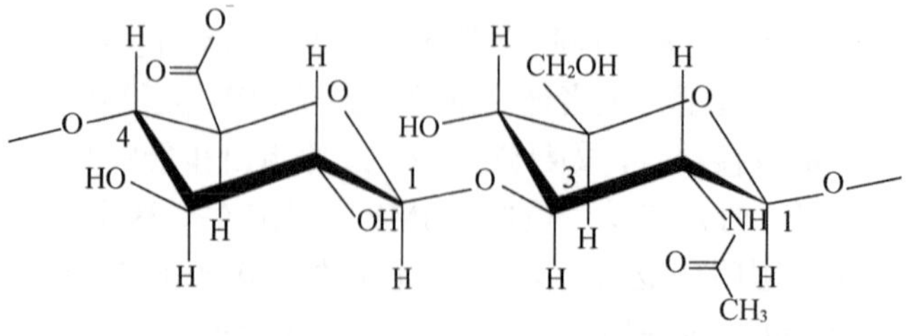

D-葡糖醛酸　　　　　　N-乙酰-D-葡糖胺

图 1.7　重复的二糖结构能形成透明质酸，而该结构由 D-葡糖醛酸和 N-乙酰-D-葡糖胺构成

这些复杂的大分子结构的组合，使 ECM 的生物化学特性、生物力学特性和生物物理特性都发生了变化。尽管就其本质而言，ECM 极为复杂，但毋庸置疑的是 ECM 在发育过程和组织稳态的维持过程中都受到了严密的调控。所谓严密，是指精确地调控转录、翻译以及翻译后的修饰过程。当然，如果某些条件出现了变化，就可能使其中的某种或某些成分的合成出现改变。ECM 的大分子是细胞外基质的结构成分，也在细胞间的相互作用中发挥作用。除了对 ECM 大分子的生物活性进行调控外，通过表达/活化能降解 ECM 成分的酶也是一种方法，这些酶包括基质金属蛋白酶和解聚素等。

ECM 与细胞间的相互作用需要许多种大分子成分。其中一种相互作用涉及一类被称为整合素的蛋白质。这种蛋白是细胞表面的受体，都是异源二聚体（都由一个α亚基和一个β亚基构成），人们已知其中的 24 种，是由 18 种α亚基和 8 种β亚基组成。整合素的胞外区能特异性的结合许多 ECM 大分子，例如，胶原蛋白家族的成员、纤连蛋白、层粘连蛋白、玻连蛋白和弹性蛋白等。ECM 的配体—整合素复合物发挥其细胞内功能时要经由黏着斑，在这里能与配体结合的整合素聚集成簇，使整合素的细胞质部分可以与一系列细胞骨架相关蛋白发生相互作用，这些相关蛋白包括肌动蛋白、黏着斑蛋白及踝蛋白等。当 ECM 与细胞的相互作用以这种"由外向内"的信号转导时，可能会激活一些细胞内信号途径，这就涉及一些酪氨酸激酶和酪氨酸磷脂酶，如 *SRC*、黏着斑激酶（FAK）、整合素连接激酶（ILK）及细胞外信号调节激酶（ERK）等。有一种称为β1 的整合素能与 ECM 相互作用从而调节细胞的极性。细胞的极性对于上皮细胞而言是非常重要的，特别是与其分裂有关。有趣的是，前述的 ECM 的配体-整合素复合物中，讲到了整合素作为 ECM 和细胞内部之间的连接，还可以从细胞外环境向细胞的内部传递信息。实际上，在细胞内有很多种与整合素之间的相互作用也会影响到 ECM-细胞间相互作用的类型，即信号也可以从细胞内转导至细胞外（"由内向外"）。

在整个胚胎发育、正常组织分化以及维持内环境稳定的过程中，上皮细胞和基质细胞之间的相互作用极为密切。在正常组织功能中，上皮细胞-间质细胞间的相互作用非常重要；在病理情况下也是如此，例如，创伤的愈合和癌症，后文将继续谈及这种相互作用在癌症过程中的意义。经过前文的简述，人们可能会提出问题，ECM 与基质细胞如何影响了癌症的发生、发展以及转移？各种 ECM 与细胞的相互作用又是如何对癌症的关键过程产生了影响？如细胞增殖、存活、侵袭和迁移。癌症的发生和发展的一个重要方面就涉及整合素表达模式的改变（Jinka et al. 2012）。有几种整合素的高水平表达与一系列有利于癌症生长和存活的细胞过程有关，这些过程包括细胞增殖、生存，组织侵袭、转移和新血管形成（血管生成）等。

不同的整合素能优先识别相应的 ECM 成分，例如，胶原蛋白、层粘连蛋白和纤连蛋白等。这些相互作用，也能活化多种信号转导的级联反应，包括 *RAS* 和 *SRC* 等。一些癌基因，如 *MYC*、*SRC* 和 *RAS*，似乎与锚定依赖性细胞生长（正常细胞）向锚定非依赖性细胞生长的转化有关（肿瘤细胞），在第 6 章中将其详细讨论这种转化。

我们也可以把目光转向间质成纤维细胞，人们已知癌症相关的成纤维细胞与正常的成纤维细胞是有一些差异的（Tripathi et al. 2012）。例如，癌症相关的成纤维细胞能对转化的上皮细胞产生应答，生成更多的蛋白酶、生长因子和胶原；此外，作用于成纤维细胞的转化生长因子β（TGFβ）的减少可以促发癌症的形成。基质对癌症细胞分泌的血管内皮生长因子（VEGF）也能产生应答，这一过程是癌症生长与远处定殖的必要条件，因为新的血管能为癌组织提供血源性营养物质。

总之，上皮细胞与 ECM 及间质细胞的相互作用有助于上皮源性癌症的形成与生长，本书的其他章节将对此深入论述。我们相信，更好地了解癌症发生发展过程中的不同参与因素和机制，将有助于人们发现新的治疗方法。

1.11　癌症的分类与诊断中具有挑战性的问题

可以引发癌症的潜在原因非常之多，涵盖了代谢改变、缺氧、炎症、基因组改变和其他种种变化，而癌症本身又存在异质性，毫无疑问，试图对癌症的程度和严重性进行分类与评估的工作就一定富有挑战性。在很大程度上癌症的确认需要依靠原发灶位置、细胞的外观，以及癌症的异质性表现出的某种程度的损害和它传播到的远端位置情况（通常是不知道的）。本节简要介绍了目前癌症诊断、分级和分期的方法，我们将在第 3 章进一步更详细地讨论和介绍新兴组学数据的贡献。

当前有许多技术可以作为非常规体检项目来辅助确诊癌症，包括乳房 X 射线检查、正电子发射断层扫描（PET）、磁共振成像（MRI）等，以及在某些情况下的影像学分析和生物标记物检测，如血液循环中的前列腺特异性抗原（PSA）的浓度等。然而，最终的诊断仍然需要依赖于活检或切除组织的病理检查。

首先，取材标本先经过良、恶性鉴定之后再进行分级。癌症分级的目的是对如何出现异常细胞进行评定，并提出可能的治疗方式。除了对取材标本的大体检查，也经常用免疫组化的方法来检测特异性标志物以判断治疗和预后，如在乳腺癌中检测雌激素受体表达水平。除 GX 表明级别无法确认外，绝大多数的癌症分为 4 个级别（除前列腺癌另有其他的分级方法），①G_1，分化良好（低级）；②G_2，中度分化（中级）；③G_3，低分化（高级）；④G_4，未分化（高级）。与低级别癌症相比，高级别癌症需要更为积极的治疗手段。

另外，癌症的分期可以评估个体所患癌症的严重程度，分期不同会影响治疗的选择并为预后提供信息。影响癌症分期的因素包括肿瘤的大小和位置、淋巴结受累情况、细胞类型和是否转移等。TNM 分期系统指的是以下三个要素：T 代表肿瘤的程度，N 代表癌细胞是否波及邻近淋巴结，M 表示癌症是否发生转移。除了无法评估的原发肿瘤（T_X）或无法找到原发肿瘤（T_0）以外，肿瘤程度中的 Tis 指的是原位癌，局灶异常细胞没有扩散到其他位置。其他四种分期命名为 T_1、T_2、T_3 和 T_4，分别反映了原发肿瘤的大小和恶性程度。对于邻近原发肿瘤位置的淋巴结的评估，无法被评估的淋巴结被记为 N_X，N_0 特指邻近淋巴结未受累及，N_1、N_2、N_3 根据受累淋巴结的数目分期。远处转移由 M_X、M_0 或 M_1 表示，分别代表无法评估的转移、没有转移或者已发生转移。

顺便提及一下，这种分期方法虽然不适用于所有癌症，但大多数实体肿瘤按此类方法分期。然而，当前的分级和分期系统在许多方面都存在主观性，在充分描述转化细胞中重要遗传变化导致特异的分子和细胞水平变化等方面存在严重的不足，甚至在选择辅助治疗和判断预后时，这些分级和分期系统都或多或少存在缺陷。

揭示癌症特征的全貌，随着个体化基因组测序和多种组学技术的应用而快速发展（Cowin et al. 2010）。例如，一项研究从 507 名患者中得到的 510 个乳腺癌肿瘤样本，并运用了多种方法进行了综合研究，包括外显子测序、microRNA 测序、DNA 甲基化、基因组 DNA 拷贝数阵列、mRNA 阵列和反相蛋白阵列方法（The Cancer Genome Atlas Network 2012c）。在此基础上综合了 5 个平台来源的数据，可以将这些乳腺癌病例分为四个主要类型。

诸如此类的研究尚处于实验阶段，随着时间的发展，这些研究一定会为所有癌症提供一种更有意义、也更系统的分类方法。如此详细的特征描述一定也会对治疗决策和疾病可能的结局以及复发提供更有价值的依据。这同样在区分驱动性突变和乘客基因突变方面也将是有意义的。希望这种类型的详细数据可以在寻找血清或尿液特异生物标志物时提供特别的帮助。

1.12　小　　结

癌症是一类具有多面性的疾病，对癌症的全面理解需要跨越众多学科的知识和信息，涵盖了生物化学、遗传学、分子生物学、细胞生物学，以及发育生物学等多个领域。本章中介绍的内容在生物化学、分子和细胞生物学等方面为读者提供了基本知识，有利于后续章节的讨论。本章及书中其他章节提供的素材也为读者进行批判性评价及深化自己的研究提供了便利。需要强调的是，癌症是一个快速进化的系统，书中所述的知识，如生化反应和分子间相互作用等，应当被理解为该系统发展过程中的某些缩影。具体来说，发生生化反应和分子间相互作用的环境是持续变化的。随着环境的变化，如当氧的水平、氧化压力、pH 等条件发生变化时，细胞中生化反应和分子相互作用会根据基因组编码和表观基因组中的指令而催化和激活，对细胞内部和外部的不同环境条件作出应答。这些不同的环境条件又受到多方面的影响，如入侵的内源因素、免疫应答、细胞代谢、相关细胞的基因组和表观基因组改变等。而研究这种动态的生化反应系统是我们的基本关注点。每个细胞都有这种不断进化的反应系统，因此环境变化带来的个体效应也会在众多的细胞中产生叠加，而环境变化在癌症的组织学水平上也会有所反映。这样的结果使最能适应环境改变的特定细胞被选择出来，其他的细胞则被逐步淘汰——颇有达尔文的自然选择学说的意味。可以说，随着疾病的发展，癌症组织能不断地扩增某种亚克隆群体并诱导其他亚克隆群体死亡，从而持续地改变着自身的构成。此处所涉及的知识，可以当成众多静态反应系统的缩影，而第 3～13 章中讲述的内容，可能会帮助读者沿着进化的轨迹，从多个角度把这些缩影串联起来。

参 考 文 献

Alexandrov LB, Stratton MR (2014) Mutational signatures: The patterns of somatic mutations hidden in cancer genomes. Curr Opin Gen Devel 24: 52-60.

Alexandrov LB, Nik-Zainal S, Wedge DC et al. (2013) Signatures of mutational processes in human cancer. Nature 500: 415-421.

Anastasiou D, Poulogiannis G, Asara JM et al. (2011) Inhibition of pyruvate kinase M2 by reactive oxygen species contributes to cellular antioxidant responses. Science 334: 1278-1283.

Ashworth A, Lord, CJ, Reis-Filho JS (2011) Genetic interactions in cancer progression and treatment. Cell 145: 30-38.

Beck S et al. for the AACR Cancer Epigenome Task Force (2012) A blueprint for an international cancer epigenome consortium. A report from the AACR Cancer Epigenome Task Force. Cancer Res 72: 6319-6324.

Bensinger SJ, Christofk HR (2012) New aspects of the Warburg effect in cancer cell biology. Sem Cell Devel Biol 23: 352-361.

Bhowmick NA, Neilson EG, Moses HL (2004) Stromal fibroblasts in cancer initiation and progression. Nature 432: 332-337.

Burrell RA, Swanton C (2014) The evolution of the unstable cancer genome. Curr Opin Gen Devel 24: 61-67.

Burrell RA, McGranahan N, Bartek J, Swanton C (2013) The causes and consequences of genetic heterogeneity in cancer evolution. Nature 501: 338-345.

Cairns RA, Harris IS, Mak TW (2011) Regulation of cancer cell metabolism. Nature Rev Cancer 11: 85-95.

Calona A, Taurielloa DVF, Batlle E (2014) TGF-beta in CAF-mediated tumor growth and metastasis. Sem Cancer Biol 25: 15-22.

Catalano V, Turdo A, Di Franco S, Dieli F, Todaro M, Stassi G (2013) Tumor and its microenvironment: A synergistic interplay. Sem Cancer Biol 23P: 522-532.

Chen J-Q, Russo J (2012) Dysregulation of glucose transport, glycolysis, TCA cycle and glutaminolysis by oncogenes and tumor suppressors in cancer cells. Biochim Biophys Acta 1826: 370-384.

Corteza E, Roswallb P, Pietras K (2014) Functional subsets of mesenchymal cell types in the tumor microenvironment. Sem Cancer Biol 25: 3-9.

Costa A, Scholer-Dahirel A, Mechta-Grigoriou F (2014) The role of reactive oxygen species and metabolism on cancer cells and their microenvironment. Sem Cancer Biol 25: 23-32.

Cowin PA, Anglesio M, Etemadmoghadam D, Bowtell DL (2010) Profiling the cancer genome. Ann Rev Genomics Human Gen 11: 133-159.

Dang CV (2012) Links between metabolism and cancer. Genes Devel 26: 877-890.

De Wevera O, Van Bockstalb M, Mareela M, Hendrixa A, Brackea M (2014) Carcinoma-associated fibroblasts provide operational flexibility in metastasis. Sem Cancer Biol 25: 33-46.

Duesberg PH (1987) Cancer genes: Rare recombinants instead of activated oncogenes. Proc Natl Acad Sci 84: 2117-2124.

Eifert C, Powers RS (2012) From cancer genomes to oncogenic drivers, tumour dependencies and therapeutic targets. Nature Rev Cancer 12: 572-578.

Elmore, S (2007) Apotosis: A review of programmed cell death. Toxic Path 35: 495-516.

Eltzchig HK, Carmeliet P (2011) Hypoxia and inflammation. New Engl J Med 364: 656-665.

Escoté X and Fajas L (2014) Metabolic adaptation to cancer growth: From the cell to the organism. Cancer Lett: in press. doi: http://dx.doi.org/10.1016/j.canlet.2014.03.034.

Faubert B, Vincent EE, Poffenberger MC, Jones RG (2014) The AMP-activated protein kinase (AMPK) and cancer: Many faces of a metabolic regulator. Cancer Lett: in press. http://dx.doi.org/10.1016/j.canlet.2014.01.018.

Fearson ER, Vogelstein B (1990) A genetic model for colorectal tumorigenesis. Cell 61: 759-767.

Ferreira LMR (2010) Cancer metabolism: The Warburg effect today. Exper Mol Path 89: 372-380.

Friedl P, Alexander S (2011) Cancer invasion and the microenvironment: Plasticity and reciprosity. Cell 147: 992-1009.

Fullgrabe J, Kavanagh E, Joseph B (2011) Histone oncomodifications. Oncogene 30: 3391-3403.

Garraway LA, Lander ES (2013) Lessons from the cancer genome. Cell 153: 17-37.

Gorlach A (2014) Hypoxia and reactive oxygen species. In: Melillo G (ed) Hypoxia and cancer, Humana Press/Springer, New York, pp. 65-90.

Grivennikov SI, Karin M (2010) Inflammation and oncogenesis: A vicious connection. Curr Opin Genet Dev. 20: 65. doi:10.1016/j.gde.2009.11.004.

Grivennikov SI, Greten FR, Karin M (2010) Immunity, inflammation, and cancer. Cell 140: 883-899.

Hanahan D, Weinberg RA (2000) The hallmarks of cancer. Cell 100: 57-70.

Hanahan D, Weinberg RA (2011) Hallmarks of cancer: The next generation. Cell 144: 646-674.

Icard P, Lincet H (2012) A global view of the biochemical pathways involved in the regulation of the metabolism of cancer cells. Biochim Biophys Acta 1826: 423-433.

Icard P, Poulain L, Lincet H (2012) Understanding the central role of citrate in the metabolism of cancer cells. Biochim Biophys Acta 1825: 111-116.

Irmisch A, Huelsken J (2013) Metastasis: New insights into organ-specific extravasation and metastatic niches. Exp Cell Res 319: 1604-1610.

Jang M, Kim SS, Lee J (2013) Cancer cell metabolism: Implications for therapeutic targets. Exper Mol Med 45: e45. doi:10.1038/emm.2013.85.

Ji R-C (2014) Hypoxia and lymphangiogenesis in tumor microenvironment and metastasis. Cancer Lett 346: 6-16.

Jinka R, Kapoor R, Sistla PG, Raj TA, Pande G (2012) Alterations in cell-extracellular matrix interactions during progression of cancers. Internat J Cell Biology 2012: ID 219196. doi:10.1155/2012/219196.

Johnson C, Warmoes MO, Shen X, Locasale JW (2013) Epigenetics and cancer metabolism. Cancer Lett: in press. http://dx.doi.org/10.1016/j.canlet.2013.09.043.

Kandoth C, McLellan MD, Vandin F et al. (2013) Mutational landscapes and significance across 12 major cancer types. Nature 502: 333-339.

Klein CA (2013) Selection and adaptation during metastatic cancer progression. Nature 501: 365-372.

Koppenol WH, Bounds PL, Dang CV (2011) Otto Warburg's contributions to current concepts of cancer metabolism. Nature Rev Cancer 11: 325-337.

Lawrence MS, Stojanov P, Polak P et al. (2013) Mutational Heterogeneity in cancer and the search for new cancer-associated genes. Nature 499: 214-218.

Liang Y, Liu J, Feng Z (2013) The regulation of cellular metabolism by tumor suppressor p53. Cell Biosci 3: 9. doi:10.1186/2045-3701-3-9.

Liou G-Y and Storz P (2010) Reactive oxygen species in cancer. Free Rad Res 44: 479-496.

Loeb LA (1989) Endogenous carcinogenesis: Molecular oncology into the twenty-first century-presidential address Cancer Res 49: 5489-5496.

Lu P, Weaver VM, Werb Z (2012) The extracellular matrix: A dynamic niche in cancer progression. J Cell Biol 196: 395-406.

Lu W, Ogasawara MA, Huang P (2007) Models of reactive oxygen species in cancer. Drug Disc Today Dis Models 4: 67-73.

Mack SC, Witt H, Piro RM et al. (2014) Epigenomic alterations define lethal CIMP-positive ependymomas of infancy. Nature 506: 445-550.

Martinez-Outschoorna UE, Lisanti MP, Sotgiab F (2014) Catabolic cancer-associated fibroblasts transfer energy and biomass to anabolic cancer cells, fueling tumor growth. Sem Cancer Biol 25: 47-60.

Meacham CE, Morrison SJ (2013) Tumour heterogeneity and cancer cell plasticity. Nature 328-337.

Nakajima EC, Van Houten B (2013) Metabolic symbiosis in cancer: Refocusing the Warburg lens. Mol Carcinogen 52: 329-337.

Nowell PC (1976) The clonal evolution of tumor cell populations. Science 194: 23-28.

Oermann EK, Wu J, Guan K-L, Xiong Y (2012) Alterations in metabolic genes and metabolites in cancer. Sem Cell Devel Biol 23: 370-380.

Parker M, Mohankumar KM, Punchihewa C et al. (2014) C11orf95-RELA fusions drive oncogenic NF-κB signalling in ependymoma. Nature 506: 451-455.

Parsons DW, Jones S, Zhang X et al. (2008) An integrated genome analysis of human glioblastoma multiforme. Science 321: 1807-1812.

Pleasance ED, Cheetham RK, Stephens PJ et al. (2010) A comprehensive catalogue of somatic mutations from a human cancer genome. Nature 463: 191-197.

Santos CR, Schulze A (2012) Lipid metabolism in cancer. FEBS J 279: 2610-2623.

Schultz GS and Wysocki A (2009) Interactions between extracellular matrix and growth factors. Wound Repair Regen 17: 153-162.

Shay JES, Simon MC (2012) Hypoxia-inducible factors: Crosstalk between inflammation and metabolism. Sem Cell Devel Biol 23: 389-394.

Shen H and Laird PW (2013) Interplay between the cancer genome and epigenome. Cell 153: 38-55.

Soga T (2013) Cancer metabolism: Key players in metabolic reprogramming. Cancer Sci 104: 275-281.

Stratton MR, Campbell PJ, Futreal PA (2009) The cancer genome. Nature 458: 719-724.

Suva ML, Riggi N, Bernstein BE (2013) Epigenetic reprogramming in cancer. Science 339: 1567-1570.

The Cancer Genome Atlas Research Network [see cancergenome.nih.gov]. Several of the multi-authored papers are listed below (by year from 2011-2014).

McLendon R, Friedman A, Bigner D et al. (2011a) Comprehensive genomic characterization defines human glioblastoma genes and core pathways. Nature 455:1061-1068.

Bell D, Berchuck A, Birrer M et al. (2011b) Integrated genomic analyses of ovarian carcinoma. Nature 474: 609-615.

Muzny DM, Bainbridge MN, Chang K et al. (2012a) Comprehensive molecular characterization of human colon and rectal cancer. Nature 487: 330-337.

Hammerman PS, Lawrence MS, Voet D et al. (2012b) Comprehensive genomic characterization of squamous cell lung cancers. Nature 489: 519-525.

Koboldt DC, Fulton RS, McLellan MD et al. (2012c) Comprehensive molecular portraits of human breast tumors. Nature 490: 61-70.

Getz G, Gabriel SB, Cibulskis K et al. (2013a) Integrated genomic characterization of endometrial carcinoma. Nature 497: 67-73.

Creighton CJ, Morgan M, Gunaratne PH et al. (2013b) Comprehensive molecular characterization of clear cell renal cell carcinoma. Nature 499: 43-49.

Ley TJ, Miller C, Ding L et al. (2013c) Genomic and epigenomic landscapes of adult de novo acute myeloid leukemia. New Engl J Med 368: 2059-2074.

Weinstein JN, Akbani R, Broom BM et al. (2014) Comprehensive molecular characterization of urothelial bladder carcinoma. Nature 507: 315-322.

Timp W and Feinberg AP (2013) Cancer as a dysregulated epigenome allowing cellular growth advantage at the expense of the host. Nature Rev Cancer 13: 497-510.

Tomasetti C, Vogelstein B, Parmigiani G (2013) Half or more of the somatic mutations in cancers of self-renewing tissues originate prior to tumor initiation. Proc Natl Acad Sci 110: 1999-2004.

Tripathi M, Billet S, Bhowmick NA (2012) Understanding the role of stromal fibroblasts in cancer progression. Call Adhes Migr 6: 231-235.

Tymoczko JL, Berg JM, Stryer L (2013) Biochemistry: A short course, 2nd edn. W.H. Freeman and Company, New York.

Van Dijk M, Goransson SA, Stromblad S (2013) Cell to extracellular matrix interactions and their reciprocal nature in cancer. Exp Cell Res 319: 1663-1670.

Vogelstein B, Papadopoulos N, Velculescu VE, Zhou S, Diaz, Jr. LA, Kinzler KW (2013) Cancer genome landscapes. Nature 339: 1546-1558.

Vogt PK (2012) Retroviral oncogenes: A historical primer. Nature Rev Cancer 12: 639-648.

Waldman T and Schneider R (2013) Targeting histone modifications-Epigenetics in cancer. Curr Opin Cell Biol 25: 184-189.

Waris G and Ahsan H (2006) Reactive oxygen species: Role in the development of cancer and various chronic conditions. J Carcinogen 5: 14. doi:10.1186/1477-3163-5-14.

Webb BA, Chimenti M, Jacobson MP, Barber DL (2011) Dysregulated pH: A perfect storm for cancer progression. Nature Rev Cancer 11: 671-677.

Weinberg RA (2012) The biology of cancer. Garland Science, New York.

Wilson WR, Hay MP (2011) Targeting hypoxia in cancer therapy. Nature Rev Cancer 11: 393-410.

Wu Y, Antony S, Meitzler JL, Doroshow JH (2014) Molecular mechanisms underlying chronic inflammation-associated cancers. Cancer Lett 345: 164-173.

Yoshii Y, Furukawa T, Saga T, Fujibayashi (2014) Acetate/acetyl-CoA metabolism associated with cancer fatty acid synthesis: Overview and application. Cancer Lett: in press. http://dx.doi.org/10.1016/j.canlet.2014.02.019.

第 2 章　组学数据——信息之源与计算之需

癌症或许是人类疾病中最为复杂的一类，其复杂性主要表现为：①在生物分子、表观遗传和基因组层面上，逐渐偏离正常功能的快速进化细胞群；②浸润和替换正常组织细胞的侵略性行为；③阻止妨碍其生长的内源性与外源性措施的能力。正如 Hanahan 和 Weinberg 所说（Hanahan and Weinberg 2011），无论什么类型的癌症细胞，都趋向于具有八大类型的标志性特征：①能量代谢重置；②自我供给生长信号；③对生长抑制的不敏感；④逃逸程序性细胞凋亡；⑤无限的复制能力；⑥增长血管的能力；⑦逃逸免疫系统的追杀；⑧激活的细胞侵袭和转移。同时，一些学者也对标志性特征进行了补充，如长期炎症促发肿瘤（Colotta et al. 2009）和细胞基质流动性失控（Lu et al. 2012）等。这些已逐步得到广泛认同的癌症特征，为我们回答癌症相关问题和深入理解癌症机理，提供了有力的理论框架。然而，自 1971 年"对抗癌症战争"之日起（The-National-Cancer-Act 1971），我们对于绝大多数（近乎 99%）的成人癌症的治疗能力，并没有取得质的飞跃。

癌症治疗所面对的主要挑战在于：无论是对于同一类型还是不同类型的癌症，临床肿瘤医生都需要面对大量的、不同种类的、具有不同发病原因的患者；其对应的有效药物也会在患者使用一段时间后，通常是一年甚至是几个月内，失去作用。于是一个非常自然的问题浮现而出：究竟是什么原因导致了原本有效的药物快速失效？直观上，我们可以理解为这归咎于癌症迅速进化的能力，致使部分癌症细胞获得了抗药性；而这部分细胞则进一步增殖，并迅速积累有利于抗药的变异。然而，这种貌似有理有据的回答，却很可能遗漏了一个本质原因：即为什么这些癌症细胞在最开始的时候要快速分裂？

从进化论角度，1973 年 Leigh 提出的"红皇后假说"（red queen hypothesis）可以作为研究这一问题和其他癌症相关基础问题的理论框架。假说指出：**一个种群中的适应者会改变另一物种的选择压力，以促进其对抗性的协同进化过程**（Valen 1973）[①]。用这一模式思考，我们不禁会问：什么样的特殊选择压力是癌症细胞必须克服的，并能驱使其进行快速增殖？目前，我们还无法回答这个问题。在众多理由面前，缺乏对分子层面数据与信息的全面分析，使我们的知识显得苍白无力，但是这些数据和信息却恰恰是潜在的可以揭示复杂进化癌症秘密的源泉。伴随着海量组学数据的产生，基因组学、表观遗传学组学、转录组学、代谢组学和蛋白质组学等数据已覆盖多种癌症，但只有寥寥数种癌症研究是基于全面考虑这些组学数据与信息而设计的（Cancer-Genome-Atlas-Research 2008, 2011, 2012 a/b/c, 2013 a/b; Kandoth et al. 2013）。在系统性地理解癌症进化动态的过程中（包括阐述癌症真实驱动力以及癌症不同发展阶段的关键因素），必然需要综合多种数据类型进行分析。可以预见，只有当隐藏在组学数据中的关键信息被真正挖掘和利用起来时，癌症研究才会在真正意义上有所突破。

[①] 正如中国古语所说"逆水行舟，不进则退"。一个物种要在生态系统中获得有利地位就要比别的物种更快地适应环境。竞争的胜利者不是看当前的适应程度，而是看能否获得和具有超出其他物种的进化能力。竞争的胜利者是那些获得和具有超出其他物种的进化能力的适应者。——译者注

2.1 基因组序列数据

始于 1986 年的由美国能源部和国立卫生研究院资助的人类基因组计划，最终于 2003 年第一次获得了两套人类全基因组序列（Lander et al. 2001; Venter et al. 2001），其中一套来自美国政府代理机构，另一套来自于一家私人机构。由 30 亿个碱基对（bp）组成的人类染色体，在人类历史上首次以数字形式展示在世人面前。这两组正常人类基因序列的详细数据，允许科研工作者和临床医生通过肉眼直观审视，并通过计算机手段进一步分析研究。这一看似简单的成就却极大地改变了生物科学与医学科学，其深远意义很可能或者说甚至比 20 世纪 50 年代 DNA 双螺旋的发现还要重要。随着这无价的基因序列信息被不断补充和扩展，人类基因组计划为基因组科学所带来的最具意义的改变是：它为基因组科学装备上了两套强大的工具，即快速产生的组学数据和从基因序列信息中计算挖掘出的信息。这两套工具已将传统遗传学转变为一门富含数据和可定量化的新型学科。这种转变已经吸引了并持续吸引着大量从事数学和计算科学研究的工作者来研究以数字形式表示的基因组和生物分子的相关问题，其进展已经并正在进一步转变着传统生物学家的思维模式。与没有组学数据的时代相比，这些研究进展进一步提升了科学家研究更为复杂生物问题的整体能力。

在可获得的公共人类基因组数据支持下，科学家已通过多种计算方法识别了近 2 万个编码人类蛋白质的基因，及其相对应的大量寡核苷酸多态性位点（SNPs）和跨个体及多种群的多种遗传变异，以及跨疾病的多种遗传变异。对于推测出的与特定人类疾病相关的特定基因组区域来说，通过对这些区域进行针对性的再测序已识别出大量与多种人类疾病相关的遗传标志物。例如，已知的唐氏综合征就是由于 21 号染色体的额外复制所导致的疾病。其他的例子包括：①肾上腺脑白质营养不良，是一种由 *ABCD1*（ATP-binding cascade subfamily D）基因突变导致的渐进的髓磷脂退化紊乱；②由 *BRCA*(breast cancer)基因突变导致的一类家族遗传乳腺癌；③归咎于 *APC*（adenomatous polyposis coli）基因突变的家族高血脂症；④额颞痴呆，由 *TAU* 基因的 10 号外显子可变剪切突变（D'Souza et al. 1999）导致的一类遗传型痴呆症，等等。所有这些发现，都是通过对基因组或者对特定基因测序的序列分析所得到的。

除人类基因组计划外，一系列与基因组测序紧密相关的计划被立项，为人类基因组提供更为全面的数据支持：①人类基因组多样性计划（Human Genome Diversity Project），归档不同种族的群间基因组差异（Cavalli-Sforza 2005）；②人类基因变异组计划（Human Variome Project），构建人类基因组突变与疾病间的关系（Cotton et al. 2008）；③国际单体型测绘计划（International HapMap Project），绘制人类基因组单体型图（International-HapMap 2003）；④千人基因组计划（1000 Genome Project），为人类基因遗传变异绘制详细目录（Service 2006）；⑤个体基因组计划（Personal Genome Project），测序 10 万人的全基因组并公布相应的医疗记录（Church 2005）。所有这些测序计划，以及所有其他相关的测序计划，如尼安德特人基因组计划（Neanderthal Genome Project）（Green et al.

2010）和黑猩猩基因组计划（Chimpanzee Genome Project）（Cheng et al. 2005；Green et al. 2010），将全面展示给我们一幅宏观美景，而这幅美景，不仅包括正常多态性的健康人类基因组，还包括带有突变的各类疾病的基因组。

癌症基因图谱计划（The Cancer Genome Atlas, TCGA）可能是迄今为止最为雄心勃勃的癌症基因组测序计划，其目标是到 2014 年止，测序涵盖 25 种主要癌症类型的多达 1 万个癌症基因组，并将数据公之于众（Cancer-Genome-Atlas-Research et al. 2013）。这些数据提供了癌症相关基因组突变的大量信息。通过对癌症与其配对的正常组织的基因组序列比对，我们可以识别出癌症基因组中所有的基因组变化，并可大体上将其分为两类：单一突变和复杂突变（simple and complex mutation）。特别的，单一突变是指单个碱基对的突变，以及 DNA 单链或双链的断裂。复杂突变则指基因组片段的拷贝数变化（包括基因片段的重复和删除）、易位以及反转。单一突变可由外因导致，如周围环境中的辐射、由空气和食物传播的致癌物等；也可由源于人体微环境的内因导致，包括活性氧簇（reactive oxygen species，ROS）和活性代谢物伴随的随机突变等。举例来说，电离辐射（包括 X 射线和 γ 射线）会直接导致基因点突变和 DNA 链的断裂。另外，大量已被确认的非辐射类致癌物也会损伤我们的 DNA，包括周围环境中的微生物、化学试剂、我们自身细胞的活性反应簇（将在第 5 章中进一步阐述）等。自由基代表了一大类内在的潜在性间接致癌因素，它们可以高度活化分子，并参与到某些不期望发生的反应中。而这些反应的发生会导致细胞甚至 DNA 的损伤。另外，致癌物可以产生单独 DNA 损伤，而 DNA 复制和修复机制的错误与不精确将会进一步导致复杂突变，即非预期的 DNA 大片段的重复、删除、反转和易位。

许多情况都会导致复杂的基因组突变。例如，在长期缺氧环境下，人类细胞试图使用 DNA 应急修复机制去修补单一突变，但是这种应急过程的不准确性导致了上述复杂突变（Scanlon and Glazer 2013）。这里我们简单描述一种应急修复机制，即用于双链 DNA 断裂修复的微同源介导末端融合（microhomology-mediated end joining，MMEJ）机制。通过这一机制，我们将能体会到非预期 DNA 拷贝数变化、反转和易位等复杂突变现象的由来过程（Truong et al. 2013）。正如正常的双链断裂修复机制一样，MMEJ 利用姐妹染色体作为模板去替换断裂区域。不同的是，MMEJ 使用的是姐妹染色体中非常短的一段同源区域（一般情况下也就 5～25 个碱基对，而不是像正常 DNA 修复情况时所需要的约 200 个碱基对），并由此得名为微同源介导。这种应急修复机制的优点在于，相比正常 DNA 修改机制，其修复速度相当快，但是其易于出现错误的缺点也相当明显。这主要是由于在快速修复过程中，姐妹染色体上寻找对等匹配区域的限制过于宽松，这导致了大量的复杂突变（Bentley et al. 2004）。这一快速修复机制只有在高压应激环境条件下才被使用，癌症周边环境即常常符合这些高压应激条件，而此时正常的 DNA 修复机制功能已无法满足要求，从而被机体抑制而不被采纳（Bindra et al. 2007）。

在了解了基因组不同突变发生的原因后，我们可以通过比较癌症基因组和对照正常基因组之间突变的区别，建立计算模型，以推导其突变的进化过程。首先，我们可以通过比对癌症基因组和对应的对照基因组识别出所有差异基因。对于复杂突变的识别，我们可以引入一种类似前述识别单一突变的策略（或者从文献中查找）的机制模型，从基因组的前几代数据去预测这一发生过程。值得注意的是，有些进化中间形式（也是突变型）可能出现也可能不出现在最终的癌症基因组中，这取决于基因组中的某些片段是否在进化发展过程中被删除。而且还需强调的是，以上模型（即使考虑了其他类型的 DNA 应急修复机制时）也并不能保证得到唯一的从对照基因组到癌症基因组的进化历程。求解上述进化过程的一种方式是利用简约假设（parsimony assumption）（Steel and Penny 2000）（一种求解系统进化重组的常用方法），在约束这一系统进化重组过程的前提下，以期寻找到一条特定的进化路线。例如，可以约束最终的进化路线具有最少的繁殖代数，或者满足由文献可查证的多种类型突变发生概率的最高一致性。至今，仍没有构建预测上述进化路线的相关算法发表。但是，解决此类问题的工具显然是理解癌症进化所必需的。此类算法对于更好地理解癌症进化非常有意义。

从癌症基因组中还可获得更多类型的信息，包括：①某种特定癌症的致癌基因和抑癌基因（定义见第 1 章），如导致慢粒性血癌（chronic myelogenous leukemia, CML）（Nowell and Hungerford 1960）的费城染色体中的基因融合；②潜在的微生物基因集成入癌症基因组，如乙肝病毒集成入宿主基因组；③特定癌症中富含基因突变的生物通路，可导致生物通路级别上的功能丧失；④导致癌症发展的突变模式变化，等等。

通过从相同癌症类型的多个患者基因组中系统地识别突变，我们可以发现富含此类变异的生物通路，如利用 DAVID 分析工具（Huang et al. 2009）和 KEGG（Kanehisa et al. 2010; Kanehisa et al. 2012; Kanehisa et al. 2014）、BIOCARTA（Nishimura. 2001）等数据库，以及癌症相关的基因数据集进行研究（Forbes et al. 2011; Chen et al. 2013; Zhao et al. 2013）等。例如，一项发表于 2007 年通过观察 210 种癌症类型而得到的基因组突变成果，揭示了 FGF(fibroblast growth factor)信号通路是具有高非同义变异的通路，这揭示出了不同癌症类型进化过程中变化的一项共性（Greenman et al. 2007）。根据这些信息，我们可以进一步推断在特定时间顺序上，哪些细胞过程是需要被终止的或者会变得极度活跃的，甚至可能发现新的视角去审视特定癌症类型的特定进化路线或普适癌症的共同进化路线。

2.2　表观遗传学组学数据

表观遗传学数据提供了基因组 DNA 化学修饰以及细胞中组蛋白相关化学修饰的信息，相比其他几种较少研究的表观遗传学活动类型，其主要研究内容为 DNA 甲基化和组蛋白修饰。近年来，表观遗传学分析早已不是什么新鲜事了，高通量芯片和测序技术使此类基因组规模的分析成为可能，并进一步促进了我们研究癌症的整体能力。

DNA 甲基化过程是甲基团添加到 CpG 二核苷酸中胞嘧啶（C）的 5 号碳位置。这一过程需要一组 DNA 甲基转移酶（DNA methyl-transferase）的辅助才能完成；而在另一组 DNA 脱甲酶（DNA demethylase）的作用下此过程还可逆转。当某个 CpG 区域高度甲基化时，会吸引一组组蛋白脱乙酰基酶（histone deacetylase）促使染色体重组以改变 DNA 的局部结构，并改变 DNA 形成转录形态以及 RNA 聚合酶等大分子结构的易形成性。由于长 CpG 区域（也称作 CpG 岛，CpG island）通常与基因的启动子有关，因此长 CpG 区域的甲基化会抑制基因的表达。

组蛋白是与 DNA 捆绑以形成染色质核小体折叠单元的一种蛋白。染色质的包裹密度与基因转录状态紧密相关，如低包裹密度意味着高转录活跃度。细胞通过相关组蛋白转译后修饰改变其染色质结构，包括乙酰化作用、ADP 核糖基化、脱氨基化、甲基化、磷酸化、脯氨酸异构化、SUMO 蛋白修饰和泛素化，等等。组蛋白与 DNA 的交互是通过组蛋白表面正电荷与 DNA 负电荷间的静电吸引达到的。组蛋白修饰则可以改变其表面电荷量，并可能改变折叠 DNA 的构造和易转录程度，最终增强或抑制相关基因的表达情况（Strahl and Allis 2000; Kamakaka and Biggins 2005）。另一机制是通过吸取和获取染色质 ATP 重塑酶（chromatin remodeling ATPase），通过组蛋白修饰破坏 ATP 酶吸附染色质，从而改变 DNA 与 RNA 聚合酶的物理结合性（Vignali et al. 2000）。

现已开发出许多技术用于可靠地捕获基因组规模的 DNA 甲基化和组蛋白修饰。在众多技术产品中，酸性亚硫酸盐测序技术（bisulfite sequencing technique）是常用的 DNA 甲基化识别技术之一（Yang et al. 2004）。酸性亚硫酸盐方法，首先将甲基化的 C 转变为 T，然后去除甲基化，之后使用现有测序技术，通过比较原始基因组和转化后基因组中相同位置的 T 和 C 的变化来还原甲基化位置。

组蛋白修饰位点可通过 CHIP-chip 芯片技术检测（Huebert et al. 2006），此项技术过去用于检测转录因子的绑定位点。不同之处在于，组蛋白 DNA 绑定位点与一组 DNA 相关。通过比较不同条件下识别的 DNA 绑定位点，可以识别染色质结构的改变。在过去的许多年里，测序技术的优点促成了被称为 CHIP-seq 的二代 CHIP 技术的发展，这为我们提供了更高质量和更为可靠的组蛋白修饰位点数据。

从这两类表观遗传学数据中，我们可以推断，在表观遗传学层面哪些基因的转录是被抑制或是被增强的。这些数据，结合诸如其他转录组和基因组学等数据，则可用于获得表观遗传学活动和细胞以及微环境状态间的协同关系；还可用于识别不同表观遗传学活动的可能触发器和调控通路。虽然已经发现了许多表观遗传学效应器（如 DNA 甲基化酶和组蛋白修饰酶），但是获得更多此类信息仍然是必需的，因为已知的对于调控这些效应器的知识非常少，同时在什么条件下一组特定的基因才会被甲基化也是有待研究的问题。正如第 9 章讨论的内容所说，表观遗传学层面的改变可以被考虑为介于暂时性的效应器分子的功能状态改变和永久性的基因组突变的中间步骤。关于癌症进化细胞与这三种类型改变的可能关系将在第 9 章更为详细地讨论。

同时，另外一系列大范围表观遗传学测序计划也已经实施，它们同样具有类似 2.1 节所概述的基因组测序计划的雄伟目标，包括：①始于 2008 年的 NIH Roadmap 表观遗传学计划，目标是针对多种人类细胞的 30 种修饰，获取组蛋白修饰数据；②ENCODE(Encyclopedia of DNA Elements)计划，始于美国国家人类基因组研究所（US National Human Genome Research Institute），目的是构建 50 种不同组织类型的表观遗传学谱（profile）信息特征；③美国国家人类基因组研究所（US National Human Genome Research Institute），其目标是构建和扩展 NIH 的表观遗传学计划，囊括非人类细胞和组织，以形成多功能化的国际项目（functional international program）；④一些地区性表观遗传学项目，如加拿大的"表观遗传、环境与健康"计划（Epigenetics, Environment and Health Project）、澳大利亚表观遗传学联盟（Australian Alliance for Epigenetics）等。由以上项目及其相关项目支持，大量人类表观遗传学数据库已应运而生（详见第 13 章）。

2.3　转录组学数据

20 世纪 90 年代中期微阵列芯片技术的出现，使特定细胞环境下，实时测量人类基因组中编码基因的表达水平成为可能。这一方法也同样适用于编码蛋白质已知的其他物种基因组。从人类基因组计划开始起，我们见证了高通量技术极大加速了生物科学革命的进程。

通过比较分析不同条件以及多种疾病和对照组织下的细胞基因表达数据，可以为在分子和细胞水平研究人类疾病提供大量有用信息。例如，通过比较同一患者的肺癌组织及其癌旁正常组织的基因表达水平，我们可以识别肺癌和正常肺细胞间的差异表达基因。虽然不是所有的差异表达基因都与癌症直接相关，但这些信息仍然为后续推测哪些基因与癌症直接相关奠定了基础。另外，通过比较同一类型癌症的多个患者的一组差异表达基因，可以排除那些仅有个别患者或者特定发展阶段才会出现的差异性基因表达，进而识别对某种特定癌症类型更为相关的基因，以及那些在此类癌症的大多数患者中具有普适的表达差异。

当结合通路富集分析时（尤其是与前面提到的 8 个癌症特征相关的通路结合时），我们可以识别特定癌症在其特征通路中富集的上调（或下调）基因。如果癌症数据还具有分期等阶段性信息，则可以进一步分析每个癌症特征在分子和细胞水平上是如何在不同癌症类型上表征执行的，以及表征执行的顺序信息。通过跨多种癌症类型的此类信息比较，我们还可以推断哪些癌症特征事件的发生顺序是正常合理的，而哪些事件是偶然产生的。同时，通过比较相同类型癌症患者的不同子类型集合，如是否具有吸烟史等，我们可以推测吸烟对于某种癌症特征事件的影响程度，而类似的分析也可以用于发现其他生活习惯对于癌症的影响。

事实上，可以从癌症转录组数据分析中得到的信息还有很多。例如，瓦片芯片（tiling array）是一种改进的基因表达技术，通过 CHIP 芯片实验检测 DNA 绑定位点对应的蛋白，进而使检测特定环境下的特定基因转录调控子成为可能（Ren et al. 2000；Iyer et al. 2001）。转录组测序（RNA-seq）则是转录组数据搜集的最新一代技术（Wang et al. 2009）。它通过高通量测序技术，测序由表达的 RNA 分子反转录的 cDNA。通过深度测序，RNA-seq 可以跨越表达量的 5 个动态数量级范围，远远高于那些基于微阵列的技术手段。这一技术可以识别更为精确的基因表达差异，尤其是那些表达量绝对值相对非常低或者非常高的、同时变化量很低但统计意义却非常明显的基因，而这些基因通常会是转录因子等。此外，与微阵列技术提供的模拟信号相比，RNA-seq 技术具有天然的数字化特性。数字信号的一个优点就是结果的度量比模拟信号的可重复性更高，而且受环境影响的可能性更低。RNA-seq 的最大好处还在于，相比微阵列数据，它包含了更为全面的可变性剪切种类的信息，因为它们并不依赖微阵列上的短序列探针，而是由每个转录序列直接得到的。这些信息允许我们获取特定癌症和癌症特定阶段中所有基因的可变剪切形态，并进行更为细化的功能机理研究。

已有多款基于 RNA-seq 数据进行可变剪切多态性预测的软件提供免费下载，例如，需要可靠参照基因组的推测可变剪切亚型的 Cufflinks 软件（Trapnell et al. 2010）和另一款普遍使用的基于完全的从头算策略的转录组拼接软件 Trinity（Grabherr et al. 2011）。Trinity 虽然不需要参照基因组，但是与 Cufflinks 相比却牺牲了拼接的可靠度。然而，Cufflinks 及类似软件在癌症 RNA-seq 数据上的表现效果却并不一定理想，因为可参照的癌症基因组无法或难以获取（已知可参照的癌症基因组数量和种类有限）。而癌症基因组与其对照的正常细胞的基因组差别可能会非常大，他们之间具有大量的基因组重组变化区别（正如本章 2.2 节所说），尤其是在基因片段易位、拷贝数变化和反转等方面，若是用已知的参照正常细胞基因组作为 Cufflinks 等软件的参照癌症基因组，必然对分析结果产生影响。于是，急需更为有效的技术推测癌症 RNA-seq 数据中的可变剪切亚型。

目前，已有大量搜集整理微阵列和 RNA-seq 表达数据的公共数据库。例如，GEO 数据库是一个通用的基因表达数据库，包含了大量癌症组织及其他组织的表达数据信息（Edgar et al. 2002）。TCGA 数据库是一个以癌症为主，同时包括多种癌症类型的表观遗传学和转录组数据的基因组数据库（Cancer-Genome-Atlas-Research et al. 2013）。小儿科癌症基因组基因表达计划（Gene Expression for Pediatric Cancer Genome Project）是针对小儿科癌症而开发的基因表达数据库（Downing et al. 2012）。以上这些数据库具有超过 200 种不同癌症类型组织及其大量相关细胞系的基因组级别的转录组数据。通过比较分析这些跨不同癌症类型、不同阶段及不同恶性程度的数据（详见第 3 章），我们可以获得潜在的海量信息。例如，通过简单地画出 9 种不同癌症（黑色素瘤、胰腺癌、肺癌、胃癌、结肠癌、肾癌、乳腺癌、前列腺癌和基底细胞癌）样本的差异基因平均数量，与其 5 年存活率间的关系，我们可以看出它们之间具有明显的相关性（图 2.1）。

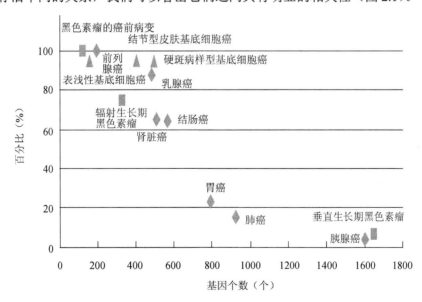

图 2.1　每种癌症类型的五年存活率（Y 轴，百分比）与每种癌症的平均差异表达基因个数（X 轴，基因个数）的比较图。源自 2012 年论文（Xu, Mao et al. 2012）

通过检测不同癌症类型特定通路中基因的平均上调或下调水平，可获取不同癌症类型中葡萄糖、脂类以及氨基酸等能量代谢通路的活跃程度信息。例如，如图 2.2 所示的多种代谢通路活跃程度，它们都与产生能量有关，这包括 9 种癌症中糖酵解、TCA 循环、氧化磷酸化和脂肪酸等的代谢。从图中我们可以看到，癌症组织与其匹配的对照组织相比，胰腺癌上调葡萄糖代谢最为活跃，其次是肾癌、肺癌和乳腺癌。同样可以看到，左侧的 7 种癌症类型的氧化磷酸化通路中出现了下调或不变的情况，但是黑色素瘤和基底细胞癌等两种皮肤癌在氧化磷酸化通路中却表现为上调[①]。

同时，已有大量计算技术用于基因表达数据的信息提取，包括：①应用 T 检验和费希尔（Fisher）精确检验等简单统计检验方法识别差异基因表达；②聚类分析；③双聚类分析；④差异表达基因的通路富集分析等。后续讨论将提供一些关于这些分析技术的基本思路，并伴随多种最新技术用于更进一步的分析。

2.3.1　数据聚类

识别共表达基因是基因表达分析的基本技术，被广泛应用于癌症研究中。其基本思想是识别在时间上（通常是基于细胞系数据的）或一组样本中具有统计相关性模式的所有基因，此类基因被称为共表达基因。已有大量在线工具用于识别共表达基因，如 CoExpress（Nazarov et al. 2010）和 GeneXPress（Segal et al. 2004）等。虽然在样本条件和数量很少的情况下，有些基因的共表达是偶然发生的，但大多数共表达基因提示这些基因是转录共调控的。一种"验证"此类预测的方式是通过识别在共表达基因启动子区域保守的顺式调控元件（Liu et al. 2009）。该方法的基本原理是如果这些基因是基因转录共调控的，它们将共享保守的顺式调控元件以绑定它们公共的转录调控子。从预测的共表达基因和顺式调控元件中，我们可以自信地推测这些基因是转录共调控的，甚至可以通过一些方法预测这些基因的主要转录调控子，如使用 Essaghir（Essaghir et al. 2010）和 Qian（Qian et al. 2003）等开发的工具。

2.3.2　双聚类分析

双聚类是聚类分析的推广形式，主要用于识别在样本中一组子集合的共表达基因。双聚类对于子类型识别、癌症分期和分级识别等尤为重要（详见第 3 章）。图 2.3 展示了一个例子，通过双聚类分析识别胃癌不同阶段的特定基因。例如，42 个基因可共同用于区分 80 个胃癌样本（每个样本都来自不同的患者）的不同患病阶段（Cui et al. 2011）。有趣的是，第Ⅲ期的样本表现出了两种明显的基因表达模式，其左侧的样本与右侧样本具有明显的差异。这说明胃癌很可能应该被划分为 5 个阶段，即第Ⅲ期可被细分为Ⅱa 期和Ⅲ期，而不同于病理学家分析样本情况时得出的 4 个期的结论（Cui et al. 2011）。

[①] 原书中提到，请注意：通篇所有不同患者样本的转录组数据分析都是经过适当归一化处理的，因此不同样本间基因的倍数变化比较都是有统计意义的。

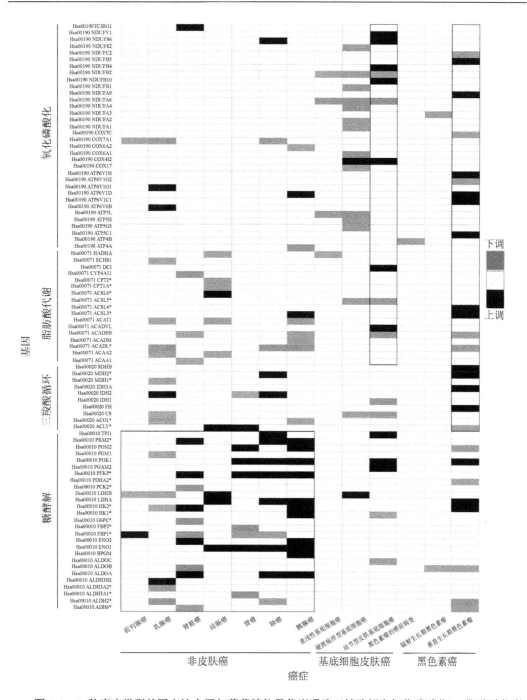

图 2.2　9 种癌症类型基因表达水平与葡萄糖能量代谢通路（糖酵解和氧化磷酸化）、脂肪酸代谢通路、TCA 循环代谢通路的关系。Y 轴是涉及这 4 个代谢通路的基因列表。X 轴是 9 种癌症，其中包括基底细胞癌（BCC，basal cell carcinoma）和和黑色素瘤的各自 3 个阶段。图中每个色块都是不同癌症类型的癌症样本与对照组样本的平均表达水平 log 比值。右上角的颜色示例表示的是不同灰色等级代表表达水平的变化，其中，"灰色"表示下调，"白色"表示没有变化，"黑色"表示上调（Xu, Mao et al. 2012）

双聚类问题因为涉及两个维度，所以在计算上比传统聚类问题更具难度。例如，基因共表达的同时，它们所在的样本还需具有相似的表达模式；而传统聚类只需要考虑其中的一维，如仅仅考虑基因共表达。已有多款工具用于基因表达数据的双聚类识别，如QUBIC（Li et al. 2009）和BicAT（Barkow et al. 2006）。在双聚类识别后，就可以开展类似前面聚类分析中提到的调控关系分析，以预测每个双聚类结果的可能转录调控子。

I   II   III   IV

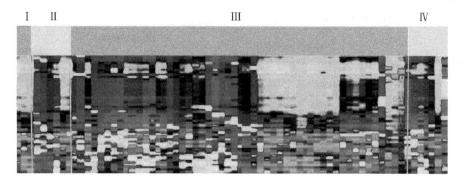

图2.3   42个基因的基因表达变化热图。每行代表一个基因在80个胃癌样本中的与其对照组样本的比对情况；每列代表一个样本，被分成了4个期：I，II，III和IV。其中，浅灰色、深灰色和黑色分别代表上调、下调和没有变化（此图源自Cui et al. 2011）

2.3.3 通路（基因集合）富集分析

通路富集分析是将上调和下调基因映射到高层组织功能级别的一种方式，这些高层组织功能包括生物学通路、癌症或癌症相关的已知生物网络或者基因集合等。其基本思想是将识别出的上调或下调基因，同源映射到已有通路数据库中的已知通路上，如KEGG、REACTOME（Croft et al. 2011）和BIOCARTA等数据库。然后，使用统计显著性方法，评估和确定是否存在特定的通路比随机性选择的通路涵盖了更多基因，如DAVID 是一种常用的通路富集分析工具，其主要分析流程是，同源映射一组给定基因到上述数据库中的某个通路上，并通过统计显著性分析给定的 k 个基因映射到特定通路时的 k 检验，并进行随机性修正，进而在其统计显著性高于某个阈值后，预测给定基因集合下，该通路的富集性（Huang et al. 2007）。图2.4展示了一个在胃癌中上调基因富集的通路。

随着越来越多复杂问题的研究基于基因表达数据（Pearl 2009），我们急需更为有力的分析技术。随着研究工作者掌握了更好的统计分析技术，下列问题将会得到更好的解决。

（1）因果关系推导（inference of causal relationship）：通过对聚类和双聚类等以上讨论内容的分析，我们可以通过识别表达模式相关性，获得活跃基因间的关系或活跃通路间的关系。如果此类分析可以扩展到被改变了表达模式的基因上，并用于这些基因间因果关系和通路间因果关系的分析中，则癌症研究工作者将进一步直接受益。

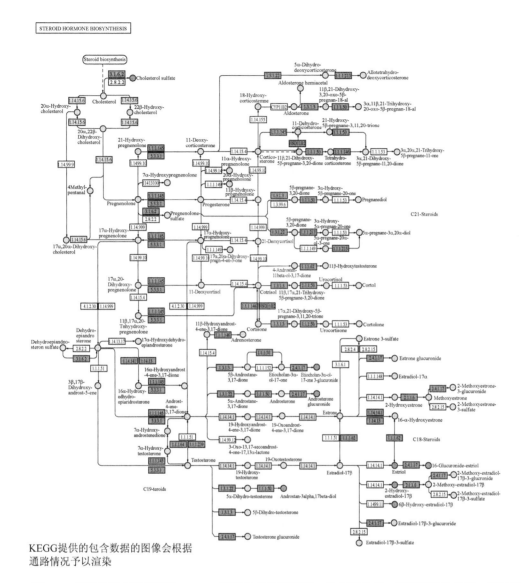

KEGG提供的包含数据的图像会根据
通路情况予以渲染

图 2.4　胃癌差异表达基因的 **KEGG** 通路富集分析例子。长方形代表一种编码酶的基因，椭圆形代表代谢物。上调基因用深灰色标记，下调基因用浅灰色标记，白色长方形表示还没有被确认的酶；浓度增长的代谢物用深灰色标记，浓度下降的代谢物用浅灰色标记

　　但是，由于涉及所要研究问题的本质，其因果关系很难得到。许多人可能还记得当年烟草工业的争论：统计数据显示吸烟者比不吸烟者具有更高的患肺癌风险，烟草业内人士则辩称这些统计数据并不能完全说明吸烟导致癌症，他们指出，这可能是一种未知的遗传因素导致部分人喜欢吸烟且易患肺癌。逻辑上来说，这种辩解是站得住脚的。于是，为了证明吸烟是肺癌的直接原因，我们需要模拟无论一个人是否喜欢吸烟，当他被强制吸烟时都会比不吸烟人群患肺癌的概率更高。只有这样的证据才能驳斥烟草工业辩护律师利用遗传因素辩护的可能。但是，此类因果推导却是非常困难的事情。幸运的是，

因果关系分析理论研究领域已出现很多新的有趣发展。例如，Pearl（2009）的因果微积分理论等。这些以及其他新的因果理论，在基于富含信息基因表达数据的因果分析中的应用，将有助于推进这一领域的长远发展。

（2）去卷积方法（de-convolution method）在癌症组织的基因表达数据中的应用：分析癌症组织基因表达数据的一项挑战是这些组织细胞并不都来自同种同类型的细胞群，而是源自以癌症细胞为主的、包含多种不同类型细胞的混合细胞群。虽然可以尝试利用最新的激光定向微切割等技术使获得的细胞群更为单一（Emmert-Buck et al. 1996），但众所周知，每个癌症组织样本都不可避免地会含有其他类型的细胞，包括巨噬细胞、免疫细胞、基质细胞、血管细胞等。实际上，搜集癌症组织中高度同源的细胞群是极其耗时和极具挑战性的工作。

从多种细胞类型中得到的基因表达数据，如果没做适当的数据处理，很容易使分析导致错误的结论。这些错误结论往往反映在对基因表达数据分析的抱怨中，比如组织基因表达数据不可靠，以及难以跨不同样本进行比较等。而这其中的关键原因是由于不同实验室采集的组织样本可能采用了不同的处理过程，于是这些具有不同细胞类型的混合细胞群，就会与其真实的采样点情况不同。更甚者，不同的样本处理过程还可能导致混合细胞群不同的系统性改变，以至于组织基因表达数据难于横向比较。

但我们相信只要恰当地使用统计分析技术，通过去卷积方法，使观察到的基因表达数据转变为不同细胞类型贡献的表达水平，就可以极大地辅助解决以上问题。此类去卷积技术的基本想法如下：每种细胞类型都具有其独特的功能特征，例如，癌症细胞是组织中唯一快速分裂的细胞类型，而纤维细胞是唯一的合成细胞外基质组成的细胞类型。这些不同细胞类型的独特功能特征在基因表达数据中都会有所体现。尤其是不同细胞类型会特定关联一些不同基因的表达，这样每种细胞类型就都可以由该细胞类型中一组特定的基因代表（或近似代表）。这种细胞类型特定（环境无关性）的基因关联可以表示成一些广义形式的协方差矩阵，并被考虑成识别独特细胞类型的信号。为获得这样的信号，我们需要搜集在多种不同条件下特定细胞类型的明确基因表达数据，并通过分析独特基因与表达模式间的关系来捕获其中的内在稳定因素。

通过可靠的去卷积工具，我们可以分解来自癌症组织的基因表达数据集，使其转变成为不同细胞类型的基因表达贡献度。于是，通过分析此类基因表达数据，可以理解癌症细胞与免疫细胞间的相互作用。而这些基因表达数据是经过分析推测出来的与癌症细胞或者其他细胞类型（如巨噬细胞）直接相关的表达数据。这种对不同阶段癌症样本数据集的分解，具有潜在的现实研究意义。进而，在某些当前实验技术无法实施的重要问题上，阐述每种癌症不同细胞群间的复杂关系。

（3）开发一个支持癌症系统生物学研究的基础平台：计算和统计技术可以发挥基础贡献的另一领域是描述癌症微环境的特征，以及建立微环境因素与特定癌症组织进化轨迹间的联系。用实验的手段实时研究癌症微环境的进化是不现实的，而基因表达数据的计算分析可以帮助解决这一问题。其前提假设是，当微环境改变时，有些基因会以改变其表达水平作为应答。这些微环境改变包括：①细胞外周环境的成分或物理条件改变；②缺氧；③活性氧簇 ROS 水平；④pH 水平；⑤基质间隔中其他细胞类型的群体数量（详见第 10 章）。例如，当细胞中氧的水平发生变化时，HIF1（低氧诱发因子，hypoxia-induced factor）和 HIF2 的表达模式也会改变（如第 1 章所讨论的）。经过仔细分析特定条件下相关癌症细胞系搜集到的基因表达数据，我们可以根据基因表达数据所体现的微环境中各方面情况的关系，训练预测器用来预测微环境中各方面情况的变化。这种预测能力使癌症研究者可以检验癌症进化时微环境因子的变化程度，并将此类变化信息与癌症表现型关联起来，进而对微环境影响癌症发展和癌症表现等方面的研究内容产生新的理解和认识。

2.4　代谢组学数据

经验告诉我们，转录组数据代表了绝大多数与癌症研究直接相关的富含信息的数据。转录组数据在获取宏观蓝图和获取特定机制的粗模型上极具意义，而基因组学数据和表观遗传学组学数据则可以进一步提供有益的补充。但是，转录组数据并不是每次都能描绘出涉及的活跃通路的精确蓝图。这主要是因为它们只度量了部分中间产物，就是那些用于产生通路中功能蛋白的基因，而对于其他表达构成元素，比如说部分持续高表达的基因，在侧重于变化量的基因表达中被自然而然地忽略了。很显然，得到蛋白表达数据是最为理想的情况。但是，蛋白表达比转录等过程要复杂得多，其难以研究的程度是众所周知的。因为蛋白质可以具有多种不同的翻译后修饰和多种多样的剪切形式，使当前的高通量技术望而却步。因此，蛋白质组数据的应用并未像转录组数据那样广泛。然而，代谢组学数据却可以适当填补蛋白质级别信息的缺失，因为代谢组学数据可以提供基质和酶之类蛋白产物的信息。

如今，根据 HMDB（Human Metabolome Database）数据库统计（Wishart et al. 2007; Wishart et al. 2009; Wishart et al. 2013），人体细胞中已有超过 4 万个代谢产物被识别。这些代谢产物是细胞新陈代谢的中间产物或终产物，包括氨基酸、核苷酸、醇类、有机酸和维生素等基本代谢产物，以及胆固醇和类固醇激素等复杂代谢产物。通过对某个特定代谢通路关联的代谢产物进行定量数据分析，我们可以得到某个通路活跃程度的一般化精确估计。例如，6-磷酸葡萄糖、6-磷酸果糖、3-磷酸甘油醛、磷酸烯醇丙酮酸盐、丙酮酸盐和乳酸盐等，都是糖酵解通路的主要代谢产物（详见第 1 章图 1.4），同时，它们的相关丰度（relative abundance）提供了此通路活跃程度的精确信息。基于通路信息和相关代谢物的定量测量，通过通路通量分析（Varma and Palsson 1994），我们可以推断，除流向糖酵解通路外，这些中间产物或终产物是否还直接流向其他代谢通路。

代谢物流量分析通常适用于任何已确定的生物通路，如那些中心代谢通路（central metabolism）等。当已知所有相关反应和编码基因时，代谢产物数据可以被用于结合相应的转录组数据，以推断如碳或氮的某一特定分子成分的通量。其本质是提供整个网络中不同元素的通量信息，并保证所有反应中元素总输入和总输出的平衡，进而提供网络中所有分支节点的系统级别通量分布描述；识别不平衡的反应，如碳总数的摄入与输出间的差异，可以帮助我们识别之前不知道的涉及相关反应的分支。此类分析可以用于识别两个已知代谢通路间可能的关系，如检测增加线粒体活性的谷氨酰胺代谢（glutaminolysis）

通路（McKeehan 1982）（癌细胞中趋于上调）与其他代谢通路代谢产物的关系，或者检测胆固醇通路与磷脂通路在转移癌中的关系（详见第 11 章）等。例如，一组类似的分析引领我们去检测糖酵解通路中的一些代谢产物，是如何成为透明质酸代谢通路的基质（详见第 6 章）。当所有相关酶的反应速率常量可得或可以估计时，我们可以识别通路中限制产生率的步骤，并使我们着手细化相关生物过程的机理研究。

高通量质谱分析（MS）和磁共振（NMR）技术都可用于识别细胞和组织中的代谢产物，并各自具有其优势和局限性。质谱分析可以提供多达 1000 种代谢物的定量度量，但是其可重复性较差（Boshier et al. 2010）。相比而言，磁共振提供更高精确度量的代谢产物，但却受限于每次试验的代谢物的种类数。无论哪种设备，我们都可以获得多种代谢产物的定量度量。

当组合转录组数据和基因功能注释时，代谢组数据则可以用于推断产生某种特定代谢产物的详细代谢通路。尤其是通过样本实验识别代谢产物时，我们可以搜索在 Enzyme Classification 数据库（Bairoch 2000）或 KEGG 数据库中负责合成该酶的编码基因。这两个数据库都包含酶和产生指定代谢物的基质相关信息。如果有多个候选，则可通过寻找一个最一致的有效转录组和功能注释数据，推断出具体的选择对象。例如，酶编码基因的基因表达和代谢物基质的识别等。通过重复这一过程，我们可以构造出由识别出的酶和识别出的代谢产物组成的通路。虽然我们不可能期望获得某个通路的所有相关酶，但我们可以基于现有的经验开发一套普适的粗糙模型。此外，还可能通过进一步开发转录组数据和代谢组数据应用，扩展通路模型以识别出未知或以往没有充分研究过的分支通路。例如，通过进一步分析糖酵解相关代谢产物，我们可以识别出那些作为糖酵解代谢产物与透明质酸合成代谢产物的中间产物（详见第 6 章）。

已有多个公开的人类代谢组学数据库，包括 HMDB、BIGG（Schellenberger et al. 2010）和癌症代谢产物数据库（Scheer et al. 2011）等。另一个很有用的数据库 Brenda，则提供了多种酶的反应参数。所有这些数据库都为重构正常细胞或癌症细胞中特定代谢物过程等提供了信息。

2.5　患者信息数据

患者信息对于解释组学数据的意义是至关重要的。对于不同性别、年龄、种族，是否具有吸烟史、饮酒嗜好和健康问题等的不同人群，其基因表达水平基准线各不相同。需要注意的是，在我们之前的研究中，有些基因是对人体属性的某个或某些方面敏感的，如年龄和性别；有些基因则可能对另外一些属性更加敏感；而有些基因则是属性独立的。例如，基于我们对 80 名患者的 80 对癌症组织及其匹配癌旁组织的基因表达数据分析（详见第 3 章附件材料），我们发现有些基因的表达是依赖年龄、性别或吸烟史的；而另外绝大多数基因则都是完全属性独立的（Cui et al. 2011）。当处理这些数据集时，我们注意到 143 个基因的表达水平基准线是与年龄高度相关的，包括 *MUC1*（mucin 1）、*UBFD1*（ubiquitin family domain 1）和 *MDK*（neurite growth-promoting factor 2）等。此外，59

个基因是性别相关的，如 *WNT2*（wingless-type MMTV integration site family, member 2）、
ARSE（arylsulfatase E）和 *KCNN2*（potassium intermediate/small conductance calcium-
activated channel, subfamily N, member 2）等（Cui et al. 2011）。类似的分析也可用于与
多种生活习惯的相关性分析，如吸烟史和用药史等。

　　已知此类患者信息后，在对数据进行功能推测解释之前，我们可以修正测得的基因
表达数据中与年龄和性别相关的信息。修正策略的细节依赖于特定属性和基因表达水平
的真实关系。多种归一化技术和公共软件可以帮助我们达到这一目的。

2.6　组学数据整合分析案例研究

　　这里我们举一个实例来具体演示如何综合多种组学数据和多种计算数据类型来进
行分析，以提出癌症机理研究领域的新见解。这里所要研究的主要内容是：什么导致了
转移癌比原发癌更为快速地生长？此问题的详细模型将在第 11 章阐述，这里我们仅关
注如何通过转录组数据分析和附带的有限代谢组数据分析进行研究和解决这个问题。

　　处理这一研究内容，首先要从网上下载所有转移癌和与其匹配的原发癌转录组数
据。我们从 GEO 数据库中提取了 16 个基因组的转录组数据集合，包含 11 种类型的转
移癌和与其匹配的原发癌，包括乳腺癌转移到骨癌、乳腺癌转移到脑癌、乳腺癌转移到
肝癌、乳腺癌转移到肺癌、结肠癌转移到肝癌、结肠癌转移到肺癌、肾癌转移到肺癌、
胰腺癌转移到肝癌、胰腺癌转移到肺癌、前列腺癌转移到骨癌和前列腺癌转移到肝癌。
这些数据集的详细信息详见第 11 章。

　　第一个要回答的问题是：在所有这些数据集中，哪些基因与原发癌相比，在转移癌
中是一致上调的？经过简单统计分析我们可以识别出 100 个这样的基因。

　　接下来要回答的第二个问题是：在细胞功能上，以上这些基因都具有哪些功能？通
过 DAVID 对 KEGG、REACTOME 和 BIOCARTA 的通路富集分析，我们发现这些基因
大部分都富集在胆固醇摄取代谢通路中。

　　于是又有第三和第四个问题接踵而至：①胆固醇在转移癌细胞中的作用是什么？
②为什么转移癌细胞需要胆固醇？由观察得到的推断是，除了个别脑转移癌之外，与原
发癌相比，至少有一种含胆固醇脂蛋白转运基因（cholesterol-containing lipoprotein
transporter gene），即 *SRB1*（scavenger receptor B）、*LDLR*（low density lipoprotein receptor）
或 *VLDLR*（very low density lipoprotein receptor）是明显上调的。这些转移癌可以自主合
成胆固醇，但是却可能与含胆固醇脂蛋白类似，无法穿越血-脑屏障而到达脑组织
（Bjorkhem and Meaney 2004）。

　　这里，我们仅简单考虑第三个问题并予以回答。我们注意到，在每种转移癌类型中，
多种 *CYP*（cytochrome P450）基因都是上调的。这些酶编码基因将胆固醇氧化为羟固醇
或胆汁酸。有些羟固醇会被多种酶进一步代谢为类固醇荷尔蒙激素，成为雌激素、雄激
素或者类固醇衍生物等，而这些酶与原发癌相比其表达水平明显提高。大量此类类固醇
产物都可以绑定和激活不同的分子受体，如 FXR（farnesoid X receptor）和 ER（estrogen

receptor）（详见第 11 章）。多种生长因子受体如 FGFR（fibroblast growth factor receptor）和 EGFR（epidermal growth factor receptor）在不同转移癌中也是被上调的，它们中的一些可被羟固醇和类固醇荷尔蒙激素直接激活，并导致转移癌开始迅速发展。对于另外一些在多种转移癌被观测到的生长因子受体中，它们的基因表达和多种核受体的表达模式也具有很强的相关性，这暗示这两组受体很可能具有相关的功能。基于更多的细节分析与验证，转移癌如何利用氧化胆固醇加速其发展的机理模型将在第 11 章进一步阐述。上述实例证明，如果我们可以问对问题，并通过分析和挖掘相关组学数据回答相关问题，就可以实施类似的多类型数据综合分析，以获得大量未被全面理解的癌症相关过程的机理模型。

2.7　小　　结

个体中众多生化通路的活跃程度、动态性和它们之间的复杂关系，以及相关的多种微环境因素等，都蕴含着大量相关信息。而这些信息被隐藏在巨大的公共癌症组学数据中，包括转录组、基因组、代谢组和表观遗传组学数据等。当我们提出正确的问题时，强大的统计分析技术可以极大地辅助我们去解读这些信息。这些焦点问题为我们创建了一套分析框架，以假设来指导数据分析和挖掘，并检测所构建假设的有效性；同时，进一步指导构建未来问题，并有可能最终阐明特定通路或者甚至是不同通路活动间的因果关系。针对可用数据和推测因果关系提出更为复杂和深入的问题，显然需要更多且更为强大的用于不同组学数据类型的分析工具，如数据可以是由多种细胞类型组成的组织样本的基因表达数据的去卷积结果。综合分析多种类型的组学数据和计算数据，为有效的数据挖掘和发现信息提供了钥匙。同时，大量事例贯穿本书的其他章节，以说明和展示如何更好地提出各种癌症生物学问题，包括从基本问题到对已有组学数据的挖掘问题等。

参　考　文　献

Bairoch A (2000) The ENZYME database in 2000. Nucleic acids research 28: 304-305.

Barkow S, Bleuler S, Prelic A et al. (2006) BicAT: a biclustering analysis toolbox. Bioinformatics 22: 1282-1283.

Bentley J, Diggle CP, Harnden P et al. (2004) DNA double strand break repair in human bladder cancer is error prone and involves microhomology-associated end-joining. Nucleic acids research 32: 5249-5259.

Bindra RS, Crosby ME, Glazer PM (2007) Regulation of DNA repair in hypoxic cancer cells. Cancer Metastasis Rev 26: 249-260.

Bjorkhem I, Meaney S (2004) Brain cholesterol: long secret life behind a barrier. ArteriosclerThrombVascBiol 24: 806-815.

Boshier PR, Marczin N, Hanna GB (2010) Repeatability of the measurement of exhaled volatile metabolites using selected ion flow tube mass spectrometry. J Am Soc Mass Spectrom 21: 1070-1074.

Cancer-Genome-Atlas-Research (2008) Comprehensive genomic characterization defines human glioblastoma genes and core pathways. Nature 455: 1061-1068.

Cancer-Genome-Atlas-Research (2011) Integrated genomic analyses of ovarian carcinoma. Nature 474: 609-615.

Cancer-Genome-Atlas-Research (2012a) Comprehensive genomic characterization of squamous cell lung cancers. Nature 489: 519-525.

Cancer-Genome-Atlas-Research (2012b) Comprehensive molecular characterization of human colon and rectal cancer. Nature 487: 330-337.

Cancer-Genome-Atlas-Research (2012c) Comprehensive molecular portraits of human breast tumours. Nature 490: 61-70.

Cancer-Genome-Atlas-Research (2013a) Comprehensive molecular characterization of clear cell renal cell carcinoma. Nature 499: 43-49.

Cancer-Genome-Atlas-Research (2013b) Genomic and epigenomic landscapes of adult de novo acute myeloid leukemia. The New England journal of medicine 368: 2059-2074.

Cancer-Genome-Atlas-Research, Weinstein JN, Collisson EA et al. (2013) The Cancer Genome Atlas Pan-Cancer analysis project. Nature genetics 45: 1113-1120.

Cavalli-Sforza LL (2005) The Human Genome Diversity Project: past, present and future. Nat Rev Genet 6: 333-340.

Chen JS, Hung WS, Chan HH et al. (2013) Insilico identification of oncogenic potential of fyn-related kinase in hepatocellular carcinoma. Bioinformatics 29: 420-427.

Cheng Z, Ventura M, She X et al. (2005) A genome-wide comparison of recent chimpanzee and human segmental duplications. Nature 437: 88-93.

Church GM (2005) The personal genome project. MolSystBiol 1: 2005 0030.

Colotta F, Allavena P, Sica A et al. (2009) Cancer-related inflammation, the seventh hallmark of cancer: links to genetic instability. Carcinogenesis 30: 1073-1081.

Cotton RG, Auerbach AD, Axton M et al. (2008) GENETICS. The Human Variome Project. Science 322: 861-862.

Croft D, O'Kelly G, Wu G et al. (2011) Reactome: a database of reactions, pathways and biological processes. Nucleic acids research 39: D691-697.

Cui J, Chen Y, Chou WC et al. (2011) An integrated transcriptomic and computational analysis for biomarker identification in gastric cancer. Nucleic acids research 39: 1197-1207.

D'Souza I, Poorkaj P, Hong M et al. (1999) Missense and silent tau gene mutations cause frontotemporal dementia with parkinsonism-chromosome 17 type, by affecting multiple alternative RNA splicing regulatory elements. Proceedings of the National Academy of Sciences of the United States of America 96: 5598-5603.

Downing JR, Wilson RK, Zhang J et al. (2012) The Pediatric Cancer Genome Project. Nature genetics 44: 619-622.

Edgar R, Domrachev M, Lash AE (2002) Gene Expression Omnibus: NCBI gene expression and hybridization array data repository. Nucleic acids research 30: 207-210.

Emmert-Buck MR, Bonner RF, Smith PD et al. (1996) Laser capture microdissection. Science 274: 998-1001.

Essaghir A, Toffalini F, Knoops L et al. (2010) Transcription factor regulation can be accurately predicted from the presence of target gene signatures in microarray gene expression data. Nucleic acids research 38: e120.

Forbes SA, Bindal N, Bamford S et al. (2011) COSMIC: mining complete cancer genomes in the Catalogue of Somatic Mutations in Cancer. Nucleic acids research 39: D945-D950.

Grabherr MG, Haas BJ, Yassour M et al. (2011) Full-length transcriptome assembly from RNA-Seq data without a reference genome. Nat Biotechnol 29: 644-652.

Green RE, Krause J, Briggs AW et al. (2010) A draft sequence of the Neandertal genome. Science 328: 710-722.

Greenman C, Stephens P, Smith R et al. (2007) Patterns of somatic mutation in human cancer genomes. Nature 446: 153-158.

Hanahan D, Weinberg RA (2011) Hallmarks of cancer: the next generation. Cell 144: 646-674.

Huang D, Sherman BT, Tan Q et al. (2007) The DAVID Gene Functional Classification Tool: a novel biological module-centric algorithm to functionally analyze large gene lists. Genome Biol 8: R183.

Huang DW, Sherman BT, Lempicki RA (2009) Systematic and integrative analysis of large gene lists using DAVID bioinformatics resources. Nature Protocols 4: 44-57.

Huebert DJ, Kamal M, O'Donovan A et al. (2006) Genome-wide analysis of histone modifications by ChIP-on-chip. Methods 40: 365-369.

International-HapMap (2003) The International HapMap Project. Nature 426: 789-796.

Iyer VR, Horak CE, Scafe CS et al. (2001) Genomic binding sites of the yeast cell-cycle transcription factors SBF and MBF. Nature 409: 533-538.

Kamakaka RT, Biggins S (2005) Histone variants: deviants? Genes & development 19: 295-310.

Kandoth C, Schultz N, Cherniack AD et al. (2013) Integrated genomic characterization of endometrial carcinoma. Nature 497: 67-73.

Kanehisa M, Goto S, Furumichi M et al. (2010) KEGG for representation and analysis of molecular networks involving diseases and drugs. Nucleic acids research 38: D355-360.

Kanehisa M, Goto S, Sato Y et al. (2012) KEGG for integration and interpretation of large-scale molecular data sets. Nucleic acids research 40: D109-114.

Kanehisa M, Goto S, Sato Y et al. (2014) Data, information, knowledge and principle: back to metabolism in KEGG. Nucleic acids research 42: D199-205.

Lander ES, Linton LM, Birren B et al. (2001) Initial sequencing and analysis of the human genome. Nature 409: 860-921.

Li G, Ma Q, Tang H et al. (2009) QUBIC: a qualitative biclustering algorithm for analyses of gene expression data. Nucleic acids research 37: e101.

Liu R, Hannenhalli S, Bucan M (2009) Motifs and cis-regulatory modules mediating the expression of genes co-expressed in presynaptic neurons. Genome Biol 10: R72.

Lu P, Weaver VM, Werb Z (2012) The extracellular matrix: a dynamic niche in cancer progression. The Journal of cell biology 196: 395-406.

McKeehan W (1982) Glycolysis, glutaminolysis and cell proliferation. Cell Biology International Reports 6: 635-650.

Nazarov PV, Muller A, Khutko V et al. Co-Expression Analysis of Large Microarray Data Sets using Coexpress Software Tool. In: Seventh International Workshop on Computational Systems Biology, WCSB 2010, 2010.

Nishimura.D (2001) BioCarta. Biotech Software & Internet Report 2.

Nowell P, Hungerford D (1960) A minute chromosome in human chronic granulocytic leukemia. Science 132.

Pearl J (2009) Causal inference in statistics: An overview. Statistics Surveys 3: 96-146.

Qian J, Lin J, Luscombe NM et al. (2003) Prediction of regulatory networks: genome-wide identification of transcription factor targets from gene expression data. Bioinformatics 19: 1917-1926.

Ren B, Robert F, Wyrick JJ et al. (2000) Genome-wide location and function of DNA binding proteins. Science 290: 2306-2309.

Scanlon S, Glazer P (2013) Genetic Instability Induced by Hypoxic Stress. In: Mittelman D (ed) Stress-Induced Mutagenesis. Springer New York, pp 151-181.

Scheer M, Grote A, Chang A et al. (2011) BRENDA, the enzyme information system in 2011. Nucleic acids research 39: D670-676.

Schellenberger J, Park JO, Conrad TM et al. (2010) BiGG: a Biochemical Genetic and Genomic knowledgebase of large scale metabolic reconstructions. BMC Bioinformatics 11: 213.

Segal E, Yelensky R, Kaushal A et al. (2004) GeneXPress: A Visualization and Statistical Analysis Tool for Gene Expression and Sequence Data. Paper presented at the the 11th International Conference on Intelligent Systems for Molecular Biology (ISMB).

Service RF (2006) Gene sequencing.The race for the $1000 genome. Science 311: 1544-1546.

Steel M, Penny D (2000) Parsimony, likelihood, and the role of models in molecular phylogenetics. Molecular biology and evolution 17: 839-850.

Strahl BD, Allis CD (2000) The language of covalent histone modifications. Nature 403: 41-45.

The-National-Cancer-Act (1971) The National Cancer Act of 1971.

The-Tumor-Metabolome (2011) The tumor metabolome.

Trapnell C, Williams BA, Pertea G et al. (2010) Transcript assembly and quantification by RNA-Seq reveals unannotated transcripts and isoform switching during cell differentiation. Nat Biotechnol 28: 511-515.

Truong LN, Li Y, Shi LZ et al. (2013) Microhomology-mediated End Joining and Homologous Recombination share the initial end resection step to repair DNA double-strand breaks in mammalian cells. Proceedings of the National Academy of Sciences of the United States of America 110: 7720-7725.

Valen LV (1973) A new evolutionary law. Evolutionary Theory 1: 1-30.

Varma A, Palsson BO (1994) Metabolic Flux Balancing: Basic Concepts, Scientific and Practical Use. Nature Biotechnology 12: 994-998.

Venter JC, Adams MD, Myers EW et al. (2001) The sequence of the human genome. Science 291: 1304-1351.

Vignali M, Hassan AH, Neely KE et al. (2000) ATP-dependent chromatin-remodeling complexes. Molecular and cellular biology 20: 1899-1910.

Wang Z, Gerstein M, Snyder M (2009) RNA-Seq: a revolutionary tool for transcriptomics. Nat Rev Genet 10: 57-63.

Wishart DS, Jewison T, Guo AC et al. (2013) HMDB 3.0--The Human Metabolome Database in 2013. Nucleic acids research 41: D801-807.

Wishart DS, Knox C, Guo AC et al. (2009) HMDB: a knowledgebase for the human metabolome. Nucleic acids research 37: D603-610.

Wishart DS, Tzur D, Knox C et al. (2007) HMDB: the Human Metabolome Database. Nucleic acids research 35: D521-526.

Xu K, Mao X, Mehta M et al. (2012) A comparative study of gene-expression data of basal cell carcinoma and melanoma reveals new insights about the two cancers. PLoS One 7: e30750.

Yang AS, Estecio MR, Doshi K et al. (2004) A simple method for estimating global DNA methylation using bisulfite PCR of repetitive DNA elements. Nucleic acids research 32: e38.

Zhao M, Sun JC, Zhao ZM (2013) TSGene: a web resource for tumor suppressor genes. Nucleic acids research 41: D970-976.

第3章 癌症分类与分子信号识别

"癌症"是一系列具有共同特征疾病的统称，这些特征包括重新设定的能量代谢机制、不受控制的细胞生长、肿瘤的血管生成和逃避免疫系统破坏等，也就是我们在第 1 章中所提到的癌症的标志性特征（hallmark）。基于原始的细胞类型，癌症可以分为五大类：①癌，由上皮细胞形成，包含了大多数的人类癌症；②肉瘤，由间叶细胞产生；③淋巴瘤，白血病和骨髓瘤，来源于造血或血液生成细胞；④生殖细胞瘤，顾名思义其来源为生殖细胞；⑤神经母细胞瘤、神经胶质瘤、胶质母细胞瘤和其他来源于中枢和外周神经系统细胞的肿瘤，根据早期胚胎的形成过程可以把它们统称为神经外胚层肿瘤。同时，以上五大类中还包含不同子类型的癌症。例如，独立于它们基本的组织类型，癌包含腺癌、基底细胞癌、小细胞癌和鳞状细胞癌等。同时，相同组织中的同种类型和发展状态的癌症，在生长模式、恶性水平、生存率，乃至内在机制等方面都有着完全不同的特征。它们可能会对相同的药物治疗有着不同的反应，因此具有不同的死亡率。截至目前，已发现了 200 余种人类的癌症（Stewart and Kleihues 2003），其中大多数是根据它们的位置、起源的细胞类型和细胞形态描述的。目前，可以越来越明显地看到此种分类模型在很大程度上是主观的，因而不适合开发个性化的治疗方案。而个性化的治疗方案明显代表着未来癌症医学的方向。

随着与癌症相关的转录组和基因组等高通量组学数据的飞速增长，使利用癌症分子水平的信息对癌症进行分类成为可能。例如，可以通过判断特定基因或者特定通路中的基因，在同种癌症类型的样本中是否具有明显的基因表达模式，或者根据特定癌症类型中共同发生的突变组合（更确切地说是选择）的趋势来进行分类。基因的特定表达或者突变模式，可以作为癌症类型的特征，这种思路可以适用于任何类型的癌症，并且在少数几种癌症类型上得到了实践，比如用 Oncotype DX 检测乳腺癌（Albain et al. 2010）。利用这种方法，只要有转录组或者基因组突变的数据，就都可以有效地对癌症进行分类。同样的，用这种方法也可以推断出与癌症分化程度以及癌症发展阶段相关的分子特征，前者表示肿瘤的恶性程度，后者表示肿瘤在向其最终阶段发展过程中所处的位置，如转移阶段等。相比于癌症类型的传统定义，这里所述的分子特征可以为癌症提供一种更精确的描述，甚至能够揭示其潜在的机理，因此对癌症的治疗和预后具有显著的影响。这里我们以基因表达数据为例，来说明如何使用组学数据对癌症进行分型、分期和分级，这可能会得到癌症在不同类型、等级和阶段更准确的特征。类似的思路也适用于以突变为基础的癌症分类。

3.1 癌症类型、病理分级和发展阶段

最早的关于癌症的描述可以追溯到公元前 2500 年的埃及医生 Imhotep （Mukherjee 2010），有证据表明这个时期的埃及医生已经能够区分良性和恶性肿瘤。在 19 世纪，随

着显微镜的广泛使用，内科医生和外科医生开始把癌症作为一个系统的学科进行研究。由德国医生 Rudolf Virchow 创立的微观病理学，为现今癌症外科的发展奠定了经验基础。从那时起，医生可以对从患者身上切除的癌组织进行显微镜检查，并根据它们的形态特征进行分类。在 19 世纪末 20 世纪初，系统的肿瘤学研究引发了关于癌症可能起因的相关辩论。基于在疾病发展过程中显微镜观察结果和临床数据的相关发现，人们对癌症产生的原因也有了进一步的认识。比较热门的假设包括：①Stahl 和 Hoffman 提出，癌症是由淋巴的凝固引起的；②Johannes Muller 则认为，癌症是由正常组织的萌芽元素产生的；③Rudolph Virchow 提出了癌症是细胞疾病的理论。在试图阐明癌症产生原因方面的一个重大突破是 1920 年德国生物化学家 Otto Warburg 观察到即使在有氧气的情况下，癌细胞严重依赖糖酵解发酵，而不是使用更有效的氧化磷酸化过程来产生 ATP 能量。这种代谢改变被称为 Warburg 效应（Warburg 1956），我们会在第 5 章对其进行进一步的讨论。由于癌症与正常细胞相比糖酵解增加了 10～20 倍，故 Warburg 把癌症归结为由于线粒体发生故障而导致的代谢性疾病。而 Bishop 和 Varmus 在 20 世纪 70 年代发现了致癌基因；同时，同一时代的 A.G. Knudson 发现了肿瘤抑制基因。这是另一个癌症研究的关键性进展，从此人们开始把癌症作为遗传性疾病进行研究。

　　癌症起初是基于其生长的位置进行分类的，如癌、皮肤癌或血癌（如白血病）。随着时间的推移，肿瘤学家开始认识到，相同的器官也可能产生不同类型的癌症。对来自同种器官的癌症进行分类，最早可以追溯到 20 世纪初，人们发现根据骨髓内的造血干细胞，至少存在 4 种类型的白血病，即 ALL（急性淋巴细胞白血病）、AML（急性髓细胞性白血病）、CLL（慢性淋巴细胞白血病）和 CML（慢性粒细胞白血病）。而这距离被记载的首例白血病已经过了 50 年之久（Beutler 2001）。在很久之后，人们才能识别出其他癌症在同一器官内的多种癌症类型。直到 20 世纪 60 年代，小细胞肺癌才被考虑成为一种单独类型的肺癌，使它和广泛的但是没有很强侵略性的非小细胞肺癌区分开来。在 1965 年，人们发现胃癌至少包含肠型和弥漫型两种亚型（Lauren 1965）。值得注意的是，正确诊断癌症的类型对于设计有效的治疗方案和更好地评估预后具有显著的意义。例如，统计数据显示，目前成年 ALL、AML、CLL 和 CML 患者的 5 年生存率分别为 50%、40%、75% 和 90%。同时，针对每种类型的治疗方案是完全不同的。ALL 通常的治疗方法是在使用抗代谢药物之后进行化疗；AML 通常使用化学疗法；CLL 现在是无法治愈的，通常使用氟达拉滨（fludarabine）和烷化剂（alkylating agent）进行联合化疗以控制病情进展；而 CML 在大多数情况下，可以通过所谓的"奇迹"药物格列卫（甲磺酸伊马替尼胶囊，Gleevec），或者其他新型或改进型的药物被成功地治疗。

　　在 20 世纪初，日本学者 Yamagiwa 和 Ichikawa 首次发现了癌症可以被划分为多种分期（Yamagiwa and Ichikawa 1918）。对于大多数癌症类型，组织学分期本质上代表的是癌细胞的扩散程度，通常分为 I～IV 期，其中，IV 期表示最晚期的阶段。癌症分期是生存率预测的重要指标，同时也是制订治疗方案的基础。目前癌症分期的主要依据是对包括淋巴结在内的癌症组织活检样本的病理学结果，同时也结合了放射科医师利用图像技术的分析结果，以及有限的分子水平的信息，比如通过免疫检测确定的几个标志性基因的表达水平等。

　　除了癌症的类型和分期以外，癌症的分级（分化程度）是另一个重要参数，病理学家用它反映特定癌症的恶性程度，这主要由切除的标本决定。这个参数在很大程度上是独立于癌症的类型和分期。常用的分级系统共分为 4 个级别：①G1（高分化程度）；②G2（中分化程度）；③G3（低分化程度）；④G4（未分化），其中，G4 代表更高的恶性程度。分化水平表示生物学中细胞发育的成熟度。在当前的背景下，分化程度更高的癌细胞更类似于正常成熟细胞，并且它们的生长和扩散速率往往比未分化或低分化癌细胞要慢。癌症的分化程度为癌症的预后提供了另一个重要指标。虽然分化程度这个术语看似只是细胞分化的术语，但实际上癌症的分化程度是由细胞外观（异常程度）、生长速率和侵袭程度几个指标共同决定的。

　　当前可用的能够进行定量分析的癌症组学数据，如转录组、基因组、表观基因组和代谢组数据等，为寻找已知癌症类型、分化程度和分期的相关分子水平信号（signature）提供了前所未有的机遇。如果需要的话，可能重新分类一些以前确定的癌症类型、分化程度和分期。这可能产生更加准确的癌症分类，从而改进治疗方案和预后评估。

3.2　通过数据分析确定癌症的类型、阶段和分化程度

　　这里需要解决的主要问题是：对于给定的一系列癌症样本来说，每个样本都被病理学家标记了特定的类型、分期和分级，我们能够从中得到一致性的特征吗？例如，在同样等级的癌症中获取特征性的基因表达模式。如果答案是肯定的，这种能力可以用来精确地定义癌症的类型或者亚型、分期或者亚期、分级或者亚分级等。在下面的章节中，我们将演示如何利用分子水平的数据对癌症进行分类。

3.2.1　基于基因表达数据的癌症分类

　　根据基因表达数据对癌症进行分类的基础是多种癌症类型之间存在明显不同的特征性表型，如在细胞形态、生长速率和对相同治疗手段的疗效等方面，以及可能的潜在机制上的差异。而同种类型的样本之间则更可能具有共同的特征。同种类型癌症的表型和机制的共性，以及多种癌症类型的差异是通过分子水平的活动来实现的，因此，我们应该可以通过一些基因的表达模式来反映这些特征。

　　根据基因表达数据对癌症进行分类的关键在于，识别哪些基因在同种类型的癌症样本中有着相同的表达模式，而在其他癌症类型中却没有这种类似的表达模式存在。这个问题可以利用多种方式进行计算建模，而这些方式依赖于癌症分类的特殊目的。例如，如果目标是识别癌症类型的相应特征，一种可能是寻找一个最大的基因集合，在所有（可用的）相同类型癌症的样本中，这个基因集合的表达模式相似，而在其他类型的样本中都与之不同。相反地，如果目标是寻找区分两种（或多种）类型癌症的属性，则可能希望找到一个最小的基因集合，根据这些基因的表达模式能够区分两种（或者更多）癌症类型，而这些基因集合并不必包含能够区分不同癌症类型机制的信息。

现在我们给出一个对癌症分型进行建模的例子，并以此阐明如何通过计算手段解决这样一个问题。我们收集了两种亚型的胃癌数据，肠型（C_1）和弥漫型（C_2），每个亚型的基因组范围的基因表达数据都来自同一个检测平台，并且都是与同一患者对照组织配对的成对癌症样本。通过比较每个患者同一基因在癌症和对照组织中的表达水平，我们可以得到基因表达倍数变化的信息，通常可以对这两个表达水平的比值进行对数化处理，这种 *log-ratio* 处理方法将贯穿本书。目标是在大约 20 000 个人类基因中找到一个最小的基因集合，通过这些基因集合的表达模式能够明确地区分 C_1 和 C_2 两个亚型。具体来说，我们的目标是确定一个基因集合和一个判别函数 F()，使得对于 $x \in C_1 \cup C_2$ 满足在 $x \in C_1$ 时，$F(G(x)) > 0$，$x \in C_2$ 时，$F(G(x)) < 0$，这里 $G(x)$ 表示基因集合 G 中的基因表达水平在癌症组织 x 以及相对应对照组织的倍数变化值的列表。有许多种类型的判别式函数可以用来解决这样的分类问题。在这里，我们使用了一种被称为线性支持向量机（SVM）（Cortes and Vapnik 1995）的特殊分类函数来解决这个问题。现在的目标变成了如何定位一个最小的基因集合 G 和一个可以使分类错误率低于预设阈值 δ 的 SVM，实现最优分类。

一种解决这个问题的方法是，在人类基因中仔细检查所有包含 K 基因的组合，从 $K=1$ 开始搜索，直到找到满足期望分类准确率 δ 的一个基于 SVM 的分类器和一个 K 个基因的基因集合。实际上，这个搜索不用包含所有的人类基因，因为大多数基因在一些特殊的组织类型中并不表达。对于这个问题，只需要考虑那些在癌症样本和相应对照组织中存在差异表达的基因就可以。为了能够估计在所有 K 个基因组合中穷举搜索的计算量，考虑如下的典型情况，两个基因表达数据集，其中，C_1 包含 100 对样本，同时 C_2 包含 150 对样本，而且有 500 个基因在两类样本中是差异表达的（参见第 2 章）。在这种情况下，人们可能需要计算 $\binom{500}{K}$ 种组合来在两个数据集中找到能达到最优分类条件的 K 基因的组合。

对于每个 K 基因组合，需要训练一个线性 SVM 来得到上面讨论的两个数据集的最优分类。如果一个训练的 SVM 达到高于阈值 δ 的分类精度，则保留这个 SVM 作为候选的分类器；然后重复这个过程直到计算了所有的 K 基因组合。从被保留的分类器中选择错误分类率最低的作为最终分类器。我们的经验是 K 不应该超过 8，否则搜索数目 $\binom{500}{K}$ 对于桌面工作站来说就会因计算量太大而无法处理。以下给出了搜索处理的详细过程：

癌症分类的算法

FOR $K = 1$ **TO** N **DO**

    FOR each K-gene combination from the pool of differentially expressed genes **DO**

        a.   **DO** the following **FOR** 1,000 times

            1. Randomly split C_1 and C_2 into C_1-training and C_1-testing, and C_2-training and C_2-testing, respectively, with C_x-training and C_x-testing having the same size, $x \in \{1, 2\}$;

2. Train a linear SVM based on the current K-gene combination on C_1-training and C_2-training, which achieves optimal classification between C_1-testing and C_2-testing;

3. **IF** the misclassification rate of the trained SVM is $< \delta$, **THEN** keep the SVM;

b. **IF** at least one SVM for the K-gene combination has misclassification rates $< \delta$, **THEN** keep the K-gene combination with the lowest misclassification rate a candidate for the final classifier.

IF at least one final classifier candidate is found, **THENOUTPUT** the one with the lowest misclassification rate, **ELSEOUTPUT** no classifier is found with at most N genes and misclassification rate $< \delta$.

其中，N 为搜索一个令人满意的 K 基因判别器的上限（由用户设定），1000 为在给定数据集 C_1 和 C_2 不同的划分中找到最优的 K 基因分类器的次数。

这个简单的程序已被用来识别两种胃癌亚型间的最优的基于 SVM 的分类器，且此分类基于所收集的包含胃癌和其对照样本的 80 对基因表达数据（Cui et al. 2011a）。图 3.1 表示最优的 K 基因分类器（$K \leqslant 8$)的分类准确率。

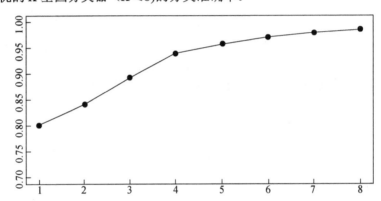

图 3.1　在胃癌和对照组织 80 对样本中使用最优 K 基因组合的基于 SVM 的分类准确率，其中，$K = 1, 2, \cdots, 8$

对于一些特定目标，如果需要搜索 K 大于 8 的 K 基因分类器，使用不同的搜索策略将使其在计算上成为可能，其中一种策略被称为**递归特征消除**，这一过程通常和 SVM 应用结合在一起使用，被称为 *SVM-RFE*。*SVM-RFE* 过程的详细信息可以参考两篇文章（Guyon et al. 2002; Inza et al. 2004）。其基本的思想是先从整个基因的列表开始，这个列表中的每个基因在区分这两类样本上都具有一定的决策能力，并使用该基因列表训练一个分类器；然后使用 RFE 过程从最初的基因列表中反复删去基因，在分类准确率上不受太大影响的情况下直到剩余 K 个基因。

如果需要的话，这种解决 2 类别分类的问题可以推广到多类别 M（$M > 2$)的分类情况上，因此起源于相同组织的多种癌症，如不同类型的白血病，也可以利用上面所确定和应用的 K 基因组合来进行分类。实现这种多类别情况可以使用下面给出的特定过程：一个 M 类分类器可以分别通过计算 M 个二进制分类器来构造，每个分类器区分类别 i

和剩余的类别，$i=1,\cdots,M$。然后，如果这个样本在分类器 J^{th} 上有着很高的分类显著性，则这个输入样本被分类到第 J 类。这种方法被称为是 one-*versus*-all multi-class SVM（Cui et al. 2011a）。在一篇文章中（Duan and Keerthi 2005）可以找到关于这个分类的详细评论。只要相应的基因表达数据可用，并且每个样本都已标注了相应的类型信息，则使用这种类型的分类方法，可以对所有的癌症类型构造相应的分类器。

众多的 K 基因组合，也称为 K 基因组合（panel），已经应用于识别多种癌症类型。例如，一套包含 104 个基因的组合可用于区别健康组织和癌症组织（或者多种类型)（Starmans et al. 2008），从而判别一个组织是否患有癌症。其他的组合还包括：①通过 MammaPrint 芯片建立的一套 70 个基因的组合，用来预测乳腺癌潜在的患病风险（Slodkowska and Ross 2009）；②一套称为 *Oncotype DX* 的 21 个基因的组合，也有同样的功能；③一套 71 个基因的组合，可以识别癌症对 TRAIL 诱导的凋亡的敏感性（Chen et al. 2012）；④由 CompanDX 开发的 31 个基因的组合，用来预测乳腺癌转移的风险（Cho et al. 2012）；⑤一套 16 个基因的组合，可以区分其他类型肺癌和非小细胞肺癌（Shedden et al. 2008）。拥有这样一个关于特定癌症类型的检测工具，例如，癌症是否具有转移倾向，可以使外科医生做出迅速和明智的决定，从而能够采取适当的手术过程。相应的检测工具可以帮助肿瘤学家根据特殊的癌症发展情况选择适当的治疗方案。例如，TRAIL（TNF 相关凋亡诱导配体）是一种抗癌-介导蛋白，可以诱导肿瘤细胞的凋亡，但对于正常细胞却没有影响。这使得 TRAIL 可以令人满意地作为肿瘤治疗的手段。然而，并不是所有的癌症都对 TRAIL 是敏感的。因此，使用这样的组合测试可以迅速判断一个癌症患者是否应该使用 TRAIL 进行治疗。

为了确保任何已经确定的特征基因具有通用性的识别能力，必须对所使用的可能来自不同实验室的转录组数据进行适当的标准化处理，这可以纠正不同样本制备和数据采集过程中产生的系统性误差。基于批次的标准化方法，比如 Johnson 等提出的模型（Johnson et al. 2007），可能是有效地剔除这种由于使用不同数据收集过程而产生的系统性错误的方法之一。

虽然一些使用基因表达数据的计算方法已经开发用于确定癌症的类型（Ramaswamy et al. 2001; Tibshirani et al. 2002; Weigelt et al. 2010; Reis-Filho and Pusztai 2011），但这些方法都没有与癌症病理学家所确定的分型结果完全一致。这可能是由两个关键原因导致的。一个原因是，由于多种因素，一些病理学家所确定的癌症类型未必是正确的：①一个癌症的识别过程仅仅使用了有限的分子水平和粗略的主观视觉信息；②在进行类型识别的过程中，总有可能发生人为错误，尤其当视觉所观察到的结果处于不同选择的模糊边界时。另一个原因可能是，由于目前分类技术的局限性。例如，用针对于特定癌症类型的分类方法来捕获多基因表达数据之间的复杂关系时，这些方法可能显得过于简单。此外，可能是由于一些更基础的原因，比如基因表达数据不一定具有正确分类癌症所需的所有信息。例如，一些所需的信息可能体现在蛋白质或者转录后修饰的水平上。随着获取更多的组学数据和更先进分析技术的发展，这个问题的答案可能会逐渐浮现。

3.2.2 基于基因表达数据的癌症阶段分析

癌症分期的主要依据是肿瘤的大小、细胞的形态和转移的状态。目前，确定癌症的分期一定程度上取决于病理学家的主观性因素。如同癌症的分型一样，癌症的分期也可以依据一些人类基因子集的表达模式来定义。已有一系列基于表达数据并利用计算技术预测癌症分期的研究发表（Eddy et al. 2010; Goodison et al. 2010; Liong et al. 2012）。例如，一套 7 个基因的组合（*ANPEP*、*ABL1*、*PSCA*、*EFNA1*、*HSPB1*、*INMT* 和 *TRIP13*）可以用来衡量前列腺癌的发展程度，它与病理分期的一致性高达 80%（Liong et al. 2012）。另外一个例子是一套 4 个基因的组合（*IL1B*、*S100A8*、*S100A9* 和 *EGFR*）可以用来评估肌层浸润性膀胱癌的发展程度（*Kim et al. 2011*）。研究者在其他多种癌症中也发现了相似的基因组合，如乳腺癌（Rodenhiser et al. 2011; Arranz et al. 2012）、结肠癌（Erten et al. 2012）和口腔癌（Mroz and Rocco 2012）等。

可以说，只要有癌症组织和对照组织的转录组数据，结合它们的分期信息，对于任何癌症都可以开发这样的基因组合。这里我们再次使用胃癌作为一个例子，来说明如何利用基因表达数据预测癌症的分期。

我们再次分析 3.2.1 节中用到的基因表达数据，该数据集包括 80 个成对的胃癌样本和相应的非癌症的胃组织。在这 80 个癌症组织中，4 个属于Ⅰ期、7 个属于Ⅱ期、54 个属于Ⅲ期、15 个属于Ⅳ期。有关这些样本基因表达的详细数据可以在本章结尾的补充材料中查阅。请注意，这些组织样本并非均匀地分布在四个阶段，但这却可以很好地反映接受手术治疗的胃癌病人实际的分期情况分布，这至少代表了在中国收集的 80 个样本的分期情况。现在的目标是确定一组癌症和正常样本之间的差异表达基因，其表达模式充分反映了所有胃癌的分期。在这套包含 80 对样本的数据集中，我们发现了 715 个基因在癌症样本和相应的对照样本之间存在着一致的差异（Cui et al. 2011a）。

首先需要考虑的是分期的简化问题，将Ⅰ期和Ⅱ期的样本合并为"早期"，将Ⅲ期和Ⅳ期合并为"晚期"，使之变成一个两种分期的分类问题。在分析了所有的差异表达基因之后，经过简单的倍数筛选，我们发现了 4 个基因，其中，每个基因与上述两个合并的肿瘤分期的符合率大于 80%，分别是 CHRM3（胆碱受体）、PCDH7（原钙黏蛋白）、SATB2（特殊的富含 AT 序列结合蛋白）和 PPA1（焦磷酸酶）。在使用 K 大于 1 的 K 个基因组合时，分类的符合率（和病理学得到的阶段相比）随着 K 的增加可以持续增加，在达到 95%之后符合率的增加趋于平缓。

使用在第 3.2.1 节中给出的广义分类方案，可以解决 4 期的分类问题。为了确定这个问题是可解的，我们检测了是否存在某种基因，它们的（平均的）表达水平随着癌症的发展呈现出单一的相关性。幸运的是，我们发现了许多这样的基因，表明这一问题是可解的。图 3.2 给出了 3 个这样的基因，即 *LANCL3*（lanClanti-biotic synthetase component c-like protein）、*MFAP2*（microfibrillar-associated protein）和 *PPA1*（焦磷酸酶）。

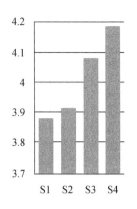 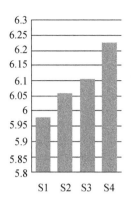 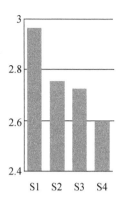

图 3.2　从左到右的三个子图依次是基因 *LANCL3*、*MFAP2* 和 *PPA1* 在每个阶段的所有样本中的平均表达水平，其中，阶段 *S*=1，2，3 和 4。*Y* 轴表示在每个特殊的阶段癌症样本与相应的控制样本的基因表达值的平均倍数变化，*X* 轴表示不同的阶段。该图从（Cui et al. 2011b）这篇文章得到

虽然这三个基因中，每一个的平均表达水平的变化都和癌症的发展是单调相关的，但是在预测单个癌症组织样本的分期时，它们并不一定是最佳的选择。为了在 4 期分类问题中找到最具鉴别意义的 *K* 基因，我们采用了穷举搜索法，其中，2≤*K*≤10。9 个基因的组合（*DPT*、*EIF1AX*、*FAM26D*、*IFITM2*、*LOC401498*、*OR2AE1*、*PRRG*、*REEP3* 和 *RTKN2*）是预测胃癌阶段的最好基因标志物集合；同时（*CPS1*、*DEFA5*、*DES*、*DMN*、*GFRA3*、*MUC17*、*OR9G1*、*REEP3*、*TMED6* 和 *TTN*）组合是最好的 10 个基因的标志物集合，这两组组合得到的结果与病理学家的原始分期相比，分别可以达到 84.0% 和 90.0% 的符合率。

表 3.1 列出了这些基因标志物在 GeneCards 数据库中给出的相应功能（Rebhan et al. 1997），可以看到这些功能基因可以作为癌症分期的很好的标志物。有趣的是，这两个组合中相同的基因很少，只有一个基因 *REEP3* 在两个组合中同时出现；另外，还有两个同源基因 *OR2AE1* 和 *OR9G1* 分别在这两个组合中出现。即使在检测细胞水平的功能时，这两个基因组合在通路上富集的集合中也只有很少的共同点。这表明，可能存在相当大的基因集合，该集合中基因的表达模式具有区分癌症分期的信息，而且巧合的是这两个组合都可以给出很好的判别。

表 3.1　显著性基因的功能注释

基因名称	功　　能
DPT (dermatopontin)	该基因编码一种细胞外基质蛋白，其功能可能与细胞基质的相互作用及基质生成有关
EIF1AX (ukaryotic translation initiation factor 1α)	所编码的蛋白是真核翻译起始因子
FAM26D (family with sequence similarity 26, member D)	该基因编码的蛋白是一种能构成通道口的电压门控离子通道的亚基
IFITM2 (interferon induced transmembrane protein 2)	该基因编码的蛋白是干扰素诱导的跨膜蛋白 2，能抑制病毒进入宿主细胞的细胞质
LOC401498 (a hypothetical protein)	目前尚不清楚其功能
OR2AE1 (olfactory receptor 2AE1)	编码一种激素受体，能识别嗅觉信号，参与 G-蛋白介导的嗅觉信号的转导

续表

基因名称	功　　能
PRRG1 (proline-rich gamma-carboxyglutamic acid protein 1)	该基因编码一种的蛋白富含两种模序,可能与信号转导及细胞骨架有关
REEP3 (receptor accessory protein 3):	其编码产物可以增强细胞膜表面嗅觉受体的表达
RTKN2 (rhotekin 2)	可能与淋巴细胞的生发有关
CPS1 (carbamoyl-phosphate synthase):	在通过鸟氨酸循环清除细胞内过量的氨的过程中发挥重要作用
DEFA5 (defensinα5)	具有抗细菌的活性,主要通过改变病原体的质膜通透性发挥作用
DES (intermediate filament protein)	形成纤维性网络,将纤维彼此相连,并将其与质膜相连
DMN (dystrophin)	一种有黏力的蛋白,将肌动蛋白丝彼此相连,以支持位于肌纤维质膜内侧的蛋白
GFRA3 (glial cell-derived neurotrophic factor family receptor)	介导了青蒿琥酯诱导的 RET(转染中的重排)受体酪氨酸激酶的自身磷酸化及活化
MUC17 (cell surface associated mucin 17)	在黏膜表面参与维持稳态
OR9G1 (olfactory receptor, family 9)	可能与上述 OR2AE1 类似,是一种激素受体
TMED6 (transmembrane emp24 protein transport domain)	一种受 HNF(肝核因子)1α 调控的转运子
TTN (connectin)	在微丝间提供连接,以维持两个相邻的肌小节之间的力的平衡

　　癌症病例的分类中,病理学家给出的分期和基于基因表达得到的分期之间的差异,可能是由 3.2.1 节所讨论的各种各样的原因所导致的。通过癌症病理学家和癌症数据分析学者之间的合作可以有效地提高对癌症分期预测的准确性。这种临床数据与分子数据整合的尝试可以用来确认两种方法在分期时的差异,可以使得双方所使用的标准不断细化并反复迭代直到收敛。类似的工作可以在系统的层面上,改善基于基因表达数据的对癌症分期预测的能力。另一个重要问题是,按照现行的四个分期来度量癌症的发展可能有些过于简单。因为依据癌症转移概率,并没有强有力的证据支持癌症应该具有四个不同分期,而不是三个或者五个分期,甚至是一个没有明显的分期或者分期转变的连续发展过程。要使用计算的方法来解决这一问题,不仅需要癌症和正常组织的转录组数据,还需要相应的转移数据。这显然是一个必须基于计算分析并且意义深远的研究领域。

3.2.3　基于基因表达数据的癌症分级

　　预测癌症的分化程度相对于研究癌症的分类和分期来说发展得比较缓慢。自 1957 年 Bloom 和 Richardson 开发了第一个乳腺癌分化程度预测方法以来,只提出了很少的有关预测某些癌症分化程度的模型(Bloom and Richardson 1957)。例如,类似的系统包括预测前列腺癌中的 Gleason 系统(Gleason 1966; Gleason and Mellinger 1974)、预测肾癌的 Fuhrman 法(Fuhrman et al. 1982)和 Goseki 等提出的预测胃癌分化程度方法(Goseki et al. 1992)等。截止到目前,人们只有少数几种基于分子信息预分级系统,如乳腺癌中的 Nottingham 分级系统(Simpson et al. 2000)和 Cui 等的胃癌分级系统(Cui et al. 2011b)等。主要的挑战在于,癌症分型以及分期已经使用了一些分子水平的信息,而癌症的分级却仅仅是依靠癌症病理学家根据癌细胞的形态学数据作出的判断。因此,在相同分化程度的样本上,病理学家认定的分化程度和分子水平实际的分化程度可能存在很大差距。这里给出一个例子,来说明使用转录组数据预测癌症组织分化程度的可能性,并指出了现有的预测癌症分级过程中可能存在的问题。

我们继续使用 3.2.1 节所介绍的同一个胃癌数据集。在这 80 个样本中，54 个样本有病理学家指定的分级（Cui et al. 2011b），因此只有这些数据被用来开发基于基因表达数据预测肿瘤分级的计算方法。在这 54 个样本中，有 8 个高分化的（WD）、9 个中分化的（MD）、35 个低分化的（PD）和 2 个未分化的（UD）样本，附表 S4.1 中给出了患者的具体数据。此处的目的是确定一个可以区分 4 种胃癌分级的基因表达模式的集合。

与癌症的分期类似，人们可以判断一些基因的表达水平是否同癌症的分级高低有着单调的关系。根据这种标准，我们找到了 99 个满足条件的基因。在每个分级中的样本的平均表达倍数变化上，每个基因与 WD-MD-PD-UD 的分级列表（恶性程度从低到高）均呈现出单调的关系，说明当前的胃癌分化程度标准确实是具有一定分子基础的。这些基因包括 *POF1B*（premature ovarian failure 1β）、*MET*（hepatocyte growth factor receptor）、*CEACAM6*（carcinoembryonic antigen-related cell adhesion molecule）、*ZNF367*（zinc finger protein involved in transcriptional activation of erythroid genes）、*GKN1*（gastrokine-1 with strong anticancer activity）、*LIPF*（gastric lipase with lipid binding and retinyl-palmitate esterase activity）、*SLC5A5*（a glutamate transporter）、*MUC13*（cell surface associated mucin）、*CLDN1*（senescence-associated epithelial membrane protein）、*MMP7*（matrix metalloproteinase）和 *ATP4A*（ATPase, H^+/K^+ transporting, α）等。图 3.3 给出了这些基因中的 4 个例子，并展示出了这些基因在不同癌症分级中的平均表达水平。

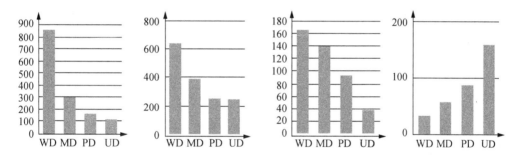

图 3.3　4 个基因：癌胚抗原相关细胞黏附分子 6、黏蛋白、衰老相关的上皮膜蛋白 1 和 *PGA4* 在分化程度为 WD（分化程度高）、MD（分化程度中）、PD（分化程度低）和 UD（未分化）的胃癌样本的平均表达水平。*Y* 轴和 *X* 轴的定义和图 3.2 相同。修改自（Cui et al. 2011b）

直观上讲，人们可以预期这 99 个基因的某些组合应该可以对四个分化程度进行良好的分类。然而，这未必与第 3.2.2 节所讨论的问题相同。相反的，我们找到了一个 19 个基因的组合，它们的表达倍数变化可以与病理学家给定的分化程度达到 79.2% 的符合率。与 3.2.1 节类似的是，这个分化程度是合并了 WD 和 MD 的样本，称作"高分化度的样本"；同时也合并了 PD 和 UD 的样本，称作"低分化程度的样本"。而在四个分级的分类中，我们得到了一个最少含有 198 个基因的集合，其特异的符合率为 74.2%。

病理学家决定的分化程度和基于基因表达的分化程度的一致性相对较低，这可能是多种原因导致的，但是我们怀疑其中的一个关键原因可能是病理学家指定的以形态学信息作为基础的分级，可能不像它们对判断预后一样有效，至少在这个数据集上不是这样，这表明了当前算法可能的局限性和更高的技术要求。

3.3　通过数据聚类发现亚型、亚期和亚分化程度

3.2 节进行的分析是基于病理学家给出的类型、分期和分级（前提是病理学家给出的结果是正确的），也就是说，他们在很大程度上反映了在真实的分子水平上每种类型（或者分期、分级）癌症样本的共性和不同类型（或者分期、分级）癌症样本的差异。一个更加普遍的与癌症类型（或者阶段、分化程度）相关的问题是，当人们指定的癌症类型（或者分期、分级）不可用时，如何来确定癌症的类型（或者阶段、分化程度）。这里提出的具体问题是：人们是否可以通过对比癌症和配对的对照样本之间的基因表达模式，发现癌症的类型或亚型。把这个问题放到一个更加具体的语境中描述如下：我们得到了一个白血病样本中的基因表达数据集合，其中包括四种类型的白血病，分别为 ALL、AML、CLL 和 CML，但是这些样本没有给出任何标签，那么单独依赖它们的基因表达数据是否有可能在给出的样本中识别这四种类型的白血病？答案是：可以，但是可能需要大量的计算时间。

从计算的角度来看，这代表了一种不同于 3.2 节中所讨论的数据分析问题，在 3.2 节中我们讨论的是分类问题。该类问题主要的内容是：给出一组对象，将每个对象都标记属于特定的类，人们是否可能确定相应的"特征"，从而基于这些特征来正确地预测每个样本的分类（如分期或类型）？这个问题的关键在于：在同一集合的若干样本中，人们是否可能把这些样本划分为若干类，使得每个类别中的样本具有共同的特征，而其他类别中的样本没有这些特征。使用计算机科学的术语来解释，这是一个聚类问题。

聚类分析已经在基因表达数据分析中得到了长期应用（Ben-Dor et al. 1999; Wu et al. 2004; D'haeseleer 2005）。通过识别样品组中共享相似表达模式的一些基因，研究者已经确定了多种之前未知的人类疾病的子类型。这些基于基因表达数据的癌症分类识别的工作，最早由 Golub 等发表，他们的工作表明，在没有先验知识的情况下，根据这两个亚型样本间的明显的基因表达模式，可以通过算法识别 AML 和 ALL 两种亚型的白血病（Golub et al. 1999）。此外，癌症亚型的其他发现包括：①根据基因表达模式可以将乳腺癌划分为五种亚型，即 luminal A、luminal B、basal-like、normal-like 和 *ERBB2+*，这些亚型的发现具有重要的临床影响（Livasy et al. 2006）；②最近的一项研究表明，根据样本间基因突变模式的不同，可以将结肠癌划分为 6 种类型，即是否存在 *BRAF*、*KRAS* 和 *P53* 突变，以及 CpG 岛甲基化模式、DNA 错配修复状态和染色体不稳定的水平等。这项研究还显示了这六个亚型的临床相关性（Marisa et al. 2013）；③一项研究使用基因表达数据改良了先前确定的白血病亚型分类（Yeoh et al. 2002）。

这些例子表明了发现新的亚型与临床信息相关联的重要性。否则，这样的分析随着样本的增长会产生不同的聚类结果，虽然我们能够发现这些样本在一些基因上共享类似的表达模式，但其中没有发现任何癌症发展中的公共驱动力或促进机制，因此限制了它们在临床领域的应用。

　　最近的研究表明，发现具有相同或相似的基因表达模式，可以将一个亚群从其他亚群中区分开来。但是当前的聚类技术在这个问题上存在关键的缺陷。具体来说，一个主要的问题是，使用聚类技术将组织样本按照基因表达模式相似性进行分组的基础上，需要预先定义基因的子集。然而，这却限制了发现未知的具有相似表达模式的新基因亚群。在处理这种更加一般的聚类问题时，计算的难度主要在于面对 m 个差异表达基因时，为了确定在一些样本中共享相似表达模式的 m 个基因的一个子集，需要考虑 2^m 个基因的组合。当 m 相当大时，比如达到几十的范围时，这个聚类问题就变成了通过计算难以处理的问题。我们需要一个更加强大的策略来解决这个问题，而双聚类就是这样一项技术（Van Mechelen et al. 2004）。

　　为了解释双聚类算法的基本概念，可以把一个基因表达数据集表示为数值矩阵，其中，每一行表示一个基因，每一列表示一个样本，而这些样本是成对的（癌症对于对照组），并且矩阵中的每个位置表示相应基因在相应样本对中的表达水平比值的对数值。如果两个基因相应的行在不同样本列中的值的相关系数在一些预定的阈值之上，就认为这两个基因在一个样本子集上具有相似的表达模式。一个**双聚类**问题被定义成识别所有（最大）子矩阵，这个子矩阵中每个行在子矩阵所包含的样本中的相关系数大于一个特定的阈值。每个如此定义的子矩阵被称为双聚类。显然，实质上一个双聚类问题比传统的聚类问题更加有效，因为它能够使人们发现不同癌症类型之前未知的子类（如类型、阶段或者分化程度）。不过，双聚类问题的一般性也使它存在相当多的计算困难。

　　许多算法已被提出用于解决这个具有挑战性的问题（Madeira and Oliveira 2004; Van Mechelen et al. 2004）。使用之前我们开发的一个双聚类方法 QUBIC（Li et al. 2009），利用白血病类型 ALL、MLL 和 AML 的基因表达数据，结合它们已经移除的类型信息，来评估双聚类算法在亚群识别中的有效性。该算法能够正确地识别图 3.4 中的三种白血病的亚型，表明其利用基因表达数据，在识别同种类型癌症中多个样本亚型上的通用性。

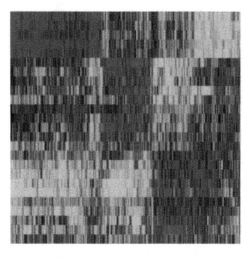

　　图 3.4　一个识别白血病三种亚型的示意图，该结果在基因表达数据上使用双聚类方法 QUBIC 得到，计算过程中没有使用关于三种亚型的先验知识。行和列分别表示基因和样本，暗灰和浅灰分别表示上调和下调

　　这个技术也被应用到 80 对胃癌的表达数据上，识别样本中可能的亚群，并确定了 20 个以上的双聚类结果。其中，有些双聚类结果揭示了以前未知的胃癌亚型。例如，图 3.5 显示一个由 42 个基因定义的双聚类结果，该结果中 80 个样本被分成两组，每组在 42 个基因上共享共同的表达模式，但是在两个组间的表达模式却不相同，如图中左边的浅灰色的子集和右边深灰色的子集。进一步的分析表明，这两个亚型可能属于两个已知的胃癌亚型，称为肠型和弥漫型（Shah et al. 2011）。这个结论是基于如下的观察得到的，42 个基因中的 6 个，即 *CNN1*、*MYH11*、*LMOD1*、*MAOB*、*HSPB8* 和 *FHL1*，已经被报道在肠型和弥漫型胃癌中有差异表达存在，而在同一个亚群中的样本却具有相似的表达模式。

　　这样的双聚类分析也可以用于发现癌症分期和分级。这个方法首先确定随分期和分级变化有表达模式改变的基因，然后采用与上述分析癌症亚型相同的方法，对这些基因的集合进行双聚类分析。

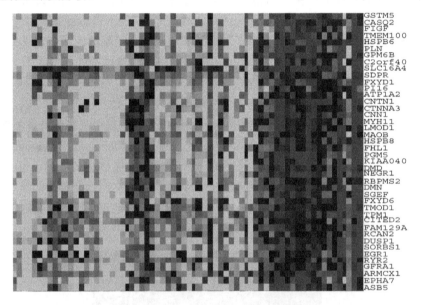

图 3.5　一个基于 42 个基因（在图的右边列出）和 80 对样本（列）的双聚类结果。这个结果中，80 个患者被划分到肠型和弥漫型两个亚型中。改编自（Cui et al. 2011a）

3.4　挑战性问题

　　现在，已有多种癌症样本的全基因组规模的转录组数据可以使用，使得以分子信息为基础的癌症分类、分期和分级更为客观和科学。伴随这一机遇也产生了一些挑战性的技术问题，主要在于：所处理数据的复杂性和如何发现不同样本上有统计显著性的基因表达模式。为了有效地进行癌症的分类、分期和分级的预测，下面列出的一些挑战性的问题亟待解决。

3.4.1　识别通路水平与基因水平的标识

基本的前提是，在使用分类和聚类技术对癌症进行分型（以及类似的分期、分级）时，一些基因在同样类型的癌症样本中有类似的表达模式，而在其他类型的癌症中却没有这种现象。虽然这对于本章中涉及的一些基因或者癌症可能是正确的，但是没有理由相信这是普遍正确的。其原因在于，共享特定表型特征的癌症，可能更倾向于有类似的生化通路，而不仅仅是在单个基因水平上有相似性。例如，许多不同方式的功能状态的改变都可以抑制凋亡系统，比如抑制 *P53* 的转录、*P53* 的基因突变、多种生存通路的过表达、抗凋亡成员 *BCL2* 家族的激活和某些致癌基因的过表达等。在多种抑制凋亡的方式中，仅仅是通过抑制 *P53* 功能的就有多种，例如，通过在转录层面或者表观基因组层面抑制 *P53* 的表达、过表达它的抑制绑定成员 *MDM2*、阻止 *P53* 进入细胞核或者通过翻译后修饰抑制 *P53* 的功能（详见第 7 章）等。基于基因表达的癌症分型的一个改进策略已经开始将这一情况考虑在内。一个完善的方法可能需要首先确定等价的基因集合，每个集合被定义为表达变化可能在通路水平导致同样效果的基因。这里主要的挑战是如何确定这些等价的基因集合。我们认为需要新的对癌症相关通路的理解，来指导作为实现上述方法，其中仍有很多内容需要进一步完善。

3.4.2　数据分析学家和病理学家之间的密切合作可能是至关重要的

使用计算技术进行癌症分型（或分期、分级）的另一项挑战在于，如何最好地优化整合癌症病理学家在定义癌症类型中的经验和隐藏在组学数据中的分子信息。如上面所显示的，通常的做法是对被病理学家定义为相同类型癌症样本进行统计，找到一组具有共同表达模式的基因集合，这个集合也能够区分其他的癌症样本。使用这种方法遇到的问题是，当计算策略产生的阶段结果与病理学家给出的不同时，并且在已知这两种方法可能都有错误的情况下，下一步该怎么办？这里传达了一个重要信息，为了解决不一致的结果，癌症病理学家和组学分析学家必须要一起合作，更好地开发通用的方法来对应肿瘤病理学家的认识和对应基于计算的癌症分型、分期和分级预测的过程。

3.4.3　识别基因表达模式中的复杂关系

另一个具有挑战性的问题是如何找出基因表达数据中的复杂关系。例如，当特定基因产物的浓度差异超过一定的范围时，而不是它们实际的表达水平增加到一些阈值之上时，可能引发一些细胞的调控。这里一个很好的例子是，氧化应激可以通过氧化剂（如 ROS）和抗氧化剂的丰度（见第 8 章的详细说明）等来定义。具体而言，触发氧化应激反应是由 ROS 分子和抗氧化剂的丰度差异产生的，而不是单独地由 ROS 等分子簇的丰度超过一定的阈值之后产生的。可以说需要更多的通用模型来识别基因表达数据上复杂的关系，而不仅仅是简单的表达水平的上调或者下调。这里的问题是识别一些属于癌症样本的同一个子集间的重大的数学关系。显然，这是一个比识别基因相似表达模式更加复杂的问题，这个问题的解答也可以帮助我们解决更加复杂的聚类问题。

3.5　小　　结

目前关于癌症分型、分期和分级预测的技术水平，在很大程度上依赖于肿瘤细胞的形态学信息，以及有限的分子水平数据。这些方法的局限性是显而易见的，因为它们使用的特征不与具体的分子机制相关，因此迫切需要使用组学数据来增加癌症的特征。当清楚分型、分期和分级对于预后和选择最优的治疗方案具有重要的作用后，朝着这个方向努力的重要性则变得显而易见。大规模组学数据，如转录组数据，可能包含可以解读癌症的驱动力、增长机制、侵袭和转移能力的大部分信息。将这些信息与分型、分期和分级的预测相结合，人们可能开发出更加有效的方式来评估癌症的发展水平和恶性程度。为了使提出的基于组学的癌症分型、分期和分级预测更加有效，癌症病理学家和组学数据分析学家进行合作是关键所在。

两种类型的数据技术可以帮助癌症分型、分期和分级。一种类型是依赖于训练集的，其中，癌症的样本是由癌症病理学家给出特定类型、分期和分级的标号。扩展这方面的知识，通过识别其表达模式与癌症的特殊类型、分期和分级相关的基因，可以使计算机能够完成同样的工作。这是一个被称为数据挖掘领域的分类问题，或者**有监督学习**问题的例子。另一种类型则不需要训练集。相应的问题是确定一个给出的癌症样本的集合，其样本在一些被选中的基因上是否能够被划分到共享公共的表达模式，并且与其他组中的表达模式明显不同的分组之中。这个方法被表示为聚类问题，或者是数据挖掘领域中的**无监督学习**问题。当然，基于以上技术，依然有各种具有挑战性的计算问题存在，等待技术的改进，从而使基于计算的决策在实质上更加可靠。其中包括：①超越简单的度量表达之间的相似性的方法，以识别同样的类型、分期和分级上不同癌症样本间更复杂的关系；②通过更加综合的方法来对癌症进行分型、分期和分级的预测；③通过来自病理学家和计算预测的反馈等，进一步细化现有的分类模式等。

补 充 材 料

表 3.2　3.2 节分析时使用的患者信息

患者 ID	年龄	性别	组织学类型	分级	阶段	吸烟史	酒精	体重
1	54	F	WMD	G2	III	0	0	70
2	62	F	WMD	G1	IIIA	0	0	60
3	53	M	WMD	G2	IIIB	0	0	60
4	51	M	WMD	G2	IIIB	1	0	—

患者 ID	年龄	性别	组织学类型	分级	阶段	吸烟史	酒精	体重
5	73	M	WMD	—	IB	0	0	63
6	41	M	WMD	G2	II	—	—	—
7	59	M	WMD	G1	III	1	1	51
8	68	M	WMD	G2	IV	0	0	48
9	56	F	WMD	G1	IIIA	0	0	45
10	43	F	WMD	G1	III	0	0	55
11	71	F	WMD	G2	III	0	0	42
12	65	M	WMD	G2	IIIA	0	0	70
13	55	M	WMD	G2	III	0	0	69
14	55	M	WMD	G2	IIIB	0	0	74
15	62	F	WMD	G1	IV	—	—	—
16	41	F	SRC	—	IV	0	0	43
17	42	M	SRC	—	III	0	0	60
18	68	M	SRC	—	III	0	0	50
19	50	M	SRC	—	III	0	0	62
20	55	M	SRC	—	III	0	0	50
21	34	M	SRC	—	III	0	0	90
22	63	M	PD	G3	IIIB	1	1	—
23	56	M	PD	G3	IIIB	1	1	—
24	71	M	PD	G3	IIIB	1	0	—
25	55	F	PD	G3	IIIB	0	0	63
26	64	M	PD	G3	IIIB	0	0	55
27	53	F	PD	G3	IIIB	0	0	77
28	56	M	PD	G3	IIIB	1	0	55
29	53	M	PD	G2-G3	III	0	0	62
30	71	M	PD	G3	III	0	0	60
31	58	M	PD	G2-G3	III	0	0	50
32	42	M	PD	G3	IB	0	0	52
33	65	F	PD	G3	IIIA	0	0	—
34	50	M	PD	G3	III	1	0	47
35	59	M	PD	G3	III	0	0	57
36	75	M	PD	G3	III	0	0	65
37	40	M	PD	G3	III	0	1	80
38	51	F	PD	G3	III	1	0	52
39	67	F	PD	G3	IV	0	0	48
40	65	F	PD	G3	IIIA	0	0	53
41	53	F	PD	G3	IIIA	1	0	60
42	60	F	PD	G3	IIIB	0	0	60
43	70	M	PD	G3	II	1	0	59

续表

患者 ID	年龄	性别	组织学类型	分级	阶段	吸烟史	酒精	体重
44	56	F	PD	G3	II	0	0	74
45	78	F	PD	G3	IIIB	0	0	39
46	65	M	PD	G3	III	0	1	70
47	68	M	PD	G3	III	1	1	69
48	57	F	PD	G3	IIIA	0	0	61
49	68	F	PD	G3	III	—	—	—
50	61	M	PD	G2-G3	III	1	0	70
51	55	M	PD	G3	III	—	—	—
52	67	F	PD	G3	II	—	—	—
53	50	F	PD	G3	III	—	—	—
54	62	F	MC	—	III	0	0	70
55	55	M	MC	—	IIIB	0	0	60
56	57	M	MC	G2	IIIA		—	65
57	74	M	MC	—	IB	0	0	62
58	58	M	MC	G3	IV	0	0	66
59	76	M	MC	—	II	0	0	70
60	54	M	MC	—	III	1	1	49
61	47	M	管状型	—	IB	1	1	65
62	49	M	管状/乳头状型	—	III	1	1	60
63	76	F	未分化型	G4	II	0	0	—
64	51	M	未分化型	G4	II	—	NA	70
65	69	F	鳞状细胞型	—	III	0	0	50
66	65	M	鳞状细胞型	G3	III	0	1	50
67	36	M	溃疡型	G3	IIIA	1	0	60
68	75	F	溃疡型	G2-G3	IV		—	40
69	69	M	黏液细胞型	G3-G4	III	0	0	55
70	81	M	腺型	—	III	1	0	56

参 考 文 献

Albain KS, Barlow WE, Shak S et al. (2010) Prognostic and predictive value of the 21-gene recurrence score assay in postmenopausal women with node-positive, oestrogen-receptor-positive breast cancer on chemotherapy: a retrospective analysis of a randomised trial. Lancet Oncol 11: 55-65.

Arranz EE, Vara JA, Gamez-PozoA et al. (2012) Gene signatures in breast cancer: current and future uses. TranslOncol 5: 398-403

Ben-Dor A, Shamir R, Yakhini Z (1999) Clustering gene expression patterns. Journal of computational biology : a journal of computational molecular cell biology 6: 281-297.

Beutler E (2001) The treatment of acute leukemia: past, present, and future. Leukemia 15: 658-661.

Bloom HJ, Richardson WW (1957) Histological grading and prognosis in breast cancer; a study of 1409 cases of which 359 have been followed for 15 years. Br J Cancer 11: 359-377.

Chen JJ, Knudsen S, Mazin W et al. (2012) A 71-gene signature of TRAIL sensitivity in cancer cells.Mol Cancer Ther 11: 34-44

Cho SH, Jeon J, Kim SI (2012) Personalized medicine in breast cancer: a systematic review. J Breast Cancer 15: 265-272.

Cortes C, Vapnik V (1995) Support-vector networks. Mach Learn 20: 273-297.

Cui J, Chen Y, Chou WC et al. (2011a) An integrated transcriptomic and computational analysis for biomarker identification in gastric cancer. Nucleic acids research 39: 1197-1207.

Cui J, Li F, Wang G et al. (2011b) Gene-expression signatures can distinguish gastric cancer grades and stages. PLoS One 6: e17819.

D'haeseleer P (2005) How does gene expression clustering work? Nature Biotechnology 23: 1499-1501.

Duan KB, Keerthi SS (2005) Which is the best multiclass SVM method? An empirical study. Multiple Classifier Systems 3541: 278-285.

Eddy JA, Sung J, Geman D et al. (2010) Relative expression analysis for molecular cancer diagnosis and prognosis.Technol Cancer Res Treat 9: 149-159.

Erten S, Chowdhury SA, Guan X et al. (2012) Identifying stage-specific protein subnetworks for colorectal cancer. BMC Proc 6 Suppl 7: S1.

Fuhrman SA, Lasky LC, Limas C (1982) Prognostic significance of morphologic parameters in renal cell carcinoma.Am J SurgPathol 6: 655-663.

Gleason DF (1966) Classification of prostatic carcinomas. Cancer Chemother Rep 50: 125-128.

Gleason DF, Mellinger GT (1974) Prediction of prognosis for prostatic adenocarcinoma by combined histological grading and clinical staging. J Urol 111: 58-64.

Golub TR, Slonim DK, Tamayo P et al. (1999) Molecular classification of cancer: class discovery and class prediction by gene expression monitoring. Science 286: 531-537.

Goodison S, Sun Y, Urquidi V (2010) Derivation of cancer diagnostic and prognostic signatures from gene expression data. Bioanalysis 2: 855-862

Goseki N, Takizawa T, Koike M (1992) Differences in the mode of the extension of gastric cancer classified by histological type: new histological classification of gastric carcinoma. Gut 33: 606-612.

Guyon I, Weston J, Barnhill S et al. (2002) Gene selection for cancer classification using support vector machines. Mach Learn 46: 389-422.

Inza I, Larranaga P, Blanco R et al. (2004) Filter versus wrapper gene selection approaches in DNA microarray domains. ArtifIntell Med 31: 91-103.

Johnson WE, Li C, Rabinovic A (2007) Adjusting batch effects in microarray expression data using empirical Bayes methods. Biostatistics 8: 118-127.

Kim WJ, Kim SK, Jeong P et al. (2011) A four-gene signature predicts disease progression in muscle invasive bladder cancer. Mol Med 17: 478-485.

Lauren P (1965) The Two Histological Main Types of Gastric Carcinoma: Diffuse and So-Called Intestinal-Type Carcinoma. An Attempt at a Histo-Clinical Classification.ActapathologicaetmicrobiologicaScandinavica 64: 31-49.

Li G, Ma Q, Tang H et al. (2009) QUBIC: a qualitative biclustering algorithm for analyses of gene expression data. Nucleic acids research 37: e101.

Liong ML, Lim CR, Yang H et al. (2012) Blood-based biomarkers of aggressive prostate cancer.PLoS One 7: e45802.

Livasy CA, Karaca G, Nanda R et al. (2006) Phenotypic evaluation of the basal-like subtype of invasive breast carcinoma. Modern pathology : an official journal of the United States and Canadian Academy of Pathology, Inc 19: 264-271.

Madeira SC, Oliveira AL (2004) Biclustering algorithms for biological data analysis: a survey. IEEE/ACM Trans ComputBiolBioinform 1: 24-45.

Marisa L, de Reynies A, Duval A et al. (2013) Gene expression classification of colon cancer into molecular subtypes: characterization, validation, and prognostic value. PLoS Med 10: e1001453.

Mroz EA, Rocco JW (2012) Gene expression analysis as a tool in early-stage oral cancer management. J ClinOncol 30: 4053-4055

Mukherjee S (2010) The emperor of all maladies: a biography of cancer. Scribner.

Ramaswamy S, Tamayo P, Rifkin R et al. (2001) Multiclass cancer diagnosis using tumor gene expression signatures. Proceedings of the National Academy of Sciences of the United States of America 98: 15149-15154.

Rebhan M, ChalifaCaspi V, Prilusky J et al. (1997) GeneCards: Integrating information about genes, proteins and diseases. Trends Genet 13: 163-163.

Reis-Filho JS, Pusztai L (2011) Gene expression profiling in breast cancer: classification, prognostication, and prediction. Lancet 378: 1812-1823.

Rodenhiser DI, Andrews JD, Vandenberg TA et al. (2011) Gene signatures of breast cancer progression and metastasis. Breast Cancer Res 13: 201.

Shah MA, Khanin R, Tang L et al. (2011) Molecular classification of gastric cancer: a new paradigm. Clin Cancer Res 17: 2693-2701.

Shedden K, Taylor JM, Enkemann SA et al. (2008) Gene expression-based survival prediction in lung adenocarcinoma: a multi-site, blinded validation study. Nat Med 14: 822-827.

Simpson JF, Gray R, Dressler LG et al. (2000) Prognostic value of histologic grade and proliferative activity in axillary node-positive breast cancer: results from the Eastern Cooperative Oncology Group Companion Study, EST 4189. J ClinOncol 18: 2059-2069.

Slodkowska EA, Ross JS (2009) MammaPrint 70-gene signature: another milestone in personalized medical care for breast cancer patients. Expert Rev MolDiagn 9: 417-422.

Starmans MH, Krishnapuram B, Steck H et al. (2008) Robust prognostic value of a knowledge-based proliferation signature across large patient microarray studies spanning different cancer types. Br J Cancer 99: 1884-1890.

Stewart BW, Kleihues P (2003) World cancer report. IARC Press.

Tibshirani R, Hastie T, Narasimhan B et al. (2002) Diagnosis of multiple cancer types by shrunken centroids of gene expression. Proceedings of the National Academy of Sciences of the United States of America 99: 6567-6572.

Van Mechelen I, Bock HH, De Boeck P (2004) Two-mode clustering methods: a structured overview. Stat Methods Med Res 13: 363-394.

Warburg O (1956) On the origin of cancer cells. Science 123: 309-314.

Weigelt B, Baehner FL, Reis-Filho JS (2010) The contribution of gene expression profiling to breast cancer classification, prognostication and prediction: a retrospective of the last decade. The Journal of pathology 220: 263-280.

Wu S, Liew AW, Yan H et al. (2004) Cluster analysis of gene expression data based on self-splitting and merging competitive learning. IEEE Trans InfTechnol Biomed 8: 5-15.

Yamagiwa K, Ichikawa K (1918) Experimental study of the pathogenesis of carcinoma. The Journal of Cancer Research 3: 1-29.

Yeoh EJ, Ross ME, Shurtleff SA et al. (2002) Classification, subtype discovery, and prediction of outcome in pediatric acute lymphoblastic leukemia by gene expression profiling. Cancer Cell 1: 133-143.

第4章 从基因组层面理解癌症

过去 30 年的主流观点认为，癌症是基因组的疾病，癌症从良性到恶性的变化过程是由一系列遗传变异的长期积累所致。这一模型最初建立于结肠癌中的 *APC* 基因突变（Fearon and Vogelstein 1990）和结肠癌中观察到的其他几种频发遗传突变之上。为获取结肠癌和其他癌症的遗传信息，研究者们已经建立了广泛的合作来进行各种癌症类型的基因组（主要是实体瘤）的测序。这一努力促成了数以万计癌症基因组数据的公开发布，并识别出了无数的遗传突变，包括单点突变、拷贝数变化和基因组重排，等。通过分析测序基因组，发现不同癌症类型的基因组可能包含几十到几万个突变。我们惊奇地发现，属于同一癌症类型组织样本（甚至是同一癌症组织的不同细胞）中的癌症基因组趋于具有高度异质性的突变模式（Xu et al. 2012）。于是一个直接的问题是：观察到的哪些突变对于散发癌症的发生和发展是有作用的？它们又是如何产生作用的？从另一角度来说，这些突变中的哪些在肿瘤的发生、发展和转移起到了主要作用？

为研究以上相关问题，癌症基因组分析已将所有癌症基因组中观察到的遗传突变（相对于健康对照组而言）进行了分类，并识别出多种跨不同基因组（同一癌症类型或不同癌症类型）的共同突变。由此发现了一些有趣的结果，例如，约 50% 的癌症基因组具有 *P53* 基因突变，约 90% 的结肠癌基因组具有 *APC* 基因突变。对于所有癌症及其对照基因组，我们可以提出很多关于癌症的基础问题。例如，①哪些通路的基因会比其他通路具有更多的突变？②哪些通路中的突变会比其他通路的突变更早发生？③在癌症发展的哪些方面，突变会促进肿瘤的发生过程？④基因组突变真的会如广泛认同的那样导致癌症的发展吗？我们期望基于现有的和正在出现的基因组数据，以上类似的问题或者更多的问题能够从实质上得到解决。

4.1 癌症基因组的基本信息

自从 2001 年第一个人类基因组测序以来（Lander et al. 2001; Venter et al. 2001），科学家已启动了许多与癌症相关的大型基因组测序计划（如第 2 章概述）。通过这些努力，至 2014 年我们已经获得了数以万计的癌症基因组或外显子测序结果，而这些都是为了寻找癌症的"圣杯"——各种癌症的驱动突变。很明显，这些测序的癌症基因组数据为癌症研究者和基因组分析师提供了大量机会来描述不同癌症类型的突变基因组蓝图，以及构建这些信息与其临床表现型的关系。测序技术的快速发展以及测序价格的大幅下降（2014 年测序一个人类基因组的价格是 2008 年的百分之一），极大地推动了全球范围内进行大量癌症基因组测序的竞争，因此也提高了探索同一类型癌症样本间共同的基因组和通路水平特征的可行性。在已发表的研究中，测序并分析几十个到上百个癌症基因组的数据已经变得很普遍。

随着癌症突变数据的不断累积，人们编制了许多统计方法来分析突变的模式。例如，据近期的一篇综述报道（Vogelstein et al. 2013），与正常对照组相比，平均每种成人实体肿瘤的基因组都具有 25～80 个具有非同义突变的基因。这一结论是基于结肠癌、乳腺癌、脑癌和胰腺癌等多种癌症类型的数据得到的。90%以上的此类突变都是单点突变（如 C 到 G 的替换），这其中包括 90.7%的错义替换、7.6%的非错义替换和 1.7%的突变在剪切位点或非翻译区域。在相同癌症类型的不同样本中，每个基因组的突变个数具有很大差别。例如，本实验室的测序结果显示，胃癌基因组中突变数的中值约为 9600 个（Cui et al. 2014），其中一位具有 20 年吸烟史的胃癌患者的基因组具有最高的突变个数，约为 5 万个。统计数据还显示，在不同癌症类型的每个基因组中，可以具有不同的突变水平。例如，小细胞肺癌和黑色素瘤基因组具有的突变数最多，每个基因组分别平均包含 2.3 万和 3 万多的突变。相反，儿童癌症中的突变数量最少，平均每个基因组只有 9.6 个点突变。关于不同癌症类型的突变频率的差别，人们已经提出了很多种假设的成因，包括吸烟史和紫外线暴露等，但是这些解释都没有经过严格的检验。我们相信，癌症组学数据分析可以为探索内源性因素和不同突变频率之间的相关性提供有意义的线索，如揭示细胞内 ROS 水平和点突变率的关系，或缺氧的水平与复杂突变率之间的关系。

公共可用的癌症基因组测序数据，使人们可以进行更深层次的遗传分析，探索可能导致癌症的早期突变，以及统计推断细胞出现或选择不同通路基因突变的顺序。此类信息非常重要，例如，要推测哪些突变可能是癌症出现的始动性因素；哪些突变继而对癌症后续的发展和转移起到推动作用，等等。基于 *APC* 基因的结肠癌模型研究（Fearon and Vogelstein 1990），是此类研究中早于癌症基因组测序计划的第一次成功尝试。根据这一模型，*APC* 突变或许是形成结肠腺癌的第一个，或是最先开始的几个突变之一。这个蛋白的正常功能包括 WNT 信号通路的信号转导、细胞间黏附介质（mediation of intercellular adhesion）、稳定细胞骨架和细胞周期调控（Fearnhead et al. 2001）等。该模型预测，这一突变导致的基因功能丧失可能为宿主细胞的生长提供了便利，并允许带有此突变的细胞超越周围细胞变成微小的克隆，并形成缓慢生长的小腺瘤。肿瘤的显著扩增则发生于原癌基因的第二波突变，如可提升克隆生长速度的 *KRAS* 基因。在这一时间点，两种类型的细胞并存于相同的细胞群落内，一部分带有 *APC* 突变，另一部分带有 2 个基因突变。带有 2 个基因突变的细胞会逐渐具有更大的细胞种群数，因为这些细胞由于 *KRAS* 突变而具有了更高的生长优势。当这个克隆体继续扩增时，其他一些基因的突变则可能发生并被选择，例如，*PIK3CA* (phosphatidylinositol 4, 5-bisphosphate 3-kinase)、*SMAD4*（deleted in pancreatic carcinoma locus 4）和 *P53* 等，并最终导致恶性肿瘤的发生（Vogelstein and Kinzler 2004）。这里的 *PIK3CA* 是一种原癌基因，在细胞增殖、存活和转移过程中扮演着重要角色（Murat et al. 2012）；*SMAD4* 是一种抑癌基因，是 TGFβ（transforming growth factor β）通路中的关键基因（de Caestecker et al. 2000）；*P53* 则是被广泛研究的一种抑癌基因，在细胞周期调控、RNA 修复和细胞凋亡起始过程中具有多种功能（Lakin and Jackson 1999; Zilfou and Lowe 2009）（第 7 章将对 *P53* 进行详细介绍）。

自从 1990 年首次提出基于 *APC* 突变的癌症模型以来，人们对癌症形成的生物学过程陆续有了更深的理解。举例来说，如今众所周知，用遗传模型来解释人类结肠癌真正的形成已显得过于简单（细节详见 4.4 节）。但在过去的 20 年间，这个模型仍然在引领癌症基因学的研究方向上发挥了重要作用。

上述基因的突变被认为是结肠癌发展中的驱动突变，因为人们相信其中的每个突变都会为宿主细胞提供生长优势。近期的一项研究将这种优势进行了定量，该研究认为，在细胞生长和死亡的动态平衡中，一个这种导致功能丧失的突变可以为细胞提供 0.4% 的生长优势（Bozic et al. 2010）。然而，经过多年的作用，比如 10~20 年（癌症在成人身上全面发做的典型期限），所有这些促细胞生长的微弱优势的组合效用，将会导致形成大的肿瘤。相比驱动突变，癌症基因组中观测到的体细胞突变（somatic mutation）大部分被看做是**乘客突变**（passenger mutation），例如，人们认为这些突变不会为宿主细胞提供生长优势。这些乘客突变可能是随机产生并被随机选择的，其原因是 DNA 复制与修复机制中出现了错误或不精确。

时至今日，研究者已在不同癌症中提出了超过 300 种候选的驱动基因，其中大部分都是抑癌基因，以及少量的原癌基因（Vogelstein et al. 2013）。根据 Vogelstein 及其同事的研究，典型的癌症在其整个发展过程中需要 2~8 个驱动突变。让人惊奇的是，除去几个驱动突变，如结肠癌中的 *APC* 突变、家族型乳腺癌和卵巢癌的 *BRCA1*、*BRCA2* 突变以及慢粒性血癌的 *ABL-BCR* 融合（知名的费城染色体）外，预测出的大多数驱动突变在相同类型癌症基因组中的重复率很小。这一现象很自然让人们质疑了"驱动突变"观点的有效性，我们将在 4.4 节进一步讨论。

4.2　癌症基因组数据的一般信息

2013 年末，人们已经完成了 20 多种癌症全基因组测序，每个类型都包括几例甚至上百例癌症及其对照组织。下面我们以 3 种癌症类型为例，向读者提供前面涉及癌症类型的一个直观认识：①肺癌，美国和全球最为普遍的癌症；②结肠癌，具有遗传模型的癌症；③胃癌，由徐鹰教授的研究组亲自测序和分析的一种癌症，同时也是全球癌症致死率第二高的恶性肿瘤。另外，在接下来的讨论中我们还选择了两个亚型的白血病作为非实体瘤的代表。

4.2.1　肺癌基因组

无论对于男性还是女性来说，肺癌都是美国和全球范围内死亡率最高的癌症，在 2013 年，美国（ACS 2013）有超过 22 万（228 190）的新增病例和近 16 万（159 480）的死亡病例。肺癌主要有两种亚型：非小细胞肺癌（NSCLC，non-small cell lung cancer）和小细胞肺癌（SCLC，small cell lung cancer）。小细胞肺癌恶性程度更高，约占所有肺癌患者的 15%。大部分的小细胞肺癌是由吸烟引起，并且患者普遍预后不佳。2010 年，桑格研究院（Sanger Institute）对小细胞肺癌细胞系 NCI-H209 及其对照细胞系 NCI-BL209 进行了测序（Pleasance et al. 2010b）。

这一测序计划识别出了小细胞肺癌细胞大量的突变，该结果显示了超过 2 万个（22 910 个）体细胞的突变，其中包括 94 个非同义（non-synonymous）单点突变、65 个插入和删除、58 个基因组重排和 334 个拷贝数变化。G 到 T 的替换是最为普遍的替换，涵盖了 1/3 观测到的单点突变。这可能与已知的烟草诱变剂导致的嘌呤（A/G）化学变性有关。烟草诱变剂可以绑定基因组 DNA 并对其进行化学修饰，这会在嘌呤残基（purine residues）形成大体积的加合物（adducts），并导致 DNA 复制时形成非沃森碱基配对（non-Watson-Crick pairing，与标准的 G、A 与 T 或 A 与 U 不同的碱基配对方式）。此类错配可逃脱"易于妥协的"DNA 修复系统的纠错，并往往与癌症相关（Pleasance et al. 2010a）。

相比而言，更多的测序研究已在更为普遍的肺癌类型——非小细胞肺癌中展开。人们已预测出许多原癌基因和抑癌基因中的驱动突变，如 *AKT1*、*ALK*、*BRAF*、*EGFR*、*HER2*、*KRAS*、*MEK1*、*MET*、*NRAS*、*PIK3CA*、*RET* 和 *ROS1*（Serizawa et al. 2013）等。这些基因的突变将致使许多生长信号通路的激活，因此可能促进癌症的产生。有趣的是，我们发现这些驱动突变很少在同一癌症样本中同时发生，这暗示了这些突变可能在不同癌症样本的进化中扮演着类似的角色。

2012 年由 NIH 的 TCGA（The Cancer Genome Atlas）联盟测序了 178 个肺鳞状细胞癌（SCC, lung squamous cell carcinomas，非小细胞肺癌的一个亚型）。通过这些测序基因组的分析，在每个基因组中平均识别出 360 个蛋白编码区突变、165 个基因组重排和 323 个拷贝数变化。在多种原癌基因和抑癌基因中，人们只发现了几个重复的突变，如 *CDKN2A*、*PTEN*、*PIK3CA*、*KEAP1*、*MLL2*、*HLAA*、*NFE2L2*、*NOTCH1*、*RB1* 和 *P53*，其中，*P53* 几乎在所有的 178 个基因组中都有突变。另外，一些基因拷贝数的变化也被发现，如 *SOX2*、*PDGFRA*、*KIT*、*EGFR*、*FGFR1*、*WHSC1L1*、*CCND1* 和 *CDKN2A* 等，拷贝数明显扩增的包括 *NFE2L2*、*MYC*、*CDK6*、*MDM2*、*BCL2L1* 和 *EYS* 等基因，明显缺失的包括 *FOXP1*、*PTEN* 和 *NF1* 等基因（The-Cancer-Genome-Atlas 2012a）。不幸的是，根据这些发现的突变，却并没有从根本上揭示出关于此类癌症形成机制的新生物学解释，这也是其他众多癌症基因组测序计划面临的共同结果。

为帮助读者理解为什么这些特定基因在肺鳞状细胞癌（SCC）基因组中会具有如此大量的复制或删除，表 4.1 给出了它们功能的主要描述。

表 4.1　肺鳞状细胞癌（SCC）中扩增和删减的基因的主要功能描述

基因符号（基因名称）	功　　能
NFE2L2 (nuclear factor, erythroid 2-like 2)	很重要，在氧化压力应答过程中参与协调众多上调的基因
MYC (avian myelocytomatosis viral oncogene)	能激活一些与生长有关的基因
CDK6 (cyclin-dependent kinase)	在细胞周期中促进 G_1/S 期的转换
MDM2 (E3 ubiquitin protein ligase)	抑制 P53 和 P73 介导的细胞周期停滞以及凋亡
BCL2L1 (Bcl-2-like protein 1)	一种强大的细胞死亡的抑制剂
EYS (eyes shut homolog)	含有多个上皮生长因子样的结构域
FOXP1 (Forkhead box P1)	一种重要的 B 细胞发育的转录调控因子
PTEN (phosphatase and tensin homolog)	能拮抗 PI3K-AKT/PKB 存活信号通路
NF1 (neurofibromatosis)	促进 RAS 的失活

从表 4.1 我们可以得出结论，具有显著扩增的基因趋向于与细胞生长、繁殖、抑制细胞死亡和氧化应激压力反应等功能有关，而那些删减基因则是与这些扩增的基因功能截然相反的。

4.2.2 结肠癌基因组

在美国导致死亡人数排名第三的癌症是结肠癌。分析其癌症基因组发现，无论是对散发型还是遗传型，超过 80% 的人类结肠肿瘤（CRCs）都具有 APC 基因突变（Kinzler and Vogelstein 1996）。APC 的生理学角色是肿瘤抑制基因，用来维持β连环蛋白（β-catenin protein）的磷酸化，防止其进入细胞核后形成细胞繁殖转录因子。

第一篇关于结肠癌大规模基因组测序的论文由 TCGA 完成并于 2012 年发表，共测序了 276 个结肠癌基因组（The-Cancer-Genome-Atlas 2012b）。找到了 24 个在结肠癌中显著突变的基因。除了 5 个 Fearon 和 Vogelstein 结肠癌模型（Fearon and Vogelstein's CRC model）中的基因，ARID1A、SOX9 和 FAM123B 在结肠癌基因组中也具有较高的突变率，说明它们对于结肠癌的形成非常重要。在这些基因中，ARID1A 与染色体重构有关（Guan et al. 2011）；SOX9 是发育基因，在男性性别发育过程中起作用（Kent et al. 1996）；FAM123B 是信号蛋白，可能参与肾脏发育（Genetics-Home-Reference 2014）。

在通路层面计算分析这些突变为结肠癌的生物学机理提供了新视角。例如，发现了 16 个在 WNT 信号通路的基因突变，说明这一通路中正常功能的改变对于结肠癌的发展具有重要作用。值得注意的是，此通路的关键功能是协调细胞繁殖、分化和转移等活动。于是，此通路的众多突变说明结肠癌受益于这三项基本细胞过程的失调。PI3K 和 RAS–MAPK 信号通路的突变在测序样本中也很普遍，包括互斥突变 PIK3R1 和 PIK3CA、PTEN 缺失、互斥突变 KRAS 和 NRAS 以及 BRAF 等，说明同时抑制 RAS 和 PI3K 通路，可能对结肠癌的治疗有益（The-Cancer-Genome-Atlas 2012b）。TGFβ 和 P53 通路在结肠癌中的突变也很常见。在不同的标本中还多次检测到了 ERBB2 和 IGF2 的扩增，而二者都属于生长因子。最后，许多样本中还检测到了 NAV2 基因和 WNT 通路成员 TCF7L1 基因的融合。

总之，我们已经从突变数据中获得了大量信息，可用于分析并阐述结肠癌的特定进化压力。特别需要指出的，这些突变是为了让结肠癌细胞从所暴露的生存压力中促进进化和存活而被选择的（详见第 5 章的讨论）。进一步关于这些突变的数据分析，配合在生理条件下已知的相关功能基因，以及对于癌症发展的现有知识，我们将进一步建立逻辑模型来解释为什么结肠癌细胞会选择这些特定的突变，这可以通过结肠癌样本引出选择性进化轨迹的潜在机制，为我们带来新的视角。

4.2.3 胃癌基因组

虽然幽门螺旋菌（H.pylori）感染已被确信是导致胃癌的危险因素之一，但至今人们对胃癌的分子基础所知甚少。目前已有大量分析胃癌基因组测序的论文发表，包括两项外显子测序计划和一项全基因组关联分析，这些论文报道了在染色质重构基因 *ARID1A* 中的新突变和两个可疑的与非贲门胃癌（non-cardia gastric cancer）有关的基因座突变（Shi et al. 2011；Wang et al. 2011）。另一项关于两个胃癌基因组的分析，揭示了在这种癌症中存在着具有 3 个显著突变特征的野生型 *KRAS* 扩增（Nagarajan et al. 2012）。结合 40 组胃癌外显子的基因组数据，与另外 94 个独立胃癌的定向筛查结果，进一步分析了上述观察到的突变，结果显示在多个胃癌样本中反复出现了 *ACVR2A*、*RPL22*、*LMAN1* 和 *PAPPA* 基因突变（Nagarajan et al. 2012）。其中，*ACVR2A* 可以激活 *SMAD* 转录调控子，它是一个 TGFβ 信号传导辅酶因子；RPL22 是核糖体蛋白；LMAN1 是甘露糖特异性凝集素（mannose-specific lectin）；PAPPA 是金属蛋白酶（metalloproteinase），与 IGF（insulin like growth factor，胰岛素样生长因子）的释放有关。

我们的团队完成了 5 对胃癌及其对照组的全基因组测序（Cui et al. 2014），试验的目的不仅是为了揭示在胃癌中发生了哪些基因组变化，也是为了研究这些变化是如何产生的，以及它们在癌症发展过程中可能的作用。我们尤其关注了可能引起 DNA 修复系统受损的致癌性因素与基因组改变之间的相关性，以及幽门螺旋菌 DNA 整合到宿主基因组中的潜在情况等。分析的结果识别出了 407 个非同义点突变（non-synonymous point mutation），其中最常见的位置是 MUC3A、MUC12（黏蛋白，mucins），以及三个转录因子——*ZNF717*、*ZNF595* 和 *P53* 基因，这在许多癌症中都与锌指蛋白（zinc finger protein）有关（Litman et al. 2008；Barbieri et al. 2012；Liu et al. 2012）。我们还发现了 679 个基因组重排，它们共破坏了 355 个编码基因。此外，还有 76 个基因出现了拷贝数变化。最有趣的分析结果是，幽门螺旋杆菌 DNA 可能整合进了宿主的基因组中。如果此现象被实验证实，则可为有效治疗胃癌提供非常有用的潜在指导信息。

4.2.4 白血病基因组

在非实体瘤中，急性淋巴细胞白血病（acute lymphoblastic leukemia，ALL）是儿科最常见的恶性肿瘤。在其不同的亚型中，早期 T 细胞前体急性淋巴细胞白血病（early T-cell precursor ALL，ETP ALL）具有较多的拷贝数变异，且治疗成功率低（Coustan-Smith et al. 2009）。2012 年，Zhang 等发表了一项关于 12 个早期 T 细胞前体急性淋巴细胞白血病 ETP ALL 全基因组测序的研究结果（Zhang et al. 2012）。每个基因组平均具有 1140 个点突变，包括 154 个非同义点突变和 12 个结构变异，并与大量编码蛋白区域重叠，如细胞受体因子调控子相关区域、*RAS* 信号（*NRAS*、*KRAS*、*FLT3*、*IL7R*、*JAK3*、*JAK1*、*SH2B3* 和 *BRAF*）、造血发育（*GATA3*、*ETV6*、*RUNX1*、*IKZF1* 和 *EP300*）和组蛋白修饰（*EZH2*、*EED*、*SUZ12*、*SETD2* 和 *EP300*）等。我们发现，*DNM2* 和 *ECT2L* 两个基因的突变在多个样本中反复出现，*DNM2*（形成一种细胞骨架蛋白）被确信与细胞内吞和细胞移动有关；*ECT2L*（epithelial cell transforming sequence 2）这一鸟苷酸交换因子，可能是致癌基因。此外，*JAK3*（leukocyte Janus kinase）、*IL7R*（interleukin 7 receptor）、*IFNR1*（interferon gamma receptor 1）和 *BRAF* 这些突变都有可能与白血病（ETP leukemic clone）普遍的发病机制相关①。

　　在所有白血病类型中，慢性髓细胞性白血病（chronic myelogenous leukemia, CML）可能是已知信息最多的。人们认为大多数 CML 病例都是由费城染色体或其相关因素导致的（图 4.1 和第 1 章）。特别的，9 号染色体的 *ABL* 基因（从阿贝尔森小鼠白血病病毒获得的，acquired from the Abelson murine leukemia virus）与 22 号染色体的 *BCL* 裂点簇区（breakpoint cluster region）基因融合，激活了 *ABL-BCL* 酪氨酸激酶，这被认为是导致这种癌症的唯一原因。

　　格列卫②（Gleevac），一种酪氨酸激酶抑制剂，可以非常有效地终止恶性细胞迅速增殖。然而，随着时间的推移，由于癌症具有进化出耐药克隆的能力，这种药物开始失去有效性（Hochhaus 2006）。耐药的病例一般分为两种类型：一个是 *ABL-BCL* 依赖型（*ABL-BCL*-dependent），另一个是 *ABL-BCL* 独立型（*ABL-BCL*-independent）。*ABL-BCL* 依赖型倾向于出现 *ABL* 基因的点突变以防止 Gleevac 的结合（Deininger et al. 2005）；*ABL-BCL* 独立型通过直接激活下游信号蛋白，如 SRC 激酶，从而绕过药物对 *ABL-BCL* 的抑制（Thomas et al. 2004）。所有这些都明显地提出了一个问题：费城染色体是否的确是此类 CML 癌症的唯一动力。如果答案是肯定的，那么当驱动原因被抑制了以后，又是什么原因导致了癌症的后续变化呢？

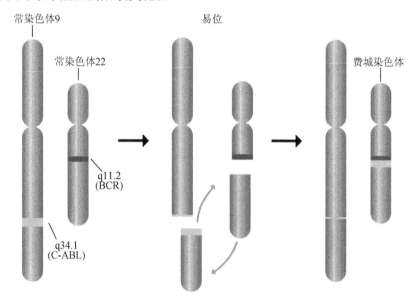

图 4.1　费城染色体的形成示意图

---

① ALL 与 AML 白血病的区别。急性白血病是造血系统的恶性肿瘤，特点为造血细胞的某一系列在骨髓中恶性增生，并进入血流浸润各组织器官，引起一系列临床表现。其中，小儿白血病是小儿发病率最高的恶性肿瘤，最常见的类型为急性淋巴细胞白血病，占所有小儿急性白血病的 80%。而急性髓系白血病（acute myeloid leukemia, AML）是成人中最常见的急性白血病。一般而言，ALL 比 AML 有更好的预后效果，但是这其中到底存在什么机制与差别至今并不清楚。
　　——译者注

② 是瑞士诺华 Novartis 制药公司研究开发出的治疗慢性髓细胞性白血病 CML 的一种小分子化学药物。——译者注

4.3　从通路层面考虑驱动突变：案例研究

通过将观察到的驱动突变映射到 KEGG（Ogata et al. 1999）、BIOCARTA（Nishimura 2001）和 REACTOME （Croft et al. 2011）等生物通路数据库上，人们发现在统计上这些突变富集在许多通路上。一项研究认为，所有已知的驱动突变都富集于 12 条信号通路（Vogelstein et al. 2013）。为了让读者明白为什么这些通路更容易出现突变，我们在以下的讨论中将在多种癌症中富集驱动突变的通路或生物过程分为三类：细胞生长（cell growth）、细胞（cell survival）和基因组维护（genome maintenance）。

4.3.1　细胞分化

细胞分裂和分化是通过细胞周期调控相关联的两个基本过程，是生长和分化的转换点（growth-to-differentiation transition，GDT），出现在细胞周期的 G_2 期。只有当 GDT 检查失败时，一个增殖的细胞才会退出细胞周期进入分化阶段，如在没有足够的营养支持细胞分裂时。因此，一个正常的增殖细胞选择哪条路线取决于 GDT 的检查结果。对于癌症细胞，这一情况变得比较复杂。具体来说，癌症以细胞分裂作为其生存手段的一种（第 5 章详细阐述）。也就是说，没有细胞分裂，这些细胞就会死亡。研究者普遍认为，癌细胞往往比正常细胞产生更少的 ATP（Hirayama et al. 2009）（第 5 章详细讨论）。当 ATP 缺乏的增殖细胞经历细胞周期时，它们本应该是在 GDT 检查点处选择细胞分化道路（癌症的另一个悖论[①]）。但细胞的这种分化转换会导致死亡，因此这产生了一个直接压力，让它们去选择有利于趋向细胞分裂的突变，而不是去进行分化。在 *APC*、*HH* 和 *NOTCH* 基因中发现的突变，可能都与这个选择有关，因为已知这些基因对于 GDT 检查点非常重要（Jordan et al. 2006; Meza et al. 2008; Kahane et al. 2013）。*IDH*（异柠檬酸脱氢酶，isocitrate dehydrogenase）中的特定突变，成为产生 2HG 的 *IDH* 突变，在神经胶质瘤、急性髓系白血病和软骨肉瘤（Lu et al. 2012）中被发现，其突变目的本质上是相同的，即主要通过抑制一种组蛋白甲基化阻止细胞转变为分化期。

4.3.2　细胞存活

正如上面所讨论的（详细的讨论在第 5 章），肿瘤细胞增殖是它们的一种生存方式。在这个过程中，它们逐渐失去细胞周期调控子对其正常的调控功能。生存已经成为这些细胞的唯一目的，因此任何能让这些细胞产生克服死亡的生存优势的基因突变都将被选中[②]。癌症基因组分析表明，大量的突变与细胞生存相关，这些突变能导致：①躲避细

---

① 因为癌症在此种缺少能量的情况下却选择了分裂。——译者注

② 饮鸩止渴，正如人类之于地球，过多的能源开采和大量的生态破坏，维系了人类的存活，但最终却导致地球的环境恶化，与癌症对躯体所做的一切极其相似。——译者注

胞凋亡的激活；②跳过细胞周期检测点；③提高细胞适应度水平（第 8 章中讨论）；④提高细胞增殖能力，这样同时也就提高了其生存率（Li et al. 1998）。下面列举了一些具有此类突变的基因：①癌症抑制基因 *PTEN*、*RB1*、*NF1*、*WT1*、*MYC*、*CDKN2A* 和 *VHL*；②原癌基因 *MYC*、*EGFR*、*HER2*、*EGFR2*、*PDGFR*、*TGFβR2*、*MET*、*KIT*、*RAS*、*RAF*、*PIK3CA* 和 *BCL2*。为了生存不惜任何代价，似乎是所有癌症的关键特征。

4.3.3　基因组维护

正常的人类细胞具有复杂的维护 DNA 精确复制的机制，以确保他们的基因组严格地从一代复制到另一代，这是编码在基因组中的预定功能。在正常生理条件下，为了整个组织的健康，一个错误复制的 DNA 拷贝可以导致新细胞被清除。众所周知，伴随着代谢活动的增加，肿瘤微环境往往具有高水平的氧化应激压力。这是由于它们生产了过剩的活性氧簇（ROS）和活性氮簇（reactive nitrogen species，RNS）。在活性氧蓄积诱导的应激压力和 DNA 损伤的条件下，在细胞周期中的 DNA 完整性检查可能会减缓细胞分裂过程，甚至直接导致细胞凋亡，癌细胞则试图躲避此类检查。健康细胞需要这样的机制来清除发生故障的细胞，但是肿瘤细胞却不需要此类机制，失去这种检测机制的能力可以帮助癌细胞获得更高的生存效率。因此，许多参与基因组完整性维护的基因，如 *P53* 和 *ATM*（ataxia telangiectasia mutated，共济失调毛细血管扩张突变）等，这些突变在不同的癌症中广泛存在。出于同样的原因，DNA 修复基因，如 *MLH1*（DNA mismatch repair protein 1，DNA 错配修复蛋白 1）、*MSH2* 或 *MSH6*，也经常在癌症中突变。这将导致 DNA 修复功能的丧失，并反过来加速积累更多的突变。

通路层面的突变分析可以识别出癌细胞中需要抑制或增强的细胞过程，从而提供一种方式来观察整个森林（细胞通路）的全貌，而不仅仅是关注于个别的一些树木（基因），并在一个更高功能水平上理解单个突变的影响。在 4.4 节中，我们将沿着这种思路进行进一步的讨论，我们将检验在特定类型癌症基因组中观察到的所有突变，包括已有文献中定义的驱动突变或乘客突变。

4.4　癌症基因组突变数据的（潜在）信息

正如前面小节中已经讲过的，大量的癌症基因组已被测序完成，并且已有大量基因组分析的论文发表。这些研究已经揭示出编码各种不同细胞功能基因的大量突变。然而，使人惊讶而又可能令人失望的是，在理解癌症的基本生物学方面，我们没有多少突破性成果是基于这些大规模基因组测序和分析工作而得到的。在过去多年里，科研工作者包括一些前沿癌症遗传学家，越来越关注并质疑着不断测序癌症基因组的真正价值。仔细研究 2010 年由 Vogelstein 给出的一项研究报告可能会对为什么发生这种情况给出一些提示（Kaiser 2010）。这份报告预测，尚未识别出的驱动基因很可能归属于 12 条通路，在这些通路中富集了 300 多个预测的驱动基因，并且在未来的癌症基因组测序计划中预期不会发现很多新的驱动基因。

显然这是令人惊讶的，因为这似乎表明了任何癌症的遗传信息都由这 300 多个基因编码。由此引发一个问题：我们真的从基因突变数据中发现了所有癌症相关的遗传信息吗？或者是我们在视野上仅仅局限于从癌症基因组测序中得到的信息？[①]

为了尝试检测这两个问题哪个可能是正确的，我们对一组已公布的 24 个人类结肠癌样本的测序基因组进行了分析，这组样本涵盖了不同的疾病阶段，包括结肠息肉、结肠癌前腺瘤（小）、癌前结肠腺瘤（大）和结肠腺癌等（Nikolaev et al. 2012）。选择这个特定的数据集主要是基于这样的考虑：它提供了癌前期结肠组织中的突变信息。对于 24 个测序基因组，在我们的分析中又剔除掉了 4 个，因为其中 3 个是固着锯齿状腺瘤（sessile serrated adenoma），它代表了不同于其他肿瘤样本的一种结肠肿瘤，另外一个腺瘤样本则缺少明确的发展阶段信息。在我们分析的 20 个样本中，包括 1 个带有 4 个突变的息肉标本、8 个带有 272 个突变的轻度腺瘤标本和小腺瘤标本、8 个带有 344 个基因突变的严重大腺瘤标本，以及 3 个带有 198 个突变的腺癌标本。在这 815 个突变中，9 个被该篇论文的作者们预测为驱动突变，分别是 APC、KRAS、CTNNB1、P53、NRAS、GNAS、AKT1、ADRID1A 和 SOX9，所有这些基因都是抑癌基因或原癌基因。而这 815 个突变的其余部分则被视为乘客突变。由于该数据集只有 3 个腺癌样品，为了避免数据量过少而难以产生有意义的统计结果，于是在我们的分析中引入了另一套已公布的结肠腺癌基因组（The-Cancer-Genome-Atlas 2012b）。

这个组合数据集使我们能够通过观察疾病不同阶段的进展，审视富集突变的通路是如何变化的。新数据集中包含 131 个腺癌样本的全基因组，其中包括 18 个 I 期样本（共含有 1439 个突变）、47 个 II 期样本（共含有 3683 个突变）、43 个 III 期标本（共含有 3657 个突变）和 23 个 IV 期样本（共含有 2061 个突变）。这些突变中的 32 个被此数据集的作者预测为驱动突变。下面我们对这两个数据集中被原作者预测为乘客突变的基因进行了分析。

要检查预测的乘客突变是否可能包含任何有趣的信息，一个简单策略是对这些突变用 DAVID 工具进行通路富集分析。DAVID 的分析是基于 KEGG、BIOCARTA 和 REACTOME 这 3 个常用通路数据库进行的。表 4.2 列出了具有高统计学意义的富集基因突变的通路或基因集合。

表 4.2　乘客突变的通路/基因集合富集分析

腺瘤（小的）	腺瘤（大的）	数据集 1 中的结肠癌	结肠癌 1 期	结肠癌 2 期	结肠癌 3 期	结肠癌 4 期
cell adhesion (4.9E-8)	glycoproteins (1.3E-9)	cell adhesion (1.3E-10)	glycoprotein (1.2E-23)	glycoprotein (1.1E-27)	glycoprotein (7.7E-25)	glycoprotein (2.4E-24) cell adhesion (7.9E-21) EGF-like region (2.4E-13)
fibronectins (5.0E-7)	cell adhesion (7.1E-8)	glycoproteins (3.0E-7)	cell adhesion (8.7E-21)	cell adhesion (3.7E-18)	cell adhesion (6.5E-19) fibronectin (1.7E-15)	fibronectin (2.3E-13) ATP-binding (6.7E-10)

[①] 癌症遗传信息应不仅仅限于 300 多个基因。——译者注

续表

腺瘤（小的）	腺瘤（大的）	数据集 1 中的结肠癌	结肠癌 1 期	结肠癌 2 期	结肠癌 3 期	结肠癌 4 期
cell motion (6E-7)	fibronectin (4.6E-5)	extracellular matrix (3.9E-6)	ion transport (1.9E-11)	ionic channel (2.4E-16)	immunoglobul in I-set (1.1E-13)	plasma membrane (9.7E-9)
morphogenesis (1.8E-5)	EGF-like genes (1.3E-4)	immunoglobul in subtype (3.0E-4)	EGF-like region (2.7E-11)	plasma membrane (6.4E-15) EGF-like region (7.7E-15) ion-binding (4.4E-13) ATP-binding (1.3E-11)	plasma membrane (1.3E-12)	immunoglobul in (3.8E-9)
glycoproteins (1E-4) extracellular matrix (1.7E-4)	ABC transporters (2.0E-4)	cell membrane (4.6E-4)	plasma membrane (2.6E-10)	extracellular matrix (3.0E-10) fibronectin (1.2E-10)	ionic channel (9.4E-11) EGF-like (8.3E-11)	extracellular matrix (4.0E-8) ion-transport (1.2E-8)
ECM-receptor interaction (2.2E-3)	cadherin (2.3E-4)	EGF-like genes (1.1E-3)	cell morphogenesis (2.5E-9)	extracellular matrix (3.0E-9)	ion-binding (5.6E-10)	metal ion binding (3.0E-7)
cell cycle (1.2E-2)	extracellular matrix (8.5E-3)	fibrinogen C-terminal (3.6E-3)	fibronectin (4.3E-9)	laminin (4.4E-8)	extracellular matrix (6.7E-10)	transmission of nerve impulse (2.4E-6)
	actin-binding (2.2E-2)	differentiation (5.4E-3)	cytoskeleton (4.2E-9)	synapse (2.3E-8) guanyl nucleotide exchange factor (1.3E-7)	neuron differentiation (6.4E-10)	neuron differentiation (3.1E-6)
		von Willebrand factor (9.2E-3) laminin G (9.4E-3) ECM-receptor interaction (1.2E-2)	cadherin (1.5E-8) immunoglobul in (5.6E-8) laminin (5.3E-8) endometrial cancer (1.4E-7) extracellular matrix (1.5E-6)	immunoglobul in subtype (3.9E-7) motor protein (3.4E-7) cell morphogenesis (1.7E-6) ank-repeat (1.3E-6) cytoskeletal part (2.2E-6)	cell morphogenesis involved in differentiation (1.4E-9) ATP-binding (1.2E-9) protein kinase (5.4E-9) transmission of nerve impulse (1.5E-7)	cytoskeletal part (6.7E-6) sarcomere (6.1E-6) muscle cell differentiation (3.3E-5) leucine-rich repeat (1.7E-5) laminin G (2.9E-5)

续表

腺瘤（小的）	腺瘤（大的）	数据集1中的结肠癌	结肠癌1期	结肠癌2期	结肠癌3期	结肠癌4期
			collagen (5.0E-5)	cell motion (3.8E-5)	Actin-binding (4.6E-7)	cell motion (3.4E-5)
			cytoskeleton organization (1.6E-4)	actin cytoskeleton (1.3E-5)	cytoskeleton (2.2E-7)	triple helix and collagen (1.9E-5)
			morphogenesis (8.1E-4)	embryonic development (1.7E-4)	laminin (1.9E-7) microtubule (8.2E-7)	dynein heavy chain, (8.1E-5)
			cell junction organization (1.9E-3)		glutamate receptor activity (1.0E-6)	calmodulin binding (2.3E-4)
			complement control (1.5E-3)		synapse (4.4E-6)	dendrite (3.5E-4)
					motor protein (2E-6)	tyrosine protein kinase, active site (3.3E-4)
					detection of abiotic stimulus (2.9E-5)	GTPase binding (6.1E-4)
					calcium ion transport (2.7E-5)	
					tyrosine-specific protein kinase (3.6E-4)	

注：不包括息肉样本中的基因突变，因为它们在统计学意义上未能富集任何通路。

表 4.2 的每一列给出了所有富集的突变，它们在第一数据集中的 $p < 0.05$，并且在第二个数据集中的 $p < 0.005$（使用更严格的阈值设定，是为了简化下面的算例分析，否则就会有太多突变需要考虑）。从表 4.2 可以看出，在早期腺瘤阶段，富集突变的通路（基因集合）与多项功能相关，如细胞黏附、细胞外基质成分和相互作用[纤连蛋白、细胞外基质（ECM，extracellular matrix）、ECM-受体相互作用、糖蛋白]、细胞形态、细胞周期和细胞运动等。这些结果有力地表明，在早期腺瘤中变化已经开始形成：①细胞外基质成分组成以及细胞-ECM 相互作用；②细胞与细胞的黏附；③细胞形态；④细胞周期，等等。值得注意的是，所有这些突变都与参与组织发育的基因有关。

正如第 1 章所介绍的，ECM 成分在癌症（或其他组织）的发展中扮演着重要角色。

众所周知，通过改变 ECM 成分来改变机械特征是组织开始发育的一个关键步骤。表 4.2 中的数据表明，通过改变 ECM 成分从而改变 ECM 机械特征，可能是癌症（组织）开始发育的第一步，或者至少是前期步骤的一部分。我们在 ECM 细胞交互、细胞间黏附、细胞形态和细胞周期观察到的变化表明，在结肠癌中，组织发育的过程并不是像正常组织那样是自上而下的，在其他癌症中可能亦是如此。对于后者（正常组织）来说，正常组织以协调的方式对所有相关流程（参与者）发出信号，来准备和执行适当的组织发育所需的行动。具体来说，为了达到细胞增殖和组织发育，必须出现以下变化：①生长的信号；②细胞分裂的材料准备；③细胞周期激活；④由⑤诱导的细胞外基质相互作用改变引起的细胞形态变化；⑤ECM 成分变化引起的 ECM 机械特性变化和一些其他的变化。

　　观察到的突变数据显示，癌症组织的发育是一个自下而上的过程。特殊细胞首先在应激压力下分裂（详细的驱动信息见第 5 章），但是在组织级别却没有适当的信号通知所有相关参与者。最初的细胞分裂信号，是通过改变细胞代谢和生成特殊的透明质酸碎片而产生的（第 6 章）。这些细胞分裂信号可能激活一些参与者（但可能并非所有），使其参与组织发育中。至少，这不是与正常（组织）在同一水平上的协调活动，它使相关细胞为组织发育而处于部分激活的状态，并等待其他参与者的加入。在上述的情况中选中的突变，可能就是这些被等候的参与者，例如，在没有完整组织发育信号情况下，这些突变为细胞分裂打开了所有需要的大门。

　　这并不难想象，尽管透明质酸片段（理论上）可以提供上面所说的①～⑤所需的所有信号，但它们是透明质酸酶随机降解透明质酸聚合物的结果，而不是设计用于支持组织协调发育的方式。此外，我们知道，如果没有足够用于合成的大分子来支持细胞分裂（Vaux and Weissman 1993），细胞生长信号将诱导细胞死亡，我们推测以非协调性的透明质酸片段信号为基础的组织发育，会导致与细胞生长相关的应激压力，这可能是观察到的肿瘤细胞选择突变的直接原因。在表 4.2 的第 2 列中，我们列出了大量的腺瘤样本中突变富集的通路，包括：①类 EGF（epidermal growth factor like，类表皮生长因子 EGF）域（EGF-like domain）；②ABC 转运蛋白（ATP-binding cassette，ATP 绑定盒）；③钙黏蛋白；④除了那些与小腺瘤样本共享之外的肌动蛋白结合位点。值得注意的是，EGF 类域是层粘连蛋白的一部分，是一种关键链接器蛋白质，是 ECM 不可缺少的一部分。人们早已得知 ABC 转运蛋白与癌症有关，这主要是因为它们在多条耐药通路中扮演的角色。正如 Fletcher 的评论所说，最近的研究发现，基于后面的观察，在癌症发展过程中 ABC 转运蛋白实际上扮演着积极的角色：①ABCB1 的表达可以推迟白血病细胞凋亡的激活；②ABCC1 可以促进细胞存活，敲除该基因将抑制神经母细胞瘤的增殖；③减少敲除 ABCG2 后（with reduced knock-down of ABCG2），细胞增殖会增加（Fletcher et al. 2010）；对于钙黏蛋白来说，它的功能丧失降低了细胞间的黏附，因此允许细胞移动并侵入邻近组织；对于肌动蛋白结合来说，它是 ECM 和细胞内肌动蛋白细胞骨架之间的连接，而在细胞分裂时需要肌动蛋白细胞骨架在连接处发生结构变化，这个过程通常是通过肌动蛋白质和 ECM 关联蛋白间的相互作用诱导的，如图 4.2 所示。

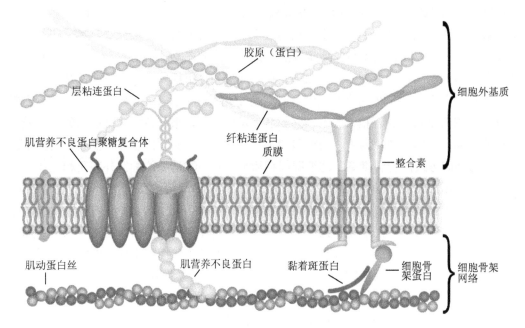

图 4.2　肌动蛋白细胞骨架结构和 ECM 相关蛋白质交互的示意图

细胞分裂需要细胞骨架结构的改变，通常由肌动蛋白质和 ECM 关联蛋白（如整合素）间的相互作用诱导

　　总的来说，可以看出，在腺瘤从小到大的生长过程中，它们持续地改变着 ECM 的根本成分及物理性质，这可能提高了生长信号的有效性，并诱导了肌动蛋白细胞骨架结构的变化。例如，先前的研究表明，当底层 ECM 从非常松弛而富有弹性变成非常致密僵硬时，生长因子的效率可以增加 100 倍（Wells 2008）。从突变数据中，我们推测由突变驱动的细胞形态学变化的增强，可能与缺乏协调组织发育的其他方面因素同样重要，如由透明质酸片段作为信号（第 6 章）。此外，在得到其他更持久的抑制措施之前（如 *P53* 的功能丧失），细胞似乎已经开始努力延缓或抑制细胞凋亡。

　　从表 4.2 的第 4 列可以看到，对于 I 期的腺癌，许多通路和基因组群富集了跟癌前期腺瘤组织一样的突变，但其统计学显著性更强并且活性更强。这些关于细胞黏附、ECM 成分、细胞骨架结构和 ATP 绑定的通路往往贯穿于癌症发展的全部四个阶段。这些结果清楚地表明，通过突变来改变这些通路的功能状态在癌症（组织）的整个发展过程中至关重要，这可能也是由于缺乏（癌）组织发育方面的信号或者信号不够强所致。此外，I 期的癌症在一些新的通路和基因组群中出现了突变，如离子转运蛋白、细胞膜、免疫球蛋白和补体调控等。

　　在过去十年的研究中，人们已经意识到许多离子转运蛋白（渠道）与控制细胞周期检查点的时机有关。具体来说，离子通道调节钙信号，并进一步促进了有丝分裂过程（Becchetti 2011）。失去这种能力可以如预期的那样促进肿瘤。根据上一段②中所述，细胞膜结构的变化一直被认为与癌症的发展有关（Weinstein 1976）。一项研究表明，癌细胞可以在细胞表面消耗氧气，并通过细胞膜电子转运体氧化 NADH 以支持糖酵解产生 ATP（Herst and Berridge 2006）。因此，这很可能是糖酵解癌细胞的一种选择，即通过改变细胞膜结构更好地促进糖酵解 ATP 的产生和肿瘤生长。关于③中所述的在免疫球蛋白中所观察到的突变，近期的一项研究发现，这些蛋白质的活动可能与癌变过程中的免疫保护相关，从而让我们可能把这个蛋白家族选择的突变和癌症关联起来。关于④，最近有报道，补体途径是固有免疫系统的一部分，癌细胞可以利用和控制补体途径（complement pathway），通过废除识别变异的自体细胞（如癌细胞）的方式，来逃避免疫系统攻击（第八章）（Ferreira et al. 2010）。总之，在 I 期癌症中的这些额外突变，扰乱了细胞周期事件的正常时序控制，提高了肿瘤细胞所需的糖酵解 ATP 产量，并干扰了免疫系统。

以上对结肠癌三个连续发展阶段的三组突变的分析，为我们清晰地描绘了结肠癌（癌前病变）早期发展阶段的关键性事件。当将这样的数据与同一组样品的转录组数据一起进行分析的时候，人们不仅能够确定哪些功能必须被抑制，还能确定哪些功能必须被激活（一些突变导致的），从而提供一个癌症早期发育所有需要的关键性事件的更完整的全景。

接下来讨论癌症的进一步发展阶段，从表 4.2 的 5～7 列可以看到，随着肿瘤进展到 II、III和IV期，新的突变发生在以下几个方面：①Rho 胍基核苷酸交换因子活性（第 II 期），以及相关的微管（第III期）和 GTP 酶结合（第IV期）；②细胞运动（第 II、III和IV期）；③分化（第III和IV期）；④胚胎发育；⑤一种酪氨酸激酶（第III和IV期）。简要地说，如前面所讨论的，上述①中的突变与细胞分裂所需的细胞骨架重组活化有关；②中的突变显然与肿瘤侵袭有关；③和④则都涉及所谓的"癌细胞去分化"，而我们知道"去分化"是一种与癌细胞密切相关的属性（Medema 2013）；上述⑤是与构成生长信号有关，这有力地说明，在这一时期的细胞增殖不再由早期的驱动因素所驱动，如细胞再也不需要摆脱蓄积的葡萄糖代谢（第 5 章），取而代之的是尚未明确的其他因素，而这些因素需要比基于透明质酸的信号途径更有效的信号方式，特别是通过生长因子的突变促进本质上的活化。基本上，正如突变数据所揭示的那样，在癌症的发展中，细胞运动、细胞去分化和组织发育变得越来越重要。

值得注意的是，尽管在癌前和早期癌组织中观察到的突变是与组织发育高度相关的，但在更早阶段观察到的突变则趋向于与细胞运动、细胞去分化和提高生长信号效率等关系更为密切。

通过对结肠癌基因组的组合数据集进行分析，我们确定了癌组织发展所必需的 8 个主要的基因组突变区域，分别是：①改变细胞外基质因的成分和机械特性；②ECM 细胞相互作用和细胞间黏附；③细胞形态、细胞骨架结构和细胞周期的激活状态；④离子通道和细胞膜；⑤固有免疫系统；⑥细胞去分化；⑦自给自足的生长信号；⑧肿瘤侵袭。此外，如果纳入一个被我们忽略的而在原研究认为是驱动突变的数据进行分析，人们则会看到这样的变化：⑨细胞周期调控；⑩逃避细胞凋亡；⑪生长信号或在几个其他活动中生长信号的受体被激活，这显然是过于狭隘地关注了肿瘤组织发展的某一方面，如细胞增殖及其相关控制。

我们希望通过更加仔细地分析基因突变的数据，可以让我们深入理解哪些细胞过程必须被禁止，哪些细胞过程必须被增强，以及是什么原因决定了这些改变的相关顺序。此外，如果与基因表达数据一起进行分析，我们则有可能推导出哪些特定功能的改变（抑制或增强）是必须通过突变来实现的；而哪些是可以通过突变、转录或表观水平调节中的一种来完成的。当在不同类型癌症中进行这些数据的对比分析时，我们希望这能揭示突变通路中的哪些相对顺序是必需的，而哪些或许是偶然的。

总之，通过一种癌症类型的基因组突变数据，我们却从中得到了更多的信息，通过测序基因组我们可能从中得到比之前两个发表的癌症基因组中更多的信息，这也许是数量级上的差别。所以现在的问题是：已发表的研究出现了什么问题，也就是，为什么这些信息之前没有被报道过？

要回答这个问题，需要仔细审视一些广泛使用的术语定义，如原癌基因、抑癌基因、驱动突变和乘客突变。根据被广泛接受的定义（Bozic et al. 2010），"驱动突变"是在某个微环境中对一个细胞克隆的产生具有选择性优势的突变，无论是对于增加细胞存活还是复制。根据这个概念，所有在表 4.2 中给出的突变都应该是驱动突变，因为它们都有助于癌症的潜在发展，但它们并没有被纳入前述的候选驱动基因行列中。其原因在于，虽然它们可以促进癌细胞的生长，但它们并不属于当前癌症文献中所定义的原癌基因或抑癌基因[1]。

其实，按照原本的定义，原癌基因和抑癌基因都是根据它们与癌症组织发展的相关性来定义的（见第 1 章的定义）。但在实际应用中，这些定义已经被改变。从根本上说，它们的定义已经由其细胞水平的功能所决定。例如，*MYC* 基因的激活可导致细胞在细胞培养物中的增殖，但这不会发生在实际组织环境中，因为如上文所讨论的那样，在细胞增殖发生前，除了激活 *MYC*，还有许多其他的条件必须得到满足。人们可以验证，许多现有文献中报道的预期具有致癌性的原癌基因，都是根据它们在细胞培养中所表现出的功能得到的，而不是组织水平的研究结果！值得再次强调是，组织和细胞水平层面的功能之间的区别是非常重要的，因为后者的定义已经明确地被用于癌症基因组分析发表的论文之中，这使得这些大规模的癌症基因组测序和分析的结果有些令人失望。这一情况可能要归咎于来自癌症基因组的信息实在是相当的有限。

为了达到实用目的，我们在这里学到的一个宝贵的教训是，应该查看所有的突变，而不是仅仅在人工环境下的细胞功能基础上假定的"原癌基因"和"抑癌基因"。在没有任何预先定义的过滤条件下，通路富集分析应该会告诉我们哪些基因以一定的统计置信度与癌症相关，从而鉴定出所有协助癌症发展的突变，以及原始定义下真正的驱动突变或驱动基因。

4.5 基于细胞系研究的局限性：微环境驱动癌症的前奏

非常有必要指出的是，有相当多与癌症相关的已有研究，使用的是细胞系或小鼠异种移植模型。这样模式允许研究者在一个可良好控制并且可重复的环境中进行实验。反过来，细胞系的研究可以阐明激活特定通路的特定信号，或那些可以改变特定功能状态

---

① 驱动突变与原癌基因或抑癌基因的定义有所不同。——译者注

的突变等。与癌症相关的几乎所有已知的分子和细胞机制都可以从这种体外细胞系统中获得。然而，人们不应该忽视的是，癌症不仅仅是细胞水平的问题，还是细胞和它们的（单一或多种）微环境之间的非常复杂的相互作用的结果。而这两者发展都非常迅速，也就是说：癌症的核心问题是在组织水平上的问题，而不是在细胞水平上的（见第 5 章和第 6 章详细讨论）。只有在这样的理解下，我们才可能找到编码在测序癌症基因组中的正确信息。下面的例子可以用来说明为什么是这种情况。

只有在缺乏实际组织环境的细胞系或器官培养情况下，致癌基因激活时才能导致细胞增殖，然而癌症在活的有机体中却是一种组织发育问题。这里需要注意的是，细胞增殖和组织发育具有本质上的不同。在组织环境中，确定细胞何时可以开始分化是受到诸多限制的。首先，细胞必须被附着到其基底上才有机会成长，此基底即 ECM（basement membrane，也被称为基底膜，就是与细胞直接接触的部分）。同时这还需要底层的 ECM 具有一定支持细胞生长的机械特性。此外，当细胞增殖过度导致彼此间过于接近时，由于接触抑制（一种已编码在细胞内的防止过度生长的机制），细胞将停止生长。即使当致癌基因被激活时，也必须在满足一些细胞内部条件的情况下，细胞才可以分裂，包括：①细胞周期必须被激活；②该增殖的细胞必须通过所有的细胞周期检查点；③该细胞必须具有足够的生物分子以产生一个新的细胞；④这个细胞必须具有特定的形态；⑤这个细胞必须是相对健康的（第 8 章）。如要发生细胞分裂，必须满足这些情况（可能还有其他的），或选择特定突变必须来允许在某些条件下可以绕过检查点。本质上讲，细胞分裂（可能是由致癌基因驱动的）是控制组织发育的一个更大机器的组成部分。癌症研究必须在组织发育的背景下付诸实施才是理想的，这也包括如致癌基因预测或基因突变分析等计算分析内容。

然而，这带来了一个普遍性的问题：正如本书通篇强调的，至少在实体瘤中是这样，散发性癌症的基因组数据可能并不包含癌症的驱动因素，（单一或多种）微环境在很大程度上驱动了癌症的发生、发展和转移。根据目前的文献定义，由癌症进化选择的原癌基因和抑癌基因的突变，很有可能只发挥了促进癌症后期发展的作用，而不是像癌症文献中反复提到的早期驱动作用。

4.6 小 结

人们对数以千计的癌症基因组进行了测序，并在这些基因组测序中确定了大量的突变。然而，癌症研究界已经开始质疑进一步测序更多癌症基因组的真实价值。虽已出现许多有趣的信息，但除了个别特例外，其结果并没有引出癌症生物学的突破性发现或带来如许多人预期那样的新治疗模式。然而，在本章中我们已经展示了大量在癌症基因组中出现的信息，并可以利用现有技术进行数据挖掘。据估计，比目前发表和公布的全基因组序列和分析论文丰富大约一个数量级以上的信息是可能的。这并不是说人们缺乏所需要的方法，而是人们被其他以实用目的而开发出的概念限制了自己的视野。而现在是抛弃那些流行概念束缚的时候了，让我们在摆脱所有不必要限制的情况下尽情地挖掘数据吧。

参 考 文 献

Barbieri CE, Baca SC, Lawrence MS et al. (2012) Exome sequencing identifies recurrent SPOP, FOXA1 and MED12 mutations in prostate cancer. Nature genetics 44: 685-689.

Becchetti A (2011) Ion channels and transporters in cancer. 1. Ion channels and cell proliferation in cancer. American journal of physiology Cell physiology 301: C255-265.

Bozic I, Antal T, Ohtsuki H et al. (2010) Accumulation of driver and passenger mutations during tumor progression. Proceedings of the National Academy of Sciences of the United States of America 107: 18545-18550.

Coustan-Smith E, Mullighan CG, Onciu M et al. (2009) Early T-cell precursor leukaemia: a subtype of very high-risk acute lymphoblastic leukaemia. Lancet Oncol 10: 147-156.

Croft D, O'Kelly G, Wu G et al. (2011) Reactome: a database of reactions, pathways and biological processes. Nucleic acids research 39: D691-697.

Cui J, Yin Y, Ma Q et al. (2014) Towards Understanding the Genomic Alterations in Human Gastric Cancer. In review.

de Caestecker MP, Piek E, Roberts AB (2000) Role of transforming growth factor-beta signaling in cancer. Journal of the National Cancer Institute 92: 1388-1402.

Deininger M, Buchdunger E, Druker BJ (2005) The development of imatinib as a therapeutic agent for chronic myeloid leukemia. Blood 105: 2640-2653.

Fearnhead NS, Britton MP, Bodmer WF (2001) The ABC of APC. Human molecular genetics 10: 721-733.

Fearon ER, Vogelstein B (1990) A genetic model for colorectal tumorigenesis. Cell 61: 759-767.

Ferreira VP, Pangburn MK, Cortes C (2010) Complement control protein factor H: the good, the bad, and the inadequate. Molecular immunology 47: 2187-2197.

Fletcher JI, Haber M, Henderson MJ et al. (2010) ABC transporters in cancer: more than just drug efflux pumps. Nature reviews Cancer 10: 147-156.

Genetics-Home-Reference (2014) AMER1.

Guan B, Wang TL, Shih Ie M (2011) ARID1A, a factor that promotes formation of SWI/SNF-mediated chromatin remodeling, is a tumor suppressor in gynecologic cancers. Cancer research 71: 6718-6727.

Herst PM, Berridge MV (2006) Plasma membrane electron transport: a new target for cancer drug development. Current molecular medicine 6: 895-904.

Hirayama A, Kami K, Sugimoto M et al. (2009) Quantitative metabolome profiling of colon and stomach cancer microenvironment by capillary electrophoresis time-of-flight mass spectrometry. Cancer research 69: 4918-4925.

Hochhaus A (2006) Chronic myelogenous leukemia (CML): resistance to tyrosine kinase inhibitors. Annals of Oncology 17: x274-x279.

Jordan K, Schaeffer V, Fischer K et al. (2006) Notch signaling through Tramtrack bypasses the mitosis promoting activity of the JNK pathway in the mitotic-to-endocycle transition of Drosophila follicle cells. BMC Developmental Biology 6: 1-12.

Kahane N, Ribes V, Kicheva A et al. (2013) The transition from differentiation to growth during dermomyotome-derived myogenesis depends on temporally restricted hedgehog signaling. Development 140: 1740-1750.

Kaiser J (2010) UPDATED: A Skeptic Questions Cancer Genome Projects. Available at: http://news.sciencemag.org/2010/04/updated-skeptic-questions-cancer-genome-projects.

Kent J, Wheatley SC, Andrews JE et al. (1996) A male-specific role for SOX9 in vertebrate sex determination. Development 122: 2813-2822.

Kinzler KW, Vogelstein B (1996) Lessons from hereditary colorectal cancer. Cell 87: 159-170.

Lakin ND, Jackson SP (1999) Regulation of p53 in response to DNA damage. Oncogene 18: 7644-7655.

Lander ES, Linton LM, Birren B et al. (2001) Initial sequencing and analysis of the human genome. Nature 409: 860-921.

Li C, Bapat B, Alman BA (1998) Adenomatous polyposis coli gene mutation alters proliferation through its beta-catenin-regulatory function in aggressive fibromatosis (desmoid tumor). The American journal of pathology 153: 709-714.

Litman T, Moeller S, Echwald SM et al. (2008) Novel human micrornas associated with cancer. Google Patents.

Liu P, Morrison C, Wang L et al. (2012) Identification of somatic mutations in non-small cell lung carcinomas using whole-exome sequencing. Carcinogenesis 33: 1270-1276.

Lu C, Ward PS, Kapoor GS et al. (2012) IDH mutation impairs histone demethylation and results in a block to cell differentiation. Nature 483: 474-478.

Medema JP (2013) Cancer stem cells: the challenges ahead. Nature cell biology 15: 338-344.

Meza R, Jeon J, Moolgavkar SH et al. (2008) Age-specific incidence of cancer: Phases, transitions, and biological implications. Proceedings of the National Academy of Sciences of the United States of America 105: 16284-16289.

Murat CB, Braga PB, Fortes MA et al. (2012) Mutation and genomic amplification of the PIK3CA proto-oncogene in pituitary adenomas. Brazilian journal of medical and biological research = Revista brasileira de pesquisas medicas e biologicas / Sociedade Brasileira de Biofisica   [et al] 45: 851-855.

Nagarajan N, Bertrand D, Hillmer AM et al. (2012) Whole-genome reconstruction and mutational signatures in gastric cancer. Genome Biol 13: R115.

Nikolaev SI, Sotiriou SK, Pateras IS et al. (2012) A single-nucleotide substitution mutator phenotype revealed by exome sequencing of human colon adenomas. Cancer research 72: 6279-6289.

Nishimura. D (2001) BioCarta. Biotech Software & Internet Report 2.

Ogata H, Goto S, Sato K et al. (1999) KEGG: Kyoto Encyclopedia of Genes and Genomes. Nucleic acids research 27: 29-34.

Pleasance ED, Cheetham RK, Stephens PJ et al. (2010a) A comprehensive catalogue of somatic mutations from a human cancer genome. Nature 463: 191-196.

Pleasance ED, Stephens PJ, O'Meara S et al. (2010b) A small-cell lung cancer genome with complex signatures of tobacco exposure. Nature 463: 184-190.

Serizawa M, Koh Y, Kenmotsu H et al. (2013) Multiplexed mutational profiling of Japanese lung adenocarcinoma patients for personalized cancer therapy. Cancer research 73: supplement 1.

Shi Y, Hu Z, Wu C et al. (2011) A genome-wide association study identifies new susceptibility loci for non-cardia gastric cancer at 3q13.31 and 5p13.1. Nature genetics 43: 1215-1218.

Szakacs G, Paterson JK, Ludwig JA et al. (2006) Targeting multidrug resistance in cancer. Nature reviews Drug discovery 5: 219-234.

The-Cancer-Genome-Atlas (2012a) Comprehensive genomic characterization of squamous cell lung cancers. Nature 489: 519-525.

The-Cancer-Genome-Atlas (2012b) Comprehensive molecular characterization of human colon and rectal cancer. Nature 487: 330-337.

Thomas J, Wang LH, Clark RE et al. (2004) Active transport of imatinib into and out of cells: implications for drug resistance. Blood 104: 3739-3745.

Vaux DL, Weissman IL (1993) Neither macromolecular synthesis nor myc is required for cell death via the mechanism that can be controlled by Bcl-2. Molecular and cellular biology 13: 7000-7005.

Venter JC, Adams MD, Myers EW et al. (2001) The sequence of the human genome. Science 291: 1304-1351.

Vogelstein B, Kinzler KW (2004) Cancer genes and the pathways they control. Nature medicine 10: 789-799.

Vogelstein B, Papadopoulos N, Velculescu VE et al. (2013) Cancer genome landscapes. Science 339: 1546-1558.

Wang K, Kan J, Yuen ST et al. (2011) Exome sequencing identifies frequent mutation of ARID1A in molecular subtypes of gastric cancer. Nature genetics 43: 1219-1223.

Weinstein RS (1976) Changes in plasma membrane structure associated with malignant transformation in human urinary bladder epithelium. Cancer research 36: 2518-2524.

Wells RG (2008) The role of matrix stiffness in regulating cell behavior. Hepatology 47: 1394-1400.

Xu X, Hou Y, Yin X et al. (2012) Single-cell exome sequencing reveals single-nucleotide mutation characteristics of a kidney tumor. Cell 148: 886-895.

Zhang J, Ding L, Holmfeldt L et al. (2012) The genetic basis of early T-cell precursor acute lymphoblastic leukaemia. Nature 481: 157-163.

Zilfou JT, Lowe SW (2009) Tumor suppressive functions of p53. Cold Spring Harbor perspectives in biology 1: a001883.

第 5 章　通过比较组学分析阐明癌症的驱动力

已有的统计数据表明，在发达国家中，每 2 个男性或者每 3 个女性，就有一个人（1/2 的男性和 1/3 的女性）在其一生之中会罹患癌症。在世界范围内的所有因疾病引起的死亡中，癌症占 12.5%，位于心血管疾病和传染性寄生虫疾病之后的第三位。如果只考虑发达国家，那么癌症致死将排在第二位。所以，我们需要讨论的一个重要问题是：**是什么原因导致了癌症的发生和发展？**

从临床医学的角度看，不同的癌症似乎有不同的原因。例如，一些癌症与病毒或细菌的感染密切相关。宫颈癌主要是由于人乳头瘤病毒感染而导致的。肝炎病毒，如 HBV 和 HCV，可引起肝癌。同样的，某些胃癌与幽门螺旋菌（*Helicobacter pylori*）感染有关。皮肤癌与紫外线的过度暴露有关，并且白色皮肤的个体对此比较敏感，如基底细胞癌。其他的致癌因素包括：①微生物的产物，如由储存的谷物中的黄曲霉（*Aspergillus flavus*）产生的黄曲霉素；②工业性化合物，如二噁英、苯和石棉；③烟草制品，以及④核辐射，如 γ 射线和 α 粒子，这些都被称为**致癌物**。除了环境诱发的癌症，还有一类癌症被认为是遗传性或家族性的，如由 *BRCA* 基因突变诱发的乳腺癌和卵巢癌，以及由 *APC* 基因突变诱发的结肠癌。

尽管诱发的因素不同，但不同类型的癌症在细胞和组织水平上共享了某些特征，即第 1 章所讨论的癌症的特征性标志。例如：①细胞增殖失控；②能量代谢方式改变；③新血管生成；④逃避凋亡；⑤避免免疫破坏；以及⑥细胞的侵袭和转移。这些共同的特征有力地表明，不同的癌症可能在根本上共享着一些特性。这些共性既可能是我们细胞系统中的一些内在特点，也可能是细胞在非正常情况下（由内源性或外源性因素引发的）的一些相似的特征，这些情况可以使细胞为了存活而采取相似的进化策略。人们从不同的癌症类型中已经提出了一些根本上的共性，本章将对此加以分析，同时将探讨目前对这类重要问题分析思路的不足。进而，我们将提出一个新的模型，来描述癌症可能的根本原因。

5.1　关于癌症驱动力的两种不同学说

5.1.1　癌症是一种与能量代谢改变有关的代谢性疾病

德国生物化学家 Otto Warburg 在 1924 年发表了一篇论文，最早阐述了在分子和细胞水平上引起癌症的可能原因（Warburg et al. 1924）。在研究癌症代谢的过程中，Warburg 注意到癌细胞利用了糖酵解，在细胞质中将丙酮酸酵解成乳酸，作为 ATP 主要的来源。这种 ATP 的生成方式与正常细胞中的情况不同：正常细胞的糖酵解之后，在线粒体中会通过更为彻底的氧化过程来产生 ATP，即氧化磷酸化。关键的区别在于，前者的过程中终末的电子接受体不需要氧气（无氧），而后者的过程中需要使用氧气（需氧）作为最终的电子受体。另外，如我们在第 1 章所述的，按照每摩尔葡萄糖氧化产生 ATP 的数量来看，后种方式的效率是前一种的 18 倍。Warburg 观察到，即使在有氧的条件下癌细胞仍然利用前一种过程进行能量代谢，这就是所谓的 **Warburg 效应**（Warburg et al. 1924）。Warburg 认为这种代谢的改变是所有癌症的主要特征，并可能是癌症发生和发展的根本原因（Warburg 1956）。1967 年，他明确指出：**"癌症……有无数的次要原因，但……只有一个根本原因，就是癌症细胞通过糖酵解替换了正常细胞的有氧呼吸"**（Warburg 1967）。他进一步陈述：**"……在癌症发展过程中发生了去分化。这些高度分化的细胞转变成通过无氧发酵呼吸的细胞，它已经失去了细胞的所有的功能而只保留无用的生长的特性……留下来的细胞持续生长，随着它们的生长将进一步破坏机体"**，这就是他关于癌症发生的本质的认识。虽然所有的这些学说都发人深省，但在他所处的年代中，他的关于代谢异常是癌症驱动力的理论，从来也没有融入癌症研究者们的主流思想。

Warburg 难以说服同行信服他的理论的部分原因在于，关于癌细胞的"悖论"，他偏巧给出了部分不正确的解释。作为快速增殖的细胞，癌细胞比正常细胞需要更多的 ATP，根据人们的先验知识，癌细胞应该用效率更高的氧化磷酸化过程，但是它们却选择了低效率的糖酵解发酵作为生成 ATP 的方式。Warburg 认为，癌细胞的线粒体功能可能遭到了损伤或破坏，因此即使在有氧气可用的情况下，它们也必须使用糖酵解发酵的代谢过程。然而，在后来的研究中，有学者发现癌症样本中并不存在这种情况（Weinhouse et al. 1956; Pedersen et al. 1970）。Warburg 的解释对于一类癌症可能是正确的，即遗传性的癌症，这将在第 5.5 节中进行讨论，但是这对于一些散发型的癌症却是不适用的，至少在癌症的某些发展阶段是这样的。在他的有生之年，这种理论缺陷显然没能说服他的同事来认同他的提议。在接下来的半个世纪中，Warburg 的理论依然可以见诸于科学文献中。值得一提的是，Warburg 在 1931 年获得了诺贝尔医学奖，不过当时该奖项是为了表彰他在"发现呼吸酶的性质和作用方式"方面的研究工作，而这与他的癌症研究毫无关系。从 20 世纪 70 年代开始，人们开始将癌症看做是遗传性疾病，他的理论基本上退出了历史舞台。

有趣的是，在近几年来，Warburg 提出的理论又重获关注，许多相关的文章发表在了主流的癌症杂志中，其中往往包含"Warburg 效应再探讨"之类的字眼。

5.1.2　癌症是遗传性疾病

在 20 世纪 70 年代，逆转录病毒癌基因 *SRC* 的发现，标志着癌症的研究（Stehelin et al. 1976）进入了一个新的时代。1976 年，Bishop 和 Varmus 发现，特定的人类基因出现多重复制、突变或者过表达时，可能成为**癌基因**，即能引发癌症的基因（Stehelin et al. 1976）。正如第 1 章所介绍的那样，这些基因处于正常的功能状态时被称为**原癌基因**。因为这个发现，Bishop 和 Varmus 获得了 1989 年的诺贝尔医学奖。而他们的工作在过去 30 年的癌症研究中发挥了重要的影响。癌症研究领域的传统观念随后也极大程度地转向了以基因组为中心，并延续至今。自此之后，在政府资助机构的巨大影响下，人们在癌基因的研究中进行了相当大的努力。截止到目前，人们已经认定了 150 个人类基因组中的原癌基因，其中包括已经充分研究的 *RAS*（rat sarcoma protein，大鼠肉瘤蛋白）、*WNT1*（wingless-type MMTV integration site family, member 1；无翅型 MMTV 整合位点家族，成员 1）和 *MYC* 基因。

在 70 年代，人们还发现了另一组基因，即肿瘤抑制基因或抑癌基因（第 1 章中介绍过），它们在癌症的发生和发展中扮演着至关重要的角色。*RB* 基因是第一个被发现的抑癌基因，A.G. Knudson 在研究人类视网膜母细胞瘤时首先发现了这个抑癌基因（Knudson 1971）。抑癌基因可以保护人类的细胞不发展成癌细胞，只有当这个基因的两个拷贝都出现功能缺失性突变时，该基因的保护作用才会丧失。因此，当抑癌基因的单拷贝发生突变时，只会削弱该基因的抑癌功能。到目前为止，人们已经识别了大约 200 个抑癌基因（Zhao et al. 2013），包括众所周知的 *P53*（tumor protein 53）、*RB*（retinoblastoma protein）和 *APC*（adenomatous polyposis coli）基因。

原癌基因和抑癌基因的概念，明确地为癌症发生机制的模型提供了一个有效的框架，并把基因突变和癌症的发生与发展联系起来。具体地说，通过识别原癌基因（细胞周期的正向调节子）的过表达或者扩增、抑癌基因（细胞周期的负向调节子）的抑制或者突变，人们就可以推导出特定类型癌症的主要驱动性突变及其相关的机制模型。目前为止，通过鉴定出的多种原癌基因和抑癌基因，人们已经提出了一系列的癌症模型。例如，由 Fearon 和 Vogelstein（1990）提出并被广泛引用的携带 *APC* 基因突变的结肠癌的模型；由 Pollard 及其同事提出的 *BRCA* 突变诱导的乳腺癌模型（Lin et al. 2003）；以及 Nowell 和 Hungerford 提出的慢性粒细胞性白血病（CML）的 *BCR-ABL* 基因融合（如费城染色体）模型（Nowell and Hungerford 1960）。很显然，在分子和细胞水平上，这种原癌/抑癌基因的框架已经为促进人们研究癌症的发生和发展提供了诸多便利。

高通量测序技术，如新一代测序技术的出现，已经进一步地推动了以基因组为基础的癌症研究。截至 2013 年底，在世界范围内，公共和私人基金已经资助完成了上万套完整的癌症基因组测序（Mwenifumbo and Marra 2013）。大多数测序的癌症基因组均包含了与之匹配的对照组，人们就可以很容易地识别癌症中基因组的变化，其中包括点突变、拷贝数变化、倒置和基因易位。如第 4 章所示，通过各种癌症的基因组能获得关于癌症相关突变的大量信息。

现已确定，很多种癌基因和抑癌基因与特定癌症类型有关。例如，*APC* 基因被看做是结肠癌的抑癌基因，而 *CDK8*（cyclin-dependent protein kinase 8，细胞周期蛋白依赖性蛋白激酶 8）则是癌基因（Firestein et al. 2008）；*HER2*（human epidermal growth factor receptor 2，人表皮生长因子受体 2，也称 ERBB2）、*MYC* 和几个其他的基因被认为是乳腺癌的癌基因，而 *BRCA1* 和 *BRCA2* 则是许多乳腺癌的抑癌基因（Buchholz et al. 1999）；前列腺癌的癌基因包括 *HER2* 和 *BCL2*（B-cell lymphoma 2）（Segal et al. 1994; Arai et al. 1997; Scholl et al. 2001），而它的抑癌基因包括 *GADD45A*（growth arrest and DNA damage 45A，生长停滞与 DNA 损伤 45A）、*GADD45B* 和 *IGFBP3*（insulin-like growth factor binding protein 3，胰岛素样生长因子结合蛋白 3）（Isaacs and Kainu 2001; Ramachandran et al. 2009;

Ibragimova et al. 2010; Mehta et al. 2011）。

癌基因、抑癌基因，以及癌症基因组中大量基因突变的发现，促成了现在流行的观点，即"癌症是序贯性基因突变的结果"（Fearon and Vogelstein 1990; Budillon 1995）。而这个观点已被学术界和主流媒体广泛接受。在过去的数年中，关于驱动性突变和乘客突变的讨论一直都很活跃（Greenman et al. 2007; Stratton et al. 2009; Bignell et al. 2010）。其目的是为了明确地对突变进行区分，即从癌症的种种突变中准确识别出癌症进化所选择的突变以及对癌症影响不大的随机突变，从而能帮助研究人员把精力集中于那些在癌症发生和（或）发展中必需的基因上。

"癌症是遗传性疾病"的观点不仅吸引了众多的癌症研究者，高度集中地以基因组为中心来研究癌症，也深刻地影响了联邦资助机构投放基金时的优先考虑。为了在基因组水平上理解的驱动性突变和关键性突变，通过诸如 TCGA（The Cancer Genome Atlas）（The-Cancer-Genome-Atlas-Research-Network 2008）和 ICGC（International Cancer Genome Consortium）等协作组织，人们对癌症基因组的测序工作已经投入了巨额的基金（Hudson et al. 2010）。这些项目以及其他类似项目已经产生了相当数量的癌症基因组序列数据，而在过去几年中，癌症研究界中也渐渐出现了不同的声音，人们开始质疑癌症基因组测序的真正价值，它是否会深化人类对癌症生物学的理解，是否会有助于提升人类对抗癌症的能力。例如，尽管癌症是遗传性疾病的观点已经普及了数十年，可是在真正的组织环境中（相对在人工环境中的细胞培养模型），癌基因的激活和癌症发生之间的关联却很少能够获得确证。在一项关于全基因组测序预测癌症的能力的研究中，Vogelstein 和同事们推断："（他们的）研究令人置疑是否全基因组测序能够可靠地预测大部分未来的医疗问题[①]！"（Roberts et al. 2012）。

如第 4 章所述，绝大多数由癌组织选择出来的突变与当前文献中所定义的原癌基因或抑癌基因无关。相反的，这些突变往往同与组织发育有关的基因存在关联：例如，涉及细胞外基质（ECM）成分、细胞形态的变化和免疫应答等其他生物功能的一些基因。这一分析已经清楚地表明，在研究癌症的基因突变和相关的癌症发生与发展过程中，当前以原癌基因和抑癌基因为中心的观点存在局限性。

5.2　结直肠癌的基于 *APC* 基因突变的驱动模型

1990 年，Fearson 和 Vogelstein 提出了一个以基因突变为中心的、启动非遗传性结直肠癌的模型，并获得了广泛引用（Fearon and Vogelstein 1990）。在文中，他们将癌症发生的原因仅归结于原癌基因和抑癌基因的突变。具体地说，作者认为 *RAS* 基因的突变可能是某些结直肠癌发生的始动性事件；然而，根据下面的讨论，*APC* 基因的突变却最终仅被认为是可能的始动原因。据之后的研究推测，这篇论文中所讨论的 *RAS* 基因的突变可能会导致 RAS 蛋白的结构性激活（Vojtek and Der 1998）。此外，该模型提示，在结

---

① 此处意指与癌症相关的问题。——译者注

直肠癌发展过程中，宿主细胞将会失去它们染色体 5q 的一部分，后来发现这个区域是编码 *APC*（adenomatous polyposis coli，腺瘤性结肠息肉病）基因的（Nishisho et al. 1991）。癌症基因组测序数据已经证实，绝大多数结直肠癌都携带该基因的突变（见第 4 章）。该模型还表明，多数结直肠癌都携带 *P53* 基因的突变以及 *DCC*（deleted in colorectal cancer）基因的突变。总体而言，该模型预测，至少需要这 4 个基因的突变，才能使正常的上皮细胞发展到腺瘤，使腺瘤从早期发展到成熟期，直到细胞的 *P53* 基因失去功能，才会形成腺癌（如图 5.1 所示）。作者们推测，对结直肠癌的发生发展真正起作用的是这些突变的积累过程，而不是突变发生的相对顺序。在展示模型的时候，作者们提出了一个重要的意见，他们认为肿瘤细胞最初往往有少数突变，而随着病情的发展，突变的数目将不断增加。在我们讨论癌症的进展时，将会对这个关键问题进一步探讨（见第 9 章）。

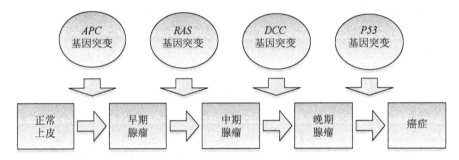

图 5.1 结直肠癌发展的遗传模型（摘自 Fearon and Vogelstein 1990; Martinez et al. 2006）

自 20 余年前的这项工作发表以来，人们研究细胞向恶性转化的必要条件已经取得了实质性进展。在第 4 章中，我们曾探讨过，在细胞发生癌变之前，必定会预先存在许多其他的细胞水平以及微环境的变化，诸如能量代谢、细胞周期控制、肿瘤血管生成、微环境某些特性的发展变化和逃避免疫破坏等变化。除此之外，病变的细胞还必须发展出相应的能力，使自身能进行不依赖于贴壁的细胞增殖，并能够摆脱基因组固有的接触性抑制机制所带来的限制。在癌组织开始癌性生长之前，人们已经广泛地观察到了上述现象。

在下面的章节中，我们将在范围更大、更丰富的背景下考虑基因突变和癌症发展的关系，即癌症的发生和发展所需的总体微环境及细胞内的环境。

5.3 Warburg 理论：能量代谢的改变是癌症的驱动力

在考虑癌症形成与发展的驱动因素时，虽然以基因为中心的观点仍然是癌症研究领域的主导学派，但越来越多的研究者已经开始利用强有力的组学技术，在更多的癌症类型中重新审视 Warburg 理论。这些研究的目的在于，进一步深入理解 Warburg 观察到的现象与癌症的基本生物学之间的关系，而基因突变可能只是其中的一小部分。通过查阅癌症遗传学和基因组学的研究文献，我们可以惊奇地发现：由于某些原因，已发表的研究似乎都忽略了一个基本的问题，一个可能在癌症研究中最重要的问题：**在形成癌症的细胞进行增殖和选择特异性突变的过程中，它们需要通过进化来克服的压力是什么？**认真地思考一下，在研究任何癌症的进化时，这都应该是一个很明显的问题。此外，还没有人提出能够把个体癌症基因组中发现的多种突变关联在一起的假说或者模型，实质上人们都是把发现的突变作为独立事件来处理的。这显然是不能令人信服的，我们将在下面的部分及后续章节中的进一步讨论这个问题。

凭直觉想象一下，被选择出来的特定突变可能会更好地促进细胞进化，从而帮助细胞克服某些微环境带来的未知压力。对这些"压力"的理解，可能会在每个癌症基因组中看似无关联的种种突变之间构建功能性的关联，也可能会为人们理解不同的癌症选择不同的进化轨迹提供帮助。我们认为，第 2 章提到的红皇后假说（Valen 1973）为思考这个问题提供了强有力的框架，换句话说，能指导人们阐明癌症细胞需要克服的进化压力。这个假说的基本观点是："**相互影响的物种的共同进化，能通过适应与逆适应的自然选择来驱动分子的进化**"。这里，我们使用最近发表的一篇论文来进一步说明该假设的本质，以及它与癌症进化之间的可能的关联。该文报道了一项关于共进化和共适应的简单的研究，具体说就是关于一种名为荧光假单胞菌（*Pseudomonas fluorescens*）的细菌及其噬菌体Φ2 在同一个环境下平衡地共存的研究（Paterson et al. 2010）。这项研究表明，当通过基因工程的方法提高噬菌体的攻击能力，就会改变这个平衡，将会导致细菌的进化加速来恢复之前所建立的平衡。当把这两种生物体进行角色互换之后，也能观察到同样的结果。即，再次通过基因工程提高细菌的防御能力，将会使细菌群体的扩大，从而改变这个动态平衡，这又将触发噬菌体的进化加速，直到恢复之前的平衡。该研究的作者提出的一个关键点是，**拮抗性的共进化是进化加速和进化多样性的原因，可能是物种进化性改变的主要驱动力**。

回到癌症进化的问题上来，既然受影响的细胞进化得那么迅速，它们必然面临了巨大的压力。人们很自然地要提问：**仅仅基因突变能否产生这么大的压力，从而驱动受影响的细胞进化？**我们的答案是：**非常不可能**，原因在于：①如第 4 章所讨论的，细胞重要的功能状态的改变，如非分裂细胞转变为分裂细胞，继之转变为生长的组织，需要组织环境出现实质性的变化，包括细胞的功能状态和它们的 ECM，以及各种各样的信号分子都要发生变化；②如第 4 章的讨论并在表 4.2 所显示的，如果这种变化仅仅来源于基因突变，那将需要大量的突变；以及③在组织中，如此众多的与发育相关的基因共同发生了突变，而又不被细胞、组织或者全身水平的监测系统清除，这样的概率实在是太渺茫了！

过去 10 年中，关于癌症发展的一个关键性的新理解，是人们意识到了细胞的微环境在癌症的发生和发展中发挥了重要作用（Witz and Levy-Nissenbaum 2006; Lorusso and Ruegg 2008; Sounni and Noel 2013）。这显然与上面所讨论的红皇后假说相符。人们现在普遍认为，细胞环境中的以下因素与肿瘤的发生有关：①细胞周围 ECM 的物理性质（参见第 8 章）；②细胞内缺氧的水平（Wilson and Hay 2011）；③细胞内和细胞周围积累的 ROS 或 RNS（reactive nitric species，活性氮簇）（Wiseman and Halliwell 1996; Lu and Gabrilovich 2012）；④基质细胞和免疫细胞的群体规模（Coussens and Werb 2002; Grivennikov et al. 2010; Chew et al. 2012）；⑤细胞内部和细胞周围的 pH（Estrella et al. 2013）；⑥局部基质细胞生成的特定信号。在这里，我们专注于研究缺氧和 ROS，并讨论这两种因素会如何影响癌症的发生和发展；至于其他的微环境因素，将在后面的章节中讨论。

现已公认，慢性炎症可导致缺氧，同时缺氧反过来也可导致炎症（Eltzschig and Carmeliet 2011）。此外，慢性炎症及其他的一些伴随因素，可以导致 ROS 的生成增加。这些因素包括外源性因素，如烟草制品和辐射；以及内源性因素，如氧化磷酸化，还有各种化学反应和衰老等。在下一节和第 6 章，我们将提出一个癌症形成的早期阶段的驱动模型，该模型的基础就是持续的缺氧和 ROS 的蓄积。这个模型为 Warburg 理论提供了一种可能的解释，即癌症产生的首要原因是正常人体细胞中的有氧呼吸被糖酵解发酵所替代，这种改变与癌症的发生和发展密切相关。

首先，Warburg 最初的研究源于有癌性腹水的小鼠，为了理解其理论的普遍性，我们对 18 种癌症进行了大规模的转录组数据的分析，关注了葡萄糖的代谢，其中包括了糖酵解和氧化磷酸化，这 18 种癌症分别是膀胱癌、脑癌、乳腺癌、宫颈癌、结肠癌、肾癌、白血病、肝癌、肺癌、原发性恶性黑色素瘤、转移的恶性黑色素瘤、转移的前列腺癌、卵巢癌、胰腺癌、原发性前列腺癌、皮肤（基底细胞）癌、胃癌和甲状腺癌（参见补充材料 5.1）。选择这些癌症的原因是它们代表了广泛的癌症类型，并且每种癌都有大量的已经公开的全基因规模的转录组数据集。我们对那些参与了两种葡萄糖代谢以及部分氨基酸和脂肪酸代谢的基因进行了检测，对比了这些基因在癌症组织和其邻近的正常组织中的表达情况。具体的分析结果如图 5.2 所示。

从图中我们可以看到，在这 18 种癌症类型中，16 种癌的糖酵解通路的基因表达明显升高，而氧化磷酸化通路的分子表达明显降低，这与 Warburg 在 90 年前的发现是一致的。白血病的情况略复杂，它的糖酵解通路表达增加，而其氧化磷酸化基因表达模式则出现了相当复杂变化，其中表达增加的基因和表达降低的基因在数目上基本是相同的。唯一的例外是膀胱癌，它在两个通路中的基因的表达几乎没有变化，说明这种癌症的发生机制可能与其他 17 种癌症不同。尽管这些基因的表达模式显示，并非所有癌症中的代谢变化都与 Warburg 发现的代谢变化相一致，但是，在这 18 种癌症中，17 种癌症的糖酵解活性出现了增加，这种现象凸显了该通路的激活在癌症发生中的普遍意义。

进一步的检测是为了确定葡萄糖转运子的基因表达是否随着缺氧水平的变化而变化。图 5.2 下面的部分显示，葡萄糖转运子的基因和缺氧的标志基因 *HIF1α* 之间具有高度一致的表达变化。具体来说，18 种癌症中，有 14 种癌症的葡萄糖转运子基因显示了整体的向上调节；两种癌症类型（皮肤基底细胞癌和前列腺癌）在这些基因上没有明显变化；还有一种类型的癌症（肝癌）出现了一个葡萄糖转运子基因的下调。两种转运子基因表达没有明显变化的原因可能是：这两种癌症类型使用氨基酸和脂类作为主要的营养源，而不是之前观察到的葡萄糖（Reitzer et al. 1979; Liu et al. 2010; Carracedo et al. 2013）。白血病的葡萄糖转运子基因的表达改变再次呈现出了复杂的模式。

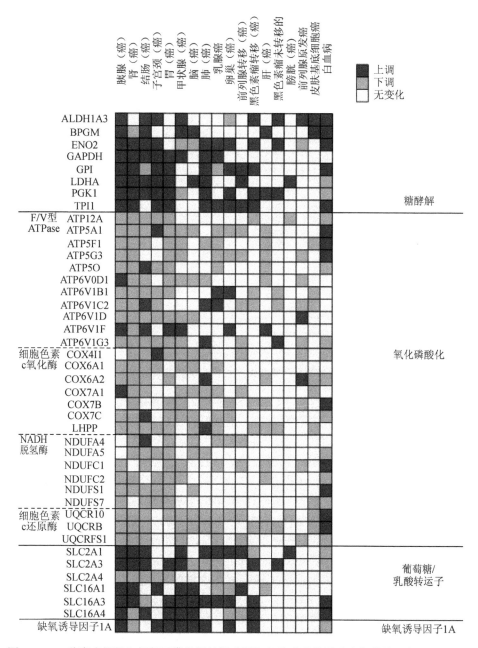

图 5.2　18 种癌症组织和相邻正常组织的糖酵解与氧化磷酸化通路中相关基因表达水平的比较。每类通路中都检测了多种基因。每一行代表一个单独的基因，每一列代表一个单独的癌症类型，深灰色、浅灰色和白色分别代表基因表达水平上调、下调和没有变化

此外，如图 5.3 所示，通过计算结肠癌和胃癌的葡萄糖代谢的代谢物数据可知，在癌症发展中多种代谢产物的积累明显增加，如糖酵解通路中的葡萄糖 6-磷酸（glucose 6-phosphate，G6P）、6-磷酸果糖（fructose 6-phosphate，F6P）和乳酸，TCA 循环中的琥珀酸盐（succinate）、延胡索酸盐（fumarate）和苹果酸盐（malate），以及糖异生的底物——甘油等。

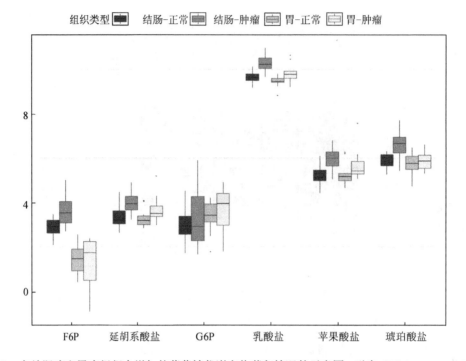

图 5.3　在结肠癌和胃癌组织中增加的葡萄糖代谢产物蓄积情况的示意图，引自（Hirayama et al. 2009）

对于图 5.2 所示的基因表达模式，连同一些和细胞环境有关的基因，如缺氧和 ROS，我们作了进一步的研究。相应的数据来自一组结肠样本，其中包括从癌前组织到结肠癌组织的不同阶段的样本，具体包括：①炎症性乙状结肠组织（腺瘤的最早期阶段）；②炎症性降结肠组织；③炎症性肠病组织，可看作是结肠癌发展的早期阶段；④结肠腺瘤；及⑤结肠腺癌组织（见补充材料 5.1 数据的详细信息）。在这个数据集中，我们分析了 10 个生物过程的标志基因的表达水平，即①糖酵解；②氧化磷酸化；③缺氧和葡萄糖转运子基因；④细胞周期；⑤透明质酸相关基因；⑥细胞凋亡；⑦血管生成；⑧上皮-间质转化（EMT）；⑨炎症和⑩免疫应答。在分析之前，我们对全部疾病组织的表达数据通过使用相应正常的结肠组织的数据进行了标准化，分析的结果如图 5.4 所示。

从图中我们可以看到：①炎症标志性基因在疾病的早期阶段往往是上调的，但是在腺瘤和腺癌组织中却是下调的；②缺氧发生在疾病早期阶段的组织中，并且似乎与炎症标志基因的表达水平有关；③糖酵解在所有疾病样本中普遍上调；④除了腺瘤，其他组织的乳酸输出基因普遍上调；⑤在疾病的所有阶段，大部分氧化磷酸化的基因都出现了下调；⑥在不同的疾病阶段中，除了透明质酸合成酶 HAS2，所有与透明质酸的合成与降解有关的基因普遍上调；⑦腺瘤和腺癌样品中的细胞周期相关的基因普遍上调；⑧在每个疾病的阶段中，在三种抗凋亡基因——BCL2、BAK1 和 BAX 中，至少有一种出现了上调；以及⑨在腺瘤和腺癌阶段的免疫标志性基因往往是被下调的。这些数据以及图 5.3 中的信息，设定了我们提出模型的背景。

但是，首先，让我们回顾一下相关背景信息，为什么癌细胞倾向于增加糖酵解的发酵活性，这个问题，研究者已经探索了大约 90 年。最近的一些研究表明，即使在有氧条件下，为了保持细胞快速的增殖节奏，糖酵解比氧化磷酸化对癌症细胞更加有益。原因是：①它比氧化磷酸化产生 ATP 的速度明显要快，因为它具有较少的反应步骤（Pfeiffer et al. 2001）；②增加厌氧发酵可以通过磷酸戊糖通路产生 DNA 合成的原料（Lunt and Vander Heiden 2011）。

基于上面的癌前期和癌症组织的转录组数据的分析，以及第 6 章的分析，我们认为：**①是微环境的压力，而不是突变，导致了底层细胞的进化，并且在不同的发育阶段可能存在不同的压力；②细胞增殖是细胞减轻这些压力的一种可行的并持续的方式；以及③选择特定的突变可能是取决于进化的需求，即需要上调或者抑制某些特殊的功能，这可能已经通过其他的方式来完成了，例如功能调控。**

正如大家将在下一节看到的，进化的细胞需要克服的关键压力是去除能量代谢程序改变时所积累的葡萄糖代谢产物。在我们提出的模型中，将积累的葡萄糖代谢物用于 DNA 合成是处理这些产物的一种方式，而这并不仅仅是为了支持细胞增殖；此外，细胞增殖是由生存的需求驱动的，同时它还提供了一种通过为新细胞合成大分子来消耗所积累代谢物的方式。因此，从细胞增殖的因果关系角度出发，看待癌细胞利用糖酵解发酵的原因（至少在早期阶段），我们的观点与前述文献存在本质上的区别，甚至实际上是相反的。

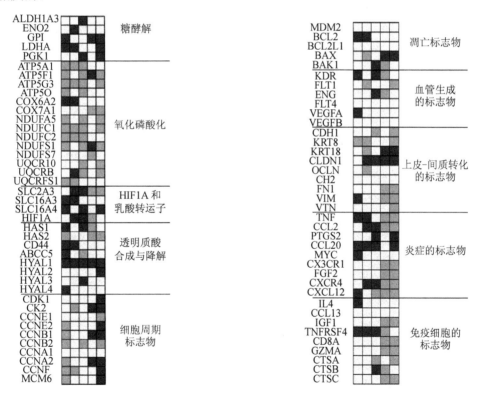

图 5.4　在结肠癌的癌前病变及癌组织中，*HIF1α* 和 10 个与癌症特征性通路相关的基因集合的表达水平的改变（Hanahan and Weinberg 2011）。在每个热图中，每一行代表一个单独的基因，从左到右 5 列分别表示：①炎症性乙状结肠组织；②炎症性降结肠组织；③炎症性肠病组织；④结肠腺瘤，以及⑤结肠腺癌组织。热图（heap-map）的每个条目代表基因在疾病组织与相应的正常结肠组织的比值的对数值。深灰色、浅灰色和白色分别代表上调、下调和没有变化

5.4　细胞增殖是一种逃生方式：我们的驱动模型

　　当人们问到：是什么驱动了癌症的生长？常见的回答是：癌基因！但是如果仔细查看癌基因的一些例子，答案可能并非如此简单。例如，费城染色体的 *BCR-ABL* 基因（Nowell and Hungerford 1960）被认为是 CML 唯一的癌基因。具体地说，*BCR* 基因和 *ABL* 基因的融合产生了一个新的表达酪氨酸激酶 *BCR-ABL* 的基因，其与 *IL3β(c)*（interleukin 3β）受体相互作用，不断地激活细胞周期。需要再度强调的是，单独激活这个融合基因不足以驱动癌组织的发展，因为这个过程需要大量的信号来协调细胞生存、细胞与 ECM 的相互作用、越过贴壁依赖性生长的需求和一些其他条件，如第 4 章所述。格列卫（Gleevec）曾经被认为是一种神奇的药物，可以通过抑制这个融合酪氨酸激酶的激活来阻止 CML（Sawyers et al. 2002）。然而，长期的研究发现，其他基因突变所导致的耐药性是 CML 患者的一个常见问题（Roche-Lestienne et al. 2002）。由此引发的一个问题是：是否存在比 *BCR-ABL* 融合基因更深层次的驱动力，*BCR-ABL* 融合基因与实体肿瘤中那些突变的酪氨酸激酶蛋白是否扮演了类似的角色，如血小板源性生长因子受体（PDGFRs）或 *KIT* 基因等。

　　CML 基因组序列的数据，特别是产生 CML 细胞前体的骨髓组织，应该有助于回答这个问题。然而遗憾的是，到 2014 年初，只有一个 CML 的基因组的测序结果，而公布的相关信息只有一页纸的摘要（Sloma et al. 2013）。在此摘要给出的非常有限的信息中，作者报道了除费城染色体之外，基因组还包含 845 175 个点突变和 68 817 短插入或缺失突变。目前，对于在形成作为癌基因的费城染色体之前，CML 发生的分子机制人们所知甚少。在所有的突变中，揭示了 8 个基因：*JAK2*、*ASXL1*、*CTNNA1*、*AIDA*、*RAS*、*ULK1*、*GSR* 和 *NUP160*。有趣的是这些突变的基因和一些实体肿瘤的突变基因比较类似：①*CTNNA1* 参与了连环素（catenins）和钙黏素（cadherins）的关联，由于联系到肌动蛋白纤维，从而与细胞形态学的变化有关；②*JAK2*、*RAS* 和 *ULK1* 参与了细胞的生长和发育；③*AIDA* 与胚胎发育有关，因此可能与细胞的去分化相关；④*GSR* 是一种抗氧化剂，这表明存在很高的氧化压力水平；⑤*ASXL1* 是多梳家族（polycomb group，PcG）的成员，是表观遗传应答的主要调控子；以及⑥*NUP160*，一种核孔蛋白（nucleoporin），参与 RNA 的转运。这些来自于 800 000 个点突变的 8 个突变，增加了 CML 与实体肿瘤共享相似或共同机制的可能性，而且更进一步地提出了一个问题：**费城染色体癌基因是根本的驱动力吗？或者它是一些其他事件的结果，并作为主要的推动力，像实体肿瘤中的癌基因一样，可通过细胞增殖使宿主细胞逃脱某些压力？**

5.4.1　ATP 的需求与供给

　　回到癌症根本起因的问题上来，最近的医学研究已证实，慢性炎症是许多人类疾病的起源，如癌症（Khansari et al. 2009）、糖尿病（Donath and Shoelson 2011）和老年性痴呆症（Blasko et al. 2004）。正如 5.3 节中所讨论的那样，目前的理解是慢性炎症导致了缺氧和 ROS 产物的增加。对大量不同癌症类型的组织样本转录组数据的分析表明，在癌细胞形成的过程中，缺氧的发生要早于任何的癌症特征性事件（参见图 5.4）。受到 90 年前 Warburg 观察结果的启发，我们观察了慢性炎症情况下人类细胞的 ATP 的需求与供给情况，这驱使我们来研究癌症驱动力的问题。

正如本章前面所提到的，糖酵解与氧化磷酸化相比，每摩尔葡萄糖产生的 ATP 的效率较低，因而在缺氧条件下，人类细胞的 ATP 产生减少。这种现象也普遍存在于其他的脊椎动物中。这里要讨论的主要问题是：**在缺氧和含氧量正常的情况下，ATP 的需求是如何变化的？**我们通过 8 种生物体的比较分析来探讨这个问题，这 8 种生物体包括：人、小鼠、大鼠、缺氧耐受的大鼠、裸鼹鼠、盲鼹鼠、乌龟和青蛙。我们之所以选择这些生物是因为已知其中如人、小鼠和大鼠会患癌症，而像其他 5 种生物却很少患癌症。此外，它们在含氧量正常与缺氧条件下的 ATP 消耗数据是公开可用的，或者是可以利用现有的转录组数据准确估计的。此处的具体问题是：**缺氧与含氧量正常时相比，需要消耗 ATP 的蛋白质受到抑制的比例如何？**

据估计，在脊椎动物的细胞中，下列 6 种酶和通路平均消耗了 84% 的 ATP：翻译、Na^+/K^+-ATP 酶、Ca^{2+}-ATP 酶、糖异生、尿素合成和肌动蛋白 ATP 酶（Rolfe and Brown 1997）（表 5.3 中给出了基因的列表）。因此，我们仅通过验证这 6 类蛋白及其所有相关的通路来阐述这个问题。

我们从公共数据库（Buttgereit and Brand 1995; Hochachka et al. 1996; St-Pierre et al. 2000; Larson et al. 2012; Nathaniel et al. 2012）中获得了，在缺氧（1%～5% 氧气的实验环境）与含氧量正常（21% 氧气）的条件下，缺氧耐受大鼠、裸鼹鼠、青蛙和乌龟的上述 6 类蛋白的 ATP 消耗的对比数据。此外，还有缺氧耐受大鼠和裸鼹鼠在这两种情况下的相应的基因表达数据（见补充材料 5.4）。虽然目前还没有关于人类、小鼠、大鼠和盲鼹鼠的 ATP 消耗的公开数据，但是有这些生物在缺氧与含氧量正常条件下的基因表达数据。因此，我们将通过对比缺氧与含氧量正常条件下基因表达数据的减少，来预测它们 ATP 消耗的下降情况。

5.4.2　ATP 消耗减少与相关基因的表达水平降低的回归模型

根据公开的数据，我们可以得到裸鼹鼠和缺氧耐受大鼠 ATP 消耗减少与基因表达下降之间的线性回归模型，即减少的 ATP 消耗 ΔE 与 6 组蛋白中每组相关基因平均下降的表达水平 ΔELS 之间的线性回归模型。最近，一项关于基因和蛋白表达水平之间详细关系的研究，验证了通过基因表达水平来近似估计蛋白的表达水平的有效性（Evans et al. 2012）。在线性模型 $\Delta E = a*\Delta ELS + b$ 中，参数 a 和 b 是根据两个生物中 ΔE 和 ΔELS 值的线性回归关系得到的计算值，这 6 组蛋白中每一种蛋白的 ΔE 和 ΔELS 的数据以及 ATP 的消耗量都来自于已发表文献。为了不失共性和数学描述的严谨性，我们假设当 $\Delta ELS = 0$ 时，$\Delta E = 0$，这并不影响计算的结果，如图 5.5 所示。

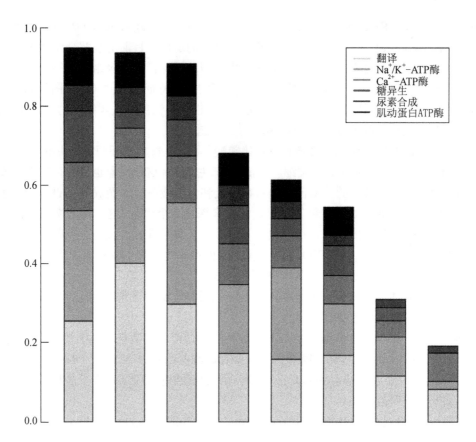

图 5.5　对于人类、大鼠、小鼠、裸鼹鼠、缺氧耐受大鼠、盲鼹鼠、青蛙和乌龟（从左至右），Y 轴表示正常氧条件下 6 组蛋白的 ATP 需求的总量，最大值为 1.0。每个柱状的高度表示在相应缺氧情况下，ATP 消耗的比率，因此，1.0 和比率之间的差异表示减少的比率。每个柱状图分为 6 个灰度编码部分，每个表示一组相关蛋白质

ΔE	a	b
翻译	−5.056	1.009
Na$^+$/K$^+$-ATP 酶	−0.6026	1.110
Ca^{2+}-ATP 酶	−0.8246	0.997
糖异生	−1.919	1.002
尿素合成	−1.012	0.995
肌动蛋白 ATP 酶	−0.979	1.004

我们首先将小鼠、大鼠和盲鼹鼠在缺氧与正常氧条件下基因表达数据的 ΔELS 值带入了该模型。预测结果的有效性评估如下：从图 5.5 中可以看出①盲鼹鼠 ATP 消耗的下降程度要大于裸鼹鼠，这与我们的常识相符，即盲鼹鼠比裸鼹鼠对缺氧条件的耐受性更强，这两个生物需要的最低的环境氧气水平分别为 3% 和 5%～10%（Edrey et al. 2011；Manov et al. 2013）；②盲鼹鼠 ATP 消耗跌幅的预测值低于青蛙和乌龟，这也与青蛙和乌龟能够长时间生活在没有氧气的环境中的事实相一致；以及③小鼠和大鼠的 ATP 消耗跌幅的预测值明显地低于裸鼹鼠、盲鼹鼠和缺氧耐受大鼠，这与我们已知的小鼠和大鼠需

要基础的氧气消耗是完全一致的。基于这种定性结果的有效性，我们假定这个模型是有意义的。因此，我们用这个模型预测了人类细胞在缺氧条件下与含氧量正常的条件下 ATP 消耗的变化。根据这些生物处理缺氧条件的相关能力，该模型的预测结果再次与我们们的常识相一致。

文献检索发现，在图中所示的生物体中，能量减少得越多，患癌症的可能性越小。这提示了一种可能的因果关系，即在缺氧条件下，若生物体可以通过充分减少某些消耗 ATP 的代谢过程，来保持 ATP 的供需平衡，那么这种生物体患癌症的可能性越小。

从进化的角度看，这并不奇怪，因为有些动物（如盲鼹鼠）的生活栖息地既包括（深）地下也包括地面。它们的代谢系统已经适应了在具有明显不同氧气水平的两个环境中生活，而且它们的细胞已被训练用来打开和关闭它们系统的某些特定部分，因此当处于不同氧气水平时，它们仍然可以保持自身 ATP 的供需平衡。通过进化过程中的适应和自然选择，这种能力可能已经被编码到了它们的基因组中。相比之下，作为一个群体，人类在进化到当前阶段的过程中，从来没有长期在缺氧的条件下生活。因此，我们的系统没有经过训练（或选择）在缺氧时去充分降低我们的部分新陈代谢，以保持 ATP 的需求处于供给的能力范围之内。因此，产生了在缺氧条件下能量需求和供给的缺口，一个看似很大的缺口，如图 5.5 所示。小鼠和大鼠似乎和人类的表现是同样的。

5.4.3　一种驱动模型

在持续缺氧的条件下，因为存在着能量缺口，为满足细胞对 ATP 的需求，人体细胞将会大幅度地增加对葡萄糖的摄取。人们在大多数的癌症中都已发现了葡萄糖代谢的增加，这也是 PET/CT 扫描检测癌症的基础。而相比之下，盲鼹鼠或乌龟等生物，在缺氧的条件下并没有增加对葡萄糖的摄取。如图 5.4 所示，另一种能普遍观察到的现象是，很多癌细胞都会出现葡萄糖代谢物的蓄积。因此，或许可以这样推测，葡萄糖代谢物蓄积的根本原因在于葡萄糖的流入速率与最大流出速率不匹配，其中葡萄糖的流入主要受到 ATP 缺乏的调控，而糖酵解通路的最大流出速率则是由进化决定的。我们知道，在人类进化的过程中，人类没有在长期缺氧的情况下生存过，可以推测，人体细胞中的糖酵解通路仅仅是有氧呼吸系统产生 ATP 的一种补给途径，只是在人体氧气不足时被临时使用。因此，可以断定，**从本质上说，该系统的最大流出速率满足不了缺氧时大幅度提升的葡萄糖的流入速率**。此外，可以进一步推测，当出现葡萄糖代物谢蓄积的时候，细胞缺乏相应的反馈机制来终止葡萄糖转运子的功能，这也可能是由于在人类进化过程中细胞缺乏相应的训练，因而难以适应这种情况。很显然，所有的这些推测都需要通过实验验证来进一步证实。

随着葡萄糖代谢产物的不断蓄积，如果细胞不能有效地将其去除，就会导致细胞死亡（Kubasiak et al. 2002；Schaffer 2003）。而只要缺氧的情况持续存在，这些产物的蓄积必然会继续下去。因此，我们的模型主要提出了如下的假设：细胞对**清除蓄积葡萄糖代谢产物的需求，构成了推动细胞进化的强大初始压力，而细胞分裂是一种有效且持续**

的方式，可以使这些受损的细胞摆脱这种葡萄糖代谢。这就决定了细胞为生存之需而进化的方向，例如，**细胞增殖可能并不是由癌基因突变决定的，而是取决于对生存的需求。**

蓄积葡萄糖的代谢物可能构成了细胞通过进化来清除这种蓄积的初始压力，而与此同时细胞需要一定的信号来改变它们所处的细胞状态，从细胞周期中不分裂的 G_0 期进入分裂期（见图 5.6），并且使它们克服避免使其生长失控的多重严格调控，这至少包括 3 组信号：①细胞生长，②细胞分裂，以及③特定情况下细胞基质中的细胞存活（见第 6 章）。在寻找葡萄糖代谢物积累和细胞增殖关系的过程中，我们发现了这两个事件的关联点，即**透明质酸**。这种关联将在第 6 章进行详细的讨论，在这里我们只主要提供了一些基本信息来解释当前这种进化理论。透明质酸是一种长链的多糖，与胶原纤维和一些连接蛋白，如纤连蛋白（fibronectin）、弹性蛋白（elastin）和层粘连蛋白（laminin），共同构成了 ECM 的关键组分。在正常情况下，合成透明质酸（见图 5.7）是为了适应组织的发育、重建和修复过程（Chen and Abatangelo 1999; Noble 2002; Stern et al. 2006; Jiang et al. 2007），而且一般是被整合入 ECM 之中。然而，炎症诱导的缺氧环境提供了丰富的葡萄糖代谢物，激活了透明质酸的生物合成通路。随后，新合成的透明质酸被输出到细胞外并降解成片段（见第 6 章）。

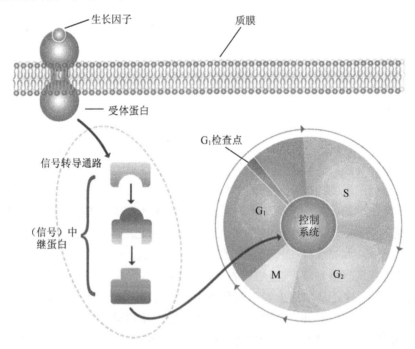

图 5.6　细胞周期与基质细胞生长因子的示意图

巧合的是，在组织损伤和修复的研究中，人们发现组织受伤时会从它的 ECM 中释放透明质酸片段。这些不同大小的片段可以作为组织修复的各种信号，包括炎症、抗凋亡、细胞生存、细胞增殖和血管生成的信号（Stern et al. 2006），以及允许非依赖于贴附生长的信号（Kosaki et al. 1999; Toole 2002）和失去接触性抑制的信号（Itano et al. 2002）。所有这些信号基本上都是癌症发展所需要的。

　　详见第 6 章，由葡萄糖代谢物的积累产生并释放的透明质酸片段，也可以被视为组织损伤的信号，从而导致了缺氧情况下持续的"组织修复"。这一事件的发展可能是**细胞增殖的初始驱动力和推动者**，我们将在第 6 章给出强有力的支持证据。

　　此模型与那些文献中的模型的根本区别在于，DNA 合成是由葡萄糖代谢物的蓄积始动的，葡萄糖代谢物的蓄积导致了透明质酸的合成，随后产生了透明质酸片段，从而促进细胞的增殖。显然，这与目前流行的观点——"细胞快速增殖会增加 DNA 的合成"是相反的。在这二者的因果关系上，我们提出的模型得到了与现有认知相反的结论。

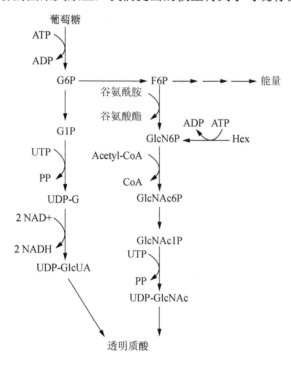

图 5.7　来自糖酵解代谢的透明质酸合成通路，改编自（Vigetti et al. 2010）

　　最近的一项关于缺氧条件下成纤维细胞结构变化的研究，有力地证明了缺氧对细胞分裂可能起着更直接的作用。具体来说，该项研究表明，缺氧可大幅改变肌动蛋白细胞骨架的结构（Vogler et al. 2013），导致细胞的形态变化，这是细胞分裂的关键步骤。而之前已经证实，肌动蛋白纤维的结构状态直接控制着细胞周期的进程（Assoian and Zhu 1997; Thery and Bornens 2006）。这个结果更加说明缺氧可能直接导致细胞分裂，或至少是导致了细胞增生。实际上，这项研究还说明缺氧导致细胞的体积增大，如细胞肥大（hypertrophy），这可能与上面所讨论的葡萄糖代谢产物的蓄积有关。如果可以通过实验证实其真实性，那么缺氧很可能在早期肿瘤发生中具有双重作用：作为细胞进化的压力使其通过进化来去除蓄积的葡萄糖代谢物，并通过细胞分裂来促进这些蓄积物的排出。

　　缺氧还可能引起其他一些情况发生，从而进一步促进持续的细胞分裂和引发癌症，如上调端粒酶基因（*TERT*）表达（Nishi et al. 2004）、引起基因组不稳定性（Huang et al. 2007）、血管生成（Moeller et al. 2004; Liao and Johnson 2007）和细胞迁移（Fujiwara et al.

2007）等。正如在 5.3 节中所讨论的，缺氧发生在其他的癌症标志性事件之前。基于书中这里和之后的讨论，应当指出，缺氧可以引发癌症的大多数标志性特征事件。

5.5 基因突变在肿瘤发生中的作用

以往这个领域的研究大多集中在原癌基因和抑癌基因突变的作用上，尤其是两类基因在细胞分裂中发挥的促进或抑制性作用。第 4 章给出的数据清晰地表明，癌症所选择的基因突变具有比促进或抑制细胞分裂更加广泛的作用，而细胞分裂只是癌症组织发展的一部分，尽管是重要的一部分。在这里，我们将继续讨论基因突变和它们在这两个领域中的角色：①ROS 蓄积及其对癌症发展的影响；②替代持久和异常的功能，提供长期发展和能源效应。

5.5.1 遗传性癌症相关的基因突变

由于上面的模型适用于散发性癌症，人们自然会问，是否这个模型或与之类似的模型也适用于家族性癌症。为了回答这个问题，我们研究了 7 种具有已知基因突变的最常见的家族性癌症：①由 *BRCA* 基因突变导致的乳腺癌（Lin et al. 2003）；②延胡索酸酶（fumarate hydratase，FH）突变导致的肾癌（Toro et al. 2003）；③*APC* 基因突变诱发的结肠癌（Morin et al. 1997）；④*RB1* 突变诱导的视网膜母细胞瘤（Murphree and Benedict 1984）；⑤*P53* 突变引起的 Li-Fraumeni 综合征（Srivastava et al. 1990）；⑥*PTEN* 基因突变引起的 Cowden 综合征（Liaw et al. 1997）；和⑦*VHL* 突变引起的 Von Hippel-Lindau（VHL）综合征（Lonser et al. 2003）。这些基因每一个在正常细胞中都有多种功能，如 *P53*（见第 7 章中的 "*P53* 网络"）。由于它们在细胞周期调控和凋亡激活中的作用（如作为守卫者），这些基因在文献中被列为抑癌基因。然而，正如我们下面将看到的，实际上这些基因在家族癌症发展的过程中发挥了驱动作用。

相关文献的研究表明，这些突变在某一方面具有相似性：它们都可以导致线粒体中的 ROS 蓄积。这个结果最终将导致线粒体功能的抑制，包括氧化磷酸化。因此，它最终将迫使糖酵解激活，以弥补线粒体中 ATP 产生的减少。我们猜测这可能是 90 年前 Warburg 观察现象的基础，即 ROS 的蓄积可以使正常含氧量的细胞出现线粒体功能的抑制。这 7 个基因（见下文）的功能缺失突变所产生的共同的功能角色，可能在相关癌症的肿瘤发生中扮演了重要角色，在那里它们起到了 "驱动" 的作用，而不是扮演通常认为的 "守卫" 的角色。详述见下文。

最近的研究表明，正常乳腺细胞的 *BRCA* 突变可产生过氧化氢，而 *BRCA* 的正常功能之一是消除这种 ROS（Martinez-Outschoorn et al. 2012）。这项研究也同时观察到了糖酵解增加和氧化磷酸化减少的现象，这表明，在线粒体的活性被抑制的情况下，无论是癌细胞还是非癌细胞都会被迫提高它们的糖酵解活性。

至于延胡索酸酶，已有证据显示 *FH* 基因的功能缺失性突变会导致假性缺氧状态（如

HIF 基因的表达水平增加）和 ROS 的增加。反过来，由于线粒体的功能受到抑制，从而导致了糖酵解的增加和氧化磷酸化的减少，并因此导致了糖酵解通路的激活（Sudarshan et al. 2009）。

　　APC 基因的功能丧失突变，会导致 WNT-信号传导通路的组成性激活（Sunaga et al. 2001），因为 *APC* 基因是该通路的负向调控子。这个通路可以激活一个名为 *RAC1*（一种 GTP 酶）的下游基因，它的激活可以产生 ROS（Sundaresan et al. 1996）。从这些观察结果，我们可以推测，逐步产生和蓄积的 ROS 会进行性地削弱线粒体的功能，包括抑制氧化磷酸化的过程，从而激活糖酵解途径，以及增加罹患癌症的可能性。

　　很早之前人们就已经发现 *P53* 基因突变与 ROS 的产生有关（Polyak et al. 1997）。最近的一项研究为这个现象提供了下述机制（Kalo et al. 2012）。NFE2 相关因子 2（NFE2-related factor 2）是一个诱导抗氧化反应的转录因子。*P53* 基因的功能缺失突变能够通过削弱 *NFE2* 相关因子 2 的活性和功能，来干扰人类细胞对氧化压力的正常应答。下述现象证明了这种作用，通过降低 II 相解毒酶[NAD(P)H 脱氢酶（醌）1，NQO1]和血红素加氧酶（脱环）1（HMOX1）的表达，和增加 ROS 水平，最终可以导致线粒体功能的抑制，激活糖酵解途径，并可能引发癌症。

　　PTEN（phosphatase and tensin homolog）突变和产生 ROS 之间的关系很有趣。最近的一项研究报道，*PTEN* 基因的 ATP 结合结构域的功能缺失性突变，将破坏这个蛋白正确的亚细胞定位，显著降低细胞核 *P53* 蛋白水平和转录活性，从而增加 ROS 的产生（He et al. 2011）。最终，这将导致糖酵解通路的激活和产生癌症的可能性。

　　最近发现，VHL 的缺陷会组成性激活 NOX 氧化酶，从而维持 HIF2α（hypoxia inducible factor-2α）的蛋白表达。而 NOX 家族的 NADPH 氧化酶是 ROS 的主要来源（Murdoch et al. 2006; Nauseef 2008; Frey et al. 2009），之后经过相同的过程最终导致癌症。

　　目前关于 *RB1* 基因突变和 ROS 产生之间的关系的理解是，*RB1* 功能缺失突变导致 *E2F2* 的调节异常，该基因是构成细胞周期调控和 DNA 合成的转录因子 *E2F* 的组分，并可以增加 ROS 产生（Bremner and Zacksenhaus 2010），因此，经过相同或类似的过程，可能导致癌症。

　　基于上面的讨论，可以推测，在一段长期的时间内逐渐积累 ROS 可以导致 *NFκB* 的组成性激活（Gloire et al. 2006），而 *NFκB* 是 ROS 应答的主要转录调控子，如前所述这种结果将最终引发癌症（Karin et al. 2002）。此外，目前已经明确，线粒体 ROS 可以触发缺氧诱导的转录（Chandel et al. 1998)和炎症（Gupta et al. 2012）。由此可以推测，在第 5.4 节中讨论的同样的模型应该基本上适用于这 7 种遗传性癌症，除了最初的触发因素是 ROS 的增加而不是长期缺氧。基于同样的原因，这种模式可能也适用于大多数的遗传性癌症。显然，如果想要阐明这 7 种基因突变最终导致癌症的详细机制，以及为何这种癌症具有器官的专属性，仍然需要系统性的研究。

　　同样道理，由细胞衰老引起的癌症也可以参照这个或类似的模型，随着年龄的增长，除细胞衰老外，还伴随着线粒体中 ROS 逐步积累、炎症细胞增加（Campisi et al. 2011）。当 ROS 的积累（在稳定状态）达很高水平时，这些细胞可以抑制其线粒体的活性，从而导致能量代谢重组和出现上述讨论的有关现象。图 5.8 总结了这个驱动模型。

5.5.2 散发性癌症的基因突变

如第 4 章所讨论的，虽然许多人认为基因突变是散发癌症发展的一个主要原因，但是最近的研究已经开始质疑这种观点。一个可能的解释是，基因突变可作为散发癌症的推动者，而不是主要的驱动因素。更具体地说，肿瘤抑制基因或原癌基因的功能缺失性或获得性突变，可能通过功能调控、翻译后修饰或者其他的方式，被选择用来作为"永久"的替代品，从而实现抑制或增强基因的功能，如 *P53* 和 *RAS*。这些改变可能是持续和有效生存所必需的。在第 9 章我们将对这个问题进行深入的讨论，这里我们用下面的例子来简要说明其中的基本思想。

丙酮酸盐激酶同工酶 M2（pyruvate kinase isozyme M2，PKM2）的功能形式是一个同源四聚体，催化磷酸烯醇丙酮酸盐（phosphoenolpyruvate）转变为丙酮酸盐（pyruvate），这是糖酵解通路中的一个限速步骤。绝大多数晚期癌症被检出有 *PKM2* 基因的突变（Mazurek et al. 2005），其同源四聚体的形成被抑制。这一发现表明，由于受到很强进化压力的影响，细胞减少了丙酮酸盐的产生，这可能是由于前面讨论过的葡萄糖代谢产物的蓄积所引起的。研究表明，ROS 可以氧化 PKM2 的特定残基，促进 PKM2 同源四聚体分解成二聚体或单体（Anastasiou et al. 2011），从而降低它的正常功能。PKM2 四聚体的解离很可能在 PKM2 突变发生之前，因为第一部分的数据表明，有功能的 PKM2 四聚体越少细胞就越具有生存优势。此外，氧化数据还提示其他的、非长久的方式也可以同样使其功能缺失。

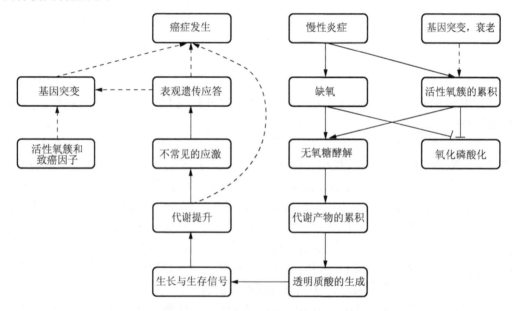

图 5.8　可能驱动癌症发生的两种因素的模型：持续的缺氧和 ROS 的积累。每个实线箭头表示强的因果关系，虚线的箭头表示可能的"引发"关系

另外一个例子是细胞接触性抑制功能的丧失,所谓的接触抑制是指当细胞彼此非常接近时,细胞分裂将终止(Sgambato et al. 2000)。葡萄糖代谢产物的蓄积(在第 6 章中将详细说明),会增加透明质酸合成与输出,这将使其丧失接触性抑制的功能,从而使细胞能持续地增殖。一旦负责激活接触性抑制功能的基因发生突变,并被选择出来,如 *ING4*(inhibitor of growth family, member 4)(Kim et al. 2004),就会使细胞的接触性抑制功能永久丧失,这种情况在晚期癌症中也能观察到。

总之,这种对特定基因的功能丧失性突变的选择,可能代表了癌变细胞内的一类常见机制。换句话说,能存活下来的细胞可能确实需要抑制或过表达某些特定的基因才能活下来。未来人们也许将证实,基因突变可以永久地替代细胞所需要的某些功能,或是增强或是减弱,而这些功能最初都是通过其他方式实现的。我们非常期待,能够系统地分析有据可查的全部癌症的相关突变,同时以对照样本作为参照,分析不同的发展阶段的癌症组织的转录组和表观基因组数据,以帮助我们更详细地了解哪些基因突变趋向于持久性地替换现有的功能,哪些基因可能被癌症细胞选择以获得新的功能。这些信息将会进一步拓展并深化我们对肿瘤发生过程的理解。

5.6　外源性因素与癌症

5.6.1　微生物感染

许多癌症是由微生物感染诱发的,或与微生物感染密切相关。例如,人乳头瘤病毒(papilloma virus,HPV)与宫颈癌有着密切的关系(Walboomers et al. 1999; Crosbie et al. 2013);乙型肝炎和丙型肝炎病毒(HBV 和 HCV)与肝癌有关(Perz et al. 2006);幽门螺旋杆菌与胃癌有关;肺炎衣原体(*Chlamydophila pneumoniae*)与肺癌有关;以及牛链球菌(*Streptococcus bovis*)与结直肠癌密切相关(Boleij et al. 2009)。根据估计,在目前所有已获诊断的癌症病例中, 18%与感染性疾病有关,包括病毒性、细菌性和寄生虫性感染。文献显示,不同的感染相关的癌症在机制上差别很大,但都有一个共同特点,即所有这些感染都会在病变的区域产生慢性炎症(Shacter and Weitzman 2002)。这就提示,我们的模型或许适用于相关癌症的发生过程。

5.6.2　乙型肝炎病毒、丙型肝炎病毒与肝细胞癌

肝细胞癌(HCC),也称肝癌,在全世界癌症发病率中排名第三,其中 85%的肝癌都与 HCV 或 HBV 的感染有关(Hiotis et al. 2012)。有趣的是,这两种病毒性感染的共性极少。HCV 是单链 RNA 病毒,其基因组不会整合到宿主的基因组中,而 HBV 是 DNA 病毒,在感染早期,其基因组就会整合到宿主肝细胞的基因组中。

以往的研究已经确定了 HBV 基因在宿主肝细胞基因组中的多个整合位点,这可能会导致抑癌基因(如 *PRLTS*)的杂合性缺失(Kahng et al. 2003)。此外,HVB-X 抗原能

够激活癌基因也能干扰抑癌基因（如 *P53*）的功能（Feitelson and Duan 1997; Lian et al. 2003）。相比之下，关于 HCV 和肝癌之间的关系，现有的认识还非常有限。例如，人们还不知道肝癌组织中增殖的细胞是因为 HCV 感染而增殖，还是因为 HCV 可以诱导细胞凋亡，从而使附近的细胞为维持组织稳态而进行增殖。在这些癌症中，许多与癌症相关的基因出现了调控异常，如 *RB* 和 *P53*，（Lan et al. 2002; Munakata et al. 2007），但目前还不清楚这些调控异常是否都与 HCV 的感染或癌症的发展有直接的联系。一个普遍的现象是，与 HCV 有关的肝癌更倾向于首先发展为肝硬化，并在癌症发生前持续很长一段时间。

借助于我们在第 5.5 节和第 6 章的模型进行转录物组数据分析，并结合统计推断，应该可以帮助我们确定 HCV 感染导致肝癌的发生和发展中的关键步骤。也就是说，人们可以提出问题，那些与肝癌的发生和发展相关的不同的 HCV 基因，如何促进炎症、缺氧或者 ROS 等各种重要的事件。这类研究可能会使多个看似无关的事件形成一个有机的驱动模型，从而衍生出新的并且可以付诸验证的癌症发生和发展的假说。可以预见，这类研究也可能揭示该模型中存在的问题，并需要我们对模型进一步地完善与拓展。同样的策略也可以应用到下列其他与感染相关的癌症研究中。

5.6.3　人乳头瘤病毒（*Human papilloma* virus，HPV）与宫颈癌

实际上所有报道的宫颈癌病例都与 HPV 的感染有关（Walboomers et al. 1999; Crosbie et al. 2013）。虽然 HPV 对于宫颈上皮细胞的转化是必不可少的，但有些研究显示，病毒感染本身对于这样的转化并不是充要条件，还需要几种协同因素，其中就包括与巨细胞病毒或人类疱疹病毒的合并感染，而与腺相关病毒（adeno-associated virus）的合并感染则会降低患宫颈癌的风险。有趣的是，虽然已知的与宫颈癌相关的 HPV 病毒株有 15 种，但当一个人受到多种 HPV 病毒株感染时，每种病毒株的行为都是独立的；而且感染的 HPV 病毒株越多，宫颈癌的恶性程度可能越高（Walboomers et al. 1999; Munoz et al. 2003）。有学者已经确认，HPV16 型和 HPV18 型是所有的病毒株中致癌性最强的两种类型（Ault 2006; Schiffman et al. 2009）。值得注意的是，在所有宫颈癌病例中都发现了慢性炎症。HPV 的感染能导致宿主 178 种基因的上调和 150 种基因的下调。下调的基因主要是那些参与了细胞生长调节的基因，其中一些是角质细胞特异性基因和干扰素应答基因（Chang and Laimins 2000）。与许多其他癌症中基因突变情况不同的是，*P53* 基因在宫颈癌中通常不会发生突变。然而，两种 HPV 蛋白——E6 和 E7，与 *P53* 和 *RB* 都有高的结合亲和力，从而扰乱了 *P53* 和 *RB* 的正常功能（Burd 2003; Oh et al. 2004），因此不需要 *P53* 和 *RB* 这两种基因的突变。

5.6.4　幽门螺旋菌（*H. pylori*）与胃癌

H. pylori 与胃癌之间的关系相当复杂，因为根据美国疾病控制中心的统计数据，估计 2/3 的世界人口都受到 *H. pylori* 的感染。然而，大多数的感染者并不会发展成胃癌。

另外，*H. pylori* 被认为是胃癌的主要危险因素，主要是因为大量的研究表明，感染者群体患胃癌的风险大约是非感染者群体的 6 倍（Helicobacter and Cancer Collaborative 2001）。最近的研究发现，在慢性感染后清除 *H. pylori* 不能明显降低胃癌的发病风险，这提示 *H. pylori* 可能在胃癌的非常早期的阶段发挥了重要作用，甚至是在癌症发生很久之前。例如，*H. pylori* 是萎缩性胃炎的一个关键致病因素，而萎缩性胃炎则是向胃癌发展的必要步骤。因此，*H. pylori* 引起的萎缩性胃炎，在感染 *H. pylori* 后很早的阶段，就决定了要向胃癌发展的轨迹。

许多 *H. pylori* 的基因与胃癌的发展有关。例如，*vac-A*（vacuolating cytotoxin gene A，空泡毒素基因 A）是某些 *H. pylori* 菌株的基因，能导致上皮细胞的空泡样变性。据观察，携带 *cag-A* 基因的 *H. pylori* 菌株的感染与萎缩性胃炎或胃溃疡有关（Kuipers et al. 1995；Yamazaki et al. 2005）。此外，研究表明，携带 *cag-A* 基因的 *H. pylori* 菌株的感染，会提高患非贲门胃癌的风险（Nguyen et al. 2008）。这里，*cag* 指的是 *H. pylori* 基因组中的致病岛，它包含约 30 个与细胞毒素相关的基因，该基因岛的其他成员包括 *cag-C*、*cag-E*、*cag-L*、*cag-T*、*cag-V* 和 *cag-Gamma*。尽管人们认为这些基因与萎缩性胃炎的形成直接相关，但它们在胃癌发生中的作用尚不为人知。

虽然人们已经发现微生物感染与多种癌症的发生发展有关，但这些感染导致癌症的详细机制尚不清楚。但是，很显然，所有这些感染都会导致慢性炎症，从而在受感染的组织中造成了缺氧的微环境，并可能因此形成了迫使受感染的细胞开始进化的最初压力。这些微生物的感染往往具有组织特异性，可能是因为不同微生物的特定生物分子，能靶向性地针对特定的细胞类型及（或）与这些细胞类型相关的特定微环境。这将有利于那些受到了影响的细胞的进化，以减缓微环境带给它们的压力。高通量组学数据分析，结合计算预测和统计推断，很可能会为阐明特定微生物诱发特定癌症的发生发展的详细机制带来巨大帮助。

5.6.5　辐射诱发的癌症

据估计，高达 10%的癌症与辐射暴露有关，包括电离辐射（如亚原子粒子辐射）和非电离辐射（如紫外线等）（Anand et al. 2008）。众所周知，电离辐射能诱发白血病以及其他一些癌症。尽管已发表的研究大多集中在研究电离辐射对 DNA 的损伤效应上（Iliakis et al. 2003），但一些生物化学方法已经揭示出电离辐射能够导致 ROS 的产生（Mikkelsen and Wardman 2003）。例如，将水暴露于电离辐射时，会产生很多种 ROS，如超氧化物、羟自由基和过氧化氢。如果事实证明 Warburg 的假说正确，即癌症的主要原因在于能量代谢方式的改变，那么，电离辐射诱导产生的 ROS 可能就是电离辐射诱发癌症的关键性因素。

最近有多项研究表明，长期暴露于非电离辐射，包括微波辐射（Yakymenko et al. 2011）和紫外线（Heck et al. 2003），会导致过度生成活性氧簇和活性氮簇。很明显，这些结果表明，研究者需要更多并且更系统的分析来阐明相关机制。

5.7　小　　结

在癌症研究中，从本质上理解癌症发生的驱动力是最基本的、最具挑战性的问题，同时也是最有趣的问题。为了研究这个问题，我们采用了一种非同一般的方法，重点关注了氧化磷酸化通路（部分）关闭时，人体细胞的能源需求和供给之间的内在不平衡，如在缺氧和（或）线粒体 ROS 的蓄积时。从我们的角度来看，这种能量缺口可能是我们的细胞系统的一个固有的"缺陷"。因为它能导致葡萄糖代谢物的积累，形成促进细胞进化的最初压力，也能帮助细胞自身摆脱 ROS 的蓄积，所以这个"缺陷"允许癌症的发生发展。如此说来，基因突变，可能会以一种可持续且高效的方式，促进细胞实现一些必需的功能改变。通过对癌症组织与对照组织的转录物组数据的能量代谢分析，我们发现目前的模型尚不完善，因为至少在转录物组的数据分析中，某些癌症的葡萄糖摄取并未增加。我们推测，在这类成癌细胞中，葡萄糖代谢产物的蓄积可能会始终存在，其原因可能在于糖酵解、氨基酸代谢和脂肪酸代谢都会生成这类产物，这种蓄积也会与糖酵解通路存在部分重叠。我们推测，葡萄糖代谢物的蓄积是实体癌中最常见的驱动力；而透明质酸合成通路的激活则是细胞向恶性转化中最重要的步骤；至于后者，我们将在第 6 章予以讨论。简单地说，持续的葡萄糖代谢产物蓄积，迫使细胞增殖成为必需，因为这样可以自然地排出蓄积的代谢物；葡萄糖代谢物蓄积与透明质酸合成的内在联系，促进了这个过程的进行。

补　充　材　料

表 5.1　在图 5.2 的分析中用到的数据集的列表

组织类型	数据的代号	标本的数量	平台
胰腺（癌）	GSE15471	78	GPL570
肾（癌）	GSE36895	76	GPL570
结肠（癌）	GSE21510	148	GPL570
子宫颈（癌）	GSE6791	84	GPL570
胃（癌）	GSE13911	69	GPL570
甲状腺（癌）	GSE33630	105	GPL570
脑（癌）	GSE50161	130	GPL570
肺（癌）	GSE30219	307	GPL570
乳腺（癌）	GSE42568	121	GPL570
卵巢（癌）	GSE38666	45	GPL570
前列腺转移（癌）	GSE7553	43	GPL570
黑色素瘤转移（癌）	GSE7553	43	GPL570
肝（癌）	GSE41804	40	GPL570
黑色素瘤未转移的	GSE7553	22	GPL570
膀胱（癌）	GSE31189	92	GPL570
前列腺原发（癌）	GSE3325	19	GPL570
皮肤基底细胞癌	GSE7553	17	GPL570
白血病	GSE31048	221	GPL570

表 5.2 在图 5.4 的分析中使用的数据集

组织类型	数据的代号	标本的数量	平台
炎性结肠组织 vs 正常结肠组织	GSE11223	202	GPL1708
炎性肠疾病/结肠腺瘤/结肠腺癌 vs 正常结肠组织	GSE4183	53	GPL570
结肠腺癌 vs 正常结肠组织	GSE8671	64	GPL570

表 5.3 不同物种在缺氧和正常氧气条件下的基因表达数据

GEO 的代号	物种	标本的数量	描述
GEE3537	人	69	细胞系，包括乳腺上皮细胞，肾近曲小管上皮细胞，内皮细胞以及平滑肌细胞
GEE480	小鼠	20	鼠脑、心、肺和肌细胞
GEE3763	盲鼹鼠	12	肌组织
GEE1357	大鼠	24	对缺氧敏感的海马区细胞和耐缺氧的鼠组织
GEE30337	裸鼹鼠	13	裸鼹鼠组织的转录组

表 5.4 在第 5.4 节的研究中使用了下述人的消耗 ATP 的管家基因

翻译: GO_0006412
有 ATP 酶活性的钠钾泵: GO_0005391
有 ATP 酶活性的钙转运体: GO_0005388
葡萄糖生成的基因: GO_0006094
尿素循环的基因: *ASS1, ASL, NOS1, NOS2, NOS3, ARG1, ARG2, OTC*
有 ATP 酶活性的肌动蛋白依赖的基因: GO_0030898

参 考 文 献

Anand P, Kunnumakkara AB, Sundaram C et al. (2008) Cancer is a preventable disease that requires major lifestyle changes. Pharmaceutical research 25: 2097-2116.

Anastasiou D, Poulogiannis G, Asara JM et al. (2011) Inhibition of pyruvate kinase M2 by reactive oxygen species contributes to cellular antioxidant responses. Science 334: 1278-1283.

Arai Y, Yoshiki T, Yoshida O (1997) c-erbB-2 oncoprotein: a potential biomarker of advanced prostate cancer. Prostate 30: 195-201.

Assoian RK, Zhu X (1997) Cell anchorage and the cytoskeleton as partners in growth factor dependent cell cycle progression. Curr Opin Cell Biol 9: 93-98.

Ault KA (2006) Epidemiology and natural history of human papillomavirus infections in the female genital tract. Infect Dis Obstet Gynecol 2006 Suppl: 40470.

Bignell GR, Greenman CD, Davies H et al. (2010) Signatures of mutation and selection in the cancer genome. Nature 463: 893-898

Blasko I, Stampfer-Kountchev M, Robatscher P et al. (2004) How chronic inflammation can affect the brain and support the development of Alzheimer's disease in old age: the role of microglia and astrocytes. Aging Cell 3: 169-176.

Boleij A, Schaeps RM, Tjalsma H (2009) Association between Streptococcus bovis and colon cancer. J Clin Microbiol 47: 516.

Bremner R, Zacksenhaus E (2010) Cyclins, Cdks, E2f, Skp2, and more at the first international RB Tumor Suppressor Meeting. Cancer research 70: 6114-6118.

Buchholz TA, Weil MM, Story MD et al. (1999) Tumor suppressor genes and breast cancer. Radiat Oncol Investig 7: 55-65.

Budillon A (1995) Molecular genetics of cancer. Oncogenes and tumor suppressor genes. Cancer 76: 1869-1873.

Burd EM (2003) Human papillomavirus and cervical cancer. Clin Microbiol Rev 16: 1-17.

Buttgereit F, Brand MD (1995) A hierarchy of ATP-consuming processes in mammalian cells. The Biochemical journal 312 (Pt 1): 163-167.

Campisi J, Andersen JK, Kapahi P et al. (2011) Cellular senescence: a link between cancer and age-related degenerative disease? Semin Cancer Biol 21: 354-359.

Carracedo A, Cantley LC, Pandolfi PP (2013) Cancer metabolism: fatty acid oxidation in the limelight. Nature reviews Cancer 13: 227-232.

Chandel N, Maltepe E, Goldwasser E et al. (1998) Mitochondrial reactive oxygen species trigger hypoxia-induced transcription. Proc Natl Acad Sci 95: 11715-11720.

Chang YE, Laimins LA (2000) Microarray analysis identifies interferon-inducible genes and Stat-1 as major transcriptional targets of human papillomavirus type 31. J Virol 74: 4174-4182.

Chen WY, Abatangelo G (1999) Functions of hyaluronan in wound repair. Wound repair and regeneration : official publication of the Wound Healing Society [and] the European Tissue Repair Society 7: 79-89.

Chew V, Toh HC, Abastado JP (2012) Immune microenvironment in tumor progression: characteristics and challenges for therapy. J Oncol 2012: 608406.

Coussens LM, Werb Z (2002) Inflammation and cancer. Nature 420: 860-867.

Crosbie EJ, Einstein MH, Franceschi S et al. (2013) Human papillomavirus and cervical cancer. Lancet 382: 889-899.

Donath MY, Shoelson SE (2011) Type 2 diabetes as an inflammatory disease. Nat Rev Immunol 11: 98-107.

Edrey YH, Park TJ, Kang H et al. (2011) Endocrine function and neurobiology of the longest-living rodent, the naked mole-rat. Experimental gerontology 46: 116-123.

Eltzschig HK, Carmeliet P (2011) Hypoxia and inflammation. N Engl J Med 364: 656-665.

Estrella V, Chen T, Lloyd M et al. (2013) Acidity generated by the tumor microenvironment drives local invasion. Cancer research 73: 1524-1535.

Evans VC, Barker G, Heesom KJ et al. (2012) De novo derivation of proteomes from transcriptomes for transcript and protein identification. Nature methods 9: 1207-1211.

Fearon ER, Vogelstein B (1990) A genetic model for colorectal tumorigenesis. Cell 61: 759-767.

Feitelson MA, Duan LX (1997) Hepatitis B virus X antigen in the pathogenesis of chronic infections and the development of hepatocellular carcinoma. Am J Pathol 150: 1141-1157.

Firestein R, Bass AJ, Kim SY et al. (2008) CDK8 is a colorectal cancer oncogene that regulates beta-catenin activity. Nature 455: 547-551.

Frey RS, Ushio-Fukai M, Malik AB (2009) NADPH oxidase-dependent signaling in endothelial cells: role in physiology and pathophysiology. Antioxidants & redox signaling 11: 791-810.

Fujiwara S, Nakagawa K, Harada H et al. (2007) Silencing hypoxia-inducible factor-1alpha inhibits cell migration and invasion under hypoxic environment in malignant gliomas. Int J Oncol 30: 793-802.

Gloire G, Legrand-Poels S, Piette J (2006) NF-kappaB activation by reactive oxygen species: fifteen years later. Biochemical pharmacology 72: 1493-1505.

Greenman C, Stephens P, Smith R et al. (2007) Patterns of somatic mutation in human cancer genomes. Nature 446: 153-158.

Grivennikov SI, Greten FR, Karin M (2010) Immunity, inflammation, and cancer. Cell 140: 883-899.

Gupta SC, Hevia D, Patchva S et al. (2012) Upsides and downsides of reactive oxygen species for cancer: the roles of reactive oxygen species in tumorigenesis, prevention, and therapy. Antioxidants & redox signaling 16: 1295-1322.

Hanahan D, Weinberg RA (2011) Hallmarks of cancer: the next generation. Cell 144: 646-674.

He X, Ni Y, Wang Y et al. (2011) Naturally occurring germline and tumor-associated mutations within the ATP-binding motifs of PTEN lead to oxidative damage of DNA associated with decreased nuclear p53. Hum Mol Genet 20: 80-89.

Heck DE, Vetrano AM, Mariano TM et al. (2003) UVB light stimulates production of reactive oxygen species: unexpected role for catalase. The Journal of biological chemistry 278: 22432-22436.

Helicobacter, Cancer Collaborative G (2001) Gastric cancer and Helicobacter pylori: a combined analysis of 12 case control studies nested within prospective cohorts. Gut 49: 347-353.

Hiotis SP, Rahbari NN, Villanueva GA et al. (2012) Hepatitis B vs. hepatitis C infection on viral hepatitis-associated hepatocellular carcinoma. BMC gastroenterology 12: 64.

Hirayama A, Kami K, Sugimoto M et al. (2009) Quantitative metabolome profiling of colon and stomach cancer microenvironment by capillary electrophoresis time-of-flight mass spectrometry. Cancer research 69: 4918-4925.

Hochachka PW, Buck LT, Doll CJ et al. (1996) Unifying theory of hypoxia tolerance: molecular/metabolic defense and rescue mechanisms for surviving oxygen lack. Proceedings of the National Academy of Sciences of the United States of America 93: 9493-9498.

Huang LE, Bindra R, Glazer P et al. (2007) Hypoxia-induced genetic instability—a calculated mechanism underlying tumor progression. J Mol Med 85: 139-148.

Hudson TJ, Anderson W, Artez A et al. (2010) International network of cancer genome projects. Nature 464: 993-998.

Ibragimova I, Ibanez de Caceres I, Hoffman AM et al. (2010) Global reactivation of epigenetically silenced genes in prostate cancer. Cancer Prev Res (Phila) 3: 1084-1092.

Iliakis G, Wang Y, Guan J et al. (2003) DNA damage checkpoint control in cells exposed to ionizing radiation. Oncogene 22: 5834-5847.

Isaacs W, Kainu T (2001) Oncogenes and tumor suppressor genes in prostate cancer. Epidemiol Rev 23: 36-41.

Itano N, Atsumi F, Sawai T et al. (2002) Abnormal accumulation of hyaluronan matrix diminishes contact inhibition of cell growth and promotes cell migration. Proceedings of the National Academy of Sciences of the United States of America 99: 3609-3614

Jiang D, Liang J, Noble PW (2007) Hyaluronan in tissue injury and repair. Annual review of cell and developmental biology 23: 435-461.

Kahng YS, Lee YS, Kim BK et al. (2003) Loss of heterozygosity of chromosome 8p and 11p in the dysplastic nodule and hepatocellular carcinoma. J Gastroenterol Hepatol 18: 430-436.

Kalo E, Kogan-Sakin I, Solomon H et al. (2012) Mutant p53R273H attenuates the expression of phase 2 detoxifying enzymes and promotes the survival of cells with high levels of reactive oxygen species. Journal of Cell Science 125: 5578-5586.

Karin M, Cao Y, Greten FR et al. (2002) NF-kappaB in cancer: from innocent bystander to major culprit. Nature reviews Cancer 2: 301-310.

Khansari N, Shakiba Y, Mahmoudi M (2009) Chronic inflammation and oxidative stress as a major cause of age-related diseases and cancer. Recent patents on inflammation & allergy drug discovery 3: 73-80.

Kim S, Chin K, Gray JW et al. (2004) A screen for genes that suppress loss of contact inhibition: identification of ING4 as a candidate tumor suppressor gene in human cancer. Proceedings of the National Academy of Sciences of the United States of America 101: 16251-16256.

Knudson AG, Jr. (1971) Mutation and cancer: statistical study of retinoblastoma. Proceedings of the National Academy of Sciences of the United States of America 68: 820-823.

Kosaki R, Watanabe K, Yamaguchi Y (1999) Overproduction of hyaluronan by expression of the hyaluronan synthase Has2 enhances anchorage-independent growth and tumorigenicity. Cancer research 59: 1141-1145.

Kubasiak LA, Hernandez OM, Bishopric NH et al. (2002) Hypoxia and acidosis activate cardiac myocyte death through the Bcl-2 family protein BNIP3. Proc Natl Acad Sci U S A 99: 12825-12830.

Kuipers EJ, Perez-Perez GI, Meuwissen SG et al. (1995) Helicobacter pylori and atrophic gastritis: importance of the cagA status. J Natl Cancer Inst 87: 1777-1780.

Lan KH, Sheu ML, Hwang SJ et al. (2002) HCV NS5A interacts with p53 and inhibits p53-mediated apoptosis. Oncogene 21: 4801-4811.

Larson J, Peterson BL, Romano M et al. (2012) Buried Alive! Arrested Development and Hypoxia Tolerance in the Naked Mole-Rat. Frontiers in Behavioral Neuroscience:

Lian Z, Liu J, Li L et al. (2003) Upregulated expression of a unique gene by hepatitis B x antigen promotes hepatocellular growth and tumorigenesis. Neoplasia 5: 229-244.

Liao D, Johnson RS (2007) Hypoxia: a key regulator of angiogenesis in cancer. Cancer Metastasis Rev 26: 281-290.

Liaw D, Marsh DJ, Li J et al. (1997) Germline mutations of the PTEN gene in Cowden disease, an inherited breast and thyroid cancer syndrome. Nature genetics 16: 64-67.

Lin EY, Jones JG, Li P et al. (2003) Progression to malignancy in the polyoma middle T oncoprotein mouse breast cancer model provides a reliable model for human diseases. Am J Pathol 163: 2113-2126.

Liu Y, Zuckier LS, Ghesani NV (2010) Dominant uptake of fatty acid over glucose by prostate cells: a potential new diagnostic and therapeutic approach. Anticancer research 30: 369-374.

Lonser RR, Glenn GM, Walther M et al. (2003) von Hippel-Lindau disease. Lancet 361: 2059-2067.

Lorusso G, Ruegg C (2008) The tumor microenvironment and its contribution to tumor evolution toward metastasis. Histochem Cell Biol 130: 1091-1103.

Lu T, Gabrilovich DI (2012) Molecular pathways: tumor-infiltrating myeloid cells and reactive oxygen species in regulation of tumor microenvironment. Clinical cancer research : an official journal of the American Association for Cancer Research 18: 4877-4882.

Lunt SY, Vander Heiden MG (2011) Aerobic glycolysis: meeting the metabolic requirements of cell proliferation. Annual review of cell and developmental biology 27: 441-464.

Manov I, Hirsh M, Iancu TC et al. (2013) Pronounced cancer resistance in a subterranean rodent, the blind mole-rat, Spalax: in vivo and in vitro evidence. BMC biology 11: 91

Martinez-Outschoorn UE, Balliet R, Lin Z et al. (2012) BRCA1 mutations drive oxidative stress and glycolysis in the tumor microenvironment: implications for breast cancer prevention with antioxidant therapies. Cell cycle 11: 4402-4413.

Martinez MAR, Francisco G, Cabral LS et al. (2006) Genética molecular aplicada ao câncer cutâneo não melanoma. Anais Brasileiros de Dermatologia 81: 405-419.

Mazurek S, Boschek C, Hugo F et al. (2005) Pyruvate kinase type M2 and its role in tumor growth and spreading. Semin Cancer Biol 15: 300-308.

Mehta HH, Gao Q, Galet C et al. (2011) IGFBP-3 is a metastasis suppression gene in prostate cancer. Cancer research 71: 5154-5163.

Mikkelsen RB, Wardman P (2003) Biological chemistry of reactive oxygen and nitrogen and radiation-induced signal transduction mechanisms. Oncogene 22: 5734-5754.

Moeller BJ, Cao Y, Vujaskovic Z et al. (2004) The relationship between hypoxia and angiogenesis. Semin Radiat Oncol 14: 215-221.

Morin PJ, Sparks AB, Korinek V et al. (1997) Activation of beta-catenin-Tcf signaling in colon cancer by mutations in beta-catenin or APC. Science 275: 1787-1790.

Munakata T, Liang Y, Kim S et al. (2007) Hepatitis C virus induces E6AP-dependent degradation of the retinoblastoma protein. PLoS pathogens 3: 1335-1347.

Munoz N, Bosch FX, de Sanjose S et al. (2003) Epidemiologic classification of human papillomavirus types associated with cervical cancer. N Engl J Med 348: 518-527.

Murdoch CE, Zhang M, Cave AC et al. (2006) NADPH oxidase-dependent redox signalling in cardiac hypertrophy, remodelling and failure. Cardiovascular research 71: 208-215.

Murphree AL, Benedict WF (1984) Retinoblastoma: clues to human oncogenesis. Science 223: 1028-1033.

Mwenifumbo JC, Marra MA (2013) Cancer genome-sequencing study design. Nature Reviews Genetics 14: 321-332.

Nathaniel TI, Otukonyong E, Abdellatif A et al. (2012) Effect of hypoxia on metabolic rate, core body temperature, and c-fos expression in the naked mole rat. International journal of developmental neuroscience : the official journal of the International Society for Developmental Neuroscience 30: 539-544.

Nauseef WM (2008) Biological roles for the NOX family NADPH oxidases. The Journal of biological chemistry 283: 16961-16965

Nguyen LT, Uchida T, Murakami K et al. (2008) Helicobacter pylori virulence and the diversity of gastric cancer in Asia. J Med Microbiol 57: 1445-1453.

Nishi H, Nakada T, Kyo S et al. (2004) Hypoxia-inducible factor 1 mediates upregulation of telomerase (hTERT). Molecular and cellular biology 24: 6076-6083.

Nishisho I, Nakamura Y, Miyoshi Y et al. (1991) Mutations of chromosome 5q21 genes in FAP and colorectal cancer patients. Science 253: 665-669.

Noble PW (2002) Hyaluronan and its catabolic products in tissue injury and repair. Matrix Biology 21: 25-29.

Nowell P, Hungerford D (1960) A minute chromosome in human chronic granulocytic leukemia. Science 142:

Oh ST, Longworth MS, Laimins LA (2004) Roles of the E6 and E7 proteins in the life cycle of low-risk human papillomavirus type 11. J Virol 78: 2620-2626.

Paterson S, Vogwill T, Buckling A et al. (2010) Antagonistic coevolution accelerates molecular evolution. Nature 464: 275-278.

Pedersen PL, Greenawalt JW, Chan TL et al. (1970) A Comparison of Some Ultrastructural and Biochemical Properties of

Mitochondria from Morris Hepatomas 9618A, 7800, and 3924A. Cancer research 30: 2620-2626.

Perz JF, Armstrong GL, Farrington LA et al. (2006) The contributions of hepatitis B virus and hepatitis C virus infections to cirrhosis and primary liver cancer worldwide. J Hepatol 45: 529-538.

Pfeiffer T, Schuster S, Bonhoeffer S (2001) Cooperation and competition in the evolution of ATP-producing pathways. Science 292: 504-507.

Polyak K, Xia Y, Zweier JL et al. (1997) A model for p53-induced apoptosis. Nature 389: 300-305.

Ramachandran K, Gopisetty G, Gordian E et al. (2009) Methylation-mediated repression of GADD45alpha in prostate cancer and its role as a potential therapeutic target. Cancer research 69: 1527-1535.

Reitzer LJ, Wice BM, Kennell D (1979) Evidence that glutamine, not sugar, is the major energy source for cultured HeLa cells. The Journal of biological chemistry 254: 2669-2676.

Roberts NJ, Vogelstein JT, Parmigiani G et al. (2012) The predictive capacity of personal genome sequencing. Sci Transl Med 4: 133ra158.

Roche-Lestienne C, Soenen-Cornu V, Grardel-Duflos N et al. (2002) Several types of mutations of the Abl gene can be found in chronic myeloid leukemia patients resistant to STI571, and they can pre-exist to the onset of treatment. Blood 100: 1014-1018.

Rolfe D, Brown G (1997) Cellular energy utilization and molecular origin of standard metabolic rate in mammals. PHYSIOLOGICAL REVIEWS 77: 731-758.

Sawyers CL, Hochhaus A, Feldman E et al. (2002) Imatinib induces hematologic and cytogenetic responses in patients with chronic myelogenous leukemia in myeloid blast crisis: results of a phase II study: Presented in part at the 43rd Annual Meeting of The American Society of Hematology, Orlando, FL, December 11, 2001. Blood 99: 3530-3539.

Schaffer J (2003) Lipotoxicity: when tissues overeat. Curr Opin Lipidol 14: 281-287.

Schiffman M, Clifford G, Buonaguro FM (2009) Classification of weakly carcinogenic human papillomavirus types: addressing the limits of epidemiology at the borderline. Infect Agent Cancer 4: 8.

Scholl S, Beuzeboc P, Pouillart P (2001) Targeting HER2 in other tumor types. Ann Oncol 12 Suppl 1: S81-87.

Segal NH, Cohen RJ, Haffejee Z et al. (1994) BCL-2 proto-oncogene expression in prostate cancer and its relationship to the prostatic neuroendocrine cell. Arch Pathol Lab Med 118: 616-618.

Sgambato A, Cittadini A, Faraglia B et al. (2000) Multiple functions of p27Kip1 and its alterations in tumor cells: a review. J Cell Physiol 183: 18-27.

Shacter E, Weitzman SA (2002) Chronic inflammation and cancer. Oncology (Williston Park) 16: 217-226, 229; discussion 230-212.

Sloma I, Mitjavila-Garcia MT, Feraud O et al. (2013) Whole Genome Sequencing Of Chronic Myeloid Leukemia (CML)-Derived Induced Pluripotent Stem Cells (iPSC) Reveals Faithful Genocopying Of Highly Mutated Primary Leukemic Cells. Blood 122: 514.

Sounni NE, Noel A (2013) Targeting the tumor microenvironment for cancer therapy. Clin Chem 59: 85-93.

Srivastava S, Zou Z, Pirollo K et al. (1990) Germ-line transmission of a mutated p53 gene in a cancer-prone family with Li–Fraumeni syndrome. Nature 348: 747-749.

St-Pierre J, Brand MD, Boutilier RG (2000) The effect of metabolic depression on proton leak rate in mitochondria from hibernating frogs. The Journal of experimental biology 203: 1469-1476.

Stehelin D, Varmus HE, Bishop JM et al. (1976) DNA related to the transforming gene (s) of avian sarcoma viruses is present in normal avian DNA.

Stern R, Asari AA, Sugahara KN (2006) Hyaluronan fragments: an information-rich system. European journal of cell biology 85: 699-715.

Stratton MR, Campbell PJ, Futreal PA (2009) The cancer genome. Nature 458: 719-724.

Sudarshan S, Sourbier C, Kong HS et al. (2009) Fumarate hydratase deficiency in renal cancer induces glycolytic addiction and hypoxia-inducible transcription factor 1alpha stabilization by glucose-dependent generation of reactive oxygen species. Molecular and cellular biology 29: 4080-4090.

Sunaga N, Kohno T, Kolligs FT et al. (2001) Constitutive activation of the Wnt signaling pathway by CTNNB1 (beta-catenin) mutations in a subset of human lung adenocarcinoma. Genes Chromosomes Cancer 30: 316-321.

Sundaresan M, Yu ZX, Ferrans VJ et al. (1996) Regulation of reactive-oxygen-species generation in fibroblasts by Rac1. The Biochemical journal 318 (Pt 2): 379-382.

The-Cancer-Genome-Atlas-Research-Network (2008) Comprehensive genomic characterization defines human glioblastoma genes and core pathways. Nature 455: 1061-1068.

Thery M, Bornens M (2006) Cell shape and cell division. Curr Opin Cell Biol 18: 648-657.

Toole BP (2002) Hyaluronan promotes the malignant phenotype. Glycobiology 12: 37R-42R.

Toro JR, Nickerson ML, Wei MH et al. (2003) Mutations in the fumarate hydratase gene cause hereditary leiomyomatosis and renal cell cancer in families in North America. Am J Hum Genet 73: 95-106.

Valen LV (1973) A new evolutionary law. Evolutionary Theory 1: 1-30.

Vigetti D, Ori M, Passi. A (2010) The Xenopus model for evaluating hyaluronan during development.

Vogler M, Vogel S, Krull S et al. (2013) Hypoxia modulates fibroblastic architecture, adhesion and migration: a role for HIF-1alpha in cofilin regulation and cytoplasmic actin distribution. PloS one 8: e69128.

Vojtek AB, Der CJ (1998) Increasing complexity of the Ras signaling pathway. Journal of Biological Chemistry 273: 19925-19928

Walboomers JM, Jacobs MV, Manos MM et al. (1999) Human papillomavirus is a necessary cause of invasive cervical cancer worldwide. J Pathol 189: 12-19.

Warburg O (1956) On the origin of cancer cells. Science 123: 309-314.

Warburg O (1967) The Prime Cause and Prevention of Cancer. Triltsch, Würzburg,Germany: 6-16.

Warburg O, Posener K, Negelein E (1924) Üˉber den Stoffwechsel der Tumoren [On metabolism of tumors]. Biochem Z 152: 319-344.

Weinhouse S, Warburg O, Burk D et al. (1956) On Respiratory Impairment in Cancer Cells. Science 124: 267-272.

Wilson WR, Hay MP (2011) Targeting hypoxia in cancer therapy. Nature reviews Cancer 11: 393-410.

Wiseman H, Halliwell B (1996) Damage to DNA by reactive oxygen and nitrogen species: role in inflammatory disease and progression to cancer. The Biochemical journal 313 (Pt 1): 17-29.

Witz IP, Levy-Nissenbaum O (2006) The tumor microenvironment in the post-PAGET era. Cancer Lett 242: 1-10.

Yakymenko I, Sidorik E, Kyrylenko S et al. (2011) Long-term exposure to microwave radiation provokes cancer growth: evidences from radars and mobile communication systems. Experimental oncology 33: 62-70.

Yamazaki S, Yamakawa A, Okuda T et al. (2005) Distinct diversity of vacA, cagA, and cagE genes of Helicobacter pylori associated with peptic ulcer in Japan. J Clin Microbiol 43: 3906-3916.

Zhao M, Sun J, Zhao Z (2013) TSGene: a web resource for tumor suppressor genes. Nucleic Acids Res 41: D970-976.

第6章　透明质酸：癌症进化的重要促进因素

20 世纪 60 年代，Otto Warburg 曾给出一个意义深远的假说：**细胞能量代谢模式由有氧呼吸向无氧糖酵解的转换是癌症发展过程中的驱动性因素**。越来越多的癌症研究人员倾向于赞同 Warburg 的观点，然而，在他的这一假说提出之后的 50 余年里，人们仍不清楚这种细胞能量代谢模式的转换与细胞增殖之间的关系。在第 5 章我们已经讨论过，慢性缺氧及线粒体内 ROS（活性氧簇）的累积将导致持续的葡萄糖代谢产物累积，如果这些代谢产物不能被及时清除，可能会使细胞死亡。这种累积会对宿主细胞产生持久的压力，从而迫使细胞为了存活而进行进化。对于这些细胞而言，持续地借助细胞分裂增殖是一种最具可行性的可以降低代谢产物蓄积的方式。在本章中，我们将探讨这种压力如何触发特定的细胞程序来促进细胞增殖，进而为累积的糖代谢产物提供排出途径，并使癌细胞通过细胞增殖得以继续存活。

传统的观点认为，基因突变驱动并促进了癌症的发展，尤其是原癌基因或抑癌基因的突变。这种观点在癌症发生中的特定阶段是有道理的，尤其是当这些突变可以帮助细胞跨越某些在组织发育过程中的限制，这也能通过癌症组学数据得以验证；但仅仅是基因突变本身，尚不足以驱动并促进癌症的进化，这个观点我们曾在第 4 章中讨论过。在大规模的转录物组学数据分析的基础上，我们可以建立一个模型来详尽的解释，持续的低氧状态和 ROS 所致的压力能够激活并利用细胞基因组所固有的组织修复系统，从而引起细胞的增殖。在正常生理条件下，组织修复的信号来源于组织损伤生成的细胞外基质碎片，在上述压力的存在下，细胞自身就可以生成这样的碎片，特别是那些因葡萄糖代谢产物累积而产生的透明质酸的片段。在这种情况下，细胞本身可以产生（或模拟）组织修复所需的全部信号，诸如炎症信号、抗凋亡信号、细胞增殖信号、细胞生存信号和血管生成信号等，从而引发细胞的增殖。显然，细胞分裂过程中会因为合成 DNA 和脂类等物质消耗部分累积的代谢产物，从而缓解压力。有必要指出的是，因为微环境中的缺氧及 ROS（活性氧簇），会引发持续的代谢产物累积，即使在新生细胞中也会出现这种状况。这样也会因为细胞增殖而带来更大的压力，进而可能形成一个细胞不断分裂的恶性循环。

6.1　透明质酸及其生理功能

葡糖胺聚糖，透明质酸（或称透明质酸盐、透明质酸烷），是一种细胞外基质的重要组成成分。它由长链的重复的二糖构成，每个二糖均由一个 D-葡糖醛酸（GlcUA）和一个 D-*N*-乙酰葡糖胺（GlcNAc）构成。每个透明质酸分子可以拥有多达 2×10^5 个二糖，分子质量可达到 10^7Da。带负电荷的葡糖胺聚糖结合各种阳离子，如钠离子、钾离子和钙离子，形成一个扩展的左手螺旋。已知有三种酶，即 HAS1-3（透明质酸合成酶 1-3），可以通过反复添加分别由 UDP-GlcUA 和 UDP-GlcNAc 衍生来的一个葡萄糖醛酸和一个 N-乙酰葡糖胺来延长分子合成透明质酸，新合成的多聚双糖可通过 ABC 转运体被排到细胞外。被排出的透明质酸，如果没有结合到细胞外基质，将会被至少 6 种酶（透明质酸酶 HYAL1-6）或 ROS 降解成不同大小的片段。直到 20 世纪 70 年代后期，人们才发现透明质酸分子在心内膜垫发育的过程中，对细胞的迁移发挥了重要作用(Bernanke and Markwald 1979)。此后，人们开始了解到大量的有关信息，知晓了此类分子及其片段种类繁多，功能复杂，令人惊叹。

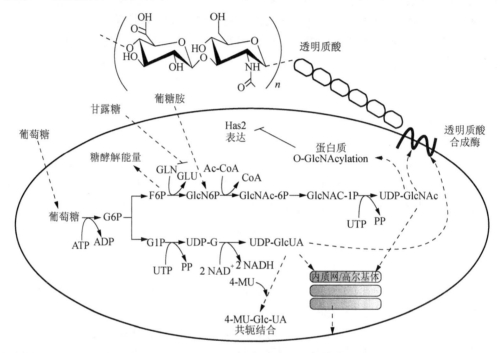

图 6.1　透明质酸的生物合成途径：源自拥有共同前体葡萄糖-6-磷酸的 UDP-GlcUA 和 UDP-GlcNAc（摘自 Tammi et al. 2011a）

6.1.1　透明质酸的合成及调节

透明质酸在组织发育、重塑及修复中起着独特的信号作用，它的合成受到 3 种合成酶 HAS1～3 在转录水平的严密调控（Toole 2004）。目前认为 HAS1-2 更倾向于合成长链的透明质酸，而 HAS3 可以合成短链的透明质酸。HAS2 负责合成正常人体组织中大多数的透明质酸，而有趣的是，人们发现 HAS3 在癌症中普遍上调了（Liu et al. 2001b, a; Tammiet al. 2011a; Teng et al. 2011）。图 6.1 显示了由葡萄糖-6 -磷酸（G6P）合成透明质酸的途径（G6P 为葡萄糖酵解途径的第一个中间产物）。表 6.1 列出了透明质酸合成途径中所需的 9 种酶和它们的相关反应。这些信息对我们在本章中要讨论的内容很重要。

表 6.1　透明质酸生物合成途径中的酶及其催化的生化反应

酶	催化的反应
磷酸葡萄糖异构酶	G6P→F6P
谷氨酰胺-果糖-6-磷酸转氨酶	F6P + GLN→GlcN6P + GLU
氨基葡萄糖磷酸-N-乙酰转移酶	GlcN6P + Ac-CoA→GlcNAc-6P+CoA
磷酸乙酰氨基葡萄糖变位酶	GlcNAc-6P→GlcNAc-1P
UDP-N-乙酰氨基葡萄糖焦磷酸化酶	GlcNAc-1P + UTP→UDP-GlcNAc+ PP
磷酸葡萄糖变位酶	G6P→G1P
UDP-葡萄糖焦磷酸化酶	G1P + UTP→UDP-G + PP
UDP−葡萄糖脱氢酶	UDP-G + 2 NAD+→UDP-GlcUA+2 NADH
透明质酸合成酶	UDP-GlcNAc + UDP-GlcUA→hyaluronic acid

在这 9 种酶中，①GPI（phosphoglucose isomerase，磷酸葡萄糖异构酶）参与了糖酵解途径，会随糖酵解的激活而激活；②以下 3 种酶也参与了己糖胺途径，包括 GNPNAT（glucosamine phosphate N-acetyltransferase，氨基葡萄糖磷酸-N-乙酰转移酶）、PGM3（phosphoacetyl glucosamine mutase，磷酸乙酰氨基葡萄糖变位酶）和 UAP1（UDP-N acetylglucosaminepyrophosphorylase，UDP-N-乙酰氨基葡萄糖焦磷酸化酶）（Fantus et al. 2006），己糖胺通路受氨基葡萄糖浓度（Patti et al. 1999）和缺氧（Guillaumond et al. 2013）的正向调节；③PGM（phosphoglucomutase，磷酸葡萄糖变位酶）和 GFPT2（glutamine-fructose-6-phosphate transaminase，谷氨酰胺-果糖-6-磷酸转氨酶）可以因缺氧（Pelletier et al. 2012；Guillaumond et al. 2013）和 PAK1（P21 蛋白活化激酶）而上调（Gururaj et al. 2004）；④UGP2（UDP-glucose pyrophosphorylase UDP-葡萄糖焦磷酸化酶）在缺氧时上调（Pescador et al. 2010）；⑤UGDH（UDP-glucose dehydrogenase，UDP−葡萄糖脱氢酶）受 TGFβ 的正向调节，而受缺氧的负向调节，这与上述讨论的其他基因不同；⑥透明质酸合成酶可以受各种生长因子的调节（Tammi et al. 2011a），如 PDGF、KGF（keratinocyte growth factor，角质化细胞生长因子）、FGF2、EGF、TGFβ、IL1β 和 TNFα。此外，UDP-GlcNAc 水平也可调控 $HAS2$ 表达（Tammi et al. 2011a）。以上的研究表明，**透明质酸的合成很可能是在细胞在缺氧条件下，处于有 TGFβ 存在的微环境中，且细胞内含有充足的 G6P 时进行的。**

6.1.2　透明质酸的功能

在透明质酸的多种功能中，与我们的讨论最相关的功能体现在 ECM（细胞外基质）中，而在 ECM 中也存在着胶原纤维和大量的连接蛋白。透明质酸其他的生理功能还包括：①它是人体皮肤的重要组成成分，参与了组织修复的过程（Jiang et al. 2007）；②在关节软骨中的每个细胞周围形成一层包被（Holmes et al. 1988）；③先前的研究表明，透明质酸还可能参与了大脑的发育过程（Margolis et al. 1975）。

过去十年中的研究已经发现，一些能与透明质酸发生关键性相互作用的成分在组织发育和免疫中发挥了重要功能。在这些成分中，CD44 和 RHAMM（hyaluronic acid-mediated motility receptor，透明质酸介导的运动性受体）尤为重要，因为透明质酸的多种功能都要通过与这两种细胞表面受体的相互作用才能实现。此外，人们早已知道 CD44 与癌症的发展有密切关系（Toole 2009）。其他能与透明质酸互相作用的成分还包括 EMMPRIN（extracellular matrix metalloproteinase inducer，胞外基质金属蛋白酶诱导因子）、LYVE1（lymphatic vessel endothelial hyaluronic acid receptor 1，淋巴管内皮透明质酸受体 1）和 HARE（hyaluronic acid receptor for endocytosis，透明质酸内吞作用受体）等，它们同属细胞表面受体。它们的具体功能如下。

野生型 CD44 具有 3 个功能域，分别为胞外结构域、跨膜结构域和胞质结构域。胞外结构域可以结合透明质酸，其胞质结构域可以与众多的调节分子结合，如 NFκB 和 RAS 等（Isacke 1994; Okamoto et al. 1999; Thorne et al. 2004; Misra et al. 2011）。这些调节分子中的大多数都与改变细胞的某些关键性功能状态有关，如细胞增殖、存活、分化、迁移以及细胞因子、趋化因子的产生和血管生成。现已发现，CD44-透明质酸的相互作用在所有这些过程中尤为重要（Ahrens et al. 2001；Alaniz et al. 2002；Bourguignon et al. 2006；Bourguignon et al. 2009；Bourguignon et al. 2011；Park et al. 2012）。

CD44 有 32 种已知的功能性剪接异构体（Roca et al. 1998; Brown et al. 2011），这提示其功能具有多样性。CD44 的转录，部分地受到β-catenin 和 WNT 信号通路的调控（Zeilstra et al. 2008; Ishimoto et al. 2013，而 CD44 蛋白的功能状态在很大程度上取决于其与透明质酸的结合（Toole 2009）。大量的翻译后修饰使 CD44 蛋白功能的多样性又增加了一个层面，这些修饰包括已经充分研究的唾液酸岩藻糖化型，HCELL（Jacobs and Sackstein 2011），可以作为 P-、L-和 E-选凝素配体及纤维蛋白的受体，其中的选凝素都参与了慢性和急性炎症，也能促进淋巴细胞归巢[①]。

EMMPRIN（亦称 CD147）是一种细胞表面的糖蛋白，其主要功能是诱导金属蛋白酶（Guo et al. 2000; Attia et al. 2011）。此外，CD147 能调节或至少介导了多种细胞过程，例如，单羧酸转运蛋白和淋巴细胞的应答反应。CD147 可与免疫抑制剂结合，如亲环素 A 和 B（CYCA 和 CYCB），也可以与整合素结合，与后者结合可以使细胞附着于 ECM。EMMPRIN 与透明质酸的相互作用是间接的，需要通过与 CD44 或 LYVEI 相互作用才能实现。CD44 和 EMMPRIN 之间的相互作用也被认为是多重耐药途径中的一个关键因素（Toole and Slomiany 2008; Slomiany et al. 2009）。所以，具有这种分子间相互作用的癌症往往临床预后差，换句话说，经由这种相互作用的诱导后，癌细胞的生存能力提高了。

RHAMM（又称 CD168），在细胞内外都有一定的功能。它的细胞内功能体现在它可以与许多信号转导蛋白发生相互作用，例如，与酪氨酸激酶（如黏着斑激酶或有丝分裂原诱导的蛋白激酶），也可以与 NFκB, RAS, ERK1（extracellular regulated protein kinase 1，细胞外调节激酶 1）及肌动蛋白细胞骨架蛋白等相互作用。与此相关的一个关键功能是，RHAMM 能通过与 BRCA1 和 BARD1（BRCA1-associated ring domain protein 1，BRCA1 相关的指环结构域蛋白 1）的相互作用，调控有丝分裂的过程。RHAMM 的胞外功能，则需要与 CD44 在细胞表面上的结合来实现。当这两种蛋白与透明质酸形成复合物之后，将激活多种细胞过程，包括释放生长因子，如 PDGFBB、TGFβ2 和 FGF2 等

---

① 归巢是淋巴细胞的一类定向游动。——译者注

（Hamilton et al. 2007; Nikitovic et al. 2013）。这些激活的细胞过程可以：①促进透明质酸链在 ECM 的沉积（Hall et al. 1994）；②增进 RAS-转化的细胞的运动（Hall et al. 1994; Hall and Turley 1995）；③使透明质酸介导的流动性成为可能（Hamilton et al. 2007; Nikitovic et al. 2013）；④当这种复合体进一步与 ERK1-2（mitogen-activated protein kinase，丝裂原活化蛋白激酶）结合后，有助于在高的基线水平保持流动性（Zhang et al. 1998; Lokeshwar and Rubinowicz 1999; Tolg et al. 2006）。

人们对 LYVE1 的生理功能（也称为 XLKD1，extracellular link domain containing 1，胞外连结结构域 1）知之甚少，但已观察到其表达的增加与淋巴结浸润有关。此外，在淋巴结浸润的过程中，该蛋白的表达模式与 CD44 和 VEGFR3（vascular endothelial growth factor receptor 3，血管内皮生长因子受体 3）的表达具有很强的相关性。尽管人们尚不能详细地了解 LYVE1 的具体生理功能，但却可以获取已公开的大量有关这种蛋白的基因表达数据的数据集。根据这些信息，人们就能够进行深入的统计分析，借此了解其表达模式及与其他基因之间的关联，从而有可能揭示该基因和其他生物过程之间的因果关系，更好地了解其功能。

与 LYVE1 很类似，人们对 HARE 也不甚了解。最近有一个研究指出，低分子质量（40～400kDa）的透明质酸片段能刺激 HARE，使之激活 NFκB 介导的基因表达（Pandey et al. 2013）。在此基础上可以做一个假设，低分子质量的透明质酸很可能对维持细胞外基质的稳态具有监测作用。当然，这可能又是一个例子，可以利用数据挖掘和统计推断来为了解透明质酸的功能提供新的信息。

6.1.3　透明质酸片段作为信号分子

我们意识到了透明质酸在报告组织损伤的过程中可以起到信号分子的作用，这标志着我们对透明质酸生理功能以及在癌症中的病理性作用的认识有了重大突破。最初，这些知识来自于对组织损伤和修复的研究（Noble 2002）。当组织受到攻击时，受伤的组织会释放 ECM 片段，其中来自透明质酸的衍生物可作为修复受损组织的信号。最有趣的是，人们还发现不同大小的透明质酸片段，可以作为不同过程的信号分子，参与诱导炎症、抗细胞凋亡、细胞存活、激活细胞周期、细胞增殖、激活血管生成和激活细胞运动等过程，这些都与损伤后的反应有关，有助于维持组织的完整性以及组织修复和重塑（Jiang et al. 2007）。

这些透明质酸片段的已知功能包括：①包含 4 个双糖的片段，通常作为信号抑制细胞凋亡，上调 MMPs、HSF1（heat shock factor-1，热休克因子-1）和 FASL（TNF 家族的成员）；②含有 4～6 个双糖的片段可以诱导细胞因子的合成；③含有 6 个双糖的片段可以激活 HAS2、nitric oxide（一氧化氮）和 MMPs；④含有 10 个双糖的片段可作为蛋白聚糖从细胞表面移位的信号；⑤12 个双糖的片段可以作为上调 PTEN 蛋白和内皮细胞分化的信号；⑥8～32 个双糖的片段可以作为刺激血管生成的信号；⑦10～40 个双糖的片段，与上述有部分重叠，可以作为信号诱导 CD44 裂解和促进肿瘤转移；⑧小于 1 000 个双糖的片段可以作为产生炎症趋化因子和 PAI1（plasminogen activator inhibitor，纤溶酶原激活物抑制剂）及 UPA（urokinase，尿激酶）的刺激信号；⑨1000～5000 个双糖的片段往往会诱导免疫抑制及抑制透明质酸的合成，即为其合成提供一个负反馈（Stern et al. 2006; Duan and Kasper 2011）。

从上述列举中我们可以发现，几乎每种透明质酸片段都可以参与多种生物功能。这提示了它们可能需要在其他伙伴成分的协助下，才能发挥特定的作用。总体而言，这些透明质酸衍生的信号分子可以促进细胞存活、增殖、血管生成和细胞迁移，也可以促进或抑制免疫应答，这主要取决于它们的分子大小。因此，透明质酸能提供一个包含癌组织发展所需的全部，或者至少是多数必要成分的微环境，具体情况将在下面的部分中进行讨论。因此，这些片段的持续存在，会成为癌症发生发展的高危因素。

值得注意的是，一些这类的信号能与免疫细胞发生相互作用。例如，一些透明质酸片段能够诱导树突状细胞的成熟和同种异体及抗原特异性 T 细胞的活化（Jiang et al. 2007, 2011）。人们已经发现，其他的某些片段能刺激 CD34+祖细胞，使其发育成成熟的嗜酸性粒细胞（Hamann et al. 1995）。也有报道指出，这些碎片可以刺激细胞周围的成纤维细胞产生并释放细胞因子，如 IL1β、TNFα和 IL8（Kobayashi and Terao 1997; Wilkinson et al. 2004）；还有一些碎片能诱导内皮细胞增殖（West et al. 1985; Slevin et al. 1998）。这类的功能在癌症的发展中均具有关键性的作用，特别是在癌症的早期阶段及晚期转移的过程中（第 10 章）。

总的说来，透明质酸片段是维持组织的完整性和稳态（动态平衡）的提示信号，其释放能触发组织的修复系统。癌细胞或成癌细胞似乎已经学会了充分利用这种能力，使其能在多种压力之下通过透明质酸的合成、排出和降解来促进细胞增殖，进而存活下来。在第 5 章中，我们曾讨论过癌细胞要克服的多种压力。

6.2　透明质酸：链接了癌症的形成与发展

人们已知道了透明质酸及其片段在组织损伤后会发挥多重作用，特别是在诱导炎症、抗细胞凋亡、细胞存活、细胞增殖、细胞迁移和血管生成等多个方面都有作用。很自然地就会想到，这些功能在癌症的发生发展中，尤其是早期阶段，会有哪些意义呢？

人们已经发现，在不同的癌症类型中，透明质酸及其衍生片段与癌症的发展有关，特别是癌症的转移过程（Hall and Turley 1995；Savani et al. 2001；Yoshihara et al. 2005；Bharadwaj et al. 2007；Ouhtit et al. 2007；Naor et al. 2008；Bharadwaj et al. 2009；Pandey et al. 2013）。我们自己的研究表明，**透明质酸在癌症发展的整个过程都有很活跃的作用，特别是在癌症的初始阶段**。以下我们总结了这些分子在肿瘤发生过程中的已知功能，可以把它作为一个起点，用以完善第 6.3 节中涉及的透明质酸促进癌症发生的模型。

6.2.1　炎症信号的转导

正如在前面的章节中讨论过的那样，慢性炎症与癌症的启动和癌症的早期发育密切相关（Lu et al. 2006；Rakoff-Nahoum 2006；Colotta et al. 2009）。目前的理解是，致癌的微环境在很大程度上受到炎性细胞的精密调控，这也是癌症形成过程中不可或缺的一部分，因为这种微环境促进了细胞增殖、细胞生存，以及细胞迁移（Coussens and Werb 2002）。人们已经发现了低分子质量的透明质酸片段，能通过上调一些促炎症基因的表达以促进炎症，如 MIP1α（macrophage inflammatory protein 1α，巨噬细胞炎性蛋白 1α）、MIP1β、KC（keratinocyte chemo-attractant，角化细胞趋化因子）、MCP1（macrophage chemo-attractant protein 1，巨噬细胞趋化蛋白 1）、IFIT10（interferon induced protein 10，干扰素诱导蛋白 10）、TNFα和其他一些细胞因子，同时它也能通过下调抗炎基因来促进炎症，如 A2AR（adenosine A2a receptor，腺苷 A2a 受体）（Collins et al. 2011; Black et al. 2013）。

6.2.2　细胞存活信号的转导

癌细胞的一个关键特征是在正常细胞出现凋亡的条件下，癌细胞仍能存活下来。透明质酸和 CD44 之间的相互作用对癌细胞的这种独特的生存能力意义重大，人们发现，在有压力的生存条件下，无论是癌细胞还是正常细胞，这种互相作用都可以激活生存通路。在第 7 章我们将对生存通路进行详细的讨论，此处重点讨论的是透明质酸如何通过与其他分子相互作用激活生存通路。

PI3K/AKT 信号传导通路处于众多生存通路的核心位置。最近的一项研究发现，结构性合成并排出透明质酸可以激活 PI3K/AKT 介导的一种生存通路（Ghatak et al. 2002）。这种激活的机制，涉及透明质酸与 CD44 的结合，导致了 ERBB2 的活化（也称为 HER2，一种受体酪氨酸激酶，能激活 PI3K/AKT 信号传导通路）。具体而言，活化的 PI3K 可以磷酸化 AKT，以改变其构象，使其能被 PDK1/ PRK（phosphoinositide-dependent kinase 1 and phosphoribulokinase，磷酸肌醇依赖性蛋白激酶 1 与磷酸核酮糖激酶）复合体激活（Datta et al. 1999）。之后，PI3K/AKT 以其活性形式激活β-catenin（一种细胞间黏附的调节子），上调并活化 COX-2（cyclooxygenase-2，环氧合酶-2）。现已经发现，COX-2 是一种能在多种癌症中抑制细胞凋亡的酶（Ding et al. 2000；Nzeako et al. 2002；Basu et al. 2004； Kern et al. 2006）。COX-2 催化 PGE2（prostaglandin E2，前列腺素 E2）的生成，PGE2 通过 EP4（prostaglandin E receptor 4，前列腺素 E 受体 4）激活 RAS-MAPK-ERK 信号通路。该通路活化后再通过 CREB（CAMP-response element-binding protein，cAMP 反应元件结合蛋白）上调抗凋亡蛋白 BCL2 的表达（May 2009）。

透明质酸还可以通过 CD44 以外的其他的方式激活细胞生存通路。例如，该分子可以使 IL-6 在其分泌处附近持续存在，并维持其浓度（Vincent et al. 2001b），从而通过激活 STAT3（signal transducer and activator of transcription 3，信号转导和转录激活子 3）促进细胞生存。对很多类型的癌症而言，这是细胞存活的一个重要步骤（Calame 2008; Diehl et al. 2008; Avery et al. 2010; Lin et al. 2011）。最近有一项研究报道，激的 STAT3 可通过上调 OX40（也称为 CD134）和 BCL-2，以及下调 FASL 和 BAD（BCL2-associated agonist of cell death，BCL2 相关的凋亡促进因子），促进细胞的存活（Malemud 2013）。OX40

是肿瘤坏死因子受体超家族中的一员，而 BAD 是 BCL2 家族中一种能促凋亡的成员。

6.2.3　介导细胞周期

细胞周期进程和细胞极性之间的紧密耦合对细胞分裂至关重要（Budirahardja and Gonczy 2009；Noatynska et al. 2013）。作为主要的调控子，细胞周期蛋白和 CDKs，都能作用于细胞周期的进程及细胞极性的发育进程（Drubin and Nelson 1996）。尽管这种关系在 20 世纪 90 年代已被接受，但是直到最近才确定了细胞周期蛋白和 CDKs 的主要靶标，即多种 RHO GTP 酶，如 CDC42（Croft and Olson 2006；Yoshida and Pellman 2008）。有趣的是，以前的研究已经表明，在癌组织中透明质酸- CD44 的相互作用可以激活多种 GTP 酶如 RHOA（RAS 同源基因 A）、RAC1 和 CDC42（也可参见此前关于透明质酸合成通路的讨论），以及细胞骨架功能（Bourguignon et al. 2005；Bourguignon 2008），这就强烈地提示了透明质酸参与细胞周期调控的可能性。近期研究表明，透明质酸酶 HYAL1 的激活可以增加细胞倍增速率（Bharadwaj et al. 2009），这为上述推测提供了间接证据。

6.2.4　对抑制生长信号的不敏感

在第 1 章介绍过，癌症的一个特点是，转化后的细胞对抑制生长的信号不敏感（Hanahan and Weinberg 2000, 2011）。癌细胞已经进化出了多种机制来实现这一特点，我们在这里讨论的只是其中之一。已知具有抑制生长作用的因子 *TGFβ* 可以被不同的细胞应激源激活，如炎症、损坏的 ECM、ROS 水平增高、组织损伤和细胞内增加的酸性环境。活化的 TGFβ 能阻止细胞通过 G_1 期，从而抑制细胞分裂。然而，正如在许多进展期癌症中观察到的那样，在这些癌症中，TGFβ 这种抑制生长的作用可以转化为促生长的作用（Tang et al. 2003）。现已经证明，透明质酸的浓度决定了 TGFβ 对生长的调控作用（Porsch 2013）。值得注意的是，虽然 TGFβ 1 的抑制生长的作用不依赖于 CD44，但其向促生长作用的转换，却要通过 CD44 与透明质酸浓度的增加来共同介导（Meran et al.2011）。在此我们推测，CD44 的激活是透明质酸浓度的增加引起的。总体而言，受体 TGFR 与 TGFβ 结合后，可以上调 EGF，而 EGF 激活其同源受体 EGFR，从而促进细胞生长。现已发现，当环境中富含 HAS2 合成的透明质酸时，此种透明质酸的分子往往要长于那些由其他合成酶合成的透明质酸，这可以促进 CD44 与 EGFR 的结合。这样形成的复合体可以激活 MEK（MAPK/ ERK1-2 激酶），从而进一步激活 ERK1-2（Meran et al. 2011），而我们已知道这对癌症有促进作用（Hamilton et al. 2007）。

6.2.5　细胞增殖与锚定非依赖性生长

现已确定，细胞增殖需要透明质酸和多功能蛋白聚糖的 ECM，至少平滑肌细胞是这样的（Evanko et al. 1999）。此外，当透明质酸的浓度增加时，可以通过透明质酸-CD44 的相互作用诱导细胞增殖（Hamann et al. 1995；Ghatak et al. 2002）。许多研究已经揭示了这种相互作用在特定癌症中与细胞增殖有关，尽管其具体机制尚未明确。例如，人们在乳腺癌中发现，透明质酸-CD44 与 PRKCE（protein kinase C epsilon type，蛋白激酶 C 小量型）的相互作用可以通过 NANOG（一种转录因子，对干细胞的自我更新至关重要）和 microRNA-21 的产物促进致癌信号的转导，使肿瘤抑制蛋白 PDCD4 下调（Bourguignon et al. 2009）。在另一项研究中，人们发现在头颈部的癌症中，增加透明质酸的产生能促进 CD44 和 EGFR 之间的耦联，这将激活 CD44 依赖性的 EGFR 生长信号（Wang and Bourguignon 2011）。图 6.2 的模型显示了透明质酸与细胞增殖之间的关系。

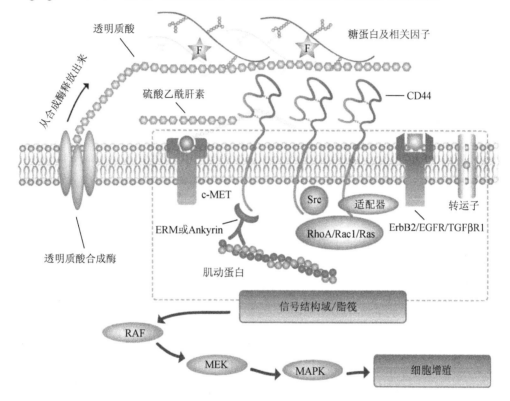

图 6.2　透明质酸—CD44 的相互作用与细胞增殖之间的关系的模型，摘自 Toole 2009

在癌症的生长中，透明质酸还有另一种独特的作用，即能促进细胞的锚定非依赖性生长。在正常人体组织中，细胞需要一个表面，也就是基底膜，在基底膜上细胞才能变平、分裂。这个过程，称为锚定依赖性生长，借助这种机制，细胞能防止持续的不受控制的分裂。这一过程的实现需要 ECM 中信号的辅助。研究表明，过度产生的透明质酸联合过度表达 EMMPRIN，可以使软琼脂中甚至是悬浮液中的细胞生长（Marieb et al. 2004），但其详细的机制尚未明确。

癌细胞具有突破"接触性抑制"的能力。接触性抑制是人类细胞编码的另一种机制，以防止正常组织在发育过程和重塑过程中出现过度生长。所有的癌细胞似乎已经失去了这种预防性的机制或已经获得了某种能力，来改变能引发接触性抑制的过程。现已发现，过度产生由 HAS2 合成的透明质酸，通过形成可受 PI3K 调控的透明质酸基质，能使细胞摆脱接触性抑制的约束（Itano et al. 2002）。

6.2.6　肿瘤血管的生成

如在第 6.1 节所讨论的，透明质酸可以在组织修复时提供血管生成的信号。除了透明质酸以外，血管生成的过程还需要高浓度的 HIF1α（Pugh and Ratcliffe 2003; Stern et al. 2006；Toole 2009），这两个条件在典型的肿瘤环境中都可以实现。肿瘤血管的实际形成需要 MMPs 来部分地降解基底膜，从而使新生血管能与现有的血管相连接。MMPs 也存在于我们所讨论的环境中。

6.2.7　侵袭、间充质转化与转移

组织侵袭通常是指细胞生长突破基底膜（一种细胞外基质），基底膜上有上皮细胞并受血管包绕。肿瘤侵袭的关键步骤是 ECM 被 MMPs 蛋白水解。我们将在第 10 章详细介绍。现已公认，低分子质量透明质酸片段可诱导 MMP3（Fieber et al. 2004）。目前了解到的是，ECM 的蛋白水解过程受控于 MMPs 及其抑制剂 TIMPs（tissue inhibitors of metalloproteinase，金属蛋白酶组织抑制因子）调控（Maeso et al. 2007），较高的 MMP 水平通常伴随更高的侵袭率。这种关系能解释观察到的现象：HAS2 合成的透明质酸和 CD44 之间的相互作用是决定癌症侵袭力水平的重要因素（Zoltan-Jones et al. 2003）。因为已知 HAS2 是 TIMP 表达的抑制剂（Bernert et al. 2011），所以，HAS2 的活化可使平衡转向更高的 MMP 浓度。

在肿瘤转移中的一个重要步骤是 EMT（上皮-间充质转化）通路的活化。最近的研究已经发现，透明质酸对 EMT 的活化具有决定性的作用。具体而言，在固有免疫的衔接蛋白 MYD88（myeloid differentiation primary response gene，髓样分化初级应答基因）存在的情况下，细胞外低分子质量透明质酸的积累可以导致周期性的机械拉伸，借此可以诱导 EMT（上皮-间充质转化）。就机制而言，在透明质酸拉伸的细胞中，WISP1（WNT-inducible signaling protein 1，WNT 诱导信号传导蛋白 1）将通过 MYD88 出现显著上调，抑制 WISP1 可以抑制这些细胞中的 EMT（Heise et al. 2011）。这是迄今为止最好的解释，即透明质酸的积累产生的机械力可以通过固有免疫系统来激活 EMT 的过程。

研究发现透明质酸在癌转移的过程中也有其他的重要功能及意义，这些转移过程包括进入血管、在血液中循环、从血管中游出至新的位置以及当定植细胞在新位置立足后，从休眠状态被激活等。我们在第 10 章和第 11 章给出了对这些问题的详细讨论。

6.2.8　逃避免疫检测

正如第 6.1 节的讨论，透明质酸和免疫信号转导之间关系密切（Taylor et al. 2004; Scheibner et al. 2006; Jiang et al. 2007; Shirali and Goldstein 2008; Jiang et al. 2011; Erickson and Stern 2012）。具体地说，透明质酸可以作为固有免疫系统的内源性的活化因子。例如，透明质酸片段可通过 TLR4（toll-like receptor 4，toll 样受体 4）/TIRAP 依

赖的通路激活树突状细胞及致敏 T 细胞的同种异体免疫反应（Shirali and Goldstein 2008）。此外，CD44 能通过提升调节性 T 细胞的功能和增强负向调节 *TLR* 信号转导的调节因子的表达，来调节上述免疫反应（Shirali and Goldstein 2008）。知道了免疫信号和透明质酸之间的密切关系，就可以合理地推测，癌细胞可能已经进化出了一些方法来改变透明质酸和它的关键受体，如与 CD44 之间的相互作用，从而避免被免疫系统识别出来。

近期一项关于透明质酸及其相关基因的进化方面的研究表明，透明质酸的原始功能是在两种条件下为细胞提供保护性屏蔽。在这两种条件下，细胞的生死存亡至关重要：①透明质酸位于卵细胞周围的环绕物中，②透明质酸位于干细胞的壁龛[①]中（Salustri et al. 1999；Haylock and Nilsson 2006；Schraufstatter et al. 2010；Csoka and Stern 2013）。在这些情况下，由透明质酸提供屏蔽以避免上述细胞被免疫监控机制检测出来就显得颇有意义了。宽泛地讲，透明质酸，特别是高分子质量的透明质酸，其本身具有免疫抑制性（McBride and Bard 1979；Delmage et al. 1986）。例如，透明质酸能抑制针对脂多糖的脓毒反应，能维持免疫耐受。此外，它可诱导产生具有免疫抑制作用的巨噬细胞。很可能的情况是，癌细胞为了生存，通过反复进行"试验—错误"的过程，已能明显地适应于创造适宜的环境条件，而这种环境条件也能促进生成分子质量大小适宜的透明质酸，也使得透明质酸的免疫抑制能力可以充分地发挥。

鉴于在组织修复的过程中，不同分子质量的透明质酸可以发挥不同的信号功能，我们可以假设，在组织损伤时，透明质酸片段必须具有"适当的"质量（指分子质量）分布，以使得修复的过程更为**协调顺畅地进行**，而这种适应性的反应可能是经千百万年的进化并不断完善所得的结果。在接下来的章节中，我们会介绍癌细胞是如何通过合成、输出和降解透明质酸来模拟以透明质酸为基础的信号系统，充分地利用这种强大的信号来创建适宜的生存环境。值得注意的是，正如在第 6.3 节提出的，在损伤诱导的透明质酸信号与癌细胞诱导信号转导之间存在着本质上的差别。也就是说，持续性缺氧所致的组织修复信号**并非总能顺畅协调**地发挥作用，这可能对我们在第 4 章中的讨论给出了一个合理的解释，即为什么这些细胞需要一些基因突变来协助其逃生。（注：需要澄清的一点是，促使细胞不断进化的自然选择应该是一种压力，这种压力促使那些最适应生存和增殖的细胞逐渐被筛选出来。许多细胞，甚至是绝大多数细胞因为不能适当的进化，被机体的正常免疫系统所摧毁。）

6.3　透明质酸驱动癌症形成与发展的模型

一项最近的研究指出，细胞的葡萄糖浓度的升高可以导致透明质酸的产生（Yevdokimova 2006）。此外，其他的研究表明，透明质酸的加工处理和与宿主细胞的相互作用可导致细胞增殖（Kosaki et al. 1999；Vincent et al. 2001a）。从这些观察结果和上面

---

① 壁龛是一个用于描述"锚定干细胞并调控其处于 G₀ 期"微环境的一个较宽松的术语。——译者注

的两节中的讨论中，可以看出，透明质酸可以通过葡萄糖的代谢物来合成，从而产生组织修复所需要的信号。将所有这些信息整合以后，我们可以提出一个假设，**在炎症诱导的缺氧细胞内中，葡萄糖代谢物的积聚会导致透明质酸的产生，这个过程通过细胞分裂的方式，最终为积累的葡萄糖代谢产物提供了一条出路。**

在对多种癌症类型的转录物组数据进行广泛分析的基础上，我们提出了一个模型来支持这一假说。通过这个模型，我们将论证以下内容：①在炎症诱导的缺氧细胞中，葡萄糖代谢产物的积累如何触发透明质酸的合成、排出和降解；②这种分子的碎片为何会导致细胞增殖，从而为积累的葡萄糖代谢产物提供一个出路，并为相关细胞（暂时性的）缓解了压力；③为什么只要缺氧条件仍然存在，这个过程可能就会持续。该模型的某些组件可能最终会被一些基因突变取代，以完成相同的功能，但具有更好的可持续性，也可能对能量的利用效率更高。虽然没有全面利用现有的组学数据对该模型的统计学显著性进行分析，但毫无疑问，该模型仍然具有高度的统计学意义，这一点与现有的转录物组数据具有高度的一致性。

6.3.1　透明质酸合成、排出与降解过程的激活

回忆一下第 5 章，大家应该还记得，慢性缺氧导致了细胞能量代谢模式的转换，从有氧呼吸到（无氧）酵解，最终导致葡萄糖代谢产物的积累。本章在前面曾讨论过，缺氧与在微环境中，高浓度的 G6P 和 TGFβ 能激活透明质酸合成通路中的 7 种酶（共 9 种），其中的 GPI、GFPT2、GNPNAT1、PGM3 和 UAP1 处于该通路的上游，PGM2 与 UGP2 处于该通路的下游（图 6.1）。正如在 6.1 部分讨论过的，在炎症所致的缺氧条件下，上述的 3 种触发条件都能得以满足。对于其他 2 种基因 UGDH 和 HAS，如果 TGFβ 处于活性状态，则它们的表达都将被上调，而慢性炎症区域中的 TGFβ 通常会处于激活状态（Clarkin et al. 2011；Tammi et al. 2011b）。

我们对包含结肠腺瘤（结肠癌的癌前病变）与结肠癌的数据集进行了基因表达水平的检测，这套数据与第 5 章的图 5.4 使用的数据是相同的，我们关注的是涉及透明质酸合成过程的 9 种酶的基因，以及其他相关基因，分别为 *UAP1L1*（UAP1 的同源物）、3 种透明质酸酶基因 *HYAL1*～*3*、透明质酸外运子基因 *CFTR*（cystic fibrosis transmembrane conductance regulator，囊性纤维化跨膜转导调节子）（Schulz et al. 2010）、2 个抗凋亡基因（*BCL2A1* 和 *BCL2L1*）、1 个热激蛋白基因（*HSF1*）、*TGFβ* 和 *MYC*（v-myc avian myelocytomatosis viral oncogene homolog，V-myc 禽骨髓细胞瘤病毒癌基因同源物）。图 6.3 显示了在这里所用的基因表达数据，但不包 *UGP2*，因为我们所用的数据集中缺失了这个基因的表达数据。

从图中我们可以发现：在腺瘤中，图 6.1 中所示通路的所有基因均上调，除了 *UAP1* 和 *UGDH*，后两者在所有的样本中都是下调。有趣的是，下调的 *UAP1*（*EC2.7.7.23*）的同源物 *UAP1L1* 在所有腺癌标本中都一致地上调了。根据 EC 分类法（酶的分类法），*UAP1L1* 的功能仅部分地被确定属于 EC2.7.7 类酶，而其最后一位的数字尚未确定。根据 KEGG 通路分析，GlcNAc-1P，作为 *UAP1* 的底物，在没有其他的酶的条件下，只能

经过 EC2.7.7.23 酶的代谢，转换为 UDP-GlcNAc，并且没有别的选择。因此，可以合理地断定，*UAP1L1* 被用来实现这种转化。至于其他下调的酶，如 UGDH，该基因有 13 个已知的剪接异构体。有趣的是，在所有的腺癌标本中，多种剪接异构体出现了上调。这就提示了一种可能：一些剪接异构体可能有同样的酶的功能。原因在于，透明质酸合成通路中的限速基因（*GFPT2*）、透明质酸外运子基因 *CFTR* 和多个透明质酸酶基因（*HAYL1-3*）都上调了。有意思的是，在癌前病变期，*TGFβ* 被上调，其表达水平也上调，一旦透明质酸合成的下游基因如 *HSF1* 和 *MYC* 上调了，则 *TGFβ* 的表达也将重回基线水平。这表明，一旦组织发生了恶变，能够驱动细胞增殖的因素也会增加，这些因素不仅包括因缺氧诱导而产生的透明质酸产物及其片段，还包括诸如某些原癌基因过表达等。我们显然还需要进一步的分析，来推断是否某种癌基因或其他基因可能取代透明质酸片段的作用，从而来驱动癌症的发生过程。

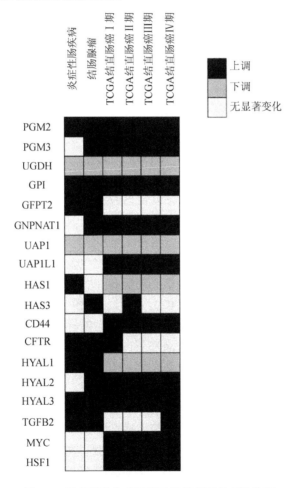

图 6.3　透明质酸合成通路及相关基因的表达数据

6 列表示的是组织类型。从左至右：（1）炎症性肠疾病的组织；（2）结肠腺瘤；（3～6）结肠腺癌的第 1 期～第 4 期；18 行表示的是 18 种相关的基因。此处显示的数据有力地表明，透明质酸正在被生产出来并被降解为片段

HAYL1-3 的上调强烈地提示我们,合成的透明质酸被运至细胞外,并被降解成片段,其中一些片段恰巧与那些能为组织修复提供相关信号的透明质酸规格相同,正如我们在第 6.2 节讨论过的情况。因为所有规格的短透明质酸都可以作为信号参与炎症诱导、抗细胞凋亡、细胞存活、细胞增殖或血管生成等过程,从而,我们可以合理的推断,透明质酸会启动细胞增殖。此外,可以有理由地进一步断定,不能为组织修复提供恰当信号组合的细胞,可能会被摧毁。换句话说,自然选择已经选择出了能够产生恰当信号组合的细胞亚群。

多种其他类型癌症的癌前病变及癌症早期,都可以发现与图 6.3 高度相似的基因表达模式。这种情况强烈的提示:我们提出的癌症驱动模型也适用于其他癌症,至少在实体肿瘤中可以应用该模型。一项有趣的研究发现,在成纤维细胞中,*ABCC5* 可以编码最主要的透明质酸排出蛋白(Schulz et al. 2007),而上皮细胞则倾向于利用 *CFTR*(Schulz et al. 2010),在图 6.3 中的 *CFTR* 的表达也确实被上调了。

6.3.2　透明质酸促进的组织发育

排出到细胞外的透明质酸可以被透明质酸酶降解,或者部分地被 ROS 解聚(Ågren et al. 1997)。许多因素都可以激活不同的透明质酸酶。例如,炎症和坏死的相关信号 TNFα 与 IL1β能激活 HYAL2(Monzón et al. 2008),很显然,我们此处所考虑的情况已经具备了这样的条件。*HYAL1* 基因的启动子区与 EGR1(early growth response protein 1,早期生长反应蛋白 1)结合后,会出现表达上调。该研究还发现,尽管与 NFκB 结合并不是激活 HYAL1 的必要条件,但这种结合可以增强 *HYAL1* 基因的表达。

一些细胞增殖信号传导通路可以被透明质酸激活,其中包括在 ERK1-2 通路中的一些基因,即 *RAF1*、*MAP*(mitogen-activated protein,促分裂原活化蛋白)、*ERK1*(Slevin et al. 1998)与热激受体结合蛋白 *HSF1* 等(Xu et al. 2002)。透明质酸和 *HSF1* 之间的关系十分有趣,因为 *HSF1* 能协调与细胞核心功能有关的大型网络,包括增殖、存活、蛋白质的合成和葡萄糖代谢(Dai et al. 2007),而且正如图 6.3 所示,*HSF1* 在腺癌中也被上调了。图 6.4 显示了受 *HSF1* 调控的基因。显然,参与细胞增殖的多种基因都能被该蛋白上调,如参与了细胞周期控制、转录和蛋白质合成等。从上面的讨论中,我们可以提出合理的假设,即我们所研究的进化细胞能够获得所需的生长信号和各种调节信号。下面我们再研究一下这些信号如何与癌症的发展相联系。

在第 4 章中我们曾讨论过,在组织环境下,仅有生长因子尚不能引发细胞的增殖,因为还要满足更多的条件。细胞分裂或者组织通过增生而生长至少要有三类细胞外的信号:①促分裂素:如 PDGF 或 EGF,它们可以通过活化细胞内生长信号蛋白 RAS 和 MAPK 引发级联反应从而触发细胞进入新的周期,以此刺激细胞分裂;②生长因子:如 PI3K 和 PDGF,它们通过上调那些与细胞代谢和大分子合成有关的基因(如 *MYC* 基因等),可以刺激细胞生长并增加其体积;(请注意:生长因子与促分裂素是有区别的,尽管某些基因可兼有两种功能);③生存因子:如 BCL2 家族中的有抗凋亡作用的分子,它们在组织发育的过程中可以抑制凋亡(Alberts et al. 2002)。特定的生长信号如 FGF 和 PDGF

通过细胞外基质—细胞的黏附（focal adhesions，黏着斑）将信号转至细胞内。具体地说，这种信号改变了 ECM 的物理性质，可以通过 ECM 蛋白间的相互作用引起肌动蛋白细胞骨架结构的变化，也可以在多种蛋白激酶中活化黏着斑激酶（FAX），从而能转导细胞生长的信号。此处的 ECM 蛋白是指细胞表面的蛋白，如层粘连蛋白、纤连蛋白和整合素等。

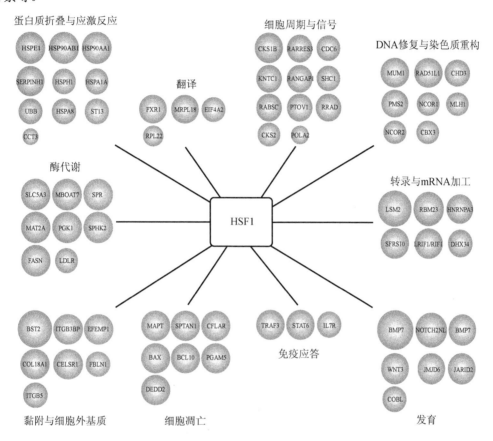

图 6.4　*HSF1* 与其调控的基因网络，摘自 Mendillo et al. 2012

回顾第 4 章，绝大多数在结肠腺瘤（结肠癌的癌前病变阶段）发现的基因突变，都涉及与 ECM 改建和细胞形成有关的基因。这表明，癌症发生的过程与正常组织的发育不同，由上面讨论过的信号所触发，有时就不一定能获得正常所需的全部信号，或者某些信号的数量不够充足。这不难想象，因为透明质酸片段由受损组织生成，能提供组织修复所需的全部的信号，但因持续缺氧而随机生成的透明质酸的片段则不一定能以顺畅协调的方式促进组织修复。上述的一些基因突变似乎表明，即使这样的片段已被发现能够上调一些参与 ECM 改建的基因，如过表达的 *MMPs*（Fieber et al. 2004）及 *UPAs*（Horton et al. 2000），但与其他信号相比，那些与 ECM 变化和细胞形态有关的信号仍然相对较弱。因此，我们可以合理地推测，这种在炎症区域由持续缺氧产生的透明质酸片段，对于持续的阻止修复来说十分微弱，因而我们**在第 4 章中详述的那些突变会被选择出来，用来弥补这些缺失的或微弱的信号。**

　　此外，透明质酸和它的片段还能为组织修复提供其他信号。具体而言，透明质酸可以激活一些与肿瘤血管生成相关的基因（Slevin et al. 2002; Takahashi et al. 2005）；同样，透明质酸还可以激活一些存活基因如 *HSPA2*（heat shock 70kDa protein 2，热激 70kDa 蛋白 2）（Xu et al. 2002）。此外，如在 6.2 节中所讨论的，透明质酸也可以协助细胞克服锚定-依赖性生长的限制和接触性抑制（Itano et al. 2002）。总的来说，当组织中没有真正的组织修复信号时，透明质酸和透明质酸片段，那些可以改变 ECM 组分和物理性质的基因突变，以及可以改变细胞形态的基因突变联合起来可以促进组织中细胞增殖。

　　显然，正如在第 5 章讨论过的，当细胞分裂时，其累积的葡萄糖代谢产物可以被当做 DNA 和脂质合成的原材料所消耗，这也为累积的葡萄糖代谢产物提供了一条出路，从而减轻了细胞的压力。然而，这只是权宜之计，因为所有的细胞，包括新生成的那些细胞，将因局部环境而再次缺氧，进而再次出现葡萄糖代谢产物的累积，最终将导致持续的细胞增殖。当这一进程持续进行时，持续的细胞分裂会使生物质不断的生长，微环境的缺氧情况也会加重。可以预期，在癌症发生的早期阶段，只要缺氧状况仍然存在，这一过程就会一直持续，而增殖的细胞中的绝大多数将死于各种原因，包括细胞凋亡和细胞-细胞间竞争等，正如我们将在第 8 章进行的讨论。这个过程可能会持续好多年，在此期间，人们并不能直接看到肿瘤的生长，但这些细胞的内部正在发生根本性的变化。

　　值得注意的是，最近发现，在裸鼹鼠中，通过清除累积的糖胺聚糖，可以逆转高分子质量的透明质酸抑制肿瘤生长的效应（Tian et al. 2013）。这一发现进一步佐证了，透明质酸合成在缺氧诱导的细胞增殖中的关键性作用。

6.3.3　透明质酸在癌症发生过程中的基本作用

　　众所周知，细胞外的透明质酸能够促进乳酸的外排（Slomiany et al. 2009），这就提示了一种可能性，即透明质酸的合成可以为糖酵解代谢物的溢出提供缓冲，而排出的透明质酸可以作为信号，通过排出乳酸来增加糖酵解产物的排出。有趣的是，人们已经发现在某些细胞类型，如在成纤维细胞中，乳酸可以作为刺激因子来增加透明质酸的产生（Stern et al. 2002）。这两种情况表明，透明质酸的产生与乳酸外排之间可能形成了一个恶性循环，从而可以持续地产生细胞增殖的信号。显然，这种可能性需要经过实验验证。

　　随着细胞分裂过程的持续，某些基因的突变可能被选择出来，以便能够从本质上激活或抑制某些功能，从而能以更持续和有效的方式促进细胞增殖，而这些基因突变并不局限于第 4 章讨论过的那些原癌基因和抑癌基因。可以预见的是，随着癌症的进化，透明质酸的信号转导作用可能会被逐渐取代，这一过程需要组织修复的相关过程的本质上的激活，而激活的实现要借助于被环境筛选出来的某些基因突变，如癌基因的突变等。当透明质酸及其片段的所有信号转导功能被基因突变所取代，在某些发育阶段的某些癌症也许会选择停止透明质酸的生物合成，从而终止其促进癌症发生的作用。显然，该假说可以被下述的情况所支持，即当癌症进展时，透明质酸合成酶的表达下降了（图 6.3）。

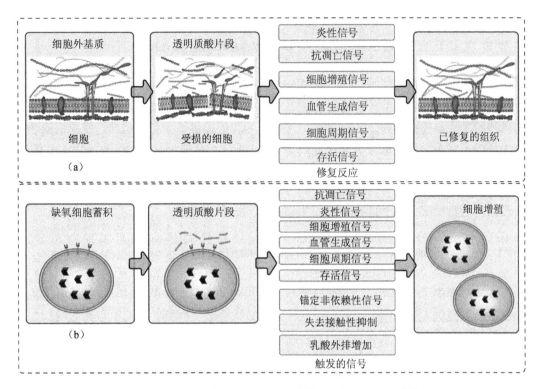

图 6.5　透明质酸及其片段在组织损伤修复与细胞增殖中的作用

（a）描述了从正常组织到受损组织的过程和透明质酸及其片段触发组织修复的过程；（b）缺氧细胞从葡萄糖代谢产物蓄积向合成、排出透明质酸片段的演变过程，并以此又到阻止修复和增殖

　　我们推测，透明质酸的产生对癌症的发生是至关重要的，因为它不仅能提供组织生长的信号，还能产生细胞存活信号。这可能对早期的癌细胞意义重大，所以早期的癌细胞能选择出带有重要功能的基因突变，而不是被凋亡或组织水平的监控破坏掉（第 8 章）。其原因在于，携带有重要细胞功能相关基因突变的细胞本应通过凋亡途径清除，而促进抗凋亡、存活通路却可以使这些细胞存活下来。一个很好的例子是原癌基因 *EGFR* 的激活，当其配体 *EGF* 不存在时，*EGFR* 可以通过突变（Okabe et al. 2007）或氧化其特定残基被彻底激活（第 5 章）。

　　人们已经知道，在癌症发展的整个过程中，透明质酸及其片段展现出了非常多的其他调节性活动，特别是在癌症发展全过程中的关键性转折时期，包括癌转移及癌细胞转移到新的位置后退出休眠状态，这也与第 10 章中讨论的相同。图 6.3 中，第 4 期的癌组织里的 *TGF*β 的基因表达上调了，这似乎是在提示，该基因在癌转移中能发挥了关键性作用，因为该基因的活化将促进透明质酸的生成，而这对癌转移的启动至关重要（第 10 章）。图 6.5 所示的是一个描述癌症发展早期阶段的模型，描述了缺氧-透明质酸促进细胞增殖的过程。

6.4 生物信息学的机遇与挑战

据我们所知，第 6.3 节中提出的模型，首次在分子水平构建了炎症诱导的缺氧、透明质酸的产生与癌症形成之间的关联。该模型为我们提供了大量的机会，使我们能通过对大规模癌症组学数据的计算分析和统计推断，系统地从模型验证、细化和扩展等方面，深入研究癌症发生的重要问题。我们期待，这类的计算研究，特别是通过对多个癌症类型进行这种对比分析，将为研究癌症的启动带来全新的认识。通过这些数据，人们将能够确认，通常情况下的一些在癌症发生中最重要的共同特征。

6.4.1 在现有的转录组数据基础上完善该模型的细节

该模型提供了一个高层次的概念性框架，描述了癌症发生的机制，但还需要为特定的癌症类型提供大量的细节。例如，从转录组数据中能观察到，葡萄糖积累的增加与透明质酸合成的激活之间具有强相关性，但在不同类型的癌症中，其详细的信号转导和调节过程可能是不同的。另一个例子涉及透明质酸片段的大小，其大小与合成透明质酸的特定的细胞条件有关。直观地看，透明质酸酶表达增加，会提高透明质酸降解的频率，从而可能产生更短的透明质酸片段。为了解答这一问题，需要在透明质酸酶的表达水平和透明质酸的大小（尺寸）分布（数量）之间建立某种数学关系。有一种方法是利用多种细胞系，在不同的控制条件下，收集不同的透明质酸片段的分布与丰度的数据，以及相应的基因表达数据。在已经观察到的特定癌症类型的基因表达数据的基础上，将上述所得的结果用于训练预测变量，就可以估计透明质酸片段的尺寸分布了。利用相似的办法可以解决一些其他问题，如用于鉴定：①某些特定的信号能激活一些基因用于透明质酸的合成，以及与之相伴的必要的细胞环境特征，如缺氧水平和细胞周围环境中是否存在某种特定的免疫细胞；②增加的透明质酸和乳酸产生与排出之间的详细的调控通路。

6.4.2 模型的验证、细化与扩展

为了验证该模型的有效性，可以检查针对不同癌症类型的转录组数据。具体地说，我们可以检测这些模型所预测的相关性，是否与现有数据相符。例如，如果该模型预测了转录调节子 X 能够正向调节基因 Y 的表达，人们可以检查是否在相关条件下，这两个基因更容易出现共表达的模式，或者在已有的数据中检验，是否 Y 基因的上调往往意味着基因中的 X 的上调。利用更深入的分析，有可能预测出人们发现的那些共表达的基因之间存在因果关系。以这样的方式，系统性地分析每一种模型预测的关联，将会判断出那些不正确的或部分正确的预测，从而指导我们如何进一步细化这些模型。

6.4.3　模型的应用

通过上述模型，人们可以研究在肿瘤发生的早期阶段，透明质酸如何在功能上连接其他与癌症相关的活动。例如，人们已经了解到透明质酸在多种细胞类型的细胞分化中扮演重要的角色（Heldin 2003）。而通过使用具有不同分化程度的癌症标本，就能够探讨在患了相同癌症的不同的患者中，是否透明质酸片段的模式影响了这种特定癌症的临床多样性（第 3 章）。同样，可以提出并解决各种关于透明质酸和癌症的机理问题。

已经有人提出了一些关于透明质酸如何参与癌症形成过程的机理。沿此思路，我们可以提问，在癌症的发展过程中透明质酸有何种作用，也可以利用上述方式对这个问题或其他相关问题进行计算研究。例如，人们可以确定随着癌症的进展，透明质酸的合成、排出和降解的基因会出现何种表达模式的变化；或者如何在这些模式与其他环境参数如低氧水平、ROS 水平之间建立统计学关联；或者如何在这些模式与各种癌症相关的活动建立统计学关联，如血管生成、端粒酶激活、血管生成信号以及肿瘤发展的其他方面之间。

现已知道透明质酸在癌症发展的多个方面的作用，人们就可以提问，透明质酸生成的数量和所产生的碎片模式与癌症死亡率或恶性程度有何关联。如能对临床参数如平均死亡率与透明质酸相关蛋白的平均活性水平进行统计相关性分析，这样的研究应该是可行的。类似地，透明质酸在多重耐药通路中所起到的作用（Misra et al. 2003)，因此人们就可以进行一些研究，来明确透明质酸相关蛋白与药物反应之间的相互关系。

人们也可以探讨使用透明质酸作为不同类型癌症的诊断或预后标志物的可能性。例如，当知道了各种细胞环境参数下透明质酸相关蛋白的表达模式和表达水平，就可以预测透明质酸片段大小的分布。接下来，可以进行进一步的计算预测，以确定该异常表达的蛋白是否可能被分泌（到血液中），甚至排出（到尿液中）（第 12 章）。最后，这样的潜在标志物可以与不同的癌症或癌症不同的发育阶段建立关联。

6.5　小　　结

在以往的癌症研究中，很多与癌症发生有重要关系的因素被忽略了，透明质酸就是其中之一。透明质酸功能的多样性，使其可以在癌症早期从多种角度促进癌症的发展。包括：①不同大小的透明质酸片段可以提供不同的信号来影响细胞生存、细胞周期、细胞增殖、抗凋亡、血管生成、逃避免疫检测及诱导 EMT（上皮细胞-间充质细胞转化）；②促进锚定非依赖性的生长，并能通过与细胞表面的相互作用来克服接触性抑制；③使肿瘤细胞侵入和游出血管成为可能；④协助迁移的细胞，使之易于定植，并可以激活处于休眠状态的细胞（第 10 章）。通读本章，我们已经知道在体内研究透明质酸是极富挑战性的，也了解到用计算推理处理这些新信息的有效性。人们可以预期的是，计算技术能为我们更好地理解透明质酸及其片段的作用，提供一种独特、有效的方法，特别是在整个癌症的发展过程中它们之间的相互作用。很显然，人们需要利用各种计算技术及统计方法，来估计透明质酸的数量、片段大小的分布以及不同的细胞环境对它们的影响。

参 考 文 献

Ågren UM, Tammi RH, Tammi MI (1997) Reactive oxygen species contribute to epidermal hyaluronan catabolism in human skin organ culture. Free Radical Biology and Medicine 23: 996-1001.

Ahrens T, Assmann V, Fieber C et al. (2001) CD44 is the principal mediator of hyaluronic-acid-induced melanoma cell proliferation. J Invest Dermatol 116: 93-101.

Alaniz L, Cabrera PV, Blanco G et al. (2002) Interaction of CD44 with Different Forms of Hyaluronic Acid. Its Role in Adhesion and Migration of Tumor Cells. Cell Communication and Adhesion 9: 117-130.

Alberts B, Johnson A, Lewis J et al. (2002) Molecular Biology of the Cell, 4th edition. Available from: http://www.ncbi.nlm.nih.gov/books/NBK26877/, Extracellular Control of Cell Division, Cell Growth, and Apoptosis.

Attia M, Huet E, Delbe J et al. (2011) Extracellular matrix metalloproteinase inducer (EMMPRIN/CD147) as a novel regulator of myogenic cell differentiation. Journal of cellular physiology 226: 141-149.

Avery DT, Deenick EK, Ma CS et al. (2010) B cell-intrinsic signaling through IL-21 receptor and STAT3 is required for establishing long-lived antibody responses in humans. The Journal of experimental medicine 207: 155-171.

Basu GD, Pathangey LB, Tinder TL et al. (2004) Cyclooxygenase-2 inhibitor induces apoptosis in breast cancer cells in an in vivo model of spontaneous metastatic breast cancer. Molecular cancer research : MCR 2: 632-642.

Bernanke DH, Markwald RR (1979) Effects of hyaluronic acid on cardiac cushion tissue cells in collagen matrix cultures. Texas reports on biology and medicine 39: 271-285.

Bernert B, Porsch H, Heldin P (2011) Hyaluronan synthase 2 (HAS2) promotes breast cancer cell invasion by suppression of tissue metalloproteinase inhibitor 1 (TIMP-1). J Biol Chem 286: 42349-42359.

Bharadwaj AG, Kovar JL, Loughman E et al. (2009) Spontaneous metastasis of prostate cancer is promoted by excess hyaluronan synthesis and processing. The American journal of pathology 174: 1027-1036.

Bharadwaj AG, Rector K, Simpson MA (2007) Inducible hyaluronan production reveals differential effects on prostate tumor cell growth and tumor angiogenesis. J Biol Chem 282: 20561-20572.

Black KE, Collins SL, Hagan RS et al. (2013) Hyaluronan fragments induce IFNbeta via a novel TLR4-TRIF-TBK1-IRF3-dependent pathway. Journal of inflammation 10: 23.

Bourguignon LY (2008) Hyaluronan-mediated CD44 activation of RhoGTPase signaling and cytoskeleton function promotes tumor progression. Seminars in cancer biology 18: 251-259.

Bourguignon LY, Gilad E, Rothman K et al. (2005) Hyaluronan-CD44 interaction with IQGAP1 promotes Cdc42 and ERK signaling, leading to actin binding, Elk-1/estrogen receptor transcriptional activation, and ovarian cancer progression. J Biol Chem 280: 11961-11972.

Bourguignon LY, Ramez M, Gilad E et al. (2006) Hyaluronan-CD44 interaction stimulates keratinocyte differentiation, lamellar body formation/secretion, and permeability barrier homeostasis. J Invest Dermatol 126: 1356-1365.

Bourguignon LY, Spevak CC, Wong G et al. (2009) Hyaluronan-CD44 interaction with protein kinase C(epsilon) promotes oncogenic signaling by the stem cell marker Nanog and the Production of microRNA-21, leading to down-regulation of the tumor suppressor protein PDCD4, anti-apoptosis, and chemotherapy resistance in breast tumor cells. J Biol Chem 284: 26533-26546.

Bourguignon LY, Wong G, Earle CA et al. (2011) Interaction of low molecular weight hyaluronan with CD44 and toll-like receptors promotes the actin filament-associated protein 110-actin binding and MyD88-NFkappaB signaling leading to proinflammatory cytokine/chemokine production and breast tumor invasion. Cytoskeleton 68: 671-693.

Brown RL, Reinke LM, Damerow MS et al. (2011) CD44 splice isoform switching in human and mouse epithelium is essential for epithelial-mesenchymal transition and breast cancer progression. The Journal of clinical investigation 121: 1064-1074.

Budirahardja Y, Gonczy P (2009) Coupling the cell cycle to development. Development 136: 2861-2872.

Calame K (2008) Activation-dependent induction of Blimp-1. Current opinion in immunology 20: 259-264.

Clarkin CE, Allen S, Kuiper NJ et al. (2011) Regulation of UDP-glucose dehydrogenase is sufficient to modulate hyaluronan production and release, control sulfated GAG synthesis, and promote chondrogenesis. Journal of cellular physiology 226: 749-761.

Collins SL, Black KE, Chan-Li Y et al. (2011) Hyaluronan fragments promote inflammation by down-regulating the anti-inflammatory A2a receptor. Am J Respir Cell Mol Biol 45: 675-683.

Colotta F, Allavena P, Sica A et al. (2009) Cancer-related inflammation, the seventh hallmark of cancer: links to genetic instability. Carcinogenesis 30: 1073-1081.

Coussens LM, Werb Z (2002) Inflammation and cancer. Nature 420: 860-867.

Croft DR, Olson MF (2006) The Rho GTPase effector ROCK regulates cyclin A, cyclin D1, and p27Kip1 levels by distinct mechanisms. Molecular and cellular biology 26: 4612-4627.

Csoka AB, Stern R (2013) Hypotheses on the evolution of hyaluronan: a highly ironic acid. Glycobiology 23: 398-411.

Dai C, Whitesell L, Rogers AB et al. (2007) Heat shock factor 1 is a powerful multifaceted modifier of carcinogenesis. Cell 130: 1005-1018.

Datta SR, Brunet A, Greenberg ME (1999) Cellular survival: a play in three Akts. Genes & development 13: 2905-2927.

Delmage JM, Powars DR, Jaynes PK et al. (1986) The selective suppression of immunogenicity by hyaluronic acid. Ann Clin Lab Sci 16: 303-310.

Diehl SA, Schmidlin H, Nagasawa M et al. (2008) STAT3-mediated up-regulation of BLIMP1 Is coordinated with BCL6 down-regulation to control human plasma cell differentiation. Journal of immunology 180: 4805-4815.

Ding XZ, Tong WG, Adrian TE (2000) Blockade of cyclooxygenase-2 inhibits proliferation and induces apoptosis in human pancreatic cancer cells. Anticancer research 20: 2625-2631.

Drubin DG, Nelson WJ (1996) Origins of cell polarity. Cell 84: 335-344.

Duan J, Kasper DL (2011) Oxidative depolymerization of polysaccharides by reactive oxygen/nitrogen species. Glycobiology 21: 401-409.

Erickson M, Stern R (2012) Chain gangs: new aspects of hyaluronan metabolism. Biochem Res Int 2012: 893947.

Evanko SP, Angello JC, Wight TN (1999) Formation of hyaluronan- and versican-rich pericellular matrix is required for proliferation and migration of vascular smooth muscle cells. Arterioscler Thromb Vasc Biol 19: 1004-1013.

Fantus IG, Goldberg H, Whiteside C et al. (2006) The Hexosamine Biosynthesis Pathway. In: Cortes P, Mogensen C (eds) The Diabetic Kidney. Contemporary Diabetes. Humana Press, pp 117-133.

Fieber C, Baumann P, Vallon R et al. (2004) Hyaluronan-oligosaccharide-induced transcription of metalloproteases. Journal of cell science 117: 359-367.

Ghatak S, Misra S, Toole BP (2002) Hyaluronan oligosaccharides inhibit anchorage-independent growth of tumor cells by suppressing the phosphoinositide 3-kinase/Akt cell survival pathway. J Biol Chem 277: 38013-38020.

Guillaumond F, Leca J, Olivares O et al. (2013) Strengthened glycolysis under hypoxia supports tumor symbiosis and hexosamine biosynthesis in pancreatic adenocarcinoma. Proceedings of the National Academy of Sciences of the United States of America 110: 3919-3924.

Guo H, Li R, Zucker S et al. (2000) EMMPRIN (CD147), an inducer of matrix metalloproteinase synthesis, also binds interstitial collagenase to the tumor cell surface. Cancer research 60: 888-891.

Gururaj A, Barnes CJ, Vadlamudi RK et al. (2004) Regulation of phosphoglucomutase 1 phosphorylation and activity by a signaling kinase. Oncogene 23: 8118-8127.

Hall CL, Turley EA (1995) Hyaluronan: RHAMM mediated cell locomotion and signaling in tumorigenesis. Journal of neuro-oncology 26: 221-229.

Hall CL, Wang C, Lange LA et al. (1994) Hyaluronan and the hyaluronan receptor RHAMM promote focal adhesion turnover and transient tyrosine kinase activity. The Journal of cell biology 126: 575-588.

Hamann KJ, Dowling TL, Neeley SP et al. (1995) Hyaluronic acid enhances cell proliferation during eosinopoiesis through the CD44 surface antigen. Journal of immunology 154: 4073-4080.

Hamilton SR, Fard SF, Paiwand FF et al. (2007) The hyaluronan receptors CD44 and Rhamm (CD168) form complexes with ERK1,2 that sustain high basal motility in breast cancer cells. J Biol Chem 282: 16667-16680.

Hanahan D, Weinberg RA (2000) The hallmarks of cancer. Cell 100: 57-70.

Hanahan D, Weinberg RA (2011) Hallmarks of cancer: the next generation. Cell 144: 646-674.

Haylock DN, Nilsson SK (2006) The role of hyaluronic acid in hemopoietic stem cell biology. Regen Med 1: 437-445.

Heise RL, Stober V, Cheluvaraju C et al. (2011) Mechanical stretch induces epithelial-mesenchymal transition in alveolar epithelia via hyaluronan activation of innate immunity. J Biol Chem 286: 17435-17444.

Heldin P (2003) Importance of hyaluronan biosynthesis and degradation in cell differentiation and tumor formation. Brazilian journal of medical and biological research = Revista brasileira de pesquisas medicas e biologicas / Sociedade Brasileira de Biofisica　[et al] 36: 967-973.

Holmes MW, Bayliss MT, Muir H (1988) Hyaluronic acid in human articular cartilage. Age-related changes in content and size. The Biochemical journal 250: 435-441.

Horton MR, Olman MA, Bao C et al. (2000) Regulation of plasminogen activator inhibitor-1 and urokinase by hyaluronan fragments in mouse macrophages. American journal of physiology Lung cellular and molecular physiology 279: L707-715.

Isacke CM (1994) The role of the cytoplasmic domain in regulating CD44 function. Journal of cell science 107 (Pt 9): 2353-2359

Ishimoto T, Sugihara H, Watanabe M et al. (2013) Macrophage-derived reactive oxygen species suppress miR-328 targeting CD44 in cancer cells and promote redox adaptation. Carcinogenesis: Itano N, Atsumi F, Sawai T et al. (2002) Abnormal accumulation of hyaluronan matrix diminishes contact inhibition of cell growth and promotes cell migration. Proceedings of the National Academy of Sciences of the United States of America 99: 3609-3614

Jacobs PP, Sackstein R (2011) CD44 and HCELL: preventing hematogenous metastasis at step 1. FEBS letters 585: 3148-3158.

Jiang D, Liang J, Noble PW (2007) Hyaluronan in tissue injury and repair. Annual review of cell and developmental biology 23: 435-461.

Jiang D, Liang J, Noble PW (2011) Hyaluronan as an immune regulator in human diseases. Physiological reviews 91: 221-264

Kern MA, Haugg AM, Koch AF et al. (2006) Cyclooxygenase-2 inhibition induces apoptosis signaling via death receptors and mitochondria in hepatocellular carcinoma. Cancer research 66: 7059-7066.

Kobayashi H, Terao T (1997) Hyaluronic acid-specific regulation of cytokines by human uterine fibroblasts. The American journal of physiology 273: C1151-1159.

Kosaki R, Watanabe K, Yamaguchi Y (1999) Overproduction of hyaluronan by expression of the hyaluronan synthase Has2 enhances anchorage-independent growth and tumorigenicity. Cancer research 59: 1141-1145.

Lin L, Liu A, Peng Z et al. (2011) STAT3 is necessary for proliferation and survival in colon cancer-initiating cells. Cancer research 71: 7226-7237.

Liu N, Gao F, Han Z et al. (2001a) Hyaluronan synthase 3 overexpression promotes the growth of TSU prostate cancer cells. Cancer research 61: 5207-5214.

Liu N, Gao F, Han Z et al. (2001b) Hyaluronan synthase 3 overexpression promotes the growth of TSU prostate cancer cells. Cancer research 61: 5207-5214.

Lokeshwar V, Rubinowicz D (1999) Hyaluronic acid and hyaluronidase: molecular markers associated with prostate cancer biology and detection. Prostate cancer and prostatic diseases 2: S21.

Lu H, Ouyang W, Huang C (2006) Inflammation, a key event in cancer development. Molecular cancer research : MCR 4: 221-233.

Maeso G, Bravo M, Bascones A (2007) Levels of metalloproteinase-2 and -9 and tissue inhibitor of matrix metalloproteinase-1 in gingival crevicular fluid of patients with periodontitis, gingivitis, and healthy gingiva. Quintessence Int 38: 247-252.

Malemud CJ (2013) Suppression of Pro-Inflammatory Cytokines via Targeting of STAT-Responsive Genes. Drug Discovery. InTech.

Margolis RU, Margolis RK, Chang LB et al. (1975) Glycosaminoglycans of brain during development. Biochemistry 14: 85-88.

Marieb EA, Zoltan-Jones A, Li R et al. (2004) Emmprin promotes anchorage-independent growth in human mammary carcinoma cells by stimulating hyaluronan production. Cancer research 64: 1229-1232.

May O (2009) COX-2/PGE2 Signaling: A Target for Colorectal Cancer Prevention.

McBride WH, Bard JB (1979) Hyaluronidase-sensitive halos around adherent cells. Their role in blocking lymphocyte-mediated cytolysis. The Journal of experimental medicine 149: 507-515.

Mendillo ML, Santagata S, Koeva M et al. (2012) HSF1 drives a transcriptional program distinct from heat shock to support highly malignant human cancers. Cell 150: 549-562.

Meran S, Luo DD, Simpson R et al. (2011) Hyaluronan facilitates transforming growth factor-beta1-dependent proliferation via CD44 and epidermal growth factor receptor interaction. J Biol Chem 286: 17618-17630.

Misra S, Ghatak S, Zoltan-Jones A et al. (2003) Regulation of multidrug resistance in cancer cells by hyaluronan. J Biol Chem 278: 25285-25288.

Misra S, Heldin P, Hascall VC et al. (2011) Hyaluronan-CD44 interactions as potential targets for cancer therapy. The FEBS journal 278: 1429-1443.

Monzón ME, Manzanares D, Schmid N et al. (2008) Hyaluronidase Expression and Activity Is Regulated by Pro-Inflammatory Cytokines in Human Airway Epithelial Cells. Am J Respir Cell Mol Biol 39: 289-295.

Naor D, Wallach-Dayan SB, Zahalka MA et al. (2008) Involvement of CD44, a molecule with a thousand faces, in cancer dissemination. Seminars in cancer biology 18: 260-267.

Nikitovic D, Kouvidi K, Karamanos NK et al. (2013) The roles of hyaluronan/RHAMM/CD44 and their respective interactions along the insidious pathways of fibrosarcoma progression. BioMed research international 2013: 929531.

Noatynska A, Tavernier N, Gotta M et al. (2013) Coordinating cell polarity and cell cycle progression: what can we learn from flies and worms? Open biology 3: 130083.

Noble PW (2002) Hyaluronan and its catabolic products in tissue injury and repair. Matrix biology : journal of the International Society for Matrix Biology 21: 25-29.

Nzeako UC, Guicciardi ME, Yoon JH et al. (2002) COX-2 inhibits Fas-mediated apoptosis in cholangiocarcinoma cells. Hepatology 35: 552-559.

Okabe T, Okamoto I, Tamura K et al. (2007) Differential constitutive activation of the epidermal growth factor receptor in non-small cell lung cancer cells bearing EGFR gene mutation and amplification. Cancer research 67: 2046-2053.

Okamoto I, Kawano Y, Tsuiki H et al. (1999) CD44 cleavage induced by a membrane-associated metalloprotease plays a critical role in tumor cell migration. Oncogene 18: 1435-1446.

Ouhtit A, Abd Elmageed ZY, Abdraboh ME et al. (2007) In vivo evidence for the role of CD44s in promoting breast cancer metastasis to the liver. The American journal of pathology 171: 2033-2039.

Pandey MS, Baggenstoss BA, Washburn J et al. (2013) The hyaluronan receptor for endocytosis (HARE) activates NF-kappaB-mediated gene expression in response to 40-400-kDa, but not smaller or larger, hyaluronans. J Biol Chem 288: 14068-14079.

Park D, Kim Y, Kim H et al. (2012) Hyaluronic acid promotes angiogenesis by inducing RHAMM-TGF beta receptor interaction via CD44-PKC delta. Mol Cells 33: 563-574

Patti ME, Virkamaki A, Landaker EJ et al. (1999) Activation of the hexosamine pathway by glucosamine in vivo induces insulin resistance of early postreceptor insulin signaling events in skeletal muscle. Diabetes 48: 1562-1571.

Pelletier J, Bellot G, Gounon P et al. (2012) Glycogen Synthesis is Induced in Hypoxia by the Hypoxia-Inducible Factor and Promotes Cancer Cell Survival. Frontiers in oncology 2: 18.

Pescador N, Villar D, Cifuentes D et al. (2010) Hypoxia promotes glycogen accumulation through hypoxia inducible factor (HIF)-mediated induction of glycogen synthase 1. PLoS One 5: e9644.

Porsch H (2013) Importance of Hyaluronan-CD44 Signaling in Tumor Progression: Crosstalk with TGFβ and PDGF-BB Signaling., Uppsala University., Digital Comprehensive Summaries of Uppsala Dissertations from the Faculty of Medicine.

Pugh CW, Ratcliffe PJ (2003) Regulation of angiogenesis by hypoxia: role of the HIF system. Nature medicine 9: 677-684.

Rakoff-Nahoum S (2006) Why cancer and inflammation? The Yale journal of biology and medicine 79: 123-130.

Roca X, Mate JL, Ariza A et al. (1998) CD44 isoform expression follows two alternative splicing pathways in breast tissue. The American journal of pathology 153: 183-190.

Salustri A, Camaioni A, Di Giacomo M et al. (1999) Hyaluronan and proteoglycans in ovarian follicles. Human reproduction update 5: 293-301.

Savani RC, Cao G, Pooler PM et al. (2001) Differential involvement of the hyaluronan (HA) receptors CD44 and receptor for HA-mediated motility in endothelial cell function and angiogenesis. J Biol Chem 276: 36770-36778.

Scheibner KA, Lutz MA, Boodoo S et al. (2006) Hyaluronan fragments act as an endogenous danger signal by engaging TLR2. Journal of immunology 177: 1272-1281.

Schraufstatter IU, Serobyan N, Loring J et al. (2010) Hyaluronan is required for generation of hematopoietic cells during differentiation of human embryonic stem cells. J Stem Cells 5: 9-21.

Schulz T, Schumacher U, Prante C et al. (2010) Cystic Fibrosis Transmembrane Conductance Regulator Can Export Hyaluronan. Pathobiology 77: 200-209.

Schulz T, Schumacher U, Prehm P (2007) Hyaluronan export by the ABC transporter MRP5 and its modulation by intracellular cGMP. J Biol Chem 282: 20999-21004.

Shirali AC, Goldstein DR (2008) Activation of the innate immune system by the endogenous ligand hyaluronan. Curr Opin Organ Transplant 13: 20-25.

Slevin M, Krupinski J, Kumar S et al. (1998) Angiogenic oligosaccharides of hyaluronan induce protein tyrosine kinase activity in endothelial cells and activate a cytoplasmic signal transduction pathway resulting in proliferation. Laboratory investigation; a journal of technical methods and pathology 78: 987-1003.

Slevin M, Kumar S, Gaffney J (2002) Angiogenic oligosaccharides of hyaluronan induce multiple signaling pathways affecting vascular endothelial cell mitogenic and wound healing responses. J Biol Chem 277: 41046-41059.

Slomiany MG, Grass GD, Robertson AD et al. (2009) Hyaluronan, CD44, and emmprin regulate lactate efflux and membrane localization of monocarboxylate transporters in human breast carcinoma cells. Cancer research 69: 1293-1301.

Stern R, Asari AA, Sugahara KN (2006) Hyaluronan fragments: an information-rich system. European journal of cell biology 85: 699-715.

Stern R, Shuster S, Neudecker BA et al. (2002) Lactate stimulates fibroblast expression of hyaluronan and CD44: the Warburg effect revisited. Experimental cell research 276: 24-31.

Takahashi Y, Li L, Kamiryo M et al. (2005) Hyaluronan fragments induce endothelial cell differentiation in a CD44- and CXCL1/GRO1-dependent manner. J Biol Chem 280: 24195-24204.

Tammi RH, Passi AG, Rilla K et al. (2011a) Transcriptional and post-translational regulation of hyaluronan synthesis. The FEBS journal 278: 1419-1428.

Tammi RH, Passi AG, Rilla K et al. (2011b) Transcriptional and post-translational regulation of hyaluronan synthesis. FEBS J 278: 1419-1428.

Tang B, Vu M, Booker T et al. (2003) TGF-beta switches from tumor suppressor to prometastatic factor in a model of breast cancer progression. The Journal of clinical investigation 112: 1116-1124.

Taylor KR, Trowbridge JM, Rudisill JA et al. (2004) Hyaluronan fragments stimulate endothelial recognition of injury through TLR4. J Biol Chem 279: 17079-17084.

Teng BP, Heffler MD, Lai EC et al. (2011) Inhibition of hyaluronan synthase-3 decreases subcutaneous colon cancer growth by increasing apoptosis. Anti-cancer agents in medicinal chemistry 11: 620-628.

Thorne RF, Legg JW, Isacke CM (2004) The role of the CD44 transmembrane and cytoplasmic domains in co-ordinating adhesive and signalling events. Journal of cell science 117: 373-380.

Tian X, Azpurua J, Hine C et al. (2013) High-molecular-mass hyaluronan mediates the cancer resistance of the naked mole rat. Nature.

Tolg C, Hamilton SR, Nakrieko KA et al. (2006) Rhamm-/- fibroblasts are defective in CD44-mediated ERK1,2 motogenic signaling, leading to defective skin wound repair. The Journal of cell biology 175: 1017-1028.

Toole BP (2004) Hyaluronan: from extracellular glue to pericellular cue. Nature reviews Cancer 4: 528-539.

Toole BP (2009) Hyaluronan-CD44 Interactions in Cancer: Paradoxes and Possibilities. Clinical cancer research : an official journal of the American Association for Cancer Research 15: 7462-7468.

Toole BP, Slomiany MG (2008) Hyaluronan, CD44 and Emmprin: partners in cancer cell chemoresistance. Drug resistance updates : reviews and commentaries in antimicrobial and anticancer chemotherapy 11: 110-121.

Vincent T, Jourdan M, Sy MS et al. (2001a) Hyaluronic acid induces survival and proliferation of human myeloma cells through an interleukin-6-mediated pathway involving the phosphorylation of retinoblastoma protein. The Journal of biological chemistry 276: 14728-14736.

Vincent T, Jourdan M, Sy MS et al. (2001b) Hyaluronic acid induces survival and proliferation of human myeloma cells through an interleukin-6-mediated pathway involving the phosphorylation of retinoblastoma protein. Journal of Biological Chemistry 276: 14728-14736.

Wang SJ, Bourguignon LY (2011) Role of hyaluronan-mediated CD44 signaling in head and neck squamous cell carcinoma progression and chemoresistance. The American journal of pathology 178: 956-963.

West DC, Hampson IN, Arnold F et al. (1985) Angiogenesis induced by degradation products of hyaluronic acid. Science 228: 1324-1326.

Wilkinson TS, Potter-Perigo S, Tsoi C et al. (2004) Pro- and anti-inflammatory factors cooperate to control hyaluronan synthesis in lung fibroblasts. Am J Respir Cell Mol Biol 31: 92-99.

Xu H, Ito T, Tawada A et al. (2002) Effect of hyaluronan oligosaccharides on the expression of heat shock protein 72. J Biol Chem 277: 17308-17314.

Yevdokimova NY (2006) Elevated level of ambient glucose stimulates the synthesis of high-molecular-weight hyaluronic acid by human mesangial cells. The involvement of transforming growth factor beta1 and its activation by thrombospondin-1. Acta biochimica Polonica 53: 383-393.

Yoshida S, Pellman D (2008) Plugging the GAP between cell polarity and cell cycle. EMBO reports 9: 39-41

Yoshihara S, Kon A, Kudo D et al. (2005) A hyaluronan synthase suppressor, 4-methylumbelliferone, inhibits liver metastasis of melanoma cells. FEBS letters 579: 2722-2726.

Zeilstra J, Joosten SP, Dokter M et al. (2008) Deletion of the WNT target and cancer stem cell marker CD44 in Apc(Min/+) mice attenuates intestinal tumorigenesis. Cancer research 68: 3655-3661.

Zhang S, Chang MC, Zylka D et al. (1998) The hyaluronan receptor RHAMM regulates extracellular-regulated kinase. J Biol Chem 273: 11342-11348.

Zoltan-Jones A, Huang L, Ghatak S et al. (2003) Elevated hyaluronan production induces mesenchymal and transformed properties in epithelial cells. The Journal of biological chemistry 278: 45801-45810.

第 7 章　多种逃生路径——理解癌细胞如何逃避凋亡

细胞凋亡是多细胞生物都具有的一种程序化细胞死亡过程。利用细胞凋亡系统，机体在发育过程中或者特定压力下，可以清除损伤的、不健康的或者不再需要的细胞。在组织水平上，凋亡系统在维持组织稳态方面起着重要作用。例如，人体通过有丝分裂每天可以产生 500 亿～700 亿个新细胞（Karam 2009），与此同时，同样数量的细胞将通过细胞凋亡被机体清除，从而维持细胞总体的稳态。这说明细胞凋亡系统在细胞生长与细胞死亡之间有着功能上的紧密联系。无论是凋亡系统的调节功能，还是效应功能有异常，都会引发多种疾病。例如：①多发性硬化——一种退行性疾病，被认为与凋亡活性异常升高有关；②癌症则被认为与凋亡活性异常下降有关。

凋亡系统由调节器部分和效应器部分组成。效应器部分组成相对简单，包含一系列死亡底物，这些底物的释放将杀死特定的细胞。与之相反的是，调节器部分的组成相当繁杂。调节器部分的活性水平与促凋亡蛋白-抗凋亡蛋白的浓度平衡有关；此外，在某些特定压力下，通过上调或下调某些特定的蛋白活性，细胞外的信号及被转导至细胞内的信号也可以影响调节器部分的活性。在之前的章节中，我们曾讨论过癌细胞很容易积累大量的基因突变，这些突变在正常情况下会诱导细胞凋亡或死亡。然而，由于种种原因，其中的机制并不完全清楚，癌细胞"已经学会了"逃避凋亡系统的作用，可以通过表达某些逃生的代谢通路，来抑制促凋亡蛋白的激活，或者选择某些基因突变使凋亡系统中的效应器部分失去活性，从而对抗凋亡。

本章将着重讨论的内容是，通过对组学数据的整合分析我们能从中得到什么样的信息，癌细胞究竟如何通过正常细胞固有的机制来营造一个有利于其生存的微环境，从而使其具有抗凋亡的能力。

7.1　细胞凋亡的生物学基础

凋亡的希腊语含义是"花瓣或叶子从植物上掉落"。在细胞生物学理论中，凋亡是指一种程序化的细胞死亡过程，此过程涉及一系列形态变化，如细胞皱缩、胞膜小泡状形成、染色质凝聚、DNA 断裂，最后细胞死亡。这些特征是凋亡与其他程序性细胞死亡的不同之处，如坏死、衰老、自噬、类凋亡和有丝分裂障碍等。

德国科学家 Carl Vogt 在 1842 年首先发现了这种天然的程序化细胞死亡过程，并将其命名为凋亡（Peter et al. 1997）。1972 年，Kerr、Wyllie 和 Currie 注意到肿瘤的增殖速度与肿瘤的体积不匹配，继而推论出约 95%以上的肿瘤细胞因凋亡而死掉了，据此进一步推测凋亡可能参与了癌症发展的过程，且发挥了重要的作用（Kerr et al. 1972）。此后，Sydney Brenner、Robert Horvitz 和 John Sulston 鉴定并明确了调控凋亡过程的基因，藉此获得了 2002 年诺贝尔（生理学或医学）奖。自 Kerr、Wyllie 和 Currie 之后，已有 10 万篇以上论文涉及凋亡这个主题，这也说明凋亡研究是现代生物学的热点领域。

7.1.1　凋亡的执行系统

凋亡的执行系统主要包含以下的组分：活化的 caspase-3（一种半胱氨酸天冬氨酸蛋白酶）或者 caspase-7，都能够水解 caspase 激活的脱氧核糖核酸酶的抑制物，而活化的脱氧核糖核酸酶可以释放一些死亡底物如 LaminA、LaminB1、LaminB2、ICAD 及 D4-DGI，通过一系列精密的步骤摧毁细胞——细胞皱缩、染色质凝聚、膜出泡、DNA 碎裂、核崩解，凋亡小体形成和凋亡小体的裂解。目前，人们已鉴定出了数百种 caspase 的底物（Luthi and Martin 2007）。两条信号通路——内源性通路和外源性通路，可以通过 caspae-3 或 caspase-7 激活凋亡的过程。内源性通路通过自线粒体释放细胞色素 c 激活 caspase-9，继而激活 caspae-3 或 caspase-7；外源性通路通过激活 caspase-8 或 caspase-10，之后激活 caspase-3 或 caspase-7，见图 7.1。

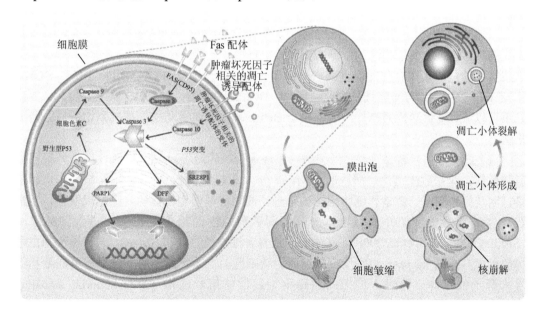

图 7.1　caspase 的信号传导级联反应和细胞凋亡的执行过程

7.1.2　凋亡的信号转导与调节系统

凋亡是由一系列极为精密的信号转导及调节才能完成的过程，要借助于许多可以在特定条件下激活或抑制凋亡的内源性或外源性信号才能得以实现。在正常生理条件下，凋亡可以维持组织的稳态，生长信号（或减少、缺乏这类信号）和死亡信号能够影响其活性水平。还要补充一点：凋亡在体内起着"看门人"的作用，能够清除受损的细胞。当细胞发生了诸如细胞膜渗漏、DNA 损伤、养分耗竭等细胞损伤时，会在细胞内产生相应的信号，凋亡系统会据此做出反应。这些基本的信号传导系统还会与其他为数众多的通路相关联，如组织发育及重塑、组织损伤与修复、炎性细胞的清除、自身攻击性免疫细胞的清除、细胞增殖等。因此，这些关联使凋亡系统变得更为复杂。图 7.2 概述了在凋亡系统内的信号转导与调节之间的相互关系。

凋亡的基本信号转导通路可以分为以下三类[①]：①内源性信号转导通路：在细胞内压力信号的刺激下，细胞通过释放 cytochrome c（细胞色素 c）以及 SMAC（second mitochondrial activator of caspases，线粒体内 caspases 的第二种激活物），进一步与 APAF1（adaptor protein apoptotic protease-activating factor 1，衔接蛋白凋亡蛋白酶活化因子 1）蛋白结合，诱导凋亡小体形成和激活 caspase-9 蛋白，最终激活 caspase-3 或 caspase-7；②外源性信号转导通路：来自细胞外部的死亡信号如 FAS，可以诱导 DISC（死亡信号复合体）的形成，后者激活 caspase-8 或 caspase-10，进而激活 caspase-3 或 caspase-7；③一些其他不属于上述两类的非经典通路，将会在本节予以详细解释。还要补充的是，有一类凋亡调节因子，属于 BCL2（B 细胞淋巴瘤/白血病-2）家族，可以在信号转导的过程中直接阻断或激活不同的蛋白（图 7.2）。这些调节因子被认为是凋亡过程的主要调节因子。

虽然 BCL 是指 B 淋巴瘤，*BCL2* 基因实际上可以在很多种细胞中表达，其中就包括上皮细胞，这是本书最关注的细胞类型。截至目前，人们已经在 BCL2 家族中发现了 25 个成员。这些成员中有些能促进凋亡，例如，BAX、BAD、BAK、BID、BIM、BOK、NOXA 和 PUMA；有些能拮抗凋亡，例如，BCL2、BCLB、BCLW、BCLXL 和 MCL1。几乎可以说，凋亡活性的高低主要取决于 BCL2 家族中促进凋亡与拮抗凋亡蛋白之间的平衡。

（1）内源性信号转导通路：当细胞内出现重大的应激/压力时，内源性信号转导通路就被激活。这些应激包括：严重的 DNA 损伤、细胞膜损伤、营养耗竭、缺氧和病毒感染，以及生长因子、激素和细胞因子的减少。这些信号使线粒体的内膜出现变化，导致线粒体的通透性增加并从线粒体的膜内间隙释放出两组促凋亡蛋白进入到细胞质（Siskind 2005; Suen et al. 2008）。其中的一组包含细胞色素 c 和 SMAC，这将导致凋亡小体的形成并激活 caspase 级联反应，继而启动细胞的自杀行为。鉴于这个通路的最初信号来源于线粒体，有时人们把此通路称为线粒体信号通路（mitochondrial signaling pathway）。这或许能作为一个原因来解释为什么癌细胞内容易出现线粒体功能异常，即，正如某些人的推测（Gogvadze et al. 2008），可以干预线粒体产生并释放这些促凋亡的信号。另一组释放的蛋白包括 AIF（apoptosis induced factor，凋亡诱导因子）、内切核酸酶 G（endonuclease G）和 CAD 等，接受激活凋亡的信号后，这些蛋白易位到细胞核，使 DNA 碎片化和染色质凝聚，进而使细胞死亡。

（2）外源性信号转导通路：外源性信号转导通路的激活需要接收到死亡信号，相应的受体位于细胞表面，每个受体都有"死亡区域"分布在细胞质中，可以将死亡信号转导至细胞内。受体接收到死亡信号即可激活外源性信号转导通路。许多这样的信号与相

---

① 此处的通路细节精准度欠佳，译文主要根据原文直译，仅供参考。——译者注

应的受体已经被识别出来,包括 FAS 和 FASR、TNFα 和 TNFR1、APO3L 和 DR3、APO2L 和 DR4、APO2L 和 DR5 等,都属于 TNFs 的超家族,也被称为恶病质素(cachectin),它们的相应受体都属于 TNFR 家族。巨噬细胞是产生和释放这类信号的主要细胞,尽管有许多其他类型的细胞可以释放死亡信号。巨噬细胞的支持性作用体现在它能根据具体的微环境,通过释放死亡信号决定实质细胞的命运。一旦与诸如 FAS 的死亡信号结合,FASR 这种受体蛋白将结合 TRADD(tumor necrosis factor receptor type 1-associated death domain,肿瘤坏死因子受体 1 型相关死亡域)蛋白,而 TRADD 将引来 FADD(Fas-associated protein with death domain,具有死亡域的 Fas 相关蛋白)和 RIP(receptor-interacting serine/threonine protein,受体相互作用性丝氨酸/苏氨酸蛋白)。FADD 将协同 caspase-8 酶原,激活 caspase 级联反应与凋亡的执行。参见图 7.2,该图详尽地展示了这些蛋白、死亡信号与凋亡执行的关系。

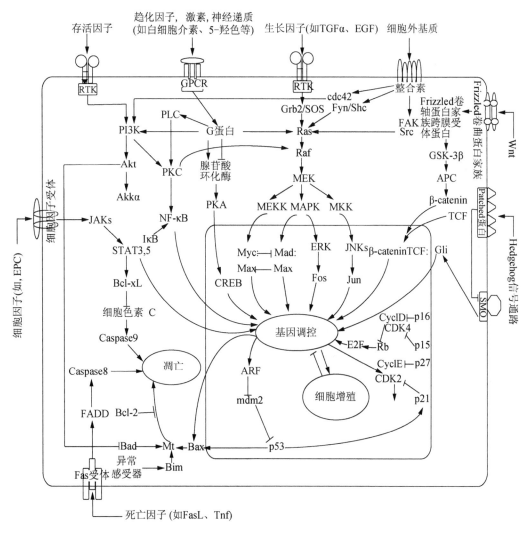

图 7.2   凋亡过程中的信号转导(摘自 Signal-transduction-pathways 2010)

（3）非经典信号转导通路：过去 10 年中的研究发现，目前我们对凋亡与坏死的分类可能过于简单，尽管两者都是细胞的程序化死亡。虽然这两者在细胞死亡的过程中具有明显不同的形态学模式，但是它们可能都从属于同一个更大的细胞死亡程序。多个研究报告指出凋亡与坏死之间还有不同的中间过程，如凋亡样的细胞死亡与坏死样的细胞死亡（Leist and Jaattela 2001; Jaattela 2004; Broker et al. 2005a; Qi and Liu 2006），这些过程与两种经典通路仅仅有部分相同。另外，还有一类很有意思的非经典凋亡通路被称为不依赖 caspase 的凋亡，实如其名，该通路不需要经过 caspase 的级联放大（Jaattela and Tschopp 2003）。随着新的信号转导通路不断被鉴定出来，很多研究者试图对凋亡、坏死以及类似的细胞死亡过程进行重新分类。研究者根据细胞死亡过程中的细胞形态学差异，把所有的此类信号转导通路分成四类：①凋亡；②凋亡样；③坏死样；④坏死（Leist and Jaattela 2001）。另有一项研究，基于对 caspase 蛋白的依赖程度，对信号转导通路进行了分类（Kolenko et al. 2000; Mathiasen and Jaattela 2002; Broker et al. 2005b）。

　　一个最新的模型（图 7.3）指出，凋亡是一个更大的死亡程序的一部分，这个更大的死亡程序也包括坏死和其他新近发现的 caspase 非依赖性细胞死亡过程。这个新模型拓展了目前的凋亡系统模型。在现有的模型中，凋亡系统利用的细胞内信号仅来源于线粒体，而在新模型中胞内信号可以来源于溶酶体和内质网。根据这个新模型的推测，在细胞死亡程序中，不同的成分接受来自不同细胞器的压力应激信号时，所发挥的作用也不相同。我们能观察到的细胞死亡表现形式，可能主要取决于在不同条件下多种细胞死亡执行的相对速度。只有相对速度最快，死亡执行效率最高的细胞死亡类型才能被观察到。

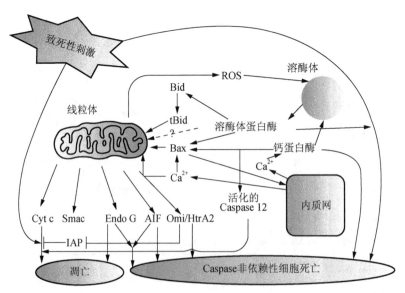

图 7.3　一个关于细胞程序化死亡的模型，该模型整合了凋亡、坏死以及新近发现的 caspase 非依赖性的细胞死亡（摘自 Desai 2013）

从计算生物学的角度来看，目前利用现有的组学数据，通过计算的方法验证此模型是可行的。举个例子，通过基因表达数据，我们可以检测每一种观察到的细胞活动，从而明确对于一些癌症类型（以及特定的发展阶段）来说，是否模型预测到的那些关联确实存在着共表达的模式。此类分析有助于快速判定出模型预测的错误关联，也能为模型预测的正确关联提供证据，以此来判定模型的有效性。若能获得连续的不同时间点的数据，就有可能推导出已获确认的关联之间是否存在因果关系。

7.1.3　*P53* 网络

P53 是人们最为熟悉的抑癌基因之一。实际上，在所有癌症类型中，约 50% 的癌症均存在 *P53* 的基因突变，这说明 P53 在保护细胞避免癌变的过程中的作用尤为重要。目前认为，*P53* 是细胞内众多基本生命过程的关节点，如细胞凋亡、衰老、增殖和免疫功能等。按 Levine 等（Levine and Oren 2009; Brady and Attardi 2010）的说法，在不同的细胞条件下，P53 蛋白能直接与超过 100 种不同的蛋白质相互作用。P53 的功能涵盖诸多方面，可以作为 AKT/PKB 通路的调节子，也参与脂肪生成、细胞凋亡、不对称性细胞分裂、cAMP 通路、细胞周期调控、细胞增殖、染色质蛋白质、染色体凝聚、发育、分化、DNA 的损伤与修复、DNA 甲基化、能量代谢、细胞外基质蛋白、热激、缺氧反应、MAPK 通路、NFκB 通路、细胞核与细胞质间的物质转运、蛋白酶体的降解、防止病毒感染、核糖体蛋白活化和泛素化等。基于上述内容，我们可以想象 P53 与凋亡之间有着极为复杂的关系。下面简述了 P53 参与的几个重要生物学过程，从而可以为大家提供一个通过干预 P53 来诱导或抑制细胞凋亡的研究框架。需要说明的是，很明显这不是 P53 与凋亡之间的全部相互关系，以下 4 种过程也不可能包含上文所列的全部内容。

（1）细胞凋亡：如前所述，P53 作为凋亡过程的调控子，可以对前面讨论过的相当多的细胞应激产生反应。在通常情况下，P53 与其负调节子 MDM2 结合，其活性被抑制，不能充当转录因子。很多种蛋白激酶可以作用于 P53 的 N 端结构域，使之磷酸化，并使其构象发生变化，释放出 MDM2，进而激活 P53。有一组能激活 P53 的激酶，包括 JNK1 和 ERK1 等 MAPK 家族的成员，它们可以在细胞周期出现异常时被启动。在此条件下，活化的 P53 通过上调诸如 PUMA、BAX、BAK 等 BCL2 家族的促凋亡蛋白来促进细胞凋亡。另一组能激活 P53 的激酶与 DNA 损伤有关，如 ATR、ATM、DNAPK 等。被这类激酶活化的 P53 将会上调一系列与抑制 CDK、生长暂停、DNA 损伤诱导基因 GADD45α 等有关的因子，从而修复损伤的 DNA。如果 DNA 修复失败，细胞将会启动凋亡。

（2）衰老：尽管灭活 P53 将会增加癌症发展的可能性，新近的报道指出彻底激活 P53 将会导致组织降解与早衰（Rodier et al. 2007; Feng et al. 2011）。有人推测，P53 的彻底激活将导致干细胞的湮灭，除了引起细胞凋亡，还将削弱组织的再生能力。之前也曾有研究指出，P53 的彻底激活将导致预期寿命的缩短（Dumble et al. 2007），这为上文的假说提供了证据支持。仅仅在最近几年才有人研究 P53 如何引起组织变性及缩短预期寿命，然而我们在分子水平上仍然所知甚少。但可以有把握地说，进化过程决定了抑制肿瘤与寿命之间的平衡，进而决定了 P53 活性水平的正常范围。

（3）细胞增殖：*P53* 可以被许多癌基因激活，例如，*E1A*（Debbas and White 1993; Lowe and Ruley 1993; Querido et al. 1997; Samuelson and Lowe 1997; Lowe 1999）、*MYC*（Hermeking and Eick 1994）和 *RAS*（Serrano et al. 1997），而这都需要 P19 蛋白的参与。这可能是编码在细胞中，用于防止过度增长的机制之一。这里值得注意的一点是，在人类细胞的编码机制中，增殖和死亡是紧密联系在一起的。

（4）免疫：P53 和免疫系统在本质层面上具有相当广泛的联系。值得提出的是，NFκB 是固有免疫和获得性免疫系统的重要调节因子。已发表的研究证实，P53 和 NFκB 在调控凋亡与生存方面的作用是相对的，因为前者促进细胞凋亡，而后者可以促进存活。实际上，这两种蛋白可以直接相互抑制（Schneider et al. 2010）。目前为止，已发现约 30 种的免疫相关基因是 P53 调控的直接目标（Lowe et al. 2013）。

对 P53 和免疫应答之间更为详细的关系可作如下概括。现有众多的研究指出炎症部位的 P53 被上调了。虽然详细的触发机制尚未完全阐明，但人们猜测增加的 ROS 或活性氮物质诱导了 P53 的表达。这两种物质都是炎症过程中产生的（Vousden and Prives 2009; Hafsi and Hainaut 2011）。相反，人们发现 P53 能通过抑制炎性细胞因子编码基因的表达来抑制自身免疫性炎症，因为 P53 可能对炎症有普遍的负向调节作用（Santhanam et al. 1991; Pesch et al. 1996; Okuda et al. 2003; Takaoka et al. 2003; Zheng et al. 2005; Liu et al. 2009）。

现已表明，活化的 P53 也能作为共刺激蛋白来激活 T 细胞（Gorgoulis et al. 2003; Lowe et al. 2013），并有助于获得性免疫应答的启动。P53 和固有免疫系统之间关系密切，因为机体清除受损或受感染的细胞需要通过 P53 和固有免疫系统之间的协同活动才能实现（Martins et al. 2006; Ventura et al. 2007）。除此之外，P53 和固有免疫系统之间还有其他的关联。有研究者发现几种病毒的感染也能激活 P53，如 EB 病毒、腺病毒、A 型流感病毒和 HIV-1（人类免疫缺陷病毒）。其中一种可能的活化机制是通过 TLR（toll-like receptor，Toll 样受体）。TLR 是固有免疫应答的关键调控子，能通过识别病原体的共同特征为机体对抗病原体提供一线防御作用，也被称为病原相关分子模式（pathogen-associated molecular pattern）。TLR 可激活蛋白激酶 R，后者能够通过磷酸化 P53 使其激活。有趣的是，P53 的活化可导致大部分的 *TLR* 基因的表达以及固有免疫系统的广泛应答（Menendez et al. 2010; Menendez et al. 2011; Menendez et al. 2013），这提示 P53 和 TLR 之间可能存在功能性的回路。

基于 P53 和上述通路之间存在着密切而复杂的关系，我们可以合乎逻辑的推测：正如人们早已提出的那样，P53 功能的丧失除了失去对细胞凋亡的抑制，还可能从整体上在多个方面对癌症的发展提供益处。具体来说，失去正常 P53 功能的细胞将更易产生炎症，更易被氧化，免疫反应性下降，对过度增殖的反应能力下降，减弱机体清除病态细胞的能力（第 8 章），从而使整体环境对癌症更为友好。人们可以进一步推测，正是这些多种多样的利于癌症发展的因素，使癌组织通过自然选择获得了较高的 *P53* 基因突变率。我们相信，通过检测癌组织样品中相应通路的活性水平与 *P53* 的突变率，可以用缜密的计算方法来验证这一假设。如果要从事这样的课题研究，人们可能需要用统计学

方法来确定 *P53* 的突变率与诸如炎症反应、生产抗氧化分子或增殖率等上述多种过程的活性水平之间是否存在相关性。有了这样的数据，我们就有可能估算出在某些特定生物过程中所选择出的 *P53* 突变率。

7.2　癌症逃避细胞凋亡的不同方式

1972 年，Kerr 等（1972）发表了他们开创性的研究成果，指出了凋亡与发育及癌症间的诸多关联。此后，又有大量关于癌症凋亡的文章发表。回顾其中的部分文章，人们就能很快地意识到凋亡与癌症之间的关系极为复杂。正如我们之前曾讨论的，凋亡与癌症之间存在着密切的互动与平衡，这种关系存在于多种生物学过程之中，涵盖了一些多细胞生物体的重要方面。癌症相关的微环境和活性可以通过不同的生存信号通路调节凋亡的活性，为了让读者快速地理解其中的本质，我们将现有的知识通过如下方式进行了整合，即集中研究调节生长、凋亡以及生存的根本（非偶然的）关联，以及那些可以从本质上激活或抑制这种关联的基因突变。

7.2.1　生长与凋亡

正如第 7.1 节简述过的，编码在人类基因组内的细胞增殖和凋亡之间有着明显的关联。此处，我们将以 *MYC* 基因为例来解释这种关联。MYC 是被广泛研究的一种致癌性转录调节子。在许多癌症类型中，MYC 的过表达都可以在癌组织中驱动细胞增殖。现已公认，在没有存活因子的正常细胞中，MYC 的过度表达可直接诱导凋亡（Askew et al. 1991; Evan et al. 1992; Shi et al. 1992）。稍后的研究发现，*MYC* 和 *BCL2* 基因之间有协调表达的模式（Strasser et al. 1990; Bissonnette et al. 1992; Fanidi et al. 1992）。具体而言，*MYC* 基因的表达能抑制 *BCL2*（一种 *BCL2* 家族的抗凋亡成员）的表达，并诱导 *BAX*（一种 *BCL2* 家族的促凋亡成员）的表达，从而建立生长与凋亡之间的功能性联系。此外，现已表明，当 *BCL2* 被抑制时，激活的 *MYC* 可通过凋亡诱导细胞死亡。目前对这些发现的理解是，细胞系统已经发展出了一种能保证生长处于监控之中的机制，例如，当细胞生长时，作为安全调控的细胞凋亡也在一定水平上被激活。据推测，大量的其他癌基因与细胞凋亡调节子之间可能存在着类似于 *MYC* 和 *BCL2* 之间的那种关系。我们期待着，精心设计的数据挖掘和统计推断可以帮助我们发现新的具有上述性质的癌基因，并且甚至可能为这些癌基因如何调控 *BCL2* 及其他抗凋亡基因的详细机制提供信息。

7.2.2　细胞周期与凋亡

为了保证细胞的完整性，细胞周期和凋亡被紧密地联系在一起，这并不足为奇。例如，在细胞周期过程中有多个检查点，如 G_1 到 S 期的转换，在 S 期和 M 期也有类似的检查点。这些检查点包含一系列的控制步骤，只有当合适的生长信号存在并且 DNA 的完整性可以得到保证时，才能进行增殖。一旦检测到了 DNA 损伤，就将有必要的修复机制被激活。如果这种损伤不能被修复，受损细胞将通过凋亡机制被淘汰掉。有趣的是，细胞周期和细胞凋亡拥有一些共同的基因，可能是为了方便这两者之间紧密而有效的相互作用。例如，在 G_1 期，cyclin D（细胞周期蛋白 D）与 CDK4 及 CDK6 结合，形成了一个复合体，以促进它们之间相互作用和磷酸化 RB 蛋白（一种负性的细胞周期调节子）。超磷酸化的 RB 蛋白从 E2F 蛋白解离，从而使得它能够作为转录激活因子，可以启动 S 期合成 DNA 所需的基因的转录。人们已经发现，RB 功能的丧失可以通过 P53 激活细胞凋亡通路（Morgenbesser et al. 1994; Macleod et al. 1996; Harbour and Dean 2000; Nevins 2001），这提示一旦细胞的 RB 功能丧失，它们将被清除掉。有趣的是，在大多数癌症中，都存在 *RB* 基因的抑制或者突变（Vandel et al. 2001; Du and Searle 2009; Engel et al. 2013），这也反映出了 RB 具有很强的抗凋亡作用。

一些细胞周期的基因与细胞凋亡之间的关系似乎是条件依赖性的。例如，某些细胞周期蛋白基因，如细胞周期蛋白 G（cyclin G）执行促凋亡或抗凋亡的作用要依赖于细胞条件（Okamoto and Prives 1999; Russell et al. 2012）。一些 *CDK* 基因似乎是细胞凋亡的执行阶段所需要的，例如，每当 caspase 级联反应被激活后，细胞周期蛋白 A 和 CDK（蛋白激酶）的复合体就会被激活（Levkau et al. 1998），但其中的具体机制还有待阐明。这是我们需要研究的另一类基本的生物学问题，而数据挖掘和统计推断可能会为此提供帮助。

7.2.3 癌症相关的应激与细胞凋亡

癌症的发展伴随着多种异常环境的积累，如微环境中缺氧加重、ROS 升高和（乳酸）酸性增加，以及 DNA 损伤和营养缺乏等。正常条件下，这些情况会导致细胞凋亡的激活。然而，癌细胞已经获得了一些能力，可以通过使用不同的机制来避免凋亡。下面我们对癌细胞用以逃避细胞凋亡的若干已知机制进行了总结。

（1）基因突变：正如在第 1 章和第 4 章讨论过的，癌症基因组往往积累了大量的突变。尽管一些基因突变可能与癌症的发展毫无关系，但还是有一些单点突变被选择出来，通过发挥其特定的功能，可以为癌细胞的发展带来某种益处，比如某些抑癌基因。例如，在第 4 章中讨论过，接近 90% 的结肠癌有 *APC* 基因的突变；类似地，大多数癌症都存在 *P53* 和/或 *RB* 基因的突变。基因突变与从功能上抑制相关基因相比，这种经遗传修饰的功能性的改变对癌症的发展更为持续、有效。

（2）表观修饰：表观修饰可以沉默基因的表达，如 DNA 甲基化和组蛋白修饰等。人们已经发现，在癌症表观基因组中，很多抑癌基因出现了高度甲基化。例如，在 90% 以上的前列腺癌中，*GSTP1*（glutathione S-transferase P，谷胱甘肽 S-转移酶 P）的启动子区域是超甲基化的（Cairns et al. 2001）；在大多数子宫颈癌中，*HPV16L1*（human papillomavirus 16 oncogene，人类乳头状瘤病毒 16 癌基因）基因是高度甲基化的（Clarke et al. 2012）。与不可逆的基因突变相比，表观修饰是可逆的，但显然没有通过转录调控实现逆变那么容易。

（3）作为生存因子的生长因子：先前的研究已经发现，某些生长因子可以作为生存因子，在特定条件下，它们的活化会抑制细胞凋亡。最好的研究案例是 IGFI（insulin-like growth factor 1，胰岛素样生长因子 1），在正常生理功能的情况下，IGF1 是早期生长过程中的一种生长因子。IGF1 的激活可以激活 PI3K/AKT 通路抑制细胞凋亡（参见下面的"生存通路和细胞凋亡"小节）（O' Connor 1998; Vincent and Feldman 2002; Kuemmerle 2003; Torres Aleman 2005）。文献检索发现，许多已知的生长因子都可以作为存活因子，包括 EGF（Rawson et al. 1991）、FGF（Araki et al. 1990）、HDGF（hepatoma-derived growth factor，肝癌衍生生长因子）（Tsang et al. 2008）、HGF（hepatocyte growth factor，肝细胞生长因子）（Xiao et al. 2001）、IL3 和 IL4（Collins et al. 1994）、NGF（nerve growth factor，神经生长因子）（Batistatou and Greene 1991）、PDGF1（Barres et al. 1992）和 VEGF（Harmey and Bouchier-Hayes 2002）。在上述信息的基础上，似乎可以合理地推测，所有的生长因子在特定的条件下都可以作为存活因子。这个假说也许可以通过挖掘癌症转录物组数据，以计算的方式予以验证。具体来说，就是通过识别各生长因子的表达模式和一些存活通路之间是否存在相互协调的关联进行验证。如果这被证明是真实的，可能意味着存在一种通用的机制，能将生长因子受体的激活与建立生存通路联系起来。这无疑将为经典细胞增殖通路带来新的信息和新的认识，因为正如前面所讨论的，在某种程度上，增殖通常会与凋亡相伴。有了这种新的信息，我们就可以讨论，是否存在某种编码机制，可以维持细胞增殖和凋亡之间的平衡。具体说就是，过度增殖的活动会引发细胞凋亡，而过度的细胞凋亡可能增强增殖的效果。对参与增殖与凋亡的相关分子进行分子水平的计算机模拟，可能将会带来一些详细而有趣的见解，帮助人们理解这样的相互抑制系统是如何工作的。

（4）蛋白质水平的功能状态改变：人们已经发现，一些癌基因的激活可以抑制细胞凋亡（参见"生存通路和细胞凋亡"一节）；而且，这些癌基因还可通过结构性的基因突变来激活。例如，已经证实，EGFR 的特异性突变可以在没有配体结合的情况下，使该蛋白被激活（Voldborg et al. 1997; Gazdar 2009）。具体说，这些功能获得性突变可导致 EGFR 的构象变化，能模拟出 EGFR 与其天然配体结合后的效果（Dawson et al. 2005）。更有意思的是，EGFR 的特定残基（不是突变的残基）被氧化后可以完全达到同样效果，即与我们最近的发现相同，这能使该蛋白获得结构性激活（Ji et al. 2014）。这可能是一种普遍的现象，即关键性的癌症相关基因存在功能状态性的改变，这很可能是通过调控或选择出偶发的翻译后修饰（如氧化）而实现的，并借此应对细胞的环境。

值得一提的是，现已发现，肿瘤细胞能释放一些因子，或者稳定抗凋亡蛋白，或者破坏促凋亡蛋白，并以此作为另一种逃避凋亡的方式。例如，癌细胞往往会激活翻译后修饰因子，从而来削弱或废除 MCL1 的降解功能（Derouet et al. 2004; Zhong et al. 2005; Akgul 2009），而 MCL1 是 BCL2 家族的一种抗凋亡成员。已有类似的发现指出，癌细胞往往会通过泛素-蛋白酶体通路，促进 BCL2 家族中促凋亡成员的降解，如 BAX 和 BIM（Zhang et al. 2004; Meller et al. 2006; Brancolini 2008）。目前，人们尚不清楚释放这些因子的详细触发机制，但数据挖掘和统计推断可能会带来新的信息，以此更好地理解那些可能存在的触发信号。

（5）功能性调节带来的改变：为了评估 *P53* 基因突变带来的影响，我们对包含该突变的癌症样本及不含该突变的癌症样本的基因表达数据进行了分析。具体说，我们在两组癌症样品中，查找了能显示出一致性表达水平变化的细胞凋亡相关基因。在 BCL2 家族成员中我们发现了非常多的改变，这些改变在无论是否存在 *P53* 基因突变的组织中没有任何明显一致的模式。唯一具有一致性表达模式的凋亡相关基因是 *MDM2*，它是 P53 的负调控因子。图 7.4 显示，在全部的 9 种类型的癌组织中，与无 P53 突变组相比，在含有 P53 突变的样本中 *MDM2* 的表达出现了一致性下调。有人假设，癌症可能通过上调 *MDM2* 的表达，以确保 *P53* 在出现功能丧失性突变之前处于失活状态。而一旦出现了 *P53* 的功能丧失性突变，就没有必要继续上调 *MDM2*，因此它的表达水平下降。此发现与先前的陈述相一致，即抑癌基因的突变往往发生在癌症发展过程的偏后阶段；而对抑癌基因功能的抑制，可能早已通过其他较容易且可逆的或低效率的方法实现过了，如发生在早期阶段的功能性调节。

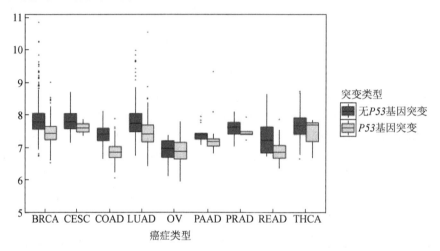

图 7.4　9 种癌症类型中 *MDM2* 表达水平，每种癌症依据是否存在 *P53* 基因突变分为两种

9 个癌症类型包括：乳腺癌（BRCA）、宫颈癌（CESC）、结肠癌（COAD）、肺癌（（LUAD）、卵巢癌（OV）、胰腺癌（PAAD）、前列腺癌（PRAD）、直肠癌（READ）和甲状腺癌（THCA）（从左至右）。Y 轴代表了基因的表达水平。浅灰色表示样本携带 *P53* 突变，深灰色表示无此种突变

由上可知，两组样本的 BCL2 家族成员之间表达水平的变化显然不如 *MDM2* 基因那样一致，（数据未示出），这表明 *P53* 基因突变，主要是对 *MDM2* 产生了影响，而对 BCL2 家族成员的影响相对要少一些。该发现的一种可能原因是，因为 BCL2 能避免其他途径激活细胞凋亡，因此 *BCL2* 基因需要被保护，以防止其突变。

IAP（inhibitor of apoptosis protein，凋亡抑制因子）是细胞凋亡因子家族中一个有趣的成员，因为它甚至可以在 *caspase* 基因被激活后，通过与 caspase-3、-7、-9 的直接结合（Deveraux and Reed 1999; Shi 2004），终止凋亡。因此，我们对 *IAP* 基因的表达模式进行了研究，并发现在抗凋亡的 *BCL2* 基因表达水平未升高的样品中，有很大一部分出现了 *IAP* 基因表达水平的显著升高。

上述讨论描述了细胞能逃避凋亡的可行通路中的一种合理组合。通常，细胞凋亡的

执行基因倾向于保持在相对较低的表达水平。即使 *caspase* 基因被活化后，IAP 蛋白仍能通过保持高基线的表达水平，为终止细胞凋亡的执行提供最后的保障。*P53* 和 *MDM2* 这两者共同作为凋亡系统活性水平的关键调节子，可以对内源性信号通路做出应答。为数众多的 *BCL2* 基因及其剪接异构体，能在信号转导与控制的另一层面发挥作用。最近的研究表明，不但个别的 *BCL2* 基因可以被分成具有相反功能的两类，即促进凋亡与拮抗凋亡，而且个别的 *BCL2* 基因的剪接异构体也可以具有相反的功能。例如，*MCL1* 就有两个已知的这类的异构体（Boise et al. 1993; Craig 2002; Burlacu 2003; Youle and Strasser 2008），其中一个能促进细胞凋亡而另一个能拮抗凋亡。众多的信号通路可调节这些 *BCL2* 基因及其剪接异构体，以应对种类繁多的生存信号（见下一节），或蛋白质、表观基因或基因组水平出现的变化。显然，越是远离凋亡的核心执行系统，我们对其详细机制就了解得越少。

我们预期，精心设计的数据分析和统计推断将能为人们提供重要的新思路，从而更好地理解不同的生存通路的详细机制，以及癌细胞能从中获益的编码机制。在这些体内固有的编码方案的帮助下，癌细胞获得了新的能力来逃避细胞凋亡。随着时间的推移，人们有可能预测出，当微环境较稳定或不断变化时，癌细胞选择特定的生存通路的进化过程。

人们需要详细地了解人类细胞内编码的生存机制，从而更好地理解不同癌症的进化轨迹，即生存通路的选择和顺序，这当然是在那些苛刻条件下避免细胞死亡的，否则将导致细胞凋亡。这些生存通路可能已经为癌细胞提供了基本的框架，藉此癌细胞才使其最初的抗凋亡能力获得提高。此后，为了更持久和更有效地生存，这些能力可以被进一步地完善。无论最初的改变是始于转录还是翻译后，都将被更永久性地变化所取代，如基因组或表观基因组的改变（详细讨论见第 9 章）。

7.2.4　生存通路与细胞凋亡

为了避免细胞被摧毁，生存通路向即将走向死亡的或接受死亡信号的（损伤）细胞注入干扰或终止信号。目前为止，人们已经确认了一些生存通路，并发现了多种可以激活这些通路的条件。例如，KEAP1-NRF2-ARE 通路就是一种生存通路，能应对严重的氧化应激，否则可能会造成细胞损伤（Kensler et al. 2007）。NFκB 依赖性生存通路可以被 TNFα 激活（Oeckinghaus et al. 2011）。MNK/EIF4E 是另一种生存通路，可以被阿糖胞苷诱导，而阿糖胞苷是分析耐药性癌症而发现的一种化疗药（Altman et al. 2010）。通过对耐药癌症的研究，人们已鉴定出了很多种其他的生存通路，包括已被充分研究的多重耐药通路（Szakacs et al. 2006），而透明质酸在该通路中具有重要的调节作用（Misra et al. 2003）。PIK3/AKT 的一系列反应处于这条通路和其他已知的生存通路的核心（LoPiccolo et al. 2008）。

AKT 是多种生存通路的核心。通过被 PDK1/PRK 复合体磷酸化（在第 6 章进行更详细的介绍），一些蛋白质和信号可以激活这种蛋白激酶（图 7.5）。据推测，生长因子介导的 PI3K 的激活，可以诱导 AKT 蛋白发生构象变化，从而使其发生磷酸化。一旦被激活，AKT 可以使多个涉及凋亡信号转导的关键蛋白质的特定残基磷酸化，从而抑制其功能。这些发生改变的蛋白质，包括促凋亡成员 BAD、caspase9、Forkhead family（叉头家族）的转录因子和 NFκB 的调节子 IKK（Datta et al. 1999）。

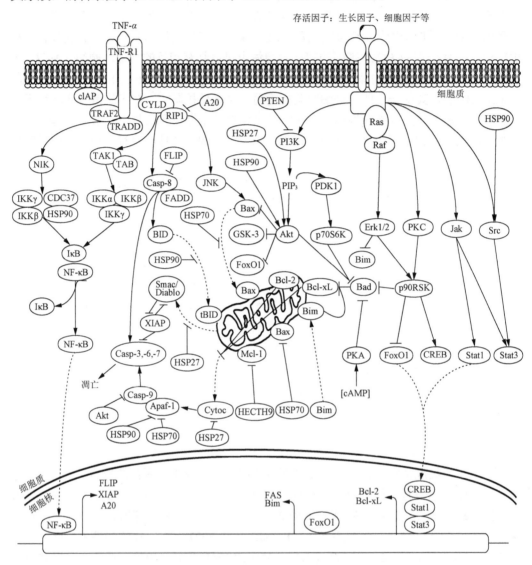

图 7.5　生存通路的示意图（Cell-Signaling-Tech 2011）

　　通过对激活的生存通路、未激活的 BCL2 家族中的促凋亡成员及活化与失活的细胞凋亡信号通路，以及细胞内的微环境进行共表达分析，诸如氧化状态、低氧水平和营养耗竭，人们就能以计算的方法得出内容丰富的推论，以明确生存通路的活化与微环境条件之间的详细关系。这些分析应考虑以下情况：①应该已经被激活的凋亡信号通路；②"应该"，但实际上"没有"激活信号通路的可能原因。通过对相同癌症类型的不同发育阶段的多个样品进行这样的分析，人们应该能得出相同类型癌症所使用的凋亡抑制机制的先后顺序。通过对多种癌症类型进行分析，就有可能得出不同癌症类型采用的不同的生存策略，以及因此产生的不同的进化轨迹。相同的分析方法还可用于检验不同的癌症所采用的凋亡抑制方案与临床结局之间的可能的关系，例如，与癌症分级（grades）的关系（第 3 章）。

7.3 癌症为避免凋亡所获得的特征

我们目前对凋亡的触发机制的理解（图 7.2）和对已知生存通路的认识（图 7.5）提供了一个框架，这有助于解答一些基本问题。例如，不同的癌症生存之道和特定癌症病例的临床结局之间潜在关系，有可能将通过公共主机（服务器）提供的所有类型的癌症大规模转录组和其他组学数据而得到。明确地说，根据癌症的样本，人们可以询问和通过计算的方法解决下述问题：

- 是否相同癌症类型的不同样本，都倾向于使用一样的通路来触发自身的凋亡系统？
- 是否相同癌症类型的不同样本，都倾向于使用一样的通路来抑制自身的凋亡系统？
- 可能影响细胞选择凋亡激活或抑制通路的主要因素是什么？
- 根据特定癌症的微环境因素，能否预测其活化和抑制通路？如果不能，需要考虑什么样的其他条件？
- 某种类型癌症的平均存活率与凋亡的激活及抑制通路之间是否有联系？

除了这些一般性的问题，人们也可以询问更详细的有关凋亡激活和抑制机制的问题，并有可能通过计算解决这些问题。举例来说，可以合理地探讨以下问题：

- 为什么不同类型癌症的 P53 或其他癌症相关的基因有显著不同的突变率？
- 通常情况下，在成癌细胞中，是否当 P53 或其他癌症相关基因在其功能丧失性突变被选择之前，其功能就已经被抑制或被限制了呢？
- 如果对上述问题的答案是肯定的，那么在特定癌症类型中，通过调控实现功能性抑制或限制的触发信号是什么？
- 表观基因改变，如 DNA 甲基化，是否正如人们凭直觉想到的那样，往往出现在通过调控实现功能性抑制之后，且出现于同一基因的突变被选择之前？
- 以 7.1 节的最后一段中讨论的标准看，携有 P53 突变的癌症和不具备此突变的癌症相比，P53 突变是否对癌细胞的持续生长及生存更为有利？

同样，我们可以问许多其他的重要问题，以明确不同的癌症如何逃避凋亡，然后通过计算的方法对收集到的癌症组学数据进行挖掘对其进行解答。当然，这些数据应该来源于不同发育阶段（也可能是不同分级的）的组织样本。而这些数据是在数据库中可公开获得的，如 TCGA 数据库（Collins and Barker 2007；Cancer-Genome- Atlas-Network 2012）。下面，我们用几个例子来说明，人们如何能逐步解决上述问题。可以先解决简单的问题，然后再通过进一步整合来为上述的一些问题提供答案。

当癌症缺乏 P53 基因的突变时会怎样？ 我们目前的理解是，P53 的功能丧失，有利于癌症的发展。凭直觉，我们可能会期望，不携带此突变的癌症或许需要限制 P53 的功能。为解答这一假设，我们对一套来源于 TCGA 数据库（Cancer-Genome-Atlas-Network 2012）的组学数据进行了研究，该套数据包含了 503 例乳腺癌样本。根据 TCGA 提供的样本信息，这些样本中的 157 例（31.2%）携带 *P53* 突变。其余样本中，149 例样本里的 *MDM2* 基因的表达出现了上调，*MDM2* 基因是 *P53* 的负向调节子，能使 *P53* 保持在非活性状态；145 例样本里的 *BCL2* 基因的表达出现了上调；52 例样本里的 *BCL2L2* 基因的表达出现了上调；77 例样本里的细胞色素 c（*CYC*）基因的表达出现了下调。统计分析表明，其中 *MDM2*、*BCL2* 和 *BCL2L2* 基因表达水平的变化呈强相关，提示这些基因可能受到了相同的调节机制的控制，详细信息参见图 7.6。

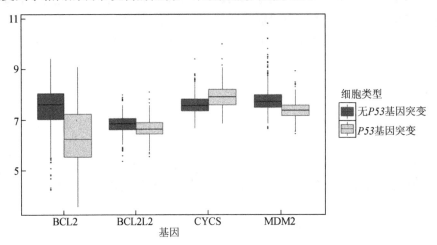

图 7.6　4 种基因在乳腺癌样本中表达水平的评估（见沿 *X* 轴的名称），同时也对携有 *P53* 突变的样本和无突变的样本做了比较。*Y* 轴代表基因的表达水平。浅灰色代表癌症样品携带 *P53* 基因突变，深灰色代表无 *P53* 的突变

对其他癌症类型的分析也显示出类似的趋势：抗凋亡基因出现了表达上调，而促凋亡基因出现了表达下调。但实际上出现了表达水平变化的基因可以是相当不同的。这也引出了我们要讨论的下一个问题。

不同类型癌症中，细胞凋亡的相关基因出现了表达上调和下调，这些变化的一致性程度高吗？ 为回答这个问题，我们对 15 个癌症类型进行了研究，即膀胱癌、脑癌、乳腺癌、结肠直肠癌、食道癌、胃癌、头颈部恶性肿瘤、肝癌、肺癌、黑色素瘤、卵巢癌、胰腺癌、前列腺癌、肾癌和甲状腺癌（所用数据集的详细名称参见补充材料）。分析这些癌症类型的转录组数据的主要目的是识别出不同的癌症中，细胞凋亡被激活与抑制的通用触发器。这样做的理由在于人们已发现，这两种类型的触发器的相对强度决定了细胞生死存亡的最终步骤。另外，人们想知道这两种相互竞争的过程的进化轨迹，每种过程都越来越强效，也越来越复杂。

从图 7.7 中，首先注意到的是，任何类别的凋亡基因，其整体的一致性水平都是相当低的。这个奇怪的结果表明，在不同的癌症类型中细胞死亡的驱动力可以是不同的；不同的癌症微环境也是不同的，这可能导致了不同的癌症利用不同的通路来激活细胞凋

亡系统。例如，有人指出，不同的癌症中细胞凋亡是被不同的应激触发的，例如，胰腺癌受到氧化应激，脑癌经历 P53 诱导的 DNA 损伤，胃癌经常受到 NK 细胞介导的细胞毒性的驱动以及甲状腺癌得经受离子水平的变化。有趣的是，在所有的 15 个癌症类型中，我们发现 Toll 样受体通路都持续上调了，提示该通路的激活对细胞凋亡有重要作用。

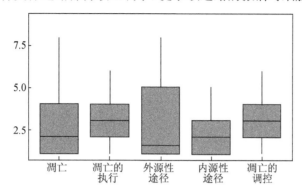

图 7.7　在 15 种癌症类型中，出现了一致上调和下调的基因涉及 5 类：①整个细胞凋亡系统；②内源性信号通路；③外源性信号通路；④细胞凋亡的执行；⑤细胞凋亡的调控。（在图中从左到右依次排列）。对于每种不同表达的凋亡基因，其一致性程度被定义为显示了该基因的表达出现了一致性的上调或下调的癌症类型的最大数量（与在图 7.5 中的定义相同）。Y 轴上显示的是涉及上述每个类别的基因的一致性水平的分布

在 15 种癌症类型中，每种癌症里占主导地位的生存信号表现出了多元化。例如：①膀胱癌常常使用 ER 超载反应来触发 NFκB 的活化及激活相关的生存通路；②卵巢癌触发细胞衰老系统以减少癌症，而不是诱导细胞死亡；③为了生存，肾癌往往会触发高渗响应系统；④头颈部癌通常采用"病毒逃避宿主的免疫系统"的机制来获得生存。

假设随着癌症不断地进化，不同类型的癌症就可能利用不止一种的生存通路，因为它们的细胞环境也越来越偏离正常。这种多样性将提供更多的机会和通路，以确保癌细胞能生存并避免凋亡。有人进一步地假设，随着细胞死亡的压力不断提高，为了可持续和有效地生存，突变就可能被选择出来。在第 9 章中，我们将以系统的方式讨论这些问题。

7.4　小　　结

现有对细胞凋亡诱导和抑制的认识，正如图 7.2 和图 7.5 中的总结一样，为我们在不同类型癌症的研究中提供了一个功能强大的框架，可以用来研究何种因素诱导了细胞凋亡及与之相对的细胞存活。正是因为这些癌症类型的转录组和基因组数据的存在，才使得这样的研究具有可行性。通过仔细分析与细胞凋亡有关并出现一致性上调的应激相关通路，可能会挖掘出某一癌症中细胞凋亡的主要触发因素。类似的方法也有助于确认生存通路的触发因素。有了这样的能力，就可能通过分析不同发育阶段的癌症组学数据，

来研究细胞凋亡和存活信号生成的进化轨迹。我们进一步地预期，对恶性度较高的癌症进行这样的分析，可能会让我们获得一些新的见解，从而理解为什么某些癌症比其他的病死率要高。

补 充 材 料

表 7.1　从 GEO 数据库获取的 15 种癌症的数据集，也是我们在分析中所用的数据集

膀胱	GSE31676
脑	GSE42906
乳腺	GSE108106
大肠	GSE209167
食管	GSE20347
胃	GSE198264
头颈	GSE98444
肝	GSE143234
肺	GSE198043
黑色素瘤	GSE31894
卵巢	GSE267128
胰腺	GSE154717
前列腺	GSE69561
肾	GSE156415
甲状腺	GSE36786

参 考 文 献

Akgul C (2009) Mcl-1 is a potential therapeutic target in multiple types of cancer. Cell Mol Life Sci 66: 1326-1336.

Altman JK, Glaser H, Sassano A et al. (2010) Negative regulatory effects of Mnk kinases in the generation of chemotherapy-induced antileukemic responses. Mol Pharmacol 78: 778-784.

Araki S, Shimada Y, Kaji K et al. (1990) Apoptosis of vascular endothelial cells by fibroblast growth factor deprivation. Biochem Biophys Res Commun 168: 1194-1200.

Askew DS, Ashmun RA, Simmons BC et al. (1991) Constitutive c-myc expression in an IL-3-dependent myeloid cell line suppresses cell cycle arrest and accelerates apoptosis. Oncogene 6: 1915-1922.

Barres BA, Hart IK, Coles HS et al. (1992) Cell death and control of cell survival in the oligodendrocyte lineage. Cell 70: 31-46.

Batistatou A, Greene LA (1991) Aurintricarboxylic acid rescues PC12 cells and sympathetic neurons from cell death caused by nerve growth factor deprivation: correlation with suppression of endonuclease activity. J Cell Biol 115: 461-471.

Bissonnette RP, Echeverri F, Mahboubi A et al. (1992) Apoptotic cell death induced by c-myc is inhibited by bcl-2. Nature 359: 552-554.

Boise LH, Gonzalez-Garcia M, Postema CE et al. (1993) bcl-x, a bcl-2-related gene that functions as a dominant regulator of apoptotic cell death. Cell 74: 597-608.

Brady CA, Attardi LD (2010) p53 at a glance. J Cell Sci 123: 2527-2532.

Brancolini C (2008) Inhibitors of the Ubiquitin-Proteasome System and the cell death machinery: How many pathways are activated? Curr Mol Pharmacol 1: 24-37.

Broker LE, Kruyt FA, Giaccone G (2005a) Cell death independent of caspases: a review. Clin Cancer Res 11: 3155-3162.

Broker LE, Kruyt FA, Giaccone G (2005b) Cell death independent of caspases: A review. Clinical Cancer Research 11: 3155-3162.

Burlacu A (2003) Regulation of apoptosis by Bcl-2 family proteins. J Cell Mol Med 7: 249-257.

Cairns P, Esteller M, Herman JG et al. (2001) Molecular detection of prostate cancer in urine by GSTP1 hypermethylation. Clin Cancer Res 7: 2727-2730.

Cancer-Genome-Atlas-Network (2012) Comprehensive molecular portraits of human breast tumours. Nature 490: 61-70.

Cell-Signaling-Tech (2011) Apoptosis Inhibition.

Clarke MA, Wentzensen N, Mirabello L et al. (2012) Human papillomavirus DNA methylation as a potential biomarker for cervical cancer. Cancer Epidemiol Biomarkers Prev 21: 2125-2137.

Collins FS, Barker AD (2007) Mapping the cancer genome. Pinpointing the genes involved in cancer will help chart a new course across the complex landscape of human malignancies. Sci Am 296: 50-57.

Collins MK, Perkins GR, Rodriguez-Tarduchy G et al. (1994) Growth factors as survival factors: regulation of apoptosis. Bioessays 16: 133-138.

Craig RW (2002) MCL1 provides a window on the role of the BCL2 family in cell proliferation, differentiation and tumorigenesis. Leukemia 16: 444-454.

Datta SR, Brunet A, Greenberg ME (1999) Cellular survival: a play in three Akts. Genes Dev 13: 2905-2927.

Dawson JP, Berger MB, Lin CC et al. (2005) Epidermal growth factor receptor dimerization and activation require ligand-induced conformational changes in the dimer interface. Mol Cell Biol 25: 7734-7742.

Debbas M, White E (1993) Wild-type p53 mediates apoptosis by E1A, which is inhibited by E1B. Genes Dev 7: 546-554.

Derouet M, Thomas L, Cross A et al. (2004) Granulocyte macrophage colony-stimulating factor signaling and proteasome inhibition delay neutrophil apoptosis by increasing the stability of Mcl-1. Journal of Biological Chemistry 279: 26915-26921.

Desai R (2013) Cell Death. Available at: http://drrajivdesaimd.com/

Deveraux QL, Reed JC (1999) IAP family proteins-suppressors of apoptosis. Genes Dev 13: 239-252.

Du W, Searle JS (2009) The rb pathway and cancer therapeutics. Curr Drug Targets 10: 581-589.

Dumble M, Moore L, Chambers SM et al. (2007) The impact of altered 53 dosage on hematopoietic stem cell dynamics during aging. Blood 109: 1736-1742.

Engel BE, Welsh E, Emmons MF et al. (2013) Expression of integrin alpha 10 is transcriptionally activated by pRb in mouse osteoblasts and is downregulated in multiple solid tumors. Cell Death Dis 4: e938.

Evan GI, Wyllie AH, Gilbert CS et al. (1992) Induction of apoptosis in fibroblasts by c-myc protein. Cell 69: 119-128.

Fanidi A, Harrington EA, Evan GI (1992) Cooperative interaction between c-myc and bcl-2 proto-oncogenes. Nature 359: 554-556.

Feng Z, Lin M, Wu R (2011) The Regulation of Aging and Longevity: A New and Complex Role of p53. Genes Cancer 2: 443-452.

Gazdar AF (2009) Activating and resistance mutations of EGFR in non-small-cell lung cancer: role in clinical response to EGFR tyrosine kinase inhibitors. Oncogene 28 Suppl 1: S24-31.

Gogvadze V, Orrenius S, Zhivotovsky B (2008) Mitochondria in cancer cells: what is so special about them? Trends Cell Biol 18: 165-173.

Gorgoulis VG, Zacharatos P, Kotsinas A et al. (2003) p53 activates ICAM-1 (CD54) expression in an NF-kappaB-independent manner. EMBO J 22: 1567-1578.

Hafsi H, Hainaut P (2011) Redox control and interplay between p53 isoforms: roles in the regulation of basal p53 levels, cell fate, and senescence. Antioxid Redox Signal 15: 1655-1667.

Harbour JW, Dean DC (2000) Rb function in cell-cycle regulation and apoptosis. Nat Cell Biol 2: E65-67.

Harmey JH, Bouchier-Hayes D (2002) Vascular endothelial growth factor (VEGF), a survival factor for tumour cells: implications for anti-angiogenic therapy. Bioessays 24: 280-283.

Hermeking H, Eick D (1994) Mediation of c-Myc-induced apoptosis by p53. Science 265: 2091-2093.

Jaattela M (2004) Multiple cell death pathways as regulators of tumour initiation and progression. Oncogene 23: 2746-2756.

Jaattela M, Tschopp J (2003) Caspase-independent cell death in T lymphocytes. Nature Immunology 4: 416-423.

Ji F, Cao S, Kannan N et al. (2014) Oxidative stress counteracts intrinsic disorder in the EGFR kinase and promote receptor dimerization. In preparation.

Karam JA (2009) Apoptosis in Carcinogenesis and Chemotherapy. Netherlands: Springer

Kensler TW, Wakabayashi N, Biswal S (2007) Cell survival responses to environmental stresses via the Keap1-Nrf2-ARE pathway. Annu Rev Pharmacol Toxicol 47: 89-116.

Kerr JF, Wyllie AH, Currie AR (1972) Apoptosis: a basic biological phenomenon with wide-ranging implications in tissue kinetics. British journal of cancer 26: 239-257.

Kolenko VM, Uzzo RG, Bukowski R et al. (2000) Caspase-dependent and independent death pathways in cancer therapy. Apoptosis 5: 17-20.

Kuemmerle JF (2003) IGF-I elicits growth of human intestinal smooth muscle cells by activation of PI3K, PDK-1, and p70S6 kinase. Am J Physiol Gastrointest Liver Physiol 284: G411-422.

Leist M, Jaattela M (2001) Four deaths and a funeral: from caspases to alternative mechanisms. Nat Rev Mol Cell Biol 2: 589-598

Levine AJ, Oren M (2009) The first 30 years of p53: growing ever more complex. Nat Rev Cancer 9: 749-758.

Levkau B, Koyama H, Raines EW et al. (1998) Cleavage of p21Cip1/Waf1 and p27Kip1 mediates apoptosis in endothelial cells through activation of Cdk2: role of a caspase cascade. Mol Cell 1: 553-563.

Liu G, Park YJ, Tsuruta Y et al. (2009) p53 Attenuates lipopolysaccharide-induced NF-kappaB activation and acute lung injury. J Immunol 182: 5063-5071.

LoPiccolo J, Blumenthal GM, Bernstein WB et al. (2008) Targeting the PI3K/Akt/mTOR pathway: effective combinations and clinical considerations. Drug Resist Updat 11: 32-50.

Lowe J, Shatz M, Resnick M et al. (2013) Modulation of immune responses by the tumor suppressor p53. BioDiscovery 8.

Lowe SW (1999) Activation of p53 by oncogenes. Endocr Relat Cancer 6: 45-48.

Lowe SW, Ruley HE (1993) Stabilization of the p53 tumor suppressor is induced by adenovirus 5 E1A and accompanies apoptosis. Genes Dev 7: 535-545.

Luthi AU, Martin SJ (2007) The CASBAH: a searchable database of caspase substrates. Cell death and differentiation 14: 641-650.

Macleod KF, Hu Y, Jacks T (1996) Loss of Rb activates both p53-dependent and independent cell death pathways in the developing mouse nervous system. EMBO J 15: 6178-6188.

Martins CP, Brown-Swigart L, Evan GI (2006) Modeling the therapeutic efficacy of p53 restoration in tumors. Cell 127: 1323-1334

Mathiasen IS, Jaattela M (2002) Triggering caspase-independent cell death to combat cancer. Trends in Molecular Medicine 8: 212-220.

Meller R, Cameron JA, Torrey DJ et al. (2006) Rapid degradation of Bim by the ubiquitin-proteasome pathway mediates short-term ischemic tolerance in cultured neurons. Journal of Biological Chemistry 281: 7429-7436.

Menendez D, Inga A, Resnick MA (2010) Potentiating the p53 network. Discov Med 10: 94-100.

Menendez D, Shatz M, Azzam K et al. (2011) The Toll-Like Receptor Gene Family Is Integrated into Human DNA Damage and p53 Networks. Plos Genetics 7.

Menendez D, Shatz M, Resnick MA (2013) Interactions between the tumor suppressor p53 and immune responses. Current Opinion in Oncology 25: 85-92.

Misra S, Ghatak S, Zoltan-Jones A et al. (2003) Regulation of multidrug resistance in cancer cells by hyaluronan. Journal of Biological Chemistry 278: 25285-25288.

Morgenbesser SD, Williams BO, Jacks T et al. (1994) p53-dependent apoptosis produced by Rb-deficiency in the developing mouse lens. Nature 371: 72-74.

Nevins JR (2001) The Rb/E2F pathway and cancer. Hum Mol Genet 10: 699-703.

O'Connor R (1998) Survival factors and apoptosis. Adv Biochem Eng Biotechnol 62: 137-166.

Oeckinghaus A, Hayden MS, Ghosh S (2011) Crosstalk in NF-kappaB signaling pathways. Nature Immunology 12: 695-708.

Okamoto K, Prives C (1999) A role of cyclin G in the process of apoptosis. Oncogene 18: 4606-4615.

Okuda Y, Okuda M, Bernard CC (2003) Regulatory role of p53 in experimental autoimmune encephalomyelitis. J Neuroimmunol 135: 29-37.

Pesch J, Brehm U, Staib C et al. (1996) Repression of interleukin-2 and interleukin-4 promoters by tumor suppressor protein p53. J Interferon Cytokine Res 16: 595-600.

Peter ME, Heufelder AE, Hengartner MO (1997) Advances in apoptosis research. Proc Natl Acad Sci U S A 94: 12736-12737.

Qi R, Liu XY (2006) New advance in caspase-independent programmed cell death and its potential in cancer therapy. Int J Biomed Sci 2: 211-216.

Querido E, Teodoro JG, Branton PE (1997) Accumulation of p53 induced by the adenovirus E1A protein requires regions involved in the stimulation of DNA synthesis. Journal of Virology 71: 3526-3533.

Rawson CL, Loo DT, Duimstra JR et al. (1991) Death of serum-free mouse embryo cells caused by epidermal growth factor deprivation. J Cell Biol 113: 671-680.

Rodier F, Campisi J, Bhaumik D (2007) Two faces of p53: aging and tumor suppression. Nucleic Acids Res 35: 7475-7484.

Russell P, Hennessy BT, Li J et al. (2012) Cyclin G1 regulates the outcome of taxane-induced mitotic checkpoint arrest. Oncogene 31: 2450-2460.

Samuelson AV, Lowe SW (1997) Selective induction of p53 and chemosensitivity in RB-deficient cells by E1A mutants unable to bind the RB-related proteins. Proc Natl Acad Sci U S A 94: 12094-12099.

Santhanam U, Ray A, Sehgal PB (1991) Repression of the interleukin 6 gene promoter by p53 and the retinoblastoma susceptibility gene product. Proc Natl Acad Sci U S A 88: 7605-7609.

Schneider G, Henrich A, Greiner G et al. (2010) Cross talk between stimulated NF-kappaB and the tumor suppressor p53. Oncogene 29: 2795-2806.

Serrano M, Lin AW, McCurrach ME et al. (1997) Oncogenic ras provokes premature cell senescence associated with accumulation of p53 and p16INK4a. Cell 88: 593-602.

Shi Y (2004) Caspase activation, inhibition, and reactivation: a mechanistic view. Protein Sci 13: 1979-1987.

Shi Y, Glynn JM, Guilbert LJ et al. (1992) Role for c-myc in activation-induced apoptotic cell death in T cell hybridomas. Science 257: 212-214.

Siskind LJ (2005) Mitochondrial ceramide and the induction of apoptosis. J Bioenerg Biomembr 37: 143-153.

Strasser A, Harris AW, Bath ML et al. (1990) Novel primitive lymphoid tumours induced in transgenic mice by cooperation between myc and bcl-2. Nature 348: 331-333.

Suen DF, Norris KL, Youle RJ (2008) Mitochondrial dynamics and apoptosis. Genes Dev 22: 1577-1590.

Szakacs G, Paterson JK, Ludwig JA et al. (2006) Targeting multidrug resistance in cancer. Nat Rev Drug Discov 5: 219-234.

Takaoka A, Hayakawa S, Yanai H et al. (2003) Integration of interferon-alpha/beta signalling to p53 responses in tumour suppression and antiviral defence. Nature 424: 516-523.

Torres Aleman I (2005) Role of insulin-like growth factors in neuronal plasticity and neuroprotection. Adv Exp Med Biol 567: 243-258.

Tsang TY, Tang WY, Tsang WP et al. (2008) Downregulation of hepatoma-derived growth factor activates the Bad-mediated apoptotic pathway in human cancer cells. Apoptosis 13: 1135-1147.

Vandel L, Nicolas E, Vaute O et al. (2001) Transcriptional repression by the retinoblastoma protein through the recruitment of a histone methyltransferase. Mol Cell Biol 21: 6484-6494

Ventura A, Kirsch DG, McLaughlin ME et al. (2007) Restoration of p53 function leads to tumour regression in vivo. Nature 445: 661-665.

Vincent AM, Feldman EL (2002) Control of cell survival by IGF signaling pathways. Growth Horm IGF Res 12: 193-197.

Voldborg BR, Damstrup L, Spang-Thomsen M et al. (1997) Epidermal growth factor receptor (EGFR) and EGFR mutations, function and possible role in clinical trials. Ann Oncol 8: 1197-1206.

Vousden KH, Prives C (2009) Blinded by the Light: The Growing Complexity of p53. Cell 137: 413-431.

Wiki-Apoptosis (2008) Apoptosis. Wikipedia, the free encyclopedia. Available at: http://en.wikipedia.org/wiki/Apoptosis.

Xiao GH, Jeffers M, Bellacosa A et al. (2001) Anti-apoptotic signaling by hepatocyte growth factor/Met via the phosphatidylinositol 3-kinase/Akt and mitogen-activated protein kinase pathways. Proc Natl Acad Sci U S A 98: 247-252.

Youle RJ, Strasser A (2008) The BCL-2 protein family: opposing activities that mediate cell death. Nat Rev Mol Cell Biol 9: 47-59.

Zhang HG, Wang J, Yang X et al. (2004) Regulation of apoptosis proteins in cancer cells by ubiquitin. Oncogene 23: 2009-2015.

Zheng SJ, Lamhamedi-Cherradi SE, Wang P et al. (2005) Tumor suppressor p53 inhibits autoimmune inflammation and macrophage function. Diabetes 54: 1423-1428.

Zhong Q, Gao W, Du F et al. (2005) Mule/ARF-BP1, a BH3-only E3 ubiquitin ligase, catalyzes the polyubiquitination of Mcl-1 and regulates apoptosis. Cell 121: 1085-1095.

第8章　癌症在竞争性恶劣环境中的发展

从癌细胞的视角来看，其生存环境充满着竞争压力，且极为恶劣。在如此恶劣的环境下，癌症只能竭尽全力才能存活下来。在第5章我们曾经讨论过，从一开始，处于重重压力之下的癌细胞就必须进化，目的是清除掉积累的糖代谢产物，并通过细胞分裂存活下来。我们认为，癌细胞为保持其长期的存活，必须持续地进行代谢调整，从而适应其微环境的重重压力。与此同时，癌细胞还要逃避体内的种种监控和杀伤机制，而这些机制本来都是用于防御并清除致病微生物及异常细胞的。这些适应恶劣微环境的过程则持续地驱动着癌细胞，使其自身的代谢愈发异常。随着这些异常在癌细胞内不断积累，癌细胞只能持续进化以确保在越来越恶化的环境中生存下来。而癌细胞不断地进化与适应，造成了一个恶性循环，使其过程变得更为异常，形成了一个新的对癌细胞生存与生长的驱动机制。进化中的癌细胞必须突破的机体防御机制体系包括：①细胞的监控和保护系统，如细胞凋亡和细胞生长的限制系统（limited growth potential）；②来自邻近细胞的竞争，这是一种组织水平的机制，用以淘汰那些不适于环境的细胞；③免疫系统。基于以上的归纳，在本章中我们将主要回答：癌细胞是如何通过进化克服以上的障碍，让自身恶性程度变得越来越高的。而至于细胞如何应对和克服其他微环境因素所致压力的问题，我们稍后将在第9章进行探讨。细胞自身的防御机制体系是癌细胞必须克服的第一类障碍，即凋亡、抑制生长信号和细胞生长的限制。在第6章我们讨论过，肿瘤细胞产生的透明质酸片段可以帮助细胞避免激活凋亡或抗生长机制。此外，低氧的环境可以激活端粒酶，修复在细胞分裂过程被短缩的端粒，从而促使（癌）细胞获得无限生长的可能（Nishi et al. 2004）。在本章中，我们着重讨论癌细胞如何克服邻近细胞的竞争、酸性环境和免疫系统所带来的挑战。

8.1　生长组织中存在细胞-细胞间竞争

在过去的十年中，特别是在最近几年里，人们通过研究果蝇发现，来自邻近细胞的竞争可以直接造成活体细胞的死亡。在组织生长的过程中，组织中细胞-细胞间的通讯通常能决定哪些细胞可以继续存活。这一点是通过以下方式具体实现的：细胞可以通过感知到邻近的细胞是否适于当前的生长条件来诱导周围细胞凋亡，并能吞噬凋亡的残体（Vivarelli et al. 2012）。这种机制使得组织在发育、修复、组织重塑（tissue remodeling）等生长性过程中，能够正确地选择最符合要求的细胞存活下来。根据已有数据显示，细胞间的竞争性相互作用是受组织水平调控的，例如，此类竞争发生在发育中的组织器官的间隔室*内（Johnston 2009）。尤其是有些"超级竞争者"可以清除那些不符合生长要

---

* 原文为 compartment，该词原意为与外隔绝的仓、室。外科学中普遍接受"间隔室"的译法。

求的细胞，并使自己的后代取而代之，所以这种细胞间的竞争并不会对组织的大小造成影响。更有趣的是，人们发现细胞拥有一种平衡机制，它们可以通过调整淘汰的阈值来抵御这种细胞间竞争导致的细胞淘汰（Portela et al. 2010）。具体细节，我们将在下文中一一叙述。

（1）细胞的适应度水平：人们在对果蝇细胞的研究中发现，在生长的组织中存在着细胞间竞争现象：当果蝇细胞携带的 Minute 基因出现突变后，这些细胞可以继续存活；但是在同样的环境下，携带野生型 Minute 基因的细胞却被淘汰了（Simpson 1979; Simpson and Morata 1981）。进一步的研究表明，果蝇细胞携带的 dmyc 基因，与人类的 MYC 基因具有同源性（de la Cova et al. 2004; Moreno and Basler 2004），其表达水平可以决定哪些细胞能活下来，哪些细胞会被淘汰。更新的研究显示，在小鼠体内也存在类似的竞争机制：实验小鼠携带的 P53 基因可以作为细胞适合度的感受器与指示器，P53 的上调将会使细胞的生长受到抑制（Bondar and Medzhitov 2010a）。这项研究的数据表明，当细胞携带的 P53 基因发生突变，并导致原基因的功能丧失，则细胞受到损伤后自身也无法感知，并可借此躲避自身被淘汰；若非如此，这些损伤的细胞将难逃厄运（Bondar and Medzhitov 2010b）。这一发现表明，对宿主细胞而言，P53 功能的丧失，不仅使其获得了一定的生存优势，也为其继续生长带来了优势，这也与在之前章节中讨论过的内容相一致。更为近期的一些研究进一步指出：多个癌症相关基因，如 RAS 和 SRC 等，都在生长组织内以及细胞间竞争的信号转导与调控的复杂通路中起着重要作用（Prober and Edgar 2000; Levayer and Moreno 2013）。

（2）Flower 蛋白编码：研究细胞间竞争的一个基本问题是：**细胞将如何识别彼此的适应度水平？**让我们把目光再次转向果蝇，最近的一份研究报告为这个问题提供了一些令人振奋的数据。具体而言，在细胞间的竞争中被淘汰的细胞都表达了特定的 Flower (fwe) 蛋白的异构体/亚型，而 Flower 蛋白的生理功能之一是作为 Ca^{2+} 通道蛋白（Yao et al. 2009）。已知的 Flower 蛋白具有三种选择性剪接的转录异构体：一种为主要表达的（优势型）fwe (ubi) 异构体，另两种为次要表达的（劣势型）fwe (loss) 异构体。研究发现，把携带野生型 dmyc 基因的翼成虫盘细胞和携带过表达的 dmyc 基因的翼成虫盘细胞共同培养时，在生长差的细胞中将表达 Flower 蛋白的 2 种劣势型的 fwe (loss) 异构体。但这种情况仅见于竞争性环境，譬如同一环境存在多个细胞亚群（Rhiner et al. 2010）。人们对果蝇细胞其他的竞争性状况也进行过类似的观察，发现劣势型 fwe (loss) 异构体的表达可以标记出那些适应度较低的细胞，并将之逐步淘汰，这是一种较为普遍存在的机制。

（3）优胜劣汰机制：细胞内 Flower 蛋白的劣势型 fwe (loss) 异构体的表达，将导致宿主细胞的 caspase 级联反应被激活（Baker 2011），同时也能激活邻近的表达了优势型 fwe (ubi) 异构体的细胞，启动其吞噬作用，并最终导致优势者吞噬劣势者（Johnston 2009）。

（4）相关的信号转导通路：现已发现，有两个信号转导通路参与了在邻近细胞间传递彼此适合度信号的过程，分别为 WNT 信号转导通路和 HSW（Hippo-Salvador-Warts）信号转导通路（Tamori and Deng 2011）。具体来说，已知 HSW 信号转导通路能通过 yki

转录因子调控 dmyc 的表达,藉此调控细胞的增殖与凋亡,从而调控器官的大小 (Neto-Silva et al. 2010; Ziosi et al. 2010)。独立于 dmyc 的信号转导通路,WNT 信号转导通路被认为在调控细胞生存、决定细胞命运、组织生长等方面也具有重要作用。

(5)拮抗平衡:一项独立的研究发现,果蝇体内存在着一种拮抗机制,能使表达了劣势型 few (loss) 异构体的细胞不被淘汰(Portela et al. 2010)。现已发现,果蝇体内的 dsparc 基因,与人 SPARC 基因同源,可以通过上调 caspase 级联反应的阈值来保护处于竞争劣势的细胞。有意思的是,人类的 SPARC 基因,在癌症发展过程的多个时期中表达,同样被认为在癌症的发展与转移过程中,既发挥了促进性作用(Puolakkainen et al. 2004; Sansom et al. 2007),也发挥了抑制性作用(Mok et al. 1996)。根据这些 SPARC 基因过表达与癌症之间的多重联系,我们猜测人体细胞可能也存在一种与果蝇 dsparc 拮抗相似的,以 SPARC 基因为中心的对细胞间竞争的调控机制。

(6)将这种认识向人类拓展:人们已积累了大量有关 SPARC 在人类癌症中的各种作用的信息,这就提示了一种可能性,即该基因很可能是信号通路很上端的调控子。但是因为文献报道之间经常彼此矛盾(Arnold and Brekken 2009),所以通过集中所有已发表的数据,形成一个以 SPARC 基因为中心的模型是极为困难的。假若所有的数据都是可信的,那就说明 SPARC 基因相关的机制是极度复杂的。在果蝇细胞的细胞间竞争中,dsparc 基因充当细胞生存调控子调节子,这一发现为人体细胞的相关研究提供了重要线索,这些线索与所有已公布的 SPARC 的数据具有很高的一致性。

可想而知,基于上述讨论,要形成一个与癌症相关的 SPARC 数据的逻辑框架将会极富挑战性,尤其是在人们对 MYC 上下游信息和对 fwe 在人类中的同源物所知不多的情况下。这一挑战来源于我们认为 SPARC 的影响可能会高度依赖于环境,特别是要依赖于邻近细胞的适合度。这一点是基于一个假设,即人体内确实存在一种类似的机制,涉及通过适合度竞争来淘汰细胞,和在某种尚不清楚的条件下防止此类细胞被淘汰掉。最近的一项研究发现,小鼠中 5 种 fwe 基因的转录异构体不足,能降低小鼠皮肤乳头状瘤形成概率(Petrova et al. 2012)。这提示了一种可能性,即如果没有细胞通过表达 fwe (loss) 而被标记为适应度较低,SPARC 将不会被激活以防止其被淘汰。这进一步表明,这种通过对 SPARC 的抑制以获得生存的现象,可能代表了一种新的生存途径,而癌细胞可能已经学会了使用该生存途径。当然,要想在小鼠或人中衍生出与果蝇相似的 SPARC 为中心的模型,可能需要对组学数据的生成、分析和计算推理进行综合的研究判断。

尽管本书各章节对有关细胞培养为基础的癌症研究持保留意见,但是该类方法的优点是使实验者能研究具有不同 MYC 表达水平的癌细胞亚群,以阐明 SPARC 在癌症中的功能。这中间将需要考虑 MYC 与 fwe 基因的人类同源物以及文献中报道的已经确定与 SPARC 功能有关的基因。显然,我们需要 RNA 和 DNA 测序数据以协助推断重要的相关基因剪接异构体,也还要有这些基因在公共数据库中的表达数据。值得强调的是,虽然 fwe 的小鼠同源物已被确定(Petrova et al. 2012),其人类同源物却尚未被鉴定出来。因此,阐明 SPARC 调控的生存机制可能成为生物信息学分析和组学数据生成的重大方向。

8.2　乳酸酸性环境中的癌细胞与正常细胞

正如在第 1 章和第 5 章所讨论的,能量代谢的改变,具体表现为糖酵解取代有氧呼吸成为葡萄糖代谢的主要形式(至少在早期阶段),是癌症的一个特征性标志。因为在葡萄糖代谢中乳酸是电子的最终受体,这种改变的一个直接结果是,将有更多的乳酸产生并向被运至细胞外。为了保持细胞内的电性平衡,细胞每释放一个阴离子形式的乳酸分子,同时就要排出一个质子。这导致了癌细胞外环境的酸度增加,也将影响到邻近的正常细胞。下面我们将要解答的问题是:**癌细胞和正常细胞在高乳酸的酸性环境中分别会有何种遭遇?**

(1)正常细胞:正常细胞的典型细胞外 pH 为 7.3~7.4,细胞内的 pH 为 6.99~7.20。相比之下,癌细胞的细胞外 pH 趋于 6.2~6.9。这样的酸性胞外环境,特别是在缺氧时,可通过直接激活 *caspase* 导致细胞凋亡,而无需通过上游调控子(如 *P53*)才能激活凋亡(Xu et al. 2013)。因此,由癌细胞产生的酸性胞外环境,为癌细胞提供了侵袭正常细胞区域的机会。

(2)癌细胞:虽然这种酸性微环境,最终将导致正常细胞的死亡,但似乎不会引起癌细胞的死亡,至少两类细胞的死亡不会发生在同一 pH。文献中已经指出酸性环境可能更有利于癌细胞的快速生长,稍后将在本节中讨论这个问题。

8.2.1　癌细胞内保持中性或弱碱性的 pH

与正常细胞相比,癌细胞往往有较高的细胞内 pH,通常为 7.12~7.56(Calorini et al. 2012)。这与一般的理解相符:人们常认为弱碱性的环境比较适合于细胞的增殖。但是,这却对肿瘤细胞造成了压力,因为内外 pH 的差异,使得癌细胞膜的两侧出现了质子梯度。癌细胞似乎已找到了一些有效的对策,在保持 pH 差异的同时能够允许质子梯度的存在,而正常细胞则无此对策。最近,我们对 6 种类型的实体癌进行了基因组规模的转录物数据比较分析,以了解为什么癌细胞已经能做到了这一点而正常细胞不能。这 6 种癌分别是乳腺癌、结肠癌、肝癌、肺腺癌、肺鳞癌和前列腺癌(Xu et al. 2013)。以下是我们的一些发现。

(1)细胞对酸性提高的反应:糖酵解过程中,1mol 葡萄糖的降解会产生 2mol 乳酸、2mol 质子和 2mol ATP,具体如下:

$$葡萄糖+ 2NAD^+ + 2ADP + 2Pi \longrightarrow 2\,ATP + 2NADH + 2H_2O + 2\,乳酸 + 2H^+$$

而与此相对的是,葡萄糖通过氧化磷酸化的完全降解后,pH 为中性。通过糖酵解产生的两个额外的质子必须被排出或中和,以避免酸中毒。人们已经发现,有 4 种属于 SLC16A 家族的单羧酸转运子,可以作为质子运输通道,来排出额外的质子(Halestrap and Price 1999; Halestrap 2012),从而保持了细胞内 pH 中性(Casey et al. 2010)。我们发现这 4 种质子运输通道基因中的 2 种,在 6 种癌症中的 5 种中表达上调了,这表明在这些癌症中,这些质子运输通道被大量激活,并向细胞外排出质子。具体来说,如图 8.1 的上部所示，在乳腺癌、结肠癌、肝癌和肺腺癌中 *SLC16A1* 上调了；在结肠癌和肺鳞癌中 *SLC16A3* 上调了。这些数据与之前的报道中曾指出的在乳腺癌、结肠癌、肺癌和卵巢癌中，这些质子运输通道的基因表达上调的结论相一致（Ganapathy et al. 2009; Pinheiro et al. 2010）。在此处，前列腺癌是唯一的例外，因为 4 种质子运输通道的基因表达都没有上调，这表明在前列腺癌中细胞内 pH 可能并不是特别低，因此不需要激活相关基因。这也与实际的情况一致，因为前列腺癌倾向于使用脂质作为主要养分，所以可能不会像其他 5 种癌那样产生过多的质子，这样就不需要排出额外的质子了（Liu et al. 2008）。

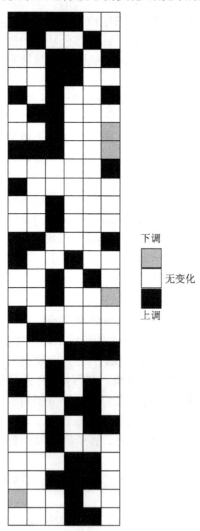

图 8.1　6 种类型的癌症中有关的运输通道基因和相关基因的表达水平热图

　　6 种癌症分别为乳腺癌、结肠癌、肝癌、肺腺癌、肺鳞癌和前列腺癌，从左至右各列分别代表了与之匹配的对照组织进行比较后的各个基因的相对表达强度。这里共包括 28 个基因，从上而下，每一行代表一个基因，2 个编码质子外运子的基因：*SLC16A3* 和 *SLC16A1*；7 个编码 V-ATP 酶的 V₀ 结构域的基因：*ATP6V0E2*、*ATP6V0E1*、*ATP6V0B*、*ATP6V0A2*、*ATP6V0A1*、*ATP6AP2* 和 *ATP6AP1*；12 个编码 V-ATP 酶的 V₁ 结构域的基因：*ATP6V1H*、*ATP6V1G3*、*ATP6V1G2*、*ATP6V1G1*、*ATP6V1F*、*ATP6V1E2*、*ATP6V1E1*、*ATP6V1D*、*ATP6V1C2*、*ATP6V1C1*、*ATP6V1B1* 和 *ATP6V1A*；两个编码 mTORC1 的基因：*GBL* 和 *FRAP1*；5 个编码 NHE 的反转运子的基因：*SLC9A8*、*SLC9A7*、*SLC9A3R1*、*SLC9A3* 和 *SLC9A2*。每个条目是癌症与匹配的对照组的基因表达水平之间的对数比，对每个癌症类型的所有样品都取了平均值。图右侧的侧栏做出了相关的定义：灰色表示下调，白色表示无变化，黑色表示上调。本章结尾的补充材料给出了这里所使用的数据集的详细信息（Xu et al. 2013）

已知 *SLC16A1* 和 *SLC16A3* 部分地受到细胞内缺氧的调控（Xu et al. 2013）。此外，人们已经发现透明质酸能够调节这些基因（Slomiany et al. 2009）。癌细胞中往往容易满足这两个条件；而正常细胞中通常不能满足任何一个条件，这或许就可以解释为什么这些基因仅在癌细胞中被上调了。除了上述的质子运输通道基因，我们已经在多种癌中鉴别了可能涉及排出质子或使之中和的其他基因。具体情况如下。

（2）V-ATP 酶的激活：ATP 酶是一种跨膜的双向运输通道，可以转入许多细胞代谢所必需的物质，也能排出会对宿主细胞有害的毒素及废物（Perez-Sayans et al. 2009）。V-ATP 酶是一种可向细胞外运输溶质的 ATP 酶，由 ATP 水解提供能量。它每泵出 1 个质子，会带入 1 个阳离子如 Na^+ 或 K^+，以保持细胞内电中性，人们发现在许多癌症类型中它被上调了（图 8.1）。从图 8.1 中可以看出，除了前列腺癌的 5 种癌症类型中，多种 V-ATP 酶的基因被上调了，这一点与前面讨论过的有关前列腺癌的 *SLC16* 基因一致，表示在 5 种癌症类型中，V-ATP 酶被用来排出过量的质子。

现在的问题是：谁是 V-ATP 酶的调控者？文献检索表明，V-ATP 酶可以被 mTORC 调控，后者是一种重要的细胞生长调控子（Pena-Llopis et al. 2011）。通过检查两种编码 mTORC1 的基因，即 *GBL* 和 *FRAP1*，可以看出，这两个基因的表达在 6 个癌症类型中除结肠癌外的 5 种癌中均上调了（图 8.1）。因此，可以合理地推测，这是 pH 的降低和上调 mTORC1 后激活的 V-ATP 酶泵出过量的质子带来的综合效应；而正常的细胞增殖极其缓慢，因而不能上调编码 mTORC 的基因，在酸性水平提高时也就不能存活。

（3）钠氢交换体（NHE）：钠氢交换体逆向转运蛋白则代表另一类的蛋白质，可以输送出一个质子的同时将一个钠离子引入细胞内作为交换以维持细胞内的电中性。它们在细胞内 pH 的调节中起重要作用（Mahnensmith and Aronson 1985）。对能编码该组转运子的 5 种基因进行检测后发现，在 6 个癌症类型中的 2 种肺癌中，这 5 个基因的表达明显上调（图 8.1）。现已知道其主要功能涉及钠的稳态（动态平衡），可以推测，NHE 系统可能在紧急情况下作为备份用于去除质子。有趣的是，在 6 个癌症类型中的 5 种癌中，NHE 的表达模式和 V-ATP 酶的表达模式之间存在高度的互补性（图 8.1），但其机制尚未明了。研究发现，*NHE* 基因受生长因子和 pH 的调控，也接受其他一些因子的调控（Donowitz and Li 2007）。这就再次说明，该系统的触发条件能部分地解释为什么它在癌细胞中比在正常细胞中更活跃。根据上述结果，可以预期，对多个癌症类型的转录组数据进行精心设计的计算分析，可能揭示其详细的调节机制，从而明确为什么一些癌症使用 NHE 系统，而其他癌症使用 V-ATP 酶系统来排出质子。

（4）碳酸酐酶对维持癌细胞内的中性环境很重要：此前研究提示，碳酸酐酶（CAs）在癌细胞内具有中和质子的作用。例如，曾有人报道过一个模型，提出通过膜相关的碳酸酐酶可以排出质子（Swietach et al. 2007）。基本上，与膜结合的碳酸酐酶能可逆地催化 $CO_2 + H_2O$ 生成 H_2CO_3（碳酸），如果逆向反应，则速率很慢。在酸性胞外环境中的 H_2CO_3 又能离解成 HCO_3^-（碳酸氢根）和 H^+，详细叙述如下。

$$HCO_3^- + H^+ \Longleftrightarrow H_2CO_3 \Longleftrightarrow CO_2 + H_2O$$

然后 HCO_3^- 经 NBC 转运子穿过细胞膜导入细胞内（Johnson and Casey 2009），再与 H^+ 反应生成 CO_2 和 H_2O。需要注意的是，细胞膜对 CO_2 的通透性受控于膜中胆固醇与磷脂含量的比率（Itel et al. 2012），比率越高，膜的通透性越差。正如第 11 章所讨论的，低氧条件下的细胞往往膜胆固醇含量较低，从而使细胞膜对 CO_2 通透性增加。因此，在低氧条件下，CO_2 向胞外的高释放，促进了清除过量 H^+ 的循环。

我们用之前所述的那 6 种癌症的基因表达数据对该模型进行了检验。图 8.2 显示了癌组织与匹配的正常组织之间的相关基因表达的变化，从中可以看到：①除前列腺癌外的 5 种癌症中，至少有一种膜相关的 CA 被上调了；②在 5 种癌症类型中，至少有一种 NBC 基因被上调了。有趣的是，除前列腺癌外，所有癌组织中细胞内的 CA 都下调了。这一结果表明：①5 种癌症类型与它们匹配的正常组织相比，其氧化磷酸化水平较低，所以癌细胞细胞质内的 CO_2 低于相应的正常组织；②前列腺癌的葡萄糖代谢依赖于氧化磷酸化。

现已知道，在脑癌中，缺氧可以诱导 $CA9$ 和 $CA12$ 表达上调（Proescholdt et al. 2005），低 pH 环境可以诱导 NBC 基因的表达上调（Chiche et al. 2010），可以预测，酸性环境和低氧条件下，膜相关的 CA 基因和 NBC 的基因会被激活，以实现上述模型的功能。

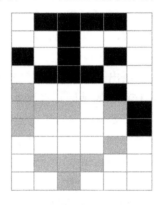

图 8.2　受 pH 调节的碳酸酐酶（CAs）相关基因的表达水平

共 6 种癌症类型，（从左至右）每一列代表一种癌：乳腺癌、结肠癌、肝癌、肺腺癌、肺鳞癌和前列腺癌。此图共包括 10 个基因，从上而下，每一行代表一种基因，3 种膜相关的 CA 基因：$CA9$、$CA14$ 和 $CA12$；3 种 NBC-转运体基因：$SLC4A7$、$SLC4A5$ 和 $SLC4A4$；4 种胞质的 CAs 基因：$CA7$、$CA3$、$CA2$ 和 $CA13$。每个条目的定义与图 8.1 的定义类似（Xu et al. 2013）

（5）通过脱羧反应中和酸性：一种新的排酸机制？我们最近的研究提示，癌细胞内可能有一种之前人们不了解的脱酸机制（Xu et al. 2013），这一机制建立的基础与乳酸乳球菌（*Lactococcus lactis*）将自身产生的乳酸释放到菌体外空间的机制很类似。已有人报道了细菌在谷氨酸脱羧酶（glutamate decarboxylase，GAD）催化的脱羧反应（Cotter and Hill 2003）中能利用 GAD 消耗掉一个 H^+（游离态的），将谷氨酸转化为 γ-氨基丁酸（γ-aminobutyrate，GABA）及 CO_2。

$$^-OOC\text{-}CH_2\text{-}CH_2\text{-}CH(NH_3^+)\text{-}COO^- + H^+ \longrightarrow CO_2 + {}^-OOC\text{-}CH_2\text{-}CH_2\text{-}CH_2\text{-}NH_3^+$$

人们已经发现了两种人的 GAD 的同源物，分别为 $GAD1$ 和 $GAD2$。先前的研究已经表明，GAD 的活化能导致在人脑中合成 $GABA$（Hyde et al. 2011），这表明人类的 GAD 基因具有（或涵盖了）与乳酸乳球菌中的 GAD 基因相同的功能，即可催化 $GABA$ 合成的反应。

对 6 种癌症类型的数据分析已进一步表明，在 6 种癌中有 3 种癌的 $GAD1$ 被上调了，即结肠癌、肝癌和肺腺癌；在前列腺癌中的 *GAD2* 被上调了。此外，在癌症中谷氨酸的浓度通常会升高，而谷氨酸是上述被 *GAD* 催化的反应的主要底物（DeBerardinis et al. 2008）。因此，可以断定，上述反应在人类癌症中是存在的。以下证据可以支持这个说法，如图 8.3 所示：①在所有的 6 种类型癌症中，至少 1 种谷氨酸转入蛋白被上调了；②在 6 种癌中的 4 种中，至少 1 种 GABA 外运蛋白上调。这表明通常情况下，*GABA* 代谢有关的反应在癌细胞中主要用于移除 H^+。

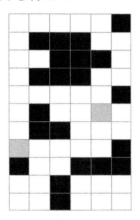

图 8.3　参与将谷氨酸转化为 GABA 和 CO_2 的基因和编码 GABA 转运体的基因的表达水平

6 种癌症类型从左至右的每一列代表一种癌症，分别为：乳腺癌、结肠癌、肝癌、肺腺癌、肺鳞癌和前列腺癌。图中共涉及了 11 个基因，从上至下的每一行代表一个基因，2 种 *GAD* 基因：*GAD2* 和 *GAD1*；4 种 GABA 转运体基因：*SLC6A8*、*SLC6A6*、*SLC6A11* 和 *SLC6A1*；5 种谷氨酸转运体基因：*SLC1A7*、*SLC1A6*、*SLC1A4*、*SLC1A3* 和 *SLC1A2*。每个条目的定义与图 8.1 的定义类似（Xu et al. 2013）

为了阐明 *GAD* 基因激活的触发因素，可以检索数据库中的转录调控关系，如 Cscan 数据库（Zambelli et al. 2012），以确定调控 *GAD* 的转录因子。检索结果表明，*GAD* 受 *FOS*（FBJ murine osteosarcoma viral oncogene homolog，FBJ 鼠骨肉瘤病毒致癌基因同源物）的调控，而人们已知 *FOS* 是一种致癌基因（Wang et al. 2003）。利用 ENCODE 数据库（Rosenbloom et al. 2012）中的转录组数据进行分析表明，在 HUVEC 细胞系中，*GAD1* 的表达与 *FOS* 的表达呈正相关。基于此信息，可以预测，*FOS* 可能与某些 pH 相关的调节子协同调控 *GAD*。这会导致 GABA 的合成被激活，每合成一个 GABA 分子会移除一个 H^+，而不需要的 GABA 最终会被上调的 GABA 外运蛋白从细胞内排出。我们期待更为精心设计的分析来提供更有说服力的数据以支持这种新的癌细胞排酸机制。癌细胞中 pH 相关的调节因子如何影响了 *GAD* 的上调，尚需进一步的研究来确认。

（6）维持癌细胞内 pH 平衡的模型：基于上面的讨论，在图 8.4 中，我们绘制了一个癌细胞排酸机制的模型，该模型涵盖了 6 种用以排出或中和多余质子的机制。值得强调的是，癌细胞中特有的低氧和生长因子，可以与酸性环境 pH 共同发挥作用，成为排酸过程的主要调节因素，而正常细胞则不具备这种能力。还需提及的是，在处理酸的过程中，癌细胞并不需要获得新的能力，因为在正常细胞中原本就编码了上面讨论中所用到的这些基因和系统。正常细胞不能利用这些功能，但癌症细胞却能利用，仅仅是因为癌细胞创造了适当的条件来选择它们，而这种选择可以让癌细胞获得更高生存优势。

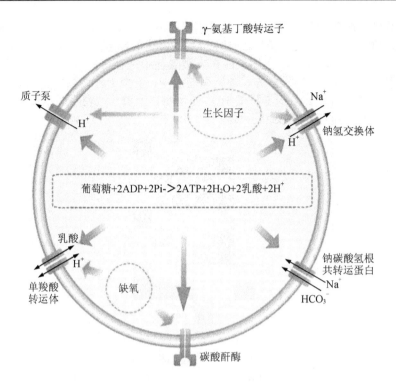

图 8.4　癌细胞排酸机制示意图

癌细胞使用 6 类转运体排酸的模型，每类转运体都表示为沿着细胞膜的一个组件（外圈），也用箭头指示了使之激活的触发条件。未标示出可逆的酶促反应中间物——碳酸。此外，所示的糖酵解的反应中，省略了 NAD$^+$和 NADH

　　这个模型可以扩展到更多的转录调控子，可以把在癌症中起功能性的转运子和酶与一些癌症相关的基因联系起来。例如，对上述分析的详细考查表明，44 个基因参与了脱酸过程。用 Cscan 数据库检索这些基因的结果显示，44 个基因中有 28 个基因被预测出受到 9 种致癌基因的调控，这 9 种原癌基因分别为：*BCL3*（B-cell lymphoma 3-encoded protein，B 细胞淋巴瘤 3 编码的蛋白）、*ETS1*（protein C-ets-1，蛋白 C-ETS-1）、*FOS*、*JUN*、*MXI1*（*MAX*-interacting protein 1，MAX-相互作用蛋白 1）、*MYC*、*PAX5*（paired box protein，配对盒蛋白）、*SPI1*（transcription factor PU.1，转录因子 PU.1）和 *TAL1*（T-cell acute lymphocytic leukemia protein 1，T 细胞急性淋巴细胞性白血病蛋白 1）；有 17 个基因受 *IRF1* 和 *BRCA1* 两个抑癌基因的调控，这表明脱酸和肿瘤生长之间存在密切联系。

8.2.2　乳酸中毒促进癌细胞生长，并增强其恶性程度

　　最近的研究证实，在癌细胞外部细胞间质中乳酸的增多（乳酸中毒，lactic acidosis），不但为癌细胞提供了竞争优势，还为癌细胞提供了保护，也能协助癌细胞克服某些恶劣的环境带来的挑战（Hirschhaeuser et al. 2011）。我们现在从多个角度来研究这个问题，以了解酸性（乳酸）环境如何促进了癌细胞的发展并使其恶性程度提高。

　　（1）逃避凋亡：如在第 1 章和第 7 章所讨论的，癌细胞倾向于失去细胞凋亡的触发机制。因此，即使这些细胞内已经积累了大量的异常，它们仍能保持存活。人们已经发

现，乳酸中毒对促成这种变化起到了至关重要的作用。在多种癌症中都观察到，乳酸中毒与癌症耐药存在着关联（Wu et al. 2012），这表明乳酸中毒和细胞存活之间存在着功能性联系，虽然详细的机制尚未完全阐明。此外，人们已发现在多种细胞的毒性压力下，乳酸中毒对肿瘤细胞具有保护作用，这些压力包括葡萄糖和谷氨酰胺的缺乏等（Ryder et al. 2012a；Wu et al. 2012）。这些研究表明，细胞外乳酸中毒诱导 BCL2 家族抗凋亡成员 BCL2 和 BCLXL 表达上调，并诱导促凋亡成员 PUMA 和 BIM 表达下调。因此，活化的 BCL2 家族成员中，抗凋亡和促凋亡成分之间的比率增加为癌细胞提供了一种保护，防止细胞凋亡程序被激活（Gross et al. 1999）。而酸度感受酶 GPR65（G-protein coupled receptor 65，G 蛋白偶联受体 65）参与并介导了 BCL2 和 BCLXL 的上调（Ryder et al. 2012b）。

（2）恶性程度提高：癌症研究中能广泛地观察到细胞外乳酸中毒促进肿瘤生长的现象。例如，最近发现，乳酸中毒能减少细胞坏死（necrosis）诱导的细胞死亡，并能适度增加 ROS 的产生（Riemann et al. 2011），后者有助于癌细胞存活（Trachootham et al. 2009）。此外，乳酸中毒也可以激活 ERK1/2 和 p38 MAPK，这些功能共同促进了癌细胞的存活。其中，p38 MAPK 可以磷酸化 BCL2，从而通过逃避凋亡的方式来保护细胞（Ruvolo et al. 2001）；ERK1/2 可以提高 BCL2、BCLXL 和 MCL1 的表达，也能稳定 MCL1 蛋白（Balmanno and Cook 2009）。此外，人们已经发现酸中毒通过 P38 来增强转录因子 CREB 的磷酸化，这表明酸中毒可能有促进细胞增殖的作用，因为抑制 P38/ CREB 的磷酸化具有抗增殖作用。总的来说，这项研究表明，酸中毒能促进细胞存活，而 P38/ CREB 介导的转录程序可以有持久的影响，即使细胞离开肿瘤环境，仍能保持这种影响（Riemann et al. 2011）。

（3）促进侵袭和转移：ECM 的降解代表癌细胞侵袭及转移的第一步（第 10 章）。酸性环境会以多种方式促进这个过程，包括激活 MMPs（基质金属蛋白酶），能降解细胞基质。已有报道指出，低 pH 有利于活化的 CTSB（cathepsinB，组织蛋白酶 B）重新分布于恶性细胞的表面，而 CTSB 是一种溶酶体天冬氨酸蛋白酶（Rozhin et al. 1994）；酸活化的组织蛋白酶 L（Cathepsin L）可以通过 UPA（urokinase-type plasminogen activator，尿激酶型纤溶酶原激活因子）的活化促进蛋白酶级联的放大（Goretzki et al. 1992），继而促进 MMPs 向活性形式转化。值得注意的是，激活的 MMPs 的另一个功能是能从破碎的 ECM 释放各种生长因子（Nagase et al. 2006）。

（4）降低免疫细胞的有效性：人们已明确了多种机制来解释在癌症发展中乳酸如何削弱免疫应答。众所周知，乳酸能直接中断 T 细胞的正常功能（Fischer et al. 2007）。活化的 T 细胞利用糖酵解而不是有氧呼吸来产生 ATP，而 T 细胞的正常功能有赖于有效地将糖酵解产物(特别是乳酸)移出至细胞外空间。因此细胞外环境高浓度的乳酸将对乳酸转运体 MCT1（部分）形成阻断，从而导致 T 细胞的功能受损。

另一个受影响的机制与固有免疫系统的天然杀伤（NK）细胞的应答下降有关。乳酸可直接抑制 NK 细胞的溶细胞功能，也可以间接地通过增加髓源性抑制细胞的数量来共同抑制 NK 细胞对癌细胞的毒性作用（Husain et al. 2013）。

总而言之，癌细胞通过快速进化，获得了创造酸性微环境的能力，这个酸性微环境可以促进其快速增殖并扩张，同时，也促进了其周围非癌细胞的死亡。这种环境也为癌组织的血管生成和迁移提供了便利（Hirschhaeuser et al. 2011）。例如，一项研究指出癌症细胞脱落到细胞外空间的囊泡含有 VEGF 和两种不同类型的 MMPs 基质金属蛋白酶，而酸性环境能导致囊泡破裂，从而释放出促血管生成因子来促进癌组织血管的产生（Taraboletti et al.2006）。

8.3　免疫监控下的癌症发展

通过推测，人们曾经认为：**一个健康的免疫系统会预防癌症的发生**。然而，真实情况与此推测截然不同。免疫系统与癌症发生、发展之间的关系是非常复杂的。目前人们对免疫和癌症的认识才刚刚起步。一般理解的是，免疫系统的不同组成部分在癌症发生、发展的全过程中，各自发挥不同的功能，包括抗癌和促癌功能。人们已经知道，免疫系统和细胞外基质之间存在着深层次的关联，有一个方面可能是正确的：**若没有诸如炎症之类的免疫反应，大多数癌症不会发展**（de Visser et al. 2006；Sorokin 2010；Lu et al. 2012）。此外，免疫反应在癌症发展过程中的不同阶段扮演了不同的角色，包括在癌症形成之初的炎症反应，以及在癌症发展的全程中，肿瘤相关巨噬细胞（TAMs）提供生长因子。

（1）对人类免疫系统的简要介绍：人类的免疫系统由两个层面的防御机制构成：固有（先天性）免疫系统和获得性（适应性）免疫系统，两层面之间存在一定的重叠。前者是一种非特异性的且能快速反应的系统，能检测并破坏非自体的入侵物，如细菌和病毒；后者在非自体的病原体入侵时，能以一种更特异的检测和消除机制调整被侵袭生物体入侵的免疫应答。当病原体或改变的自体细胞（有时文献称之为自体病原体，self pathogen）被检测到以后，就会触发固有免疫反应。这两个系统都可以被炎症信号激活，炎症信号是机体对异物入侵或组织稳态的破坏做出的最早的反应（第 6 章），两个系统也可以彼此激活（Alberts et al. 2002）。

固有（先天性）免疫系统包含了以下组成部分：①炎症信号；②补体途径，可以攻击非自体病原体的表面；③多种类型的免疫细胞，如巨噬细胞、嗜中性粒细胞、树突状细胞、肥大细胞、嗜酸性粒细胞、嗜碱性粒细胞和自然杀伤细胞等。这些细胞类型中的每一种都有不同的用途，也往往位于不同的位置，这些功能结合在一起，可以鉴别非自体的病原体并将它们清除掉。补体途径作为先天免疫系统的指挥中心，其主要职能是：①为炎症性细胞提供信号；②标记病原体使之能被其他的免疫细胞破坏；③直接攻击病原体的细胞膜。固有免疫系统的另一个组成部分能吞噬并破坏入侵的微生物。

获得性免疫系统主要由淋巴细胞构成，其中大部分是 B 细胞和 T 细胞，这两者携带的受体分子能够识别特异性的目标。T 细胞只能在已经被处理并呈递病原体细胞表面抗原（病原体的分子片段）后，才能识别非自体的病原体。通过膜免疫球蛋白，B 细胞可以结合完整的抗原（即，来自病原体），然后经由内吞和降解，将处理过的肽段经由 MHC Ⅱ（主要组织相容性复合体Ⅱ）呈递给辅助性 T 细胞。如果抗原被认为是外来的，T 细胞就会分泌细胞因子，导致产生相应抗体的 B 细胞出现克隆性增殖。基因（抗体分子类别）转换，将导致 B 细胞分泌出抗体能够结合完整的病原体并协调摧毁这些病原体。主要区别在于，获得性免疫系统通过记忆性 B 细胞保持对每个经过初次反应后的病原体类型的免疫记忆，从而使系统获得了对特定病原体更迅速有效的应答能力。

癌症的发展基本上基于组织维护和免疫反应之间的重叠，其原因在于：①免疫系统通过免疫细胞被趋化到特定部位对两种类型的信号可以产生应答，分别来源于异物病原体的侵入及组织稳态被破坏；②报告组织损伤的信号可以来源于受损的 ECM，也可以由处于持续缺氧状态的细胞直接发出；③持续低级别的免疫反应，即炎症，会导致持续的缺氧；④固有免疫和获得性免疫细胞之间持续的相互作用会导致组织结构受损（de Visser et al. 2006）。通过将这些信息以及在第 5 章、第 6 章所提供的信息整合在一起，可以发现：①持续存在的炎症有助于癌症的发生；②固有免疫和获得性免疫细胞之间持续的相互作用引发的组织结构受损，会导致对组织损伤的过度修复（de Visser et al. 2006），而过度的组织修复是肿瘤的一种特性；③从最初开始，癌细胞与其周围的固有及获得性免疫细胞之间就存在着共同进化的关系。这种关系也将在未来有利于在癌细胞与某些免疫细胞之间形成共轭关系。这些免疫细胞包括肿瘤相关巨噬细胞（TAMs）等。

了解了这些知识，人们一定会质疑，在免疫缺陷小鼠模型上进行癌症研究是否有效，特别是关于癌症或癌症治疗药物的基本机制的研究是否有效。然而这又是目前较为普遍的一种做法，其目的是要解决一个问题，即避免具有免疫系统活性的小鼠将植入的异种细胞杀灭。但是，这样做的代价是忽略了在癌症发展中一个关键的、实际上不可或缺的因素——免疫因素。

此外，值得注意的是，活化的免疫细胞攻击"病原体"是基于识别了其表面的非自身信号，而癌细胞只是发生了一些改变的自体细胞。因此，让（新的，即非活化的）免疫细胞识别和攻击这些自体病原体比外来入侵者（如细菌或病毒等）更具挑战性。即使自体病原体在其表面具有不同的分子，它们往往只有很弱的免疫原性，而这也可能是免疫系统选择的结果。利用小鼠模型进行的各种癌症免疫研究发现，T 细胞往往忽略这些较弱的信号，或者不能发起有力的攻击（Houghton and Guevara-Patino 2004）。这些研究也带来了一些关于癌症免疫的问题，例如：①哪种癌症相关基因的变异可以使其产物被正常的免疫系统识别出来？②为什么有些变异比其他变异更容易被免疫系统识别出来？这些问题的答案可能会为我们理解癌症免疫带来曙光。

（2）癌症免疫：一个尚未被认识的系统：肿瘤免疫监控假说最早由 Lewis Thomas 在 1982 年提出，该假说指出，人体的免疫系统具有识别并消灭新生的转化细胞（nascent transformed cell）的能力（Thomas 1982）。此后，该假设已经发展得更为丰富，现在被称为癌症免疫编辑系统（cancer immunoediting system）。它包括三个状态：清除（elimination）、平衡（equilibrium）和逃逸（escape）（Dunn et al. 2002；Kim et al. 2007）。具体而言，清除状态表明，一个正常的免疫系统能够识别肿瘤细胞的相关抗原，然后攻击并消灭肿瘤细胞。以下的分子被认为是肿瘤细胞中可能的"抗原"信号：尿酸、促炎信号（TLR）如 Toll 样受体的配体等、热激蛋白和透明质酸链。γδ T 细胞、αβ T 细胞和杀伤性 T 细胞构成了抗肿瘤防御机制的基本组成部分，能检测出癌症特异性抗原。例如，在小鼠中已发现 CD4+ 及 CD8+αβ T 细胞具有这种功能（Yusuf et al. 2008）。这些 T 细胞能通过 II 型干扰素，IFNγ 一种重要的细胞因子，来杀伤肿瘤细胞（Dighe et al. 1994）。

在清除状态下，不是所有的肿瘤细胞都能被检出并消除掉。此后，癌细胞和免疫功能之间的相互作用转换到了平衡状态和逃逸状态，此时存活下来的癌细胞已经在相当长的时间内都处于非活性状态。例如，有文献报道，两个肾移植的受体患者，分别接受了来源于同一捐赠者的肾脏，在接受肾移植后的两年内都罹患了恶性黑色素瘤，而两个受者此前均无癌症病史。进一步调查显示，供体曾因原发性恶性黑色素瘤在 16 年前接受治疗，在捐赠肾脏时，已经被认为治愈了（MacKie et al. 2003）。

如果最初在清除阶段没能破坏掉所有的肿瘤细胞，将有新的肿瘤细胞群在平衡状态延续。新的癌细胞群的基因组已经经历了患者体内的选择作用，特别是他们的免疫系统的选择，因此可能获得了伪装并能逃避免疫监测。我们可以利用 TCGA 数据库（National-Institute-of-Health 2010）提供的组学数据，对以上癌症驱动的假说进行细致的分析，以评价在不同类型癌症的发展过程中是否真的存在这种平衡状态，以及这种平衡状态的说法是否具有普遍性。

（3）免疫系统的促癌变作用：现已证实，在癌组织内淋巴细胞浸润增多，包括 T 细胞和 B 细胞的浸润增多实际上与较好的预后有关系，与此相反，如果是固有免疫细胞的浸润增加，如巨噬细胞及肥大细胞的浸润增加，则与肿瘤血管生成的增加及较差的预后有关（de Visser et al. 2006; Dirkx et al. 2006）。目前详细的机制尚不十分清楚。同样，在鉴定这两类（获得性免疫细胞浸润与固有免疫细胞浸润的）癌症样本中具有不同表达模式的通路和基因组时，数据挖掘和统计推断可能会带来有意义的结果，有助于人们更深入地了解癌症与其浸润的免疫细胞之间的复杂关系，也可能帮助人们获取与之相关的新理解。

现已公认的是，当组织的稳态平衡被破坏后，巨噬细胞和肥大细胞最先被趋化至此；此后，它们释放多种类型的信号，以趋化固有免疫细胞进行组织修复。固有免疫系统活化后将导致获得性免疫系统的活化，而这一过程通常需要在一个促炎症的环境中才能实现（Charle 2001）。这一过程也显示了两个免疫系统之间存在相互作用。如前面所讨论的，如果这样的过程持续存在，会导致过度的组织重构—修复—组织结构损伤的过程反复发生（de Visser et al. 2006），这当然会为癌症的发展增加机会。

除了固有免疫系统能发挥促癌变作用，已发表的研究还发现，慢性炎症与致癌有关，而 B 细胞对维持慢性炎症的持续存在非常重要（Hamel et al. 2008）。因此，B 细胞很可能在癌症发展的过程中具有间接的促癌变作用。

总体而言，尽管获得性免疫在肿瘤发展过程中的影响及详细的机制相当复杂并且尚不完全清楚，但固有免疫细胞的持续激活促进了癌症的发展（de Visser et al. 2006）。因此，多种类型长期活化的免疫细胞，通过直接影响细胞增殖和存活发挥促癌作用，也能通过间接调节肿瘤微环境以利于癌症的发展。

8.4 免疫和癌症进化之间的详细关系

基于以上信息，免疫似乎在癌症发展的过程中至关重要。现已明确了一些免疫反应和肿瘤发生发展之间的重要互动关系。这些互动关系包括肿瘤细胞和 TAMs 之间的共轭关系（图 8.5），也包括免疫细胞能选择出那些更健壮的癌细胞的过程。然而，这两者之间许多详细的关系尚未阐明。例如，我们在下面列出了几个有关它们之间关系的问题，而通过精巧的计算数据挖掘和相关统计推断将对解答这几个问题提供重要信息：

① 我们已知多种类型的免疫细胞能浸润癌组织。其中一个问题是：基于现有的转录组学数据，可否在组织样本中估计出浸润的免疫细胞的构成，阐明浸润细胞的类型及相对的群落规模？沿着这个思路，我们可以进一步问：在癌症的进化过程中，不同的浸润细胞的亚群会发生何种改变？在癌症的早期阶段，通过免疫浸润细胞群落的构成是否可以预测癌症进化的轨迹，或者预测患者的 5 年生存率？或者更确切地说，浸润细胞群落的构成与癌症的临床表型之间有关系吗？

② 在浸润到癌组织的免疫细胞中，巨噬细胞可能是数量最多的（Bingle et al. 2002）。于是我们会很自然地问：TAMs 与癌细胞是怎样共同进化的？更具体地说，不同类型的癌症中 TAMs 与正常的巨噬细胞有何区别？在癌细胞与 TAMs 之间的共轭关系中，除了在图 8.5 中所示的那些物质/信号的相互交换外，两类细胞之间还有何种物质/信号的相互交换？

③ 对其他类型的浸润免疫细胞，包括已经在癌症的微环境中检测到的固有及获得性免疫细胞，我们也可以提出相同类型的问题。

显然，要通过实验来解答这些问题本身就是极有挑战性的，更不用说所需要的时间和经费了。相较之下，如果获得了相关的转录组数据，计算分析就能为我们提供一种独特而强大的方式，来产生大量的有用的信息，来解答以上的一些问题。我们需要的一个重要工具是一种计算方法，能对癌组织中获取的转录物组学数据进行反卷积化处理（deconvolution），以明确癌组织中存在的细胞类型对整体数据的影响，这将允许人们在基因表达数据中，详细地看到不同细胞类型的亚群及各亚群的不同活动对整体数据的影响。而这样的反卷积技术我们在第 2 章中已经详细地讨论过了，大致概括如图 8.5 所示。

混在一起的每种细胞都能表达在其他细胞中不表达的基因。此外，每种细胞类型的关键特征都可以通过（广义的）协方差矩阵获取到，协方差矩阵能反映出不同条件下每种细胞中不同基因的表达模式之间的稳定关系。反卷积的过程，就其本质而言，是为了确定：①在多种细胞类型混杂在一起时，各个不同类型细胞的亚群在样本总体中所占的比例；②不同的细胞类型对收集到的样本总体中的基因表达数据做出的贡献。在设计算法时，我们既要优化这种来自不同细胞类型的基因表达信号与不同细胞类型所对应的协方差矩阵之间的一致性，也要优化总体表达量与估计到的各个细胞类型在组织中所占的比例乘以其基因表达贡献量间的一致性；而估计每个特殊细胞类型的协方差矩阵的分析，其所用数据应来源于多种条件下的纯净的细胞系。通过类似的反卷积分析，人们就可以对来源于癌组织的基因表达数据集进行分解，从而明确不同细胞类型在总体基因表达中的贡献。通过这种数据处理的方式可以解答的问题列举如下：在特定类型癌症的发展过程中，TAMs 群体的规模是如何改变的？同样，人们也可以问，免疫细胞群落与癌症的细胞增殖率之间是否存在相关性？或者问，癌症进化过程中，TAMs 或 T 细胞被活化后的功能是怎样改变的？我们完全有理由相信，这样的研究能为人们认识肿瘤的发生、发展和转移提供全新的信息。

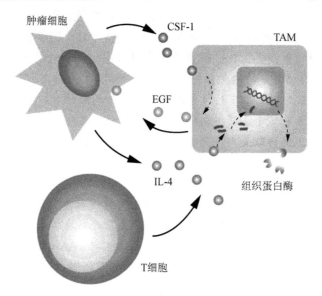

图 8.5　癌细胞和 TAMs（肿瘤相关的巨噬细胞）之间的相互关系

图中箭头显示了癌细胞、TAMs 和 T 细胞之间的互动关系（摘自 Wang and Joyce 2010）

8.5　小　　结

为了理解癌症的临床表型和进化轨迹，探究癌细胞和其他细胞类型之间的相互作用显得尤为必要，例如，癌细胞与免疫细胞间的相互作用，特别是要沿着癌症发展时间轴进行研究。因为癌细胞和其邻近细胞（包括免疫细胞）之间连续且复杂的相互作用，可能决定了该种癌症的主要特征，这种研究会让人们在更真实的条件下探讨癌症发展的问题。然而，传统的癌症研究是在癌细胞受控且与外界隔离的环境下进行的，产出了大量的关于分子和细胞水平的机制方面的信息，这种研究往往简化了真实的情况，以至于缺少了关键性信息，而这些信息关乎癌细胞和与之共同进化的微环境之间重要的相互作用及相互作用的结果。对癌组织进行计算数据分析可以让人们把丰富的分子水平信息，细胞及组织水平的信息，与海量的癌症组学数据整合起来。这种方法很可能会在不同与癌症有关的角色间识别出重要的关系甚至微弱的联系，而且可能会以高度理性化的方式提供非常翔实的模型，以此来指导实验设计，从而能进行更深入的研究。人们预期，将计算分析与实验方法进行紧密集成的研究，将在解决复杂的癌症系统生物学问题中取得重大突破。因此，这样的研究，有可能会揭示出两类免疫细胞在癌症发展中的复杂作用，也将能够定义各种癌症的重要特征。从而更好地理解癌症和免疫反应之间的关系，在改善癌症治疗的方面具有巨大的潜力。

<h1 style="text-align:center">补 充 材 料</h1>

　　所有 6 种癌症类型（乳腺癌、结肠癌、肝癌、肺腺癌、肺鳞癌和前列腺癌）的基因表达数据来源于 NCBI 的 GEO 数据库（Edgar et al. 2002）。在该研究中，我们选择各种癌症数据集的标准如下：①每个数据集的所有数据都来自同一研究组，都来源于同样的基因芯片平台；②每个数据集仅由成对样品构成，即癌组织样品和配对的癌旁非癌性组织样品；③每个数据集至少有 10 对样本。在 GEO 数据库中，只有 6 种癌症的数据集都满足这些标准。每种癌症有 2 个数据集，共 12 个数据集，具体信息列于表 8.1 中。

表8.1　在第 8.2 节中用于转录物组数据分析的 6 种癌症的基因表达数据

癌症类型	数据集编号 1	数据集编号 2	样本对数
乳腺癌	GSE14999（Uva et al. 2009）	GSE15852（Pau Ni et al. 2010）	61 / 43
结肠癌	GSE18105 （Matsuyama et al. 2010）	GSE25070 （Hinoue et al. 2012）	17 / 26
肝癌	GSE22058（Burchard et al. 2010）	GSE25097 （Tung et al. 2011）	97 / 238
肺腺癌	GSE31552 （Tan et al. 2012）	GSE7670 （Su et al. 2007）	31 / 26
肺鳞癌	GSE31446（Hudson et al. 2010）	GSE31552 （Tan et al. 2012）	13 / 17
前列腺癌	GSE21034 （Taylor et al. 2010）	GSE6608 （Chandran et al. 2007）	29 /58

<h1 style="text-align:center">参 考 文 献</h1>

Alberts B, Johnson A, Lewis J et al. (2002) Molecular Biology of the Cell. 4th edn. New York and London: Garland Science.

Arnold SA, Brekken RA (2009) SPARC: a matricellular regulator of tumorigenesis. Journal of cell communication and signaling 3: 255-273.

Baker NE (2011) Cell competition. Current Biology 21: R11-R15.

Balmanno K, Cook SJ (2009) Tumour cell survival signalling by the ERK1/2 pathway. Cell death and differentiation 16: 368-377.

Bingle L, Brown NJ, Lewis CE (2002) The role of tumour-associated macrophages in tumour progression: implications for new anticancer therapies. J Pathol 196: 254-265.

Bondar T, Medzhitov R (2010a) p53-mediated hematopoietic stem and progenitor cell competition. Cell stem cell 6: 309-322.

Bondar T, Medzhitov R (2010b) p53-mediated hematopoietic stem and progenitor cell competition. Cell Stem Cell 6: 309-322.

Burchard J, Zhang C, Liu AM et al. (2010) microRNA-122 as a regulator of mitochondrial metabolic gene network in hepatocellular carcinoma. Mol Syst Biol 6: 402.

Calorini L, Peppicelli S, Bianchini F (2012) Extracellular acidity as favouring factor of tumor progression and metastatic dissemination. Experimental oncology 34: 79-84.

Casey JR, Grinstein S, Orlowski J (2010) Sensors and regulators of intracellular pH. Nat Rev Mol Cell Biol 11: 50-61.

Chandran UR, Ma C, Dhir R et al. (2007) Gene expression profiles of prostate cancer reveal involvement of multiple molecular pathways in the metastatic process. BMC Cancer 7: 64.

Charles AJP, T.; Mark, W.; Mark, J.S. (2001) Immunobiology: The Immune System in Health and Disease. 5th edn. New York: Garland Science.

Chiche J, Brahimi-Horn MC, Pouyssegur J (2010) Tumour hypoxia induces a metabolic shift causing acidosis: a common feature in cancer. J Cell Mol Med 14: 771-794.

Cotter PD, Hill C (2003) Surviving the acid test: responses of gram-positive bacteria to low pH. Microbiol Mol Biol Rev 67: 429-453, table of contents

De la Cova C, Abril M, Bellosta P et al. (2004) Drosophila Myc Regulates Organ Size by Inducing Cell Competition. Cell 117: 107-116.

De Visser KE, Eichten A, Coussens LM (2006) Paradoxical roles of the immune system during cancer development. Nature reviews Cancer 6: 24-37.

DeBerardinis RJ, Lum JJ, Hatzivassiliou G et al. (2008) The biology of cancer: metabolic reprogramming fuels cell growth and proliferation. Cell Metab 7: 11-20.

Dighe AS, Richards E, Old LJ et al. (1994) Enhanced in vivo growth and resistance to rejection of tumor cells expressing dominant negative IFN gamma receptors. Immunity 1: 447-456.

Dirkx AE, Oude Egbrink MG, Wagstaff J et al. (2006) Monocyte/macrophage infiltration in tumors: modulators of angiogenesis. J Leukoc Biol 80: 1183-1196.

Donowitz M, Li X (2007) Regulatory binding partners and complexes of NHE3. Physiol Rev 87: 825-872.

Dunn GP, Bruce AT, Ikeda H et al. (2002) Cancer immunoediting: from immunosurveillance to tumor escape. Nat Immunol 3: 991-998.

Edgar R, Domrachev M, Lash AE (2002) Gene Expression Omnibus: NCBI gene expression and hybridization array data repository. Nucleic Acids Res 30: 207-210.

Fischer K, Hoffmann P, Voelkl S et al. (2007) Inhibitory effect of tumor cell-derived lactic acid on human T cells. Blood 109: 3812-3819.

Ganapathy V, Thangaraju M, Prasad PD (2009) Nutrient transporters in cancer: relevance to Warburg hypothesis and beyond. Pharmacol Ther 121: 29-40.

Goretzki L, Schmitt M, Mann K et al. (1992) Effective activation of the proenzyme form of the urokinase-type plasminogen activator (pro-uPA) by the cysteine protease cathepsin L. FEBS Lett 297: 112-118.

Gross A, McDonnell JM, Korsmeyer SJ (1999) BCL-2 family members and the mitochondria in apoptosis. Genes & development 13: 1899-1911.

Halestrap AP (2012) The monocarboxylate transporter family--Structure and functional characterization. IUBMB Life 64: 1-9.

Halestrap AP, Price NT (1999) The proton-linked monocarboxylate transporter (MCT) family: structure, function and regulation. Biochem J 343 Pt 2: 281-299.

Hamel K, Doodes P, Cao Y et al. (2008) Suppression of Proteoglycan-Induced Arthritis by Anti-CD20 B Cell Depletion Therapy Is Mediated by Reduction in Autoantibodies and CD4+ T Cell Reactivity. The Journal of Immunology 180: 4994-5003.

Hinoue T, Weisenberger DJ, Lange CP et al. (2012) Genome-scale analysis of aberrant DNA methylation in colorectal cancer. Genome Res 22: 271-282.

Hirschhaeuser F, Sattler UG, Mueller-Klieser W (2011) Lactate: a metabolic key player in cancer. Cancer research 71: 6921-6925.

Houghton AN, Guevara-Patino JA (2004) Immune recognition of self in immunity against cancer. The Journal of clinical investigation 114: 468-471.

Hudson TJ, Anderson W, Artez A et al. (2010) International network of cancer genome projects. Nature 464: 993-998.

Husain Z, Huang Y, Seth P et al. (2013) Tumor-derived lactate modifies antitumor immune response: effect on myeloid-derived suppressor cells and NK cells. Journal of immunology 191: 1486-1495.

Hyde TM, Lipska BK, Ali T et al. (2011) Expression of GABA signaling molecules KCC2, NKCC1, and GAD1 in cortical development and schizophrenia. J Neurosci 31: 11088-11095.

Itel F, Al-Samir S, Oberg F et al. (2012) CO_2 permeability of cell membranes is regulated by membrane cholesterol and protein gas channels. FASEB J 26: 5182-5191.

Johnson DE, Casey JR (2009) Bicarbonate Transport Metabolons. In: Supuran CT, Winum JY (eds) Drug Design of Zinc-Enzyme

Inhibitors: Functional, Structural, and Disease Applications. Wiley, Hoboken,New Jersey, pp 415–437.

Johnston LA (2009) Competitive interactions between cells: death, growth, and geography. Science 324: 1679-1682.

Kim R, Emi M, Tanabe K (2007) Cancer immunoediting from immune surveillance to immune escape. Immunology 121: 1-14.

Levayer R, Moreno E (2013) Mechanisms of cell competition: themes and variations. The Journal of cell biology 200: 689-698.

Liu Y, Zuckier L, Ghesani N (2008) Fatty acid rather than glucose metabolism is the dominant bioenergetic pathway in prostate cancer. J NUCL MED MEETING ABSTRACTS 49: 104P-a-.

Lu P, Weaver VM, Werb Z (2012) The extracellular matrix: a dynamic niche in cancer progression. The Journal of cell biology 196: 395-406.

MacKie RM, Reid R, Junor B (2003) Fatal melanoma transferred in a donated kidney 16 years after melanoma surgery. N Engl J Med 348: 567-568.

Mahnensmith RL, Aronson PS (1985) The plasma membrane sodium-hydrogen exchanger and its role in physiological and pathophysiological processes. Circulation research 56: 773-788.

Matsuyama T, Ishikawa T, Mogushi K et al. (2010) MUC12 mRNA expression is an independent marker of prognosis in stage II and stage III colorectal cancer. Int J Cancer 127: 2292-2299.

Mok SC, Chan WY, Wong KK et al. (1996) SPARC, an extracellular matrix protein with tumor-suppressing activity in human ovarian epithelial cells. Oncogene 12: 1895-1901.

Moreno E, Basler K (2004) dMyc Transforms Cells into Super-Competitors. Cell 117: 117-129.

Nagase H, Visse R, Murphy G (2006) Structure and function of matrix metalloproteinases and TIMPs. Cardiovascular Research 69: 562-573.

The Cancer Genome Atlas Data Portal (2010).

Neto-Silva RM, de Beco S, Johnston LA (2010) Evidence for a Growth-Stabilizing Regulatory Feedback Mechanism between Myc and Yorkie, the Drosophila Homolog of Yap. Developmental cell 19: 507-520.

Nishi H, Nakada T, Kyo S et al. (2004) Hypoxia-inducible factor 1 mediates upregulation of telomerase (hTERT). Molecular and cellular biology 24: 6076-6083.

Pau Ni IB, Zakaria Z, Muhammad R et al. (2010) Gene expression patterns distinguish breast carcinomas from normal breast tissues: the Malaysian context. Pathol Res Pract 206: 223-228.

Pena-Llopis S, Vega-Rubin-de-Celis S, Schwartz JC et al. (2011) Regulation of TFEB and V-ATPases by mTORC1. The EMBO journal 30: 3242-3258.

Perez-Sayans M, Somoza-Martin JM, Barros-Angueira F et al. (2009) V-ATPase inhibitors and implication in cancer treatment. Cancer Treat Rev 35: 707-713.

Petrova E, Lopez-Gay JM, Rhiner C et al. (2012) Flower-deficient mice have reduced susceptibility to skin papilloma formation. Disease models & mechanisms 5: 553-561.

Pinheiro C, Reis RM, Ricardo S et al. (2010) Expression of monocarboxylate transporters 1, 2, and 4 in human tumours and their association with CD147 and CD44. J Biomed Biotechnol 2010: 427694.

Portela M, Casas-Tinto S, Rhiner C et al. (2010) Drosophila SPARC is a self-protective signal expressed by loser cells during cell competition. Developmental cell 19: 562-573.

Prober DA, Edgar BA (2000) Ras1 Promotes Cellular Growth in the< i> Drosophila</i> Wing. Cell 100: 435-446.

Proescholdt MA, Mayer C, Kubitza M et al. (2005) Expression of hypoxia-inducible carbonic anhydrases in brain tumors. Neuro Oncol 7: 465-475.

Puolakkainen PA, Brekken RA, Muneer S et al. (2004) Enhanced growth of pancreatic tumors in SPARC-null mice is associated with decreased deposition of extracellular matrix and reduced tumor cell apoptosis. Molecular cancer research : MCR 2: 215-224.

Rhiner C, Lopez-Gay JM, Soldini D et al. (2010) Flower forms an extracellular code that reveals the fitness of a cell to its neighbors in Drosophila. Developmental cell 18: 985-998.

Riemann A, Schneider B, Ihling A et al. (2011) Acidic environment leads to ROS-induced MAPK signaling in cancer cells. PloS one 6: e22445.

Rosenbloom KR, Dreszer TR, Long JC et al. (2012) ENCODE whole-genome data in the UCSC Genome Browser: update 2012. Nucleic Acids Res 40: D912-917.

Rozhin J, Sameni M, Ziegler G et al. (1994) Pericellular pH affects distribution and secretion of cathepsin B in malignant cells.

Cancer research 54: 6517-6525.

Ruvolo P, Deng X, May W (2001) Phosphorylation of Bcl2 and regulation of apoptosis. Leukemia (08876924) 15.

Ryder C, McColl K, Zhong F et al. (2012a) Acidosis promotes Bcl-2 family-mediated evasion of apoptosis: involvement of acid-sensing G protein-coupled receptor Gpr65 signaling to Mek/Erk. The Journal of biological chemistry 287: 27863-27875.

Ryder C, McColl K, Zhong F et al. (2012b) Acidosis Promotes Bcl-2 Family-mediated Evasion of Apoptosis: INVOLVEMENT OF ACID-SENSING G PROTEIN-COUPLED RECEPTOR GPR65 SIGNALING TO MEK/ERK. Journal of Biological Chemistry 287: 27863-27875.

Sansom OJ, Mansergh FC, Evans MJ et al. (2007) Deficiency of SPARC suppresses intestinal tumorigenesis in APCMin/+ mice. Gut 56: 1410-1414.

Simpson P (1979) Parameters of cell competition in the compartments of the wing disc of Drosophila. Developmental biology 69: 182-193.

Simpson P, Morata G (1981) Differential mitotic rates and patterns of growth in compartments in the Drosophila wing. Developmental biology 85: 299-308.

Slomiany MG, Grass GD, Robertson AD et al. (2009) Hyaluronan, CD44, and emmprin regulate lactate efflux and membrane localization of monocarboxylate transporters in human breast carcinoma cells. Cancer research 69: 1293-1301.

Sorokin L (2010) The impact of the extracellular matrix on inflammation. Nature reviews Immunology 10: 712-723.

Su LJ, Chang CW, Wu YC et al. (2007) Selection of DDX5 as a novel internal control for Q-RT-PCR from microarray data using a block bootstrap re-sampling scheme. BMC Genomics 8: 140.

Swietach P, Vaughan-Jones RD, Harris AL (2007) Regulation of tumor pH and the role of carbonic anhydrase 9. Cancer Metastasis Rev 26: 299-310.

Tamori Y, Deng WM (2011) Cell competition and its implications for development and cancer. Journal of genetics and genomics = Yi chuan xue bao 38: 483-495.

Tan XL, Marquardt G, Massimi AB et al. (2012) High-throughput library screening identifies two novel NQO1 inducers in human lung cells. Am J Respir Cell Mol Biol 46: 365-371.

Taraboletti G, D'Ascenzo S, Giusti I et al. (2006) Bioavailability of VEGF in tumor-shed vesicles depends on vesicle burst induced by acidic pH. Neoplasia 8: 96-103.

Taylor BS, Schultz N, Hieronymus H et al. (2010) Integrative genomic profiling of human prostate cancer. Cancer Cell 18: 11-22.

Thomas L (1982) On immunosurveillance in human cancer. Yale J Biol Med 55: 329-333.

Trachootham D, Alexandre J, Huang P (2009) Targeting cancer cells by ROS-mediated mechanisms: a radical therapeutic approach? Nature reviews Drug discovery 8: 579-591.

Tung EK, Mak CK, Fatima S et al. (2011) Clinicopathological and prognostic significance of serum and tissue Dickkopf-1 levels in human hepatocellular carcinoma. Liver Int 31: 1494-1504.

Uva P, Aurisicchio L, Watters J et al. (2009) Comparative expression pathway analysis of human and canine mammary tumors. BMC Genomics 10: 135.

Vivarelli S, Wagstaff L, Piddini E (2012) Cell wars: regulation of cell survival and proliferation by cell competition. Essays Biochem 53: 69-82.

Wang HW, Joyce JA (2010) Alternative activation of tumor-associated macrophages by IL-4: priming for protumoral functions. Cell cycle 9: 4824-4835.

Wang YY, Wu SX, Liu XY et al. (2003) Effects of c-fos antisense oligodeoxynucleotide on 5-HT-induced upregulation of preprodynorphin, preproenkephalin, and glutamic acid decarboxylase mRNA expression in cultured rat spinal dorsal horn neurons. Biochem Biophys Res Commun 309: 631-636.

Wu H, Ding Z, Hu D et al. (2012) Central role of lactic acidosis in cancer cell resistance to glucose deprivation-induced cell death. J Pathol 227: 189-199.

Xu K, Mao X, Mehta M et al. (2013) Elucidation of how cancer cells avoid acidosis through comparative transcriptomic data analysis. PloS one 8: e71177.

Yao CK, Lin YQ, Ly CV et al. (2009) A synaptic vesicle-associated Ca^{2+} channel promotes endocytosis and couples exocytosis to endocytosis. Cell 138: 947-960.

Yusuf N, Nasti TH, Katiyar SK et al. (2008) Antagonistic roles of CD^{4+} and CD^{8+} T-cells in 7,12-dimethylbenz(a)anthracene cutaneous carcinogenesis. Cancer research 68: 3924-3930.

Zambelli F, Prazzoli GM, Pesole G et al. (2012) Cscan: finding common regulators of a set of genes by using a collection of genome-wide ChIP-seq datasets. Nucleic Acids Res 40: W510-515.

Ziosi M, Baena-Lopez LA, Grifoni D et al. (2010) dMyc functions downstream of Yorkie to promote the supercompetitive behavior of hippo pathway mutant cells. PLoS genetics 6: e1001140.

第9章 表观遗传应答导致细胞增殖失控

在前面的章节中我们已经证实了如下的观点：在慢性缺氧及（或）ROS 累积的条件下，癌细胞若要存活下来，必须克服因糖代谢产物持续蓄积及其他因素所致的生存压力。正如人们在多种癌症中观察到的那样，这种情况导致癌细胞在癌症发生的早期持续地合成并排出透明质酸。释放到细胞周围间隙的透明质酸片段随即转化为激活炎症、激活细胞周期、促进细胞增殖、细胞逃生和血管生成等的信号。正常情况下，这些都是用来进行组织修复的信号，不同之处在于癌细胞中此时此处并没有实际的组织损伤发生，并且只要低氧或 ROS 累积的状况持续存在，这些透明质酸的片段就会持续存在。而正常细胞中真正发生组织损伤的时候，透明质酸的片段是主要由受损的细胞外间质产生并释放的，而非细胞本身，因此修复信号不会持续存在。

当癌细胞持续通过改变自身代谢方式应对来自微环境挑战的同时，癌细胞本身也在改变着自身的微环境。这种微环境的改变实际上又是肿瘤细胞本身代谢改变所带来的副产品，并使癌细胞的微环境变得更为苛刻。最终，微环境改变的苛刻程度令癌细胞本身内在的机制根本无法耐受，癌细胞面临生死考验。近期的一些表观遗传学研究提示，细胞内存在一套通用的压力应对机制，即利用表观遗传修饰来应对那些不习惯的、持续存在的严重的应激/压力，而这也通常意味着癌细胞逃生的最后一种策略。正如我们在癌症中观察到的那样：癌细胞越是充分地利用这套通用的压力应对机制，就说明细胞受到的压力越大。尽管这套通用的压力应对机制能帮助癌细胞克服所遇到的种种压力，但也迫使癌细胞走上了难以回头的进化不归路，而那些条件特异性压力应对机制所致的癌细胞变化相对来说不至于这般难以逆转。当某些基因突变被选择出来，用以替代特定的细胞活动之后，癌症的发展变得更难逆转，更难控制，而癌细胞也变得更为恶性。

9.1 肿瘤细胞进化导致的微环境改变

肿瘤细胞的发展是细胞自身调节与慢性缺氧、增加活性氧和持续性炎症等应激性微环境刺激共同作用的结果。与此同时，癌细胞改变自身代谢适应环境的同时，也进一步地改变了所处微环境及细胞内环境，这种恶性循环驱使其恶性程度不断升高。举个例子，众所周知，癌细胞发展的初始阶段处于低氧环境中，氧气不足会促使癌细胞转换其葡萄糖代谢方式，从而比正常细胞释放更多的乳酸，使癌细胞周围的环境趋于酸性，其结果正如我们在第 8 章讨论过的——会进一步引发细胞的代谢改变。其他的微环境改变与此也很相似：例如，缺氧诱导的新血管生成将进一步导致癌细胞内的 ROS 水平升高。我们对癌症进化过程中微环境的诸多变化进行了系统分析，考虑了以下的因素：①缺氧；②ROS；③细胞外基质的构成；④局部间质细胞的构成。我们也将讨论癌细胞如何通过转换诸如代谢方式等活动来应对微环境的种种改变，而癌细胞的这些改变又将引起微环境的哪些进一步变化。通过这些分析，我们可以知道癌细胞与其微环境之间的相互作用及相互适应。在初始阶段这些相互作用尚能得到协调，随后在二者共进化过程中逐渐变成相互拮抗甚至对抗。在第 5 章中，我们曾谈及荧光假单胞菌与其病毒性噬菌体之间就存在着这样的关系，可用此来类比癌细胞与其微环境之间的相互拮抗与共同进化。

9.1.1　癌症微环境中的缺氧

　　之前的研究已经证实癌细胞内缺氧水平与癌症患者的生存率之间存在很强的关联（Vaupel 2008）。特别需要指出的是，在判定某种癌症的恶性程度时，缺氧的程度具有举足轻重的意义。在此，我们检测了多种癌症组织样本的表达数据，探讨癌症推进过程中缺氧程度的变化。在图 9.1 中，我们对来自黑色素瘤及胃癌的 4 个不同时期的样本分别计算了 $HIF1\alpha$ 基因的平均表达水平，并绘制了箱式图。$HIF1\alpha$ 基因是最常用于评价缺氧程度的基因标记物。选择这两种癌症的原因是黑色素瘤代表进展最快的癌症，而胃癌的进展相对缓慢。从图 9.1 中可以看到这两种癌症中，随着分期的增加（从早期到晚期）都出现了缺氧程度的加深。但具体的增加模式还有些区别：在胃癌中第 1 期到第 2 期是增加，然后第 3 期第 4 期基本持平；而在黑色素瘤中 1、2、3 期逐步增加，从第 3 期（辐射状生长期）到第 4 期（垂直状生长期）出现了明显的跨越式变化，这与人们对黑色素瘤生长特性的认知相符。

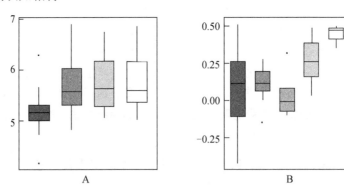

图 9.1　根据相应内参进行标准化以后的 $HIF1$ 的表达水平，每套数据都包含第 1 期到第 4 期

　　A. 胃癌（dataset GSE13195 in GEO）；B. 黑色素瘤（dataset GSE1239l in GEO）。两套数据的详细信息参见本章结尾处的补充材料。Y 轴与 X 轴分别表示基因的平均表达水平以及癌症的分期。A 图中最左侧代表正常组织，之后是 2 期、3 期、4 期。B 图由左至右为从 1 期到 4 期，分别称为黑色素细胞痣、发育不良痣、辐射状生长期的黑色素瘤、垂直状生长期的黑色素瘤

　　通常情况下，细胞通过改变代谢方式、氧化还原的自稳机制及调节其他耗氧过程来调整自身对氧的利用，并以此应对缺氧，结果导致很多通路的活动状态都出现了改变。这些改变要经由几个主要通路协调完成，如未折叠蛋白反应（unfolded protein response，UPR）、mTOR 信号转导通路及 HIF（缺氧诱导因子）基因调控的转录活动。很多基本的过程都受到 UPR、mTOR 信号转导通路的调控，例如：①翻译的早期终结；②G_1 期细胞周期停滞；③内质网的应激诱导；④产生与伴侣功能或蛋白折叠相关的蛋白质；⑤JNK

和 TRAF2（tumor necrosis factor receptor-associated factor 2，肿瘤坏死因子受体相关因子
2）的激活；⑥凋亡抑制。此外，我们在第 5 章、第 6 章中也讨论过，很多的其他通路
也受 HIF（缺氧诱导因子）基因调控。例如，图 9.2 就展示了涉及核心的能量代谢的几
条通路，都要接受 *HIF* 基因的直接调控。有些被诱导的反应将导致癌症的环境压力更大，
条件更苛刻，致使环境中的细胞难以适应，例如，随着缺氧愈发严重，糖酵解就更活跃，
直接的结果就是使细胞周围环境的酸性提高。另一个例子就是缺氧还将促进透明质酸的
产生，结果促进了癌细胞增殖。

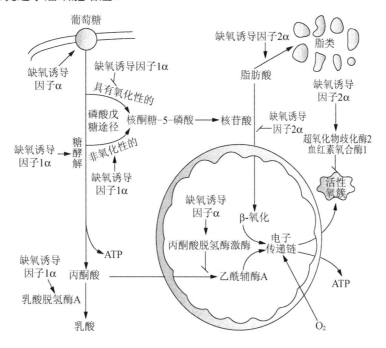

图 9.2　缺氧诱导因子（HIF）基因在核心的能量代谢中所起的作用（改编自 Majmundar et al. 2010）

9.1.2　间歇性缺氧

　　细胞在正常氧状态与缺氧状态间不断转换时就出现了间歇性缺氧，后者贯穿于癌症
发生发展的过程中，而癌细胞之所以能反复获得供氧，是因为癌症发展过程中反复出现
血管生成的过程。有关慢性间歇性缺氧的研究表明，该过程促进了 ROS 的产生（Peng et
al. 2006）。在癌症中，间歇性缺氧通过增加 ROS 的产生，将激活一系列过程。近期的一
份研究揭示了在神经母细胞瘤中，间歇性缺氧能增强细胞干细胞样特质，抑制细胞的分
化倾向（Bhaskara et al. 2012）。该研究发现，对比正常氧条件下培养的细胞，间歇性低
氧条件下培养的细胞中出现了干细胞标志物 CD133 及 OCT4 表达的上调，表明在癌细
胞恶性演进过程间歇性缺氧可能对恶性程度高的细胞具有选择性作用。另有一项研究
表明，在间歇性缺氧条件下培养的小鼠中，肿瘤组织的转移相关基因的表达均有显著上
调（Chaudary and Hill 2009）。

9.1.3　细胞 ROS 水平变化

　　细胞的 ROS 主要来源于 NADPH（尼克酰胺腺嘌呤二核苷酸磷酸）氧化酶复合体。之前的研究已经发现癌细胞比正常细胞 ROS 水平要高，其原因可能与癌细胞中代谢活动增加、再氧合过程及线粒体功能异常有关。对此，目前的主流观点是：适度提高 ROS 水平可以促进癌细胞的生长，而大幅度提高 ROS 水平可能会促使癌转移（Pani et al. 2010）或导致细胞死亡（Cai and Jones 1998）。

　　为了详尽地阐明在癌症发展全过程中 ROS 的功能意义，首先应当做的工作是检测 ROS 水平随着癌症从早期到进展期不同阶段的变化，以及对具有不同临床表现的癌症进行，比如生长较快或较慢的癌症，是否具有不同的 ROS 水平。由于直接在肿瘤发生的部位测定 ROS 水平并不现实，取而代之，人们可以通过分析那些已知与 ROS 水平有关的基因的表达情况来评估细胞的 ROS 水平。其中的一种基因就是 *SOD2*（超氧化物歧化酶 2），它的表达水平已经作为一种细胞 ROS 水平的标记物（Zelko et al. 2002）。图 9.3 分别显示了在胃癌与黑色素瘤中不同阶段的 *SOD2* 表达水平的变化。该图所用的数据与图 9.1 所用数据均来自相同的转录物组数据集。在两种癌症中都可以发现，ROS 水平随着分期提高而升高。

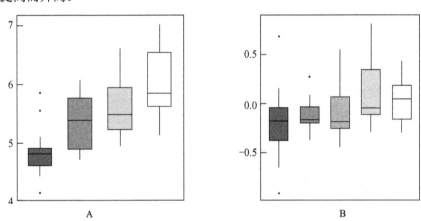

图 9.3　根据相应内参进行标准化以后的 *SOD2* 的表达水平，每套数据均包含全部 4 期
A. 胃癌；B. 黑色素瘤，其他的定义与图 9.1 相同

　　当 ROS 水平超出了细胞的抗氧化能力，细胞就进入了氧化应激状态。已知的很多生物过程通过应答 ROS 水平的增加来保护细胞。具体来讲，ROS 可以直接或间接地调整一些重要蛋白质的活性，而后者包括参与 GPR 信号通路、凋亡、血管生成、免疫反应以及常见的压力反应机制等的一些蛋白质：包括 ATM、ERKs、HSF1、JAK、JNKs、NFκB、PI3K、PKC（protein kinase C，蛋白激酶 C）、PLCγ1（phospholipase C-γ1，磷脂酶 C-γ1）和 *STAT*，这些由 ROS 带来的应激对细胞造成了广泛的影响，其中的一部分会引起代谢活动的变化，进而改变了细胞及细胞外的环境。有一些通路参与了 ROS 升高的应答过程。如需找出所有的通路，可以使用统计关联分析，以明确那些能与 ROS 水

平变化构成强关联的基因（如图 9.3 所示的 *SOD2*），并进一步在这些基因中进行有关通路的富集性分析。

9.1.4　细胞外基质成分的变化

细胞外基质成分的变化以及相应的反应也可以用与上述相似的方法进行分析。细胞外基质通过细胞黏附将各种成分的细胞组合构成具有组织特异性的形状，也以此方式维持组织的稳定性。细胞外基质的机械特性在细胞分化、增殖、黏附、迁移以及凋亡等过程中具有重要意义（Guilak et al. 2009）。正如第 8 章讨论过的，在决定基质机械特性的几个重要因素中，胶原、层粘连蛋白和弹性蛋白的相对浓度更为关键。说得具体些，胶原提供了抗拉强度，因此可以抵抗弹性形变（Buehler 2006）；弹性蛋白决定了组织的延展性以及可逆的弹性回复（Muiznieks and Keeley 2010）。此外，层粘连蛋白，与能形成纤维的胶原及弹性蛋白不同，可以形成网格样的结构来对抗拉力。在细胞外基质中有一组种类繁多的成分也都与细胞外基质的机械特性有关，如纤连蛋白、蛋白多糖和的氨基多糖（如透明质酸）等。检测编码细胞外基质中各组分的基因表达情况能为了解细胞外基质的组成及各种成分的变化提供有用的信息。对各种癌症不同分期的组织进行检测，也有助于了解癌症演进过程中细胞外基质发生的变化。

为了证实获取此类信息的可行性，可以检测一些与编码细胞外基质的基本组成成分蛋白的基因表达。我们的目标是了解当癌症进展时这些基因表达模式是如何变化的，从而间接地反映细胞外基质中相关组分的浓度变化。图 9.4 显示了在胃癌与黑色素瘤中的三种此类基因的表达水平变化，这三种基因分别是 *COL4A2*、*HAS2* 和 *FN1*。*COL4A* 基因与一种胶原的生成有关，*HAS2* 基因与透明质酸有关，*FN1* 基因与纤连蛋白有关。从总体上看，尽管在这两种癌症中具体的上调模式确实不尽相同，但三种基因在癌组织中的表达水平均高于正常组织中的表达水平，且随症的进展表达水平上调。

若要通过 ECM 的相关基因表达水平来预测基质的物理学特性，就必须先在基因表达水平与配套的数据间进行关联分析，而该数据应该能代表基质的物理学特性。很显然，在原位癌组织进行相关物理学特性的测量是一个具有挑战性的技术问题，而且难以广泛开展。幸运的是，此时借助计算机计算分析的方法可以大显身手。目前只有极少的数据能反映细胞外基质的理学特性，我们可以用如下的方法直接在临床表型（代表临床的特征性信息）数据与 ECM（细胞外基质）相关基因的表达数据间进行关联性分析。例如可以选择使用一些临床表型数据，诸如生长快慢、是否容易转移，然后，用类似于第 3 章中曾讨论过的预测分型或分期的方法，确定哪些 ECM 相关的基因表达模式与临床表型明显相关。此后，在基因表达模式和表型特征之间发现的关系，可以应用于那些有限的、代表物理性质的数据，以此建立基因表达模式和 ECM 的物理性质之间的关联。例如，已知较硬的基质往往使癌症生长较快（Wells 2008），就能借助已发现的基因表达模式与癌组织生长快慢之间的关系，在基质的硬度与基因的表达模式之间建立关联。

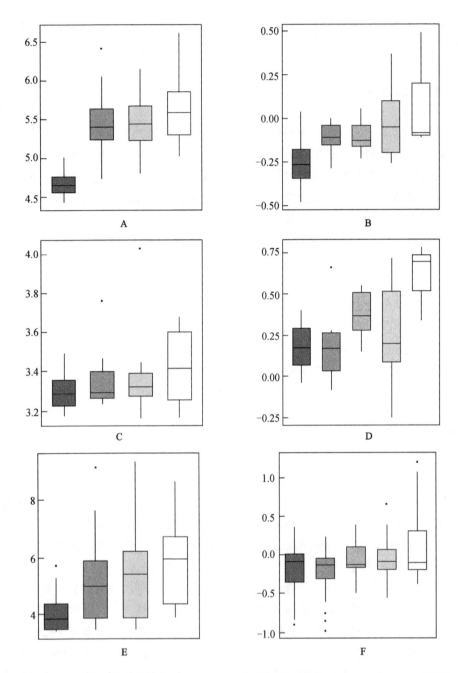

图 9.4　*COL4A2* 基因的表达模式（A，B），*HAS2* 基因的表达模式（C，D），*FN1* 基因的表达模式（E，F）；均为 1～4 期的数据。其中，A、C 和 E 的数据来源于胃癌；B、D 和 F 的数据来源于黑色素瘤。其余的定义与图 9.1 相同

　　许多生物过程能对 ECM 的机械特性的变化作出反应。例如，基质的硬度能调节类型广泛的细胞/组织的活动，如黏着斑、细胞骨架的组装、细胞—细胞排列、迁移、细胞增殖、细胞分化、组织发育、再生及修复（Mason et al. 2012）。通过对基因表达模式的

关联分析，组学数据的计算分析，应该能够识别所有的，至少是大部分的生物过程对
ECM 物理性质改变做出的反应，从而帮助人们更全面地理解 ECM 的变化如何引起了细
胞代谢的改变，以及癌细胞和微环境之间的相互作用的改变。

9.1.5 局部的间质细胞群变化

正如在第 6 章讨论过的，组织受损伤时，将导致不同的免疫细胞自循环到达该处，
引起局部间质细胞群的改变并促进组织的修复。不同类型的损伤将会产生不同类型的组
织修复信号，而损伤处局部的间质细胞群也会出现不同的改变。因此，由不同细胞构成
的间质细胞亚群的规模将为对损伤的类型等方面问题的研究提供相关信息。由于癌组织
也可以被认为是一种受损的组织（见第 6 章），因此，通过了解不同的免疫细胞亚群及
间质细胞亚群的规模可以为了解癌症进化过程中的主要促发因素提供一些有用信息，甚
至探寻这些促进因素与癌症发展轨迹之间的关系。也就是说，这些细胞亚群的规模至少
在某种程度上可能反映了某些潜在的癌症本质特征。

正如之前在第 2 章中详细讨论过的，对转录组学数据的分析可以用于评估在癌症进
展过程中不同的间质细胞亚群的规模及这些亚群规模的变化。需要注意的是，当使用此
类数据时可能需要进行一些标准化的处理，以确保来源于不同组织样本的具有细胞特异
性的基因表达水平可以进行彼此间的直接比较。不同的组织样本、独立实验室、样本处
理方法使得数据存在系统误差，在分析不同细胞类型的亚群规模时将出现误差，这时的
标准化处理有助于解决这类问题。只有标准化处理后的数据才可能确保不同细胞类型亚
群的相对规模与切除标本的实际情况相同，才能使用细胞特异性表达基因的表达水平较
为可靠地估计该细胞亚群的相对规模。

为证实上述方法的可行性，我们检测了一些仅在特定的间质细胞中表达的基因，例
如，在 T 细胞内的 *IL2RA* 基因和 *SELL* 基因（L-selectin，也被称为 *CD62L*），在巨噬细
胞中的 *CD68* 基因。图 9.5 所示即为在胃癌与黑色素瘤发展过程中这几个基因表达水平
的变化。通过该图，可以在参考多个含有该细胞类型的样本中这个特异性表达的基因平
均水平的基础上，估计对应的特定细胞类型亚群的相对规模的变化。当需要进行深入的
分析时，如确认这种细胞亚群相对规模的变化触发了何种生物学过程，就需要将所有仅
在该细胞中表达的基因予以全面考虑。这种方法对基于癌症转录物组学数据进行功能性
研究分析的研究人员而言非常实用。

我们展示的数据表明癌症的细胞学活动和微环境变得与正常组织越来越不相同。一
个很自然的问题出现了：当环境导致的压力变得对细胞十分陌生并充满挑战，以至于不
能被任何一种条件特异性的压力应对系统克服时，将会出现什么情况？可以预见，细胞
若不能恰当地应对这些压力，将面临死亡。这很可能就是表观遗传应答被大量启用的原
因，也是我们在下一节要讨论的话题。

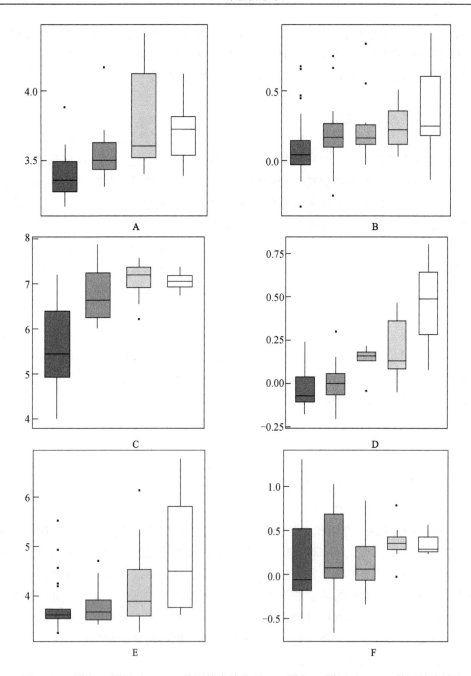

图 9.5　A 图和 B 图显示 *IL2RA* 基因的表达水平；C 图和 D 图显示 *CD68* 基因的表达水平；E 图和 F 图显示 *SELL* 基因的表达水平；数据已根据所在数据集的内参予以标准化处理。A 图、C 图和 E 图为胃癌标本；B 图、D 图和 F 图为黑色素瘤标本。其他定义与图 9.1 相同

9.2　表观遗传应答：细胞应对反常、持续性压力的通用应激系统

　　细胞的表观基因组是指一系列对基因组 DNA 和相应的组蛋白等进行的所有化学修饰；这些修饰将影响 DNA—蛋白质间相互作用、折叠、包装和核小体定位，从而促进或抑制各种 DNA 相关的功能，如转录或 DNA 复制（第 1 章和第 2 章）；在细胞分裂时，这些改变可以被遗传到子代。在众多的表观遗传学修饰方法中，有两类已被深入研究，分别称为 DNA 甲基化和组蛋白修饰。甲基化一般发生在 DNA 序列的 CpG 岛区域，甲基化的程度升高，对应基因的转录活性将会下降甚至受到抑制。组蛋白与 DNA 之间的相互作用是通过静电吸引力形成的。组蛋白表面上带正电荷，DNA 带负电荷，因此，对组蛋白的修饰如甲基化或泛素化将改变组蛋白表面残基的电荷数。这种改变可以影响折叠的 DNA 的结构，从而影响转录活性，最终增强或抑制相关基因的表达。

　　癌症的表观基因组学作为癌症研究的一个新兴领域，已经有大量针对该领域的研究。目前人们已刻画出了大量的癌症表观基因组的一般特征，以及很多癌症类型特异性的表观修饰特征（Jones and Laird 1999; Feinberg and Tycko 2004）。已有报道称，较之于正常细胞基因组，癌症基因组的 DNA 甲基化总量上有所减少，而其编码蛋白的基因启动子区域则通常具有甲基化增加的倾向（Das and Singal 2004）。另外，在许多类型的癌症表观基因组中已经发现，单乙酰化和三甲基化的组蛋白 H4 出现了总量上的减少（Fraga et al. 2005）。在多种癌症类型中已经发现，能对组蛋白 H3 的 K4 或 K27 残基进行甲基化的组蛋白甲基转移酶，会出现较低程度的过表达（Yoo and Hennighausen 2012; Yang et al. 2013）。此外，一些特定的表观基因组变化能够一致性地出现在特定癌症类型的组织样品中。例如，在 90% 的前列腺癌病例中可以观察到，*GSTP1*（glutathione S-transferase pi 1，谷胱甘肽 S-转移酶 pi 1）基因的启动子区域内的 CpG 岛出现了超甲基化现象（Nakayama et al. 2004），宫颈癌的一些核基因，如 *TERT*（telomerase reverse transcriptase，端粒酶逆转录酶）、*DAPK1*（death-associated protein kinase 1，死亡相关蛋白激酶 1）、*RAR*β（retinoic acid receptor β，视黄酸受体β）、*MAL*（myelin and lymphocyte protein，髓鞘和淋巴细胞蛋白）和 *CADM1*（cell adhesion molecule 1，细胞黏附分子 1）等中也都出现了甲基化增多的现象。

　　在这里，我们的目标是了解癌症和匹配的正常组织之间表观基因组活动的整体水平如何不同，以及癌症进展过程中，表观基因组还会出现何种变化。为了实现该目的，要对涉及表观基因组活动的基因的总表达水平进行比较，也要对一整套参与 DNA 甲基化和组蛋白修饰的基因的表达水平分别进行研究。我们已研究的基因包括：3 种直接参与 DNA 甲基化的酶和 65 种参与组蛋白修饰的酶，分别为：①*DNMT1*、*DNMT3A* 和 *DNMT3B*，这 3 种酶参与了 DNA 甲基化；②*HDAC1*、*HDAC2*、*HDAC3*、*HDAC4*、*HDAC5*、*HDAC6*、*HDAC7*、*HDAC8*、*HDAC9*、*HDAC10*、*HDAC11*、*KAT2B*、*KAT2A*、*KAT7*、*KAT5*、*KAT1*、*KAT6B*、*KAT8*、*AKT6A*、*EP300*、*KMT2A*、*SETD1A*、*SETD2*、*SETD7*、

SETD8、*EHMT2*、*EHMT1*、*SUV39H1*、*SUV39H2*、*SETDB1*、*DOT1L*、*SETMARCARM1*、*KMT2C*、*KMT2D*、*SETD2*、*KMT2B*、*NSD1*、*ASH1L*、*WHSC1L1*、*SMYD3*、*WHSC1*、*EZH1*、*KMT2E*、*SUV420H1*、*SETD3*、*SUV420H2*、*SETD1B*、*PRDM9*、*SETDB2*、*SMYD1*、*KMT2A*、*EZH2*、*KDM4A*、*KDM4B*、*KDM5D*、*KDM6A*、*JHDM1D*、*KDM5A*、*KDM5B*、*KDM5C*、*KDM4D*、*KDM4C*、*PHF2*、*KDM6B* 和 *PHF8*，这 65 种酶都参与了组蛋白修饰。对每一个组织样本分别计算了组内上述每一个基因表达值的总和（表达数据来源于胃癌、黑色素瘤和肺癌等多种类型的样本）。图 9.6 是由这些结果绘制的箱式图。在本章最后的补充材料中给出了此处使用的数据集的详细信息。

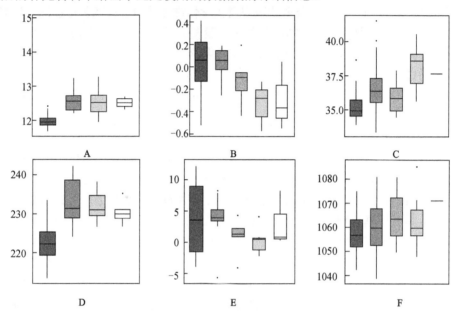

图 9.6 组蛋白修饰相关酶的表达水平（A、B 和 C）和 DNA 甲基化酶的表达水平（D、E 和 F）

3 种类型的癌症分别为胃癌（A 和 D）（GEO：GSE13195）、黑色素瘤（B 和 E）（GEO：GSE12391）和肺癌（C 和 F）（GEO：GSE19804）。补充材料给出了 3 个数据集的详细信息。y 轴表示平均基因表达水平，x 轴表示正常组织与癌症；最左侧的是正常组织，之后是第 2～4 期（A 和 D）和 1～4 期（或称普通黑素细胞痣、发育不良痣、辐射状生长期黑色素瘤和垂直生长期黑色素瘤）（B、E、C 和 F）。其他的定义与图 9.1 的定义相同

从图 9.6 中可以看到，与匹配的正常组织相比，胃癌和肺癌中的表观基因组的活动水平均有提高，体现为对表观基因组修饰的基因的利用率呈上升趋势。这种现象也存在于许多其他类型的实体瘤中。黑色素瘤表观基因组的修饰基因的表达方式则显示表观基因组活动中的 DNA 甲基化和组蛋白修饰的总体水平呈下降趋势。这个案例值得我们作一步探索，以了解在黑色素瘤的晚期，表观基因组的活动减少的原因所在，以及这种变化如何影响这类癌症的爆发式增长。

9.2.1 理解癌症表观基因组学

虽然人们已经在肿瘤与正常细胞中观察到表观修饰的一些独特模式，但导致癌症表观遗传水平活动一般性增加的原因，还知之甚少。对这个问题的理解，可能为人们理解

癌症的发展以及正常的组织发育提供新的见解。有研究提出，如果一个基因或一组基因需要被抑制很长时间，例如癌症发展过程中的抑癌基因，表观基因修饰可能会被选择用于保持该基因的沉默状态（Sharma et al. 2010）。另一种观点认为，这是"累积的压力"（定义为压力反应通路的活化时程）引起了癌症的表观基因组短期或长期的失控，从全局规模上导致了压力反应基因的抑制状态的变化（Vojta and Zoldos 2013）。具体而言，该模型表明，随着环境压力不断加大并持续存在，癌细胞会"遍历其全部的适应性反应"，以寻找一种长期而有效的应对之道。

在这里，我们提出另一种表观活动利用率提高的可能原因。即**表观基因组编码了一套通用的压力反应机制，作为最后的手段来保护严峻压力之下的细胞；当所有可以动用的条件特异性压力反应没有效果，并且压力水平超出了细胞的耐受能力时，该机制被激活**。这一观点的提出，是基于以下三个方面的考虑。

（1）先前已有人提出了表观基因组出现之初是作为一种防御机制，为基因组的完整性提供保护（Johnson 2007），这一观点已被一些研究者所接受（Johnson and Tricker 2010）。这种防御机制可以被两种成分激活：与基因组的完整性有关的压力感受器或一些通用的压力感受器，而后者可以被与基因组的完整性有关的压力激活。

（2）癌细胞迅速进化的主要副产物是它们日益恶化的细胞环境和微环境，这主要是由于随着癌症的发展，细胞的代谢改变了，而增殖率的提高就是一种反映（回忆一下在第 5 章中的拮抗性共适应的例子——荧光假单胞菌与其病毒性噬菌体）。已发表的研究支持这一观点，例如，现已证实缺氧程度较严重时往往会导致更加恶性的癌症（Vaupel 2008）。因此，这个话题成了在 9.1 节的结尾处要解答的问题：**如果所有可以使用的条件特异性压力反应都无法克服压力，细胞会出现何种情况？**现有假设提出，在此情况下，一种尚待了解的通用的压力应对机制将被启动，这种机制是表观基因组水平的，这将使细胞能在基因组内寻找已编码的有效的压力应对之道，但这种压力应对之道不是为当前压力而设计的。有几位学者也曾提出过类似观点（Vojta and Zoldos 2013），在植物表观遗传学领域的著作中称这种现象为表观基因组失控或表观遗传调控削弱（Madlung and Comai 2004）。尽管已经有人推测了这种通用的压力应对系统的存在，可目前尚无文献描述详细的触发机制或该机制的执行细节。有趣的是，最近的一项对果蝇幼虫发育方面的研究，可能有助于澄清这个基本问题，它不仅适用于癌症生物学也适用于一般发育生物学。

该研究的目的（Stern et al. 2012）是展示果蝇细胞如何利用一个更基本的、可能更原始的机制，来处理持续存在的严重压力。这种压力不是体内已编码的条件特异性压力反应系统所熟悉的那些压力。具体地说，人们用抗生素 G418 处理幼虫，其一定浓度下对正常虫体有致死作用。随即，用基因工程的方法，人们在幼虫的基因组中插入对该抗生素具有抵抗性的基因，和随机选择的与发育相关但与毒素无直接相关的启动子，如果该基因编码的蛋白能被激活，就可以将抗生素排出到细胞外。系统性地检测中发现，没有插入基因的野生型幼虫全部被抗生素杀死了。相比之下，9 种经基因工程处理过的幼虫中（每一种插入不同启动子），有 8 种存活下来并发育到成虫，但伴随某种发育迟缓。这一发现表明，有一种通用的生存机制使幼虫能够克服该抗生素，这显然是因为该机制找到并启动了插入的基因。

　　有趣的是，这种能力可以遗传至少四代。当用相同的抗生素 G418 处理幼虫时，第一代经基因工程改造的幼虫子代能发育到成虫，且不伴随任何发育延迟。这样的结果有力地表明，某种表观遗传修饰的出现产生了一种新的可遗传的存活能力，能把增加的对该抗生素具有抵抗性的基因和随机选择的启动子整合起来，遗传给下一代来应对抗生素。这些研究者的进一步研究揭示了，果蝇的体内有一套通用的应激反应机制，可以使所有发育相关的启动子能被更多的激活。随着被激活的范围扩大，已被遗传工程化的幼虫就能成功地激活其随机选择的启动子，从而激活对该抗生素具有抵抗性的基因，幼虫得以存活。此研究还发现，激活范围的扩大是通过降低 PcG 蛋白复合体（polycomb group）的表达而实现的，已知 PcG 在表观遗传水平上可以抑制许多发育相关的调节子。作者们认为，**这种发育相关的调节子激活范围扩大的机制，可能是一种通用的机制，能用来应对陌生的压力应激**。正如研究中所显示的，由于这种机制是通过表观遗传学改变实现的，获得的这种功能可以遗传到之后的几代中。

　　（3）为了确定人类是否也有类似的机制，我们在癌症及正常组织中检测了人类的 Polycomb 蛋白复合体对应基因的表达数据。众所周知，人类的 Polycomb 蛋白复合体，在机体发育的许多方面都具有关键性作用。图 9.7 概括地显示了这些基因随着癌症的进展，出现了表达水平的变化，所用的癌症类型与在图 9.6 中使用的 3 种癌症相同。从图中可以看出，与相应的正常组织相比，3 种癌的 Polycomb 基因表达水平都提高了，这就表明，Polycomb 基因很可能参与了大规模的表观修饰活动的调节。

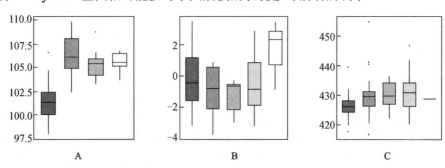

图 9.7　Polycomb 基因的表达水平

由左到右，分别为我们检测的 3 种癌症类型，即胃癌、黑色素瘤和肺癌。在每个图中我们都计算了 Polycomb 基因表达值的总和，下面列出了这 24 种 Polycomb 基因：*EZH2*、*EZH1*、*EED*、*SUZ12*、*RBBP4*、*RBBP7*、*RING1*、*RNF2*、*CBX2*、*CBX4*、*CBX6*、*CBX7*、*CBX8*、*PHC1*、*PHC2*、*PHC3*、*PCGF1*、*PCGF2*、*PCGF3*、*BMI1*、*PCGF5*、*PCGF6*、*ZNF134* 以及 *SCMH1*。在所有 3 种癌症类型的每个样本中，这些基因都形成了两个大的复合体（Cavalli-lab 2014）（详细的数据信息参见 9.6）。其他的定义与图 9.6 相同

　　基于以上的讨论和分析可以推测，癌细胞（可能除了黑色素瘤）为了生存必须持续进化，导致其微环境变得越来越复杂，而对其条件特异性应激反应系统而言，这种压力也越来越陌生并具有挑战性。其结果是，当压力水平超出特定阈值，将触发一套人们尚不清楚的通用的压力反应机制，这一机制是在表观基因组水平的，也可能是细胞得以生存的最后一种手段。可以合理地推测，正如图 9.7 的提示，人类可能也拥有一套与果蝇类似的通用的压力反应机制，这就能解释为什么与正常组织相比，癌组织中表观基因组

的活动增加了。上述对果蝇的文献研究显示，这种机制可能包含不断的"尝试—错误—再尝试"的搜索策略，因此，才会观察到需要较长的时间（发育迟缓）来作出应答。人们都知道黑色素瘤是一种生长极为迅速的肿瘤（在垂直生长阶段），可能使用了另一套不同的系统来克服严重的压力问题，因为利用上述的机制可能需要很长的时间才能达到那种迅速生长的程度。

总体来说，这是另一类可以利用组学数据的计算分析来回答的问题。这种情况下，关联分析很可能确定出该机制中关键性的因素和这些因素间的彼此关系。尽管这种机制目前还是神秘莫测，但对癌症而言至关重要。

尽管这个有待阐明的机制，能通过找到压力应对反应的新组合，来协助细胞克服当前严重的压力，并存活下来，但该机制所带来的大幅度变化使得癌细胞（与正常细胞相比）在进化的道路上渐行渐远，难以逆转；其变化幅度之大，远超出通常在转录水平调控的条件特异性压力反应所带来的变化。此外，最近的研究揭示出表观修饰与基因组不稳定之间的关系极为密切（Suzuki and Bird 2008）。随着癌症的进展，在持续性低氧条件下，癌细胞对 DNA 紧急修复的使用率提高了，增殖率也提高了。此外，通常癌症基因组基因突变增多，其原因之一可能就在于表观修饰与基因组不稳定之间的关系极为密切（参见第 4 章的讨论）。

9.3　基因组不稳定性与癌症的发展

正如在第 1 章和第 4 章讨论过的，基因组不稳定性被认为是癌症标志之一（Hanahan and Weinberg 2011）。基因组不稳定性通常指的是，在癌症的进展中，基因组结构的变化及其内部基因内拷贝数的变异。几乎在所有类型的癌症基因组中都发现了基因组不稳定性的两种常见类型，位居首位的类型是染色体不稳定性（chromosomal instability，CIN），微卫星不稳定性（microsatellite instability，MSI）则位居其次。人们已经知道这些基因组不稳定性与癌症基因组有关联，但对其原因尚未透彻理解（Negrini et al. 2010），现存的多种理论也不能很好地解答这个问题。

其中一种说法是，一个健康的人体细胞的基因组中，平均每天约有 60 000 个突变发生，其中，绝大多数都是单点突变（Bernstein et al. 2013）。引起突变的原因是内源性因素，如活性氧等活性代谢产物。如果癌细胞失去了对 DNA 损伤进行精确修复的能力，这类突变会随时间迅速累积。另外，ROS（活性氧簇）很容易在癌细胞中积累，被认为是癌症基因组中许多单点突变的原因。很明显，这些因素并不能解释上述所定义的基因组不稳定性。人们已经提出了一些癌症基因组不稳定的可能原因，例如：①癌基因的活化以及抑癌基因的失活（Halazonetis et al. 2008）；②与表观基因组修饰有关（Qu et al. 1999）；③促癌微环境伴随 DNA 修复系统的功能异常（Wimberly et al. 2013）。上述可能原因的猜想，均有支持性证据。因此，它们适用于不同的条件，并有可能都是正确的。然而，尽管人们在不同类型的癌症中已发现基因组的不稳定有多种模式，但仍然不知道，这些不同的机制如何彼此相关。回顾一下第 4 章，我们曾讨论过不同的癌症类型可能有不同的基因组变化的模式。我们期待着对癌基因组序列以及匹配的转录组数据进行仔细的统计分析，可能会为揭示这一问题带来有用的信息和见解。此外，这种分析可能会衍生出突变的模型，用以解释在不同类型的癌症基因组中观察到的不同的突变模式。

9.3.1　DNA 修复机制受损导致基因组不稳定性

已有多个模型显示了受损的 DNA 修复机制是如何在癌症基因组中引发大量突变的。对这些突变列举如下：①有些突变，可以使 DNA 修复系统中的某些基因或者有丝分裂中的检测点基因出现结构上的改变而丧失的功能（Negrini et al. 2010）；②有些突变，提示了其自身是缺氧条件下 DNA 修复不精确的结果。如在第 2 章所讨论的，当使用姐妹染色体为模板来修复受损的 DNA 时，后者靠的是微同源性而不是正常的 200 个碱基对的同源性。至于 DNA 的损伤如单点突变和双链 DNA 断裂等，可能是由于增殖速度太快以及核苷酸的供应不充足或不及时所致。

9.3.2　表观基因组修饰与基因组不稳定性

有关癌症与 DNA 低甲基化之间关系的研究，可以上溯到 20 世纪 80 年代，人们发现结肠癌的全基因组范围内都出现了甲基化程度大幅下降（Goelz et al. 1985）。在过去的十年中，许多研究都发现甲基化水平的变化与基因组不稳定之间有很强的相关性。

一项早期的研究发现，通过激活甲基化抑制剂以降低 DNA 的甲基化，可以导致基因组规模的 CTG•CAG 重复序列在基因组中的不稳定，特别是增加了三核苷酸重复序列数（Gorbunova et al. 2004），而后者是多种人类遗传性疾病的一个重要特征（Ashley Jr and Warren 1995; Mitas 1997）。其他一些研究发现，基因组不稳定性往往与低甲基化有关（Chen et al. 1998）。这类情况包括：①着丝粒的不稳定性与着丝粒的低甲基化有关（Ehrlich 2002）；②甲基化酶的缺乏，如 *DNMT1* 的不足，与染色体的不稳定共同发生；③在胃肠道癌症中，DNA 的低甲基化出现在基因组大规模损伤之前（Suzuki et al. 2006）。最近的一项研究表明，在结肠癌中，基因组不稳定与 DNA 去甲基化的活性密切相关，而非基因组低甲基化状态（Rodriguez et al. 2006）。另有一些研究也在具体案例中阐明，甲基化变化与遗传不稳定之间存在因果关系（Rizwana and Hahn 1999; Robertson and Jones 2000; Rodriguez et al. 2006）。

上述发现从直观上看似乎是合理的，因为低甲基化意味着转录增加，这就需要解开 DNA 的双链，使之变成单链 DNA，从而增加了 DNA 断裂的机会和需要 DNA 修复的机会。此外， DNA 修复和甲基化的机制之间有很密切的关系（Schar and Fritsch 2011）。在认识 DNA 使用、DNA 修复和甲基化等过程核心元件间的相互关联的过程中，计算分析的方法又一次发挥出它的关键性作用。

9.3.3　与原癌基因及抑癌基因的异常活动相关的基因组不稳定性

研究表明，原癌基因诱导的细胞快速复制可能会引起双链 DNA 断裂，而基因组不稳定性在很大程度上正是由此诱发的（Halazonetis et al. 2008）。该模型推测，原癌基因诱导的 DNA 快速复制，可能会导致 DNA 复制叉停滞及崩解，从而使双链 DNA 发生断裂。这要归因于一个人们常在癌症中观察到的事实，即核苷酸的生产速度远跟不上细胞复制的速度。基于在第 5 章和第 6 章的讨论，我们推测，一旦癌症达到一定的发展阶段，原癌基因（代替了透明质酸片段）就开始驱动癌细胞的增殖过程，而此后才会发生前述的情况。而此情况再加上 DNA 修复系统的受损，可能最终就导致了人们所观察到的基因组的不稳定。然而，这个模型一直受到质疑，因为大多数在癌组织中观察到的癌基因诱导的基因组不稳定性可能并非如此（Corcos 2012）。

一个与此相关，但经过改进后的模型表明，生长信号、癌基因驱动的快速复制以及某些抑癌基因的失活这三个条件导致了 DNA 复制的不平衡，最终导致了基因组的不稳定（Corcos 2012）。具体而言，在癌细胞的增殖过程中，因一些不理想的生长条件，如 ROS 带来的 DNA 损伤等，细胞周期可能进入 G_1 期而处于静止状态。当 MYC 基因出现了过度表达，细胞周期将向前移动，但在 G_2 期会被阻滞（Felsher et al. 2000），这表明在不理想的生长条件下，MYC 基因能够帮助细胞通过 G_1/S 检查点，但不能通过 G_2 检查点。通常情况下，其他癌基因的异常活化与某些抑癌基因的失活，也可能导致细胞在 G_1 或 G_2 检查点被阻滞。例如，RB 基因的缺陷或缺失可导致细胞在 G_2 期被阻滞。当额外的突变引起了 G_2 检查点的功能缺失，细胞周期可能可以完成，但在特定细胞条件下，S 期会延长或缩短。癌细胞中经常会发生这种不均匀的复制，而其直接结果之一就是基因组 DNA 的一些部分会生成不足，又会有其他部分生成过度。DNA 中不同片段的这种不均匀的丰度显然会导致基因组的不稳定性。这个模型有趣的方面是，它仅需要高增殖速率，而不需要 DNA 修复系统的损伤。因此，该模型代表了一种完全不同的导致 DNA 不稳定的原因，相比其他的假设，可能更具现实意义。

基于以上的讨论，我们可以提出一个简单的模型，来解释我们在癌症中观察到的基因组不稳定性：在正常细胞和癌变中的细胞内，内源性因素如 ROS 的升高，可能会导致初始的单点突变。值得强调的是，这种机制本身不会带来结构性变化和拷贝数的变化；相反，这些变化是 DNA 修复机制在持续的异常情况下（如缺氧等）受到损伤所产生的结果（Hastings et al. 2009）。当细胞内或细胞周围的压力变得越来越陌生并持续存在时，表观应答将会被更频繁地利用起来，以便应对这些更具挑战性的压力。如前面所讨论的，作为副效应，表观活动的增加可能会产生更多的基因突变。表观基因组的活动，特别是甲基化，与基因组不稳定性之间的关系可能是相当复杂的，可能对增生细胞向恶性细胞的转化具有决定性的意义。原因之一在于，甲基化可能在基本层面上与 DNA 修复机制有关，而这一机制涉及基于模板的 DNA 修复时进行的 DNA 复制。

通过对减数分裂中 DNA 复制过程的研究，人们发现甲基化与 DNA 复制彼此密切相关，这个发现有助于指导癌细胞 DNA 修复导致的甲基化与小范围复制之间关系的计算研究。迄今为止，所有的基因组不稳定性都与复制率的增加无关。当癌症开始受到癌基因的驱动，如 MYC 基因，可能会导致 DNA 快速复制所需的核苷酸供给不足，从而容易出现双链 DNA 的断裂，而基因组的不稳定性可能会达到更为复杂的程度。显然在这些过程中，当 DNA 修复基因或细胞周期检查点基因被破坏时，如基因突变，会增加基因组不稳定的复杂性。为了确定这样一个简单的模型怎么才能适用于各种癌症,我们可能需要建立动态的模型,以整合那些为了研究个别突变的产生机制及触发条件而开发的模型,随后根据收集到的不同发育阶段的癌症组织样品,获取可用的基因组、表观基因组和转录物组数据,随后进行评估,看看该模型能否很好地解释在特定癌症类型中观测到的突变模式。

9.4　小　　结

癌症研究的复杂性,可能主要源自如何阐明与不断发展变化的微环境,对置身其中的癌细胞所产生的影响这类颇具挑战性的问题上。最初的影响较为简单,缺氧或活性氧簇的增加导致了糖酵解活动的增加。为克服此种影响,细胞持续改变其代谢方式,并进一步改变了其微环境,为癌细胞生存带来新的挑战。这种不断适应的过程促成了一个恶性循环,最终结果是微环境中的癌细胞的恶性程度日益增高。本章通过考虑多种微环境因素发现:共适应和拮抗性共进化最终驱使环境条件变得相当恶劣,以至于没有任何一种条件特异性的压力应激反应可以适用。这种情况通常导致表观基因组水平的改变,进而激活一套细胞内通用的压力/应激反应机制。这种表观基因组水平的活动将直接带来两种改变:①肿瘤细胞在进化的道路上渐行渐远,不可逆转;②肿瘤细胞与微环境二者间的基础环节导致的基因组不稳定性逐渐增加。我们假设这种环节可能是一种人类基因组编码的通路,用以增加与特定功能相关的基因突变发生的概率。本章所述与最近的许多研究相一致,即表观遗传应答可以随环境而变,而表观遗传的改变在癌症发展过程中所起到的作用甚至大于基因突变和基因拷贝数变化。目前还没有表观基因组的特征性指标,可以用来评估癌细胞在其求生途中逆变的能力或者转移的潜力。再次重申,以整合的方式,利用计算机技术进行组学数据的分析,可能是解决这些重要问题的关键。

补 充 材 料

编号	癌症类型	样本大小	平台
GSE13195	胃癌	49	GPL5175
GSE12391	黑色素癌	41	GPL1708
GSE19804	肺癌	120	GPL570

参 考 文 献

Ashley Jr CT, Warren ST (1995) Trinucleotide repeat expansion and human disease. Annual review of genetics 29: 703-728.

Bernstein C, Prasad AR, Nfonsam V et al. (2013) DNA Damage, DNA Repair and Cancer. New Research Directions in DNA Repair.

Bhaskara VK, Mohanam I, Rao JS et al. (2012) Intermittent hypoxia regulates stem-like characteristics and differentiation of neuroblastoma cells. PloS one 7: e30905.

Buehler MJ (2006) Nature designs tough collagen: Explaining the nanostructure of collagen fibrils. Proceedings of the National Academy of Sciences 103: 12285-12290.

Cai J, Jones DP (1998) Superoxide in Apoptosis MITOCHONDRIAL GENERATION TRIGGERED BY CYTOCHROMEc LOSS. Journal of Biological Chemistry 273: 11401-11404.

Cavalli-lab (2014) The Polycomb and Trithorax page.

Chaudary N, Hill RP (2009) Increased expression of metastasis-related genes in hypoxic cells sorted from cervical and lymph nodal xenograft tumors. Laboratory investigation; a journal of technical methods and pathology 89: 587-596.

Chen RZ, Pettersson U, Beard C et al. (1998) DNA hypomethylation leads to elevated mutation rates. Nature 395: 89-93.

Corcos D (2012) Unbalanced replication as a major source of genetic instability in cancer cells. Am J Blood Res 2: 160-169.

Das PM, Singal R (2004) DNA methylation and cancer. J Clin Oncol 22: 4632-4642.

Ehrlich M (2002) DNA hypomethylation, cancer, the immunodeficiency, centromeric region instability, facial anomalies syndrome and chromosomal rearrangements. J Nutr 132: 2424S-2429S.

Feinberg AP, Tycko B (2004) The history of cancer epigenetics. Nature Reviews Cancer 4: 143-153.

Felsher DW, Zetterberg A, Zhu J et al. (2000) Overexpression of MYC causes p53-dependent G2 arrest of normal fibroblasts. Proc Natl Acad Sci U S A 97: 10544-10548.

Fraga MF, Ballestar E, Villar-Garea A et al. (2005) Loss of acetylation at Lys16 and trimethylation at Lys20 of histone H4 is a common hallmark of human cancer. Nat Genet 37: 391-400.

Goelz SE, Vogelstein B, Hamilton SR et al. (1985) Hypomethylation of DNA from benign and malignant human colon neoplasms. Science 228: 187-190.

Gorbunova V, Seluanov A, Mittelman D et al. (2004) Genome-wide demethylation destabilizes CTG.CAG trinucleotide repeats in mammalian cells. Hum Mol Genet 13: 2979-2989.

Guilak F, Cohen DM, Estes BT et al. (2009) Control of stem cell fate by physical interactions with the extracellular matrix. Cell Stem Cell 5: 17-26.

Halazonetis TD, Gorgoulis VG, Bartek J (2008) An oncogene-induced DNA damage model for cancer development. Science 319: 1352-1355.

Hanahan D, Weinberg RA (2011) Hallmarks of cancer: the next generation. Cell 144: 646-674.

Hastings P, Lupski JR, Rosenberg SM et al. (2009) Mechanisms of change in gene copy number. Nature Reviews Genetics 10: 551-564.

Johnson LJ (2007) The Genome Strikes Back: The Evolutionary Importance of Defence Against Mobile Elements. Evol Biol 34: 121-129.

Johnson LJ, Tricker PJ (2010) Epigenomic plasticity within populations: its evolutionary significance and potential. Heredity 105: 113-121.

Jones PA, Laird PW (1999) Cancer-epigenetics comes of age. Nature genetics 21: 163-167.

Madlung A, Comai L (2004) The effect of stress on genome regulation and structure. Annals of botany 94: 481-495.

Majmundar AJ, Wong WJ, Simon MC (2010) Hypoxia-inducible factors and the response to hypoxic stress. Molecular cell 40: 294-309.

Mason B, Califano J, Reinhart-King C (2012) Matrix Stiffness: A Regulator of Cellular Behavior and Tissue Formation. In: Bhatia SK (ed) Engineering Biomaterials for Regenerative Medicine. Springer New York, pp 19-37.

Mitas M (1997) Trinucleotide repeats associated with human disease. Nucleic Acids Research 25: 2245-2253.

Muiznieks LD, Keeley FW (2010) Proline periodicity modulates the self-assembly properties of elastin-like polypeptides. J Biol Chem 285: 39779-39789.

Nakayama M, Gonzalgo ML, Yegnasubramanian S et al. (2004) GSTP1 CpG island hypermethylation as a molecular biomarker for prostate cancer. Journal of Cellular Biochemistry 91: 540-552.

Negrini S, Gorgoulis VG, Halazonetis TD (2010) Genomic instability--an evolving hallmark of cancer. Nat Rev Mol Cell Biol 11: 220-228.

Pani G, Galeotti T, Chiarugi P (2010) Metastasis: cancer cell's escape from oxidative stress. Cancer metastasis reviews 29: 351-378.

Peng YJ, Yuan G, Ramakrishnan D et al. (2006) Heterozygous HIF-1alpha deficiency impairs carotid body-mediated systemic responses and reactive oxygen species generation in mice exposed to intermittent hypoxia. J Physiol 577: 705-716.

Qu G-z, Grundy PE, Narayan A et al. (1999) Frequent Hypomethylation in Wilms Tumors of Pericentromeric DNA in Chromosomes 1 and 16. Cancer Genetics and Cytogenetics 109: 34-39.

Rizwana R, Hahn PJ (1999) CpG methylation reduces genomic instability. J Cell Sci 112 (Pt 24): 4513-4519.

Robertson KD, Jones PA (2000) DNA methylation: past, present and future directions. Carcinogenesis 21: 461-467.

Rodriguez J, Frigola J, Vendrell E et al. (2006) Chromosomal instability correlates with genome-wide DNA demethylation in human primary colorectal cancers. Cancer Res 66: 8462-9468.

Schar P, Fritsch O (2011) DNA repair and the control of DNA methylation. Progress in drug research Fortschritte der Arzneimittelforschung Progres des recherches pharmaceutiques 67: 51-68.

Sharma S, Kelly TK, Jones PA (2010) Epigenetics in cancer. Carcinogenesis 31: 27-36.

Stern S, Fridmann-Sirkis Y, Braun E et al. (2012) Epigenetically heritable alteration of fly development in response to toxic challenge. Cell Rep 1: 528-542.

Suzuki K, Suzuki I, Leodolter A et al. (2006) Global DNA demethylation in gastrointestinal cancer is age dependent and precedes genomic damage. Cancer Cell 9: 199-207.

Suzuki MM, Bird A (2008) DNA methylation landscapes: provocative insights from epigenomics. Nature reviews Genetics 9: 465-476.

Vaupel P (2008) Hypoxia and aggressive tumor phenotype: implications for therapy and prognosis. The oncologist 13 Suppl 3: 21-26.

Vojta A, Zoldos V (2013) Adaptation or malignant transformation: the two faces of epigenetically mediated response to stress. BioMed research international 2013: 954060.

Wells RG (2008) The role of matrix stiffness in regulating cell behavior. Hepatology 47: 1394-1400.

Wimberly H, Shee C, Thornton PC et al. (2013) R-loops and nicks initiate DNA breakage and genome instability in non-growing Escherichia coli. Nature communications 4: 2115.

Yang YJ, Song TY, Park J et al. (2013) Menin mediates epigenetic regulation via histone H3 lysine 9 methylation. Cell Death Dis 4: e583.

Yoo KH, Hennighausen L (2012) EZH2 methyltransferase and H3K27 methylation in breast cancer. Int J Biol Sci 8: 59-65.

Zelko IN, Mariani TJ, Folz RJ (2002) Superoxide dismutase multigene family: a comparison of the CuZn-SOD (SOD1), Mn-SOD (SOD2), and EC-SOD (SOD3) gene structures, evolution, and expression. Free Radical Biology and Medicine 33: 337-349.

第 10 章 理解癌症的侵袭和转移

癌症之所以致命，主要是因为如果无法治愈，癌症一般都会发展到转移阶段，即癌细胞从原发部位通过血液循环或淋巴系统扩散到新的位置（一般是不同的器官）。由于很多未知的原因，转移癌往往表现出与其原发癌不同的生长模式，其生长速度大幅度加快，而且更容易转移。最近的统计数据显示，大约 90% 癌症引起的死亡是由转移癌造成的。尽管转移癌被认为是癌症最致命的阶段，但当前对其生物学理解仍相当有限。很多基本问题尚无明确答案，例如，是什么驱使一个原发癌发生转移；为什么有些癌症比其他癌症更容易转移，如黑色素瘤相比基底细胞癌更容易转移；为什么转移性癌症往往比其原发癌生长快得多。而导致这种研究现状的可能原因包括：①这些问题具有真正的挑战性；②对转移性癌症研究的投入和努力不足。这个不幸的事实可能是由于对该领域的普遍观念造成的——人们认为如果肿瘤细胞已经扩散和转移，那么有效治疗的可能性将微乎其微。

在本章和下一章中，我们将阐述当前对于肿瘤细胞转移潜在动力的认识，癌症发生转移的关键机制及我们近来对在新微环境下转移癌活动的生物学理解。在前面的章节中，我们阐述了癌症进化被看做是一个病变的细胞从来自微环境的致命压力中逃脱的过程。作为其适应挑战的一部分，细胞的代谢改变在很大程度上是由它们周围的越来越具有挑战性的微环境造成的，这些微环境是在慢性发炎和/或 ROS 积累引起的葡萄糖代谢产物积累而产生的初始压力的基础上发生改变的。

10.1 肿瘤细胞的局部侵袭

如第 1 章所述，肿瘤转移中的第一个步骤是肿瘤侵袭，即癌细胞破坏其基底膜（细胞外基质的一种）并进入基质区（stromal compartment），这里有基质细胞（成纤维细胞和周细胞）、免疫细胞和毛细血管驻留（图 10.1）。因为大多数实体肿瘤来源于上皮细胞，所以如果要理解肿瘤侵袭的过程，首先需要了解上皮细胞分裂及抑制分裂的调控机制。

10.1.1 肿瘤侵袭和透明质酸在其中的作用

如第 1 章和其他几个章节中所讨论的，基底膜是一个由胶原蛋白和透明质酸纤维及多种类型的连接蛋白如纤连蛋白、弹性蛋白和层粘连蛋白等交联成网状的结构，而上皮细胞彼此相邻排列成片状覆盖在基底膜上（Hay 1981）。细胞与细胞接触会抑制细胞分裂，在生理条件下这种现象被称为接触抑制，而细胞分裂需要锚定到基底膜上。在结构上，两个相邻的细胞有 3 种类型的连接，细胞与细胞的黏着通过黏着连接（adherens junction）方式，另两种连接方式——紧密连接（tight junction）和间隙连接（gap junction），则作为细胞之间主要的通信通道用于营养物质和信号传递。黏着连接通过钙黏蛋白

（cadherin）及与钙黏蛋白结合的一些胞质蛋白，如肌动蛋白和连环蛋白（catenin）实现细胞间黏着（图 10.2）。上皮细胞中的钙黏蛋白，特别是 E-cadherin（半衰期 5h），在细胞表面不断地重新生成。最近的研究报道显示，当 E-cadherin 表达下降时，细胞会发生迁移（Chen et al. 1997），其可能的机制是抑制 E-cadherin 表达并结合其他因素，可能会激活上皮—间质转化（epithelial-mesenchymal transition，EMT），而抑制 E-cadherin 对于 EMT 的激活是至关重要的（Lee et al. 2006）。因为研究已证实 SNAIL 是抑制 E-cadherin 的关键调节子（Peinado et al. 2004; Montserrat et al. 2011），而值得关注的是已有研究报道高分子质量的透明质酸在 *SNAIL* 的调控中发挥关键作用（Craig et al. 2009），强烈提示它在抑制 E-cadherin 以及激活 EMT 中的作用，此部分内容我们已在第 6 章讨论过。（注意：间叶细胞是一类干细胞，能够分化成不同的细胞类型并且可以在不同位置间移动。）

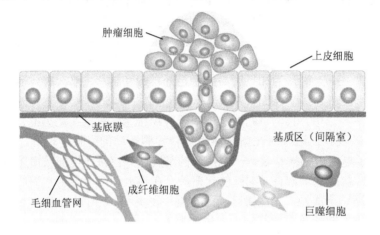

图 10.1　示意尚未突破基底膜的癌细胞以及基底膜上的上皮细胞，同时显示了基质区（间隔室）中的一些结构

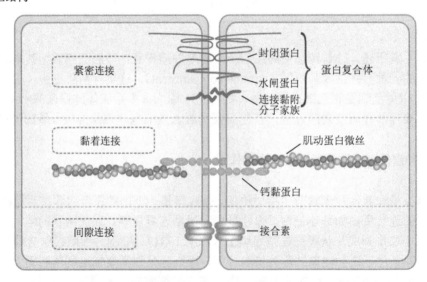

图 10.2　两个相邻细胞间 3 种类型的连接示意图，其中黏着连接提供细胞间的实际结合，每个细胞用一个矩形表示

　　我们首先简要介绍 EMT 通路及其相关功能。EMT 通路参与了胚胎发育过程中的器官形成。在生理条件下，它的激活有助于胚胎通过子宫内膜和胎盘与母体进行营养物质和气体的交换。癌细胞显然通过适应机制进而利用这一通路来促进其迁移，然后 EMT 的反向通路——MET 可以使迁移细胞转换成原始上皮的肿瘤形式，从而在转移部位稳定下来。值得注意的是，虽然这两类细胞无论在功能上还是形态上都存在差异，但它们可以通过活化 EMT 和 MET 通路来进行相互转换。

　　简言之，上皮细胞的基本功能包括：①保护位于其下的组织免受病原体的入侵和攻击；②由上皮细胞分隔开的组织通过其进行化学物质交换；③分泌激素到血管循环中，以及分泌汗液、黏液和酶，并通过导管腺的上皮细胞进行运送；④传递嗅觉、听觉和视觉等感觉。正如第 1 章所介绍的，上皮组织是人的 4 种主要组织类型之一，另外 3 种为结缔组织、肌肉组织和神经组织。与此相反，间叶组织是一类未分化的疏松结缔组织，其构成细胞很容易发生迁移。通常的间质细胞通过焦点粘连相互作用，而不需要细胞—细胞黏着。

　　在缺氧的条件下，TGFβ、FGF、EGF、HGF、RAS-MAPK、WNT 和 Notch 等通路的激活可活化 EMT 通路。最近的一项研究显示，特定亚型的 CD44 的激活（第 6 章），也就是 CD44s，是活化 EMT 通路的一个必要条件。通过整合上述信息与第 6.2 节的讨论，我们推测透明质酸的过量产生可能在消除细胞—细胞粘连中起着关键的启动作用，通过一系列的下游事件包括 SNAIL 的激活、E-cadherin 的抑制、透明质酸诱导的机械延伸和 CD44s 与透明质酸的相互作用，最终导致相邻两个细胞的分离。基于对转录组数据的计算分析和统计推断，可能有助于建立一个关于在特定的癌症类型中肿瘤细胞是如何失去其细胞-细胞间粘连的详细模型。

　　不同于细胞-细胞间粘连，上皮细胞和基底膜之间的粘连是通过细胞表面的整合素和 ECM 中的纤连蛋白（fibronectin）之间的相互作用完成的。而当前对于这些蛋白间相互作用调控的认识是不完整的，但已有研究观察到两种蛋白间的空间距离是关键的调节因素，即机械力拉伸连接可能会导致它们的分离(Li et al. 2008; Schwartz 2010)。

　　此外，癌细胞为了迁移也需要突破基底膜。这个过程的完成需要装配和激活一个被称为侵袭性伪足（invadopodium）的大型复杂结构体，其包括致密的肌动蛋白核心以及其周围环绕肌动蛋白组装蛋白、膜运输蛋白、信号蛋白和跨膜蛋白酶等(Hagedorn and Sherwood 2011; Hagedorn et al. 2013)。侵袭性伪足被激活时，其在基底膜创建通道来传递 MMPs 到所需的位置以降解基底膜，之后肿瘤细胞到新开辟的空间生长（图 10.3）。目前认为，细胞周围过量的透明质酸的堆积及其与 CD44 和 PKC 的相互作用调控了侵袭性伪足的装配(Artym et al. 2006; Hill et al. 2006; Montgomery et al. 2012)。

　　除了第 8 章所讨论的基底膜硬度在刺激细胞增殖中的作用之外，研究者还发现基底膜的硬度在促进侵袭性伪足的活性中具有关键的调控作用（Alexander et al. 2008; Parekh et al. 2011）。基底膜的硬度主要是由胶原蛋白、弹性蛋白和层粘连蛋白的相对浓度决定的（Alberts et al. 2002; Owen and Shoichet 2010），而透明质酸片段在决定这些大分子的相对浓度中可能具有重要作用，即透明质酸可能能够决定基质的硬度。研究发现，透明质酸片段能够上调胶原蛋白的编码基因（Chung et al. 2009），提高基质弹性蛋白的合成

（Kothapalli and Ramamurthi 2009; Kothapalli et al. 2009）。此外，透明质酸也与多种疾病如肝硬化中层粘连蛋白的产生有关，如肝硬化（Lindqvist 1997）。综上，ROS 水平上升使透明质酸过量堆积可导致基底膜硬度的增加，从而引起侵袭性伪足数量增加并通过 myosin II-FAK/CAS（Crk-associated substrate）通路增加其活性（Alexander et al. 2008），下文将对此进行详细讨论。

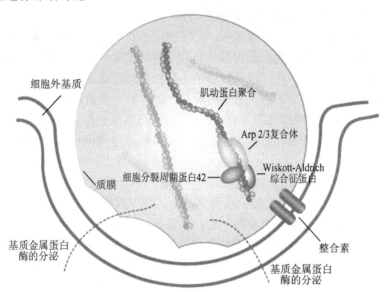

细胞外基质

肌动蛋白聚合

Arp 2/3复合体

质膜

Wiskott-Aldrich
综合征蛋白

细胞分裂周期蛋白42

基质金属蛋白
酶的分泌

整合素

基质金属蛋白
酶的分泌

图 10.3　侵袭性伪足复合体破坏细胞外基质的示意图，其中 ARP2-3 蛋白复合体在调节肌动蛋白细胞骨架中起重要作用，CDC42（细胞分裂周期蛋白 42）参与细胞周期的调控；WASP 与 Wiskott－Aldrich 综合征即湿疹血小板减少伴免疫缺陷综合征有关

　　为了确定这些不同的成分是如何协作启动转移过程，研究人员将目光集中在 TGFβ这个特定的蛋白家族上，因为该蛋白家族可能是贯穿所有这些成分的主线。在大多数细胞类型中，TGFβ蛋白家族参与调控细胞的增殖和分化。此外它们在以下方面也表现出调节作用：①细胞凋亡的激活；②通过阻断细胞周期从 G_1 到 S 期的进程来调控细胞周期；③对淋巴细胞和起源于单核细胞的吞噬细胞的形成抑制。已知该蛋白家族有 3 个成员 TGFβ1、TGFβ2 和 TGFβ3，都与多种类型肿瘤的侵袭和转移密切相关。有趣的是，如在第 6 章中所述，这些蛋白质在癌症的早期阶段与晚期阶段中扮演着不同的角色。它们在肿瘤发生的早期阶段是抑制增殖的因子，但在晚期阶段成为癌基因(Prime et al. 2004; Seoane 2006)。TGFβ与潜在 TGFβ结合蛋白（latent TGFβ binding protein，LTBP）和潜伏性相关肽（latency-associated peptide，LAP）形成蛋白复合体，被分泌到细胞外间隙。其激活的第一步是从复合体中释放出来，释放后，蛋白质可以在不同条件下由多种因素激活，如整合素、基质金属蛋白酶（MMPs）和组织损伤应答蛋白 TSP1（thrombospondin 1）(Rifkin and Sheppard 1999; Yu and Stamenkovic 2000)，甚至是 ROS(Barcellos-Hoff and Dix 1996)和 pH 水平(Lyons et al. 1988)的改变等。在此，有一个通过 integrin-αvβ5(Wipff et al. 2007)的机械-化学信号被认为是最为相关的一种特定机制，提示组织生长可能在激活 TGFβ中发挥着重要作用。

　　为了明确透明质酸是否在突破基底膜中起作用，我们对脑肿瘤、肝癌和肺癌的 3 个癌症类型的转录组数据进行分析。统计分析显示，当 TGFβ 被激活时，关键的透明质酸合成和输出基因，如 *HAS2* 和 *ABCC5*（第 6 章），其表达如图 10.4 所示，提示 TGFβ 可能是透明质酸合成的调控子。同时已有多个研究证明 TGFβ 的确可以提高透明质酸的合成（Wang et al. 2005; Nataatmadja et al. 2006），从而为我们的假说提供了强有力的数据支持。

　　除了能够促进透明质酸的合成，TGFβ 也可以通过多种机制激活 EMT 通路。例如，SMADs 蛋白家族可以将 TGFβ 配体的信号传递到核内。TGFβ 可激活 SMAD2 和 SMAD3，之后和 SMAD4 一起形成的复合物，共同作为转录因子来触发 EMT 通路（Miyazawa et al. 2002; Derynck and Zhang 2003; ten Dijke and Hill 2004; Gui et al. 2012）。TGFβ 的另一个通路不涉及 SMAD 蛋白，而是通过激活 ERK MAPK、RHO GTPases 和 PI3K/AKT 通路(Derynck and Zhang 2003; Xu et al. 2009; Zhang 2009)。总之，目前的理解是 TGFβ 可以激活 SMAD 和非 SMAD 通路，通过不同的信号通路的交叉来触发 EMT，或是根据具体的环境激活其他的通路。

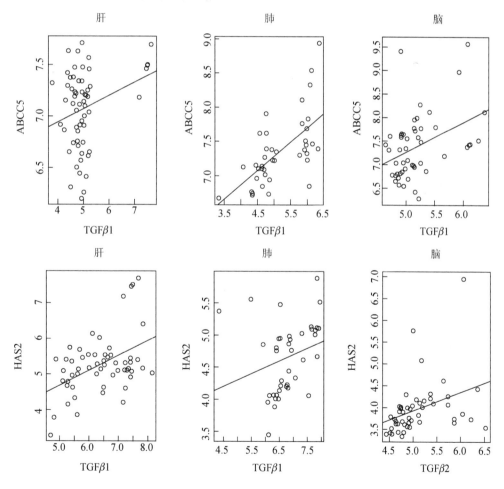

　　图 10.4　TGFβ 与透明质酸合成基因的表达，在 3 种类型晚期癌症多个组织样本中的关系，其中，*HAS2* 和 *ABCC5* 分别是透明质酸合成和输出基因（数据来源于 GEO 数据库）

　　综上，我们进行了如下一系列事件可能导致生长的肿瘤破坏基底膜的推论：肿瘤的持续生长同时伴有炎症，会产生机械力，从而促进 integrin-αvβ5 的激活，并进一步激活 TGFβ，导致透明质酸的合成和输出增加。透明质酸的合成和输出增加会进一步提升上述的机械力，进而提高 integrin-αvβ5 和 TGFβ的生物活性，同时透明质酸还可抑制 E-cadherin，最终导致 EMT 的活化，提高肿瘤细胞的迁移和侵袭能力。实际基底膜的破坏是通过侵袭性伪足的装配和激活，使 MMPs 传递到正确的位置来完成的，而这一过程也是由透明质酸的产生和降解起始的。总之，透明质酸在上述一系列细胞事件中发挥重要作用。

10.1.2　与基质细胞的相互作用

　　肿瘤细胞局部浸润的第二个关键事件是它们进入基质区，在这里它们可以直接与成纤维细胞和周细胞等基质细胞相互作用，这些是器官实质细胞的支持细胞。由于局部免疫细胞具有支持作用，所以它们也可以被认为属于基质细胞。

　　成纤维细胞的主要生理功能是合成和输出 ECM 蛋白、糖蛋白和黏多糖，并具有伤口愈合的功能。多种疾病与 ECM 的过量产生、沉积和收缩密切相关，如糖尿病性肾病、肝硬化、动脉粥样硬化和类风湿性关节炎等。目前认为，TGFβ不仅可以通过成纤维细胞诱导基底 ECM 的合成，还可以引起 ECM 的收缩。具体来说，它诱导一种特定的纤连蛋白形式，EDA（ectodysplasin-A）和 TGFβ1 一起引起α-SMA（alpha-actin-2）的增加以及加速成纤维细胞收缩（Ina et al. 2011），这是激活潜在 TGFβ1 的主要信号（Wipff et al. 2007）。这是对上面关于机械力诱导 integrin-αvβ5 激活最终引起 EMT 激活的模型有力补充。此外，这两个过程可能会相互作用，将信号发送给对方，共同完成 EMT 的激活。针对多种晚期癌症精心设计的转录组数据的分析，为在晚期癌症的微环境中，建立一个关于 EMT 激活整个过程的合理模型提供可能。除了这个作用，癌症相关的成纤维细胞也被认为会释放多种蛋白酶如 MMPs，从而进一步促进癌症侵袭和转移所需的 ECM 重构。

　　周细胞是围绕毛细血管内皮细胞的收缩细胞，其生理功能是调节毛细血管的流量和清除细胞碎片。此前的研究已经发现，周细胞是防止癌细胞扩散的守卫者，基于小鼠模型研究证实周细胞的缺乏会促进癌症转移（Xian et al. 2006）。对于糖尿病视网膜病变的研究报道为我们提供了为什么癌症组织往往被观察到周细胞数目减少的有力线索，即血管生成素 2（angiopoietin-2）蛋白的活化会导致周细胞数目的减少（Hammes et al. 2004）。因此，我们可以推测，由于肿瘤微环境中血管生成的需要而触发血管生成素 2 表达增加导致周细胞数目减少，从而逐渐失去了防止转移的能力。包含 4 种类型癌症的大量组织样本的转录组数据为这个模型提供了有力的数据支持，数据分析结果显示随着癌症的发展，肿瘤样本的周细胞数目降低，周细胞标志基因主动脉平滑肌肌动蛋白（actin, aortic smooth muscle，ACTA2）、硫酸软骨素蛋白多糖 4（chondroitin sulfate proteoglycan 4，CSPG4）、ENPEP（glutamyl aminopeptidase）和丙氨酰氨肽酶（alanyl aminopeptidase，ANPEP）表达降低，而血管生成素-2（ANGPT2）表达则增加（图 10.5）。可以预期的是，在更大的数据集上以更系统的方式进行数据挖掘和统计推断，定会进一步构建关于这一假说的详细模型。

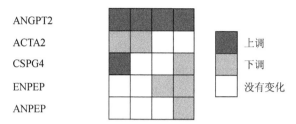

图 10.5　在癌症和对照样本中周细胞群相关的 5 个基因表达水平的变化

每一列从左到右表示一种癌：肾细胞癌、白血病、肝癌和肺腺癌；同时每一行代表一个基因。黑色和灰色分别表示基因表达水平的增加和减少，白色代表没有变化。这里使用的详细数据集在本章最后的补充材料中给出

　　此外，从能量代谢的角度看来，肿瘤细胞与肿瘤相关的基质细胞之间存在一种合作关系。如第 5 章和第 8 章所述，肿瘤细胞因为其不完全的能量利用，在其微环境中产生高浓度的乳酸，而乳酸可以进一步被基质细胞利用，被氧化成丙酮酸后，基质细胞可以不像肿瘤细胞一样必须使用糖酵解来生成 ATP。有数据支持提出这样的模型，基质细胞中再生的、过量的丙酮酸可以被释放，然后被癌细胞重新利用(Martinez-Outschoorn et al. 2011)。有研究也观察到肿瘤相关的基质细胞易于表现出葡萄糖转运体的低表达，这种基质细胞的低葡萄糖摄入的可能性可使肿瘤细胞能够更多地利用葡萄糖。此外，已发现上皮癌细胞可以诱导相邻的成纤维细胞中代谢基因的表达及增强高能代谢产物的输出(Pavlides et al. 2009; Migneco et al. 2010; Martinez-Outschoorn et al. 2011)，使这两类细胞形成了密切的"宿主-寄生"关系。

　　癌症和免疫细胞之间相互作用的结果可能很复杂，因为不同的免疫细胞在癌症发展的不同阶段，可能作用不同（包括抗肿瘤和促肿瘤作用）。如在第 8 章中详细讨论的，除了直接参与肿瘤的发生，免疫细胞对于那些逃避免疫细胞破坏的肿瘤细胞也可以作为一个选择过程。

10.2　肿瘤细胞的迁移

　　肿瘤细胞可通过血液循环和淋巴系统两种方式迁移到远离原发灶的位置，但临床数据表明多数肿瘤细胞主要还是通过血液循环迁移（Wong and Hynes 2006; Eccles and Welch 2007）。因此本节中我们主要关注通过血液循环移动的肿瘤细胞。

10.2.1　内渗

　　对于入侵的癌细胞来说，第一步是通过形成毛细血管壁的内皮细胞屏障进入血液循环。先天免疫（固有免疫）细胞在促进癌细胞内渗中发挥重要作用，详见第 7 章先天免疫在癌症发生中的作用部分。具体来说，肿瘤相关巨噬细胞（tumor-associated macrophage，TAM）通过释放 VEGFs 促进肿瘤血管的生成，这些新生血管往往比正常毛细血管内皮孔径更大，从而使癌细胞更容易进入循环系统。

10.2.2　进入血液循环

据估计，每克进入血液循环的肿瘤组织中，有大约一百万个肿瘤细胞实际上逃到了循环系统中，而且它们在血管内壁驻留或被破坏之前，通常只在那里停留几个小时。另一种估计认为，一万个癌细胞中至少有一个可在循环系统中存活，并最终定居到一个远处的位置。

在循环系统中，循环肿瘤细胞（circulating tumor cell，CTC）存活需要克服许多困难，包括机械力和免疫破坏。此外，它们还需要克服程序性细胞死亡，称为失巢凋亡，这是当细胞离开原来的栖息地，无法锚定到转移位置时自身诱导的细胞凋亡（Douma et al. 2004; Gupta and Massague 2006）。目前研究人员对于 CTCs 究竟是通过什么机制来避免程序性细胞死亡，还知之甚少，但下面的信息可能提供了一些有益的提示。众所周知，肿瘤细胞可以在锚定非依赖方式下继续茁壮成长，通过一个由细胞表面透明质酸介导的信号过程来避免失巢凋亡。然而，人们不知道 CTCs 的表面是否有透明质酸。虽然可以使用包括质谱在内的技术，通过细胞的代谢分析来确定这种情况是否存在，但是目前还没有任何可用的公共数据给出这个问题的直接答案。

最近的研究结果表明，酪氨酸受体激酶 B（tyrosine receptor kinase B，TRKB）在肿瘤细胞抵抗失巢凋亡的过程中可能发挥了重要作用（Kim et al. 2012）。TRKB 是一种可以诱导细胞生存和分化的生长因子，通过结合其同源配体如脑源性神经营养因子（brain derived neurotrophic factor，BDNF）而活化。另一项研究表明，在体外实验中透明质酸四糖能够增加 *BDNF* 和 *VGEF* 的表达（Wang et al. 2012）。此外，关于组织再生的研究表明，高分子质量的透明质酸在组织再生过程中可以充当 BDNF 的支架（Takeda et al. 2011）。这些信息共同表明，透明质酸可以由 CTCs 产生，这协同其他因素可能触发 BDNF 的表达，反过来又激活了 TRKB，使 CTCs 具有了抵抗失巢凋亡的能力。当然这种可能性有待进一步的实验证实。

在循环系统中，CTCs 易于与血小板聚集成簇（Cho et al. 2012a），从而具有能够在血流中的机械力、循环系统中的剪切力和免疫攻击中存活下来的优势。血小板在运输 CTCs 和维持它们生存能力方面有重要作用，研究证实血小板减少或是抑制肿瘤细胞引起的血小板聚集都会减弱肿瘤的转移能力（Gasic et al. 1968; Gasic 1984; Amirkhosravi et al. 2003; Palumbo et al. 2005）。CTCs 和血小板之间的具体的结合模式尚未彻底阐明，有研究提出两者之间的相互作用是通过结合两类细胞表面的整合素到公共的纤连蛋白或胶原蛋白，或者通过结合两个细胞表面的蛋白酶激活受体（protease activated receptor，PARs）到公共的凝血酶（Gay and Felding-Habermann 2011）来完成的。需要注意的是，如之前所讨论的，整合素是一个跨膜受体家族，提供细胞间或 ECM 中细胞和大分子间的联系。

基于公共数据乳腺癌 CTCs 的基因表达分析结果，揭示了编码 integrin-α2bβ3、integrin-α2β1、GPI 受体（负责血小板黏附）、ADP（脂肪，adipose）受体和"血小板栓塞形成"通路的相关基因都被上调，为上述假设提供了强有力的证据。

10.2.3 外渗

肿瘤外渗过程中，CTCs 寄居在远处器官的血管内壁上，然后穿透血管壁定居到器官的基质区。研究者对肿瘤外渗机制的认识很少，但据推测，其机制可能类似于免疫反应中，白细胞外渗进入炎症组织中的方式（Strell and Entschladen 2008）。白细胞（如 T 细胞、自然杀伤细胞、中性粒细胞和单核细胞等）的外渗过程包括以下步骤：①滚动：血管内皮细胞通过细胞表面的蛋白选择素招募白细胞，这些蛋白结合白细胞表面的选择素配体如 P-选择素糖蛋白配体 1（P-selectin glycoprotein ligand-1，SELPLG，也被称为 CD162），形成松散的相互作用，这里选择素是一个细胞黏附糖蛋白的家族。由于这种相互作用相对松散，招募的白细胞在血流中滚动运动，因此而得名；②黏附：在滚动中，白细胞和内皮细胞上的整合素被激活，它们的结合使细胞间紧密粘连起来；③游出：白细胞游出通过内皮细胞不会不可逆地损害它们的完整性，白细胞往往通过内皮细胞之间的细胞单层进行移动（Hofbauer et al. 1999）。

研究推测，虽然肿瘤细胞可能使用相似的机制来外渗，但在不同的转移类型中它们使用不同的选择素配体来实现与内皮细胞初始的松散结合，如骨转移中的 HCELL（一种 E-和 L-选择素配体）、CD44、ELAM1（E-选择素配体 1，也称为 CD62E），和结肠转移中的癌胚抗原（carcinoembryonic antigen，CEA）（Dimitroff et al. 2005; Strell and Entschladen 2008; Thomas et al. 2008; Dallas et al. 2012; Hiraga et al. 2013）。癌细胞和血管内皮细胞之间的粘连可能通过整合素之间的结合来实现的，如上面所述的白细胞的情况一样，但是所利用的亚群可能与白细胞不同，特别是β2 亚群。最近的一项研究发现，整合素的α4 亚群在某些癌症中被利用（Okahara et al. 1994; Garofalo et al. 1995; Bendas and Borsig 2012）。对于游出阶段，癌细胞可能与白细胞的不同，癌细胞往往会高度破坏性地损伤内皮细胞，可能是因为它们比白细胞体积要大，而且没有限制它们一定不要损害内皮细胞的完整性。目前尚无特定的基因被识别参与其中，但我们可预期，对多种转移类型的转录组数据的计算分析可能会产生候选基因。

在文献中，到达新位置的 CTCs 被称为播撒肿瘤细胞（disseminated CTCs，DTCs），它特指那些原发癌直接的后代，而不是高度转化的转移癌。基于前列腺癌的公共可用 DTCs 基因表达数据分析结果发现，相对于对应的 CTCs，以下的基因集合在 DTCs 中表达上调：细胞周期相关的基因（如 G_1 期和 S 期的基因）、肌动蛋白细胞骨架重构基因及参与 WNT-信号通路、DNA 合成、葡萄糖代谢、类固醇代谢和鞘脂代谢的基因。这些数据有力地提示我们可以进行如下推断：①这些 DTCs 处于增殖状态；②这些细胞处于氧化应激压力下。

关于第一点值得注意的是，一个 DTC 的群体往往会在它新的栖息地保持稳定状态达数月甚至数年，因此认为这些细胞可能处于休眠期（Meadows 2005; Wang et al. 2013）。但显然这个假说不被上面数据分析得到的结果所支持。对于这两条看似矛盾的信息的一种可能解释是，DTCs 可能最初处于增殖状态，但是会逐渐停止增殖，在细胞周期中停留在生长停滞的状态，这可能是由于它们与新的微环境不相容触发的。这种不相容可能包括：①与癌细胞没有关联的局部免疫细胞的攻击；②在肿瘤新生血管建立之前，有限的血液供应仅仅满足局部正常细胞的存活；③与它们以前的栖息地相比增加的氧水平产生的毒性作用（第 11 章）；④ROS 和 pH 水平的变化，这两者与它们的原始位置差异很大，因此可能引起 DTCs 为了不被改变的 ROS 和 pH 杀死，而发生大量的代谢变化。另一种可能性是，大多数 DTCs 的增殖细胞可能由于它们与新的微环境的不相容而被破坏（第 11 章）。因此观察到的 DTCs 群体稳定性可能仅表示一个动态平衡，而不是无增殖活性。对一些转移癌症这两种可能性都存在。

对于第二点推断还没有在癌症研究中受到广泛的关注。DTC 转录数据的详细分析揭示一些 *CYP* 基因，即所有编码抗氧化剂 P450 的酶，与 CTCs 相比会随着鞘磷脂代谢的增加而表达上调。类似的表达模式也在转移癌和相应的原发癌组织中被观察到（第 11 章）。这些数据有力地证明，DTCs 是处于氧化应激下并导致质膜受损的。对此现象一种可能的解释是，DTCs 刚刚从高度缺氧的环境下迁移过来，由于它们已经在原环境中生存很长时间，甚至可能高达 10 年或者 15 年，肿瘤细胞可能已经进化成接近厌氧细胞状态。当突然暴露于富氧条件下，它们对由氧水平增加引起的氧化应激压力作出细胞应答，激活了包括 *CYP*s 和其他抗氧化基因。此外，鞘磷脂代谢增加提示质膜受损，可能是由于升高的氧水平引起的持续脂质过氧化造成的，我们在第 11 章中还将继续讨论这些现象的意义。

总之，肿瘤细胞离开其原发位置，在多个局部环境因素，如透明质酸和基质细胞的帮助下，通过循环系统进行迁移。迁移过程由多个步骤完成，包括与原发部位和其他细胞分离、在循环中的自我保护和在远端器官扎根生存。在这其中透明质酸扮演着多方面的角色，突显出这类分子在癌症发展的整个过程中可能是一个最重要的推动者（第 6 章）。我们列举的相对简单的数据分析，已经揭示了关于基质细胞和 DTCs 活动的有趣的和以前不知道的信息，包括它们通过何种机制离开原来的位置并在新的环境中寻求生存。下面一节我们将讨论 DTCs 如何在新环境中生存。

10.3　适应新的微环境

如前所述，CTCs 在离开其原发位置后，只需短短几个小时就可以黏附在血管的内皮细胞上，但是在开始迅速增殖之前，它们可能处于休眠状态数周、数月甚至数年（Meng et al. 2004; Alix-Panabieres et al. 2008）。在此期间，这些细胞必须克服一些障碍来维持继续生存和保持重新活化的能力。

这里，我们感兴趣的是怎样理解如下问题：**①转移肿瘤细胞在它们新的微环境中必须克服什么样的困难；②在开始重新增殖之前，这些细胞在它们的微环境中必须进行怎样的改变；③已知一些转移癌症的生长比其他的要快很多，是什么决定了转移癌的增殖率。**

为了阐明这些问题，我们首先应该回顾 100 年前英国外科医生 Stephen Paget 提出的假设，他观察到乳腺癌患者往往倾向于在他们的肝脏中形成继发性癌症。自那时以来，人们已经广泛地观察到，不同来源的癌症倾向于转移到不同的组织器官。Paget 假设的核心是，不同的器官，依据它们的微环境，可能与特定的转移性细胞有不同水平的相容性，即所谓的"种子和土壤"的假说（Fidler 2003; Fidler and Poste 2008）。该假说最近重新受到关注，并被认为是远端转移的一个很好的模型，因为人们发现参与乳腺癌转移到骨和转移到肺的基因的表达模式完全不同（Langley and Fidler 2011）。然而，"种子和土壤"假说的实验验证很困难，不过可以通过数据计算进行验证（或否定，或精炼），通过对多种癌症类型的原发癌与相应转移癌样本的转录组数据，特别是来自相同原发癌类型而转移到不同脏器的数据进行的分析比较。查看原发癌转移到不同器官的数据，一些已明确的基因是否在转移到相同器官时会有相似的表达模式，而转移到不同器官其表达模式不同。同样也可以对那些已经转移到相同器官但是来自不同器官的癌症进行类似的对比分析。

　　有趣的是，从计算数据上比较任何原发癌和它可能会扩散到的任何位置的微环境，可以发现旧的微环境和新的微环境之间发生了根本的变化，并且差别是多方面的。转移癌细胞和它们的新环境之间的低相容性，使新的移居者面临着更多的生存挑战。上面提出的分析方法可能会揭示一个关键问题：**在细胞和微环境之间的相容性方面，决定 DTCs 是否能够在特定的新位置继续生存和发展的最重要因素是什么？**这个问题的答案，可能对我们理解转移癌症和寻找控制它们生长的方法上有深远的影响。在下文中，我们来讨论 DTCs 为了在新的环境中生存，必须采取的适应性措施。

10.3.1　在新的微环境中面临的挑战

　　到达转移位置的癌细胞面临的一个关键挑战是在新的微环境中的生存问题。新的微环境与旧的微环境之间的一个根本区别是：原来的环境是促肿瘤生长的肿瘤微环境，而新的环境是健康器官抗肿瘤生长的正常微环境，两者间可能存在巨大的差异。以 pH 不同作一个例子，如我们在第 8 章所讨论的，新的微环境的 pH 要高于旧的微环境，此外新环境也不像原始位置那样富含乳酸。因此，新环境中 T 细胞与原聚居地的 T 细胞相比，对迁移来的肿瘤细胞更加具有进攻性，因为原位置的 T 细胞由于环境中乳酸堆积而变得缺乏抗肿瘤细胞的活性。更进一步讲，原来的微环境能提供多种促进癌症的信号，如抗细胞凋亡、血管生成、细胞生存和增殖的信号，但在新的位置这些信号是不存在的。同样，支持它们的基质细胞如 TAMs，在它们到达新位置时还没有形成。另一个巨大挑战是，不像原发癌通常处于高度缺氧的环境中，新的环境中含有丰富的氧。在新环境中的肿瘤细胞类似于被放入富氧环境的厌氧细胞，富氧环境可能会杀死新来的细胞或者使其产生实质性的变化，如通过调控和选择特定的突变，改变它们的细胞状态来保护它们对抗有害的高氧水平。也有类似的观点指出新的移民者需要适应局部的氧化还原状态。我们将在第 11 章沿着这条主线进行更进一步的讨论。

　　可能影响到达转移位置的肿瘤细胞生存能力的另一个关键因素是：它们与 ECM 之间的相互作用。正如在第 5 章和第 6 章所讨论到的，这种相互作用对在原发地的肿瘤细胞的转化和生存能力有重要作用。现在一个明显的区别是，原发位置的 ECM 是促进肿瘤生长的，可能硬度很高，而新位置显然不是这样的。这可能是新转移的肿瘤细胞在早期阶段增长相对缓慢的原因之一。除此之外，对于新位置与原发位置的 ECM 的物理化学性质的差异，目前的认识很有限。再有，细胞间的竞争也可能是影响转移肿瘤命运（如第 8 章所述）的一个关键因素，如图 10.6 中所示的，我们对 DTCs 表达数据的分析，发现这些转移肿瘤是可以继续生长的。可能原因之一是长期休眠的时间可能代表转移癌症所需的准备时间，通过多轮增殖和细胞间的竞争来选择适应新环境的细胞（第 8 章）。值得一提的是，如在第 8 章中讨论的，细胞间的竞争并不会改变肿瘤的总体生物量，而是一个在新环境中选择更强大细胞的过程。总体而言，可以想象的是，肿瘤细胞为了在新的环境中定植和发展，必须经受大量的适应过程，以使细胞群体强大到足以在新环境中生存。

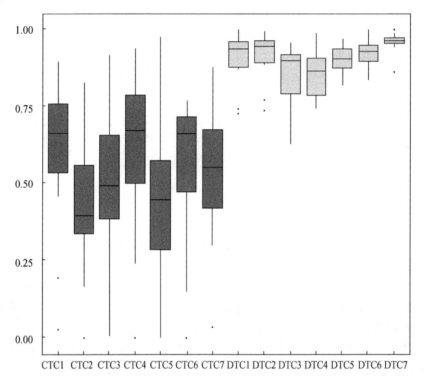

图 10.6　13 个细胞周期相关的基因，即 *CCNA2*（cyclin A2）、*CCNB1*、*CCNB2*、*CCND2*、*CCNE1*、*CCNF*、*CDH1*（cadherin 1，type 1，E-cadherin）、*E2F1*、*MCM2*（minichromosome maintenance complex component 2）、*MCM3*、*MCM4*、*MCM5*、*MCM6*，在 *N* 个人类基因中依据基因表达水平的排名，这里 *N* 被设定为 20 000。对于每 7 个 CTC 样本（左）和 7 个 DTC 样本（右），基因的标准化之后的表达排序按照如下公式计算：（*N*－基因表达的排序）÷*N*。箱式图中的每一个点是 13 个基因中的某个在一个特定样本中的标准化排序

10.3.2　改变微环境

有假设认为：新的转移肿瘤细胞通过释放外泌体（exosome）来改变周围的新环境，以提高其生存机会。外泌体来自于肿瘤细胞的内涵体，细胞质 RNA 分子和功能蛋白通

过内向出芽（inward budding）方式被封装到外泌体中，并在 RAB（Rab escort protein 1）GTPases 驱动下分泌出来（Hsu et al. 2010; Ostrowski et al. 2010）。Tetraspanin–integrin 复合体可以使外泌体与细胞表面表达有黏附分子（如细胞间黏附分子 1，intercellular adhesion molecule 1，ICAM1）的靶细胞相结合，而 ICAM1 可以被促炎症信号激活。已有研究发现，原位癌细胞为了生存可通过外泌体介导使细胞之间互相交换有致癌活性的蛋白（Kahlert and Kalluri 2013）。大量的研究已经报道，肿瘤细胞通过释放外泌体到细胞外空间，来改变其微环境。例如，研究者已经发现来自乳腺癌细胞的外泌体通过 SMAD 介导的通路来转换间叶细胞到肌成纤维细胞。肌成纤维细胞是成纤维细胞中分化程度较低的一种形式，是肿瘤微环境中基质重构蛋白的一个重要来源，并参与肿瘤血管生成（Vong and Kalluri 2011; Cho et al. 2012b）。另一个例子是，小鼠中来自黑色素瘤的外泌体可以增强肺的内皮细胞通透性，从而加速肺转移（Peinado et al. 2012）。

10.3.3　从增殖到休眠

通常来说，DTCs 在迁移到新位置之后会进入休眠期。引起这一现象的可能原因包括：有限的血液供应（被称为血管休眠）、对快速增长细胞的免疫监视和攻击、或者与新环境的不相容而触发的细胞沉默。从而使细胞生长被阻滞在 G_0-G_1 期。不同癌症的休眠时间差别很大，甚至同种类型癌症的休眠时间也不相同。相关研究观察到一种现象，低分化（更像干细胞）的肿瘤细胞在其重新恢复到增殖期的过程中，往往休眠时间较短，并变得更具有侵略性（Aguirre-Ghiso 2007; Wikman et al. 2008）。但是在此方面，对癌症休眠的整体水平的理解是相当有限的，主要是由于实际收集到的此类细胞的实验数据非常有限，可能是因为研究中在体内识别这些细胞相当困难。

目前有研究者提出的一种肿瘤休眠模型是在 DTCs 到达和黏附当地细胞之后，面对新环境所引起的压力，肿瘤相关基因（如下面介绍的肿瘤转移抑制基因）可能调控细胞休眠来保护它们逃逸免疫系统的检测(Horak et al. 2008)。另一项研究已表明，到达转移位置的肿瘤细胞和局部的 ECM 之间的相互作用，可能在控制肿瘤细胞进入休眠的过程中起到关键的作用。该项研究发现，当黑色素瘤细胞与聚合纤维胶原接触时，其细胞生长会在 G_1/S 期检查点停滞。相比之下，改变胶原蛋白的形式到变性的胶原蛋白则可以激活细胞周期进入 S 期（Hansen and Albrecht 1999）。跨多种类型早期转移癌转录数据的比较统计学分析，将会有助于评估模型的有效性或该模型是否只适用于对特定类型转移癌。

许多基因涉及转移性肿瘤细胞的生长抑制，被称为转移抑制基因。转移抑制基因通过诱导休眠或者凋亡，抑制肿瘤细胞在转移位置的增殖。*KISS1*（kisspeptin）就是其中一个。由 *KISS1* 基因编码的 Kisspeptins 可以与 GPR54 结合，并通过调节细胞骨架重组诱导休眠来抑制细胞增殖（Nash et al. 2006; Paez et al. 2012）。*KAI1*（R2 白细胞抗原）是另一个转移抑制基因，其编码的蛋白质可与整合素形成复合体，通过诱导肿瘤细胞的生长停滞来抑制细胞增殖。此外已知的肿瘤转移抑制基因还包括 *MKK4*（MAPK、P38 和 JNK 的激活子）、*BRMS1*（通过抑制 NFκB 活性的血管生成抑制剂）和 *CTGF*（细胞黏附、增殖和分化的调节子）。最近的一项研究表明某些基底 ECM 成分也在维持转移性休眠中发挥重要作用（Barkan et al. 2010）。

　　设计并展开对早期转移性癌症相关的转录组数据的计算分析，有助于验证、精炼或者否定上述假设。需要明确的一点是休眠中的肿瘤细胞仍会继续包括增殖在内的某些细胞活动。我们可以假设这些活动都与转移肿瘤细胞为适应新的微环境而发生的代谢状态的改变有关，而基于转移癌早期阶段的转录组数据的分析研究，将会验证、精炼或者否定这一推测。

10.3.4　从休眠到增殖的再活化

　　ECM 的重构通路被认为在肿瘤细胞从休眠到生长的重新活化中起关键作用。有研究报道休眠的癌细胞具有独特的细胞骨架结构，从而只是短暂地黏附到 ECM 上（Barkan et al. 2010）。而改变 ECM 的组分，如增加纤连蛋白组成以及改变基质的结构和物理性质则可以重新激活休眠的肿瘤细胞。此外，I 型胶原蛋白已被发现对休眠期肿瘤细胞起着重新激活进入增殖阶段的作用，而且研究认为可能不是特定的分子类型，而是其形状和物理性质（如基质的刚度）能够重新激活休眠的细胞进入增殖。

　　关于重激活过程中的详细分子机制已有一些研究发表。基于骨转移的研究发现，局部炎症会增加骨微环境中癌细胞内的血管细胞黏附分子 1（vascular cell adhesion molecule 1，VCAM1）蛋白的表达。当 VCAM1 从癌细胞表面脱落，可溶性 VCAM1 分子可以通过结合同源受体整合素α4β1，吸引破骨细胞祖细胞（osteoclast progenitor）到癌细胞，导致祖细胞彼此黏附，最终会增加破骨细胞活性和逃离休眠状态（Lu et al. 2011）。引起局部炎症的一个可能的原因是一些休眠的癌细胞重新具有活性，从而触发了免疫应答，也改变了 ECM 的性能。

　　纵览本章，以上提出的一些假设可以通过计算验证，确认上述过程中所包含的基因表达模式的改变。然后，对这些基因表达变化和那些可能与从休眠中重新激活癌细胞有联系的基因之间关系的评估，可能会证实或推翻上述假说。分析的难点是如何获得休眠状态的和脱离休眠状态的转移癌细胞的基因表达数据。为了完善这些研究，应当及时获得蛋白质组包括翻译后事件的数据，来直接确定蛋白质含量。

　　一项关于转移性乳腺癌从静息到增殖的转变过程的研究表明，F-actin（一种蛋白质，可以形成线性聚合微丝，与细胞运动和收缩有关）参与的细胞骨架的重组可以导致肌动蛋白应力纤维的形成和增殖生长的重新激活（Barkan et al. 2008）。该研究还表明，ECM 和四跨膜蛋白超家族（tetraspanin）在使细胞生存、增殖及从休眠到增殖和侵袭转变必需的细胞骨架变化方面发挥关键的作用。显然如前面所讨论，这一假设也有待通过计算验证。

10.4　透明质酸是转移的关键推动者

　　除在癌症发生中扮演重要角色外，透明质酸这种葡糖胺聚糖（glucosaminoglycan）似乎也是肿瘤转移和迁移后初始发展的主要推动者（见前面的章节中讨论）。这与人类细胞进化的方式相同，如第 1 章所介绍的，包括透明质酸在内的 ECM 在细胞状态转换中是细胞生存、增殖和运动的主要信号来源。有了这些能力，透明质酸就能继续在新的环境中促进癌细胞的迁移和存活。

10.4.1　运动性

首先我们面对的有趣问题是，是否存在一些条件阈值，而一旦超过这个阈值原发癌就开始转移？很显然我们可以考虑不同的细胞外或细胞内的因素，包括缺氧程度、氧化压力、细胞外 pH 或者任何可能导致透明质酸生产和输出增加的因素，因为多方面的证据已表明透明质酸是转移过程开始的关键。在这里，我们讨论关于 ROS 累积及其在透明质酸产生增加中的作用。

众所周知，ROS 如氧自由基、过氧化氢和羟基自由基等在癌症发展中起着重要作用。对此的一般解释是 ROS 随着癌症的发展而累积，会导致 DNA 损伤的增加（Waris and Ahsan 2006）、抗氧化剂的缺失、癌症相关转录因子（如 NFκB）的激活以及细胞的氧化还原状态的逐渐变化（Gupta et al. 2012）。最近的一项研究表明，癌症的转移是癌细胞从原发位置的氧化应激中逃离的过程（Pani et al. 2010）。图 10.7 显示了在两种类型肿瘤的发展过程中，ROS 水平变化的一般趋势。这是依据对 ROS 压力应答的基因的表达水平来衡量的，当细胞内的 ROS 水平波动时，肿瘤细胞短暂的 ROS 水平峰值往往要高于对照组样本。

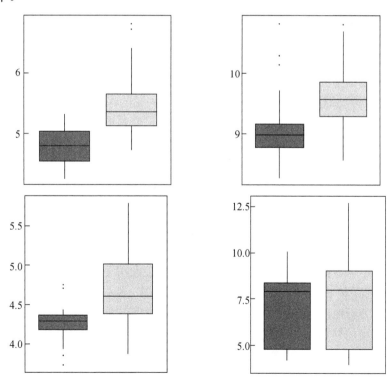

图 10.7　ROS 应答基因的表达水平反映了 ROS 的波动范围，分别为 *GSS*（上图）和 *GCLC*（下图）基因在正常（深灰色）和癌症（浅灰色）样本中的表达。数据来源于两个数据集：GSE13195，包括 25 对胃癌样本和对照样本（左）；GSE19804，包括 60 对肺癌样本和对照样本（右）

此前已经有研究报道，ROS 可诱导 TGFβ 的表达（Barcellos-Hoff and Dix 1996; Jain et al. 2013），TGFβ 作为晚期癌症的原癌基因，可通过激活透明质酸合成酶 HAS1 和 HAS2（Liu and Gaston Pravia 2010）来触发透明质酸的合成。研究者广泛地观察到，晚期癌症倾向于产生透明质酸增加，我们认为这是 ROS 积累增加的结果。此外，透明质酸的水平升高会促进肿瘤细胞的运动，并可以促使其从原发肿瘤位置逃离并开始转移，这一结论已经被公认。现在又有研究表明，过量的透明质酸的合成和加工直接促进前列腺癌的转移（Bharadwaj et al. 2009）。因此我们可以推测，这可能与癌细胞周围的透明质酸含量增加所产生的机械力相关，导致了宿主细胞和其他细胞之间，以及细胞和它们的基底膜之间的分离（在第 10.1 节中讨论）。

10.4.2　阻止程序性细胞死亡

对乳腺癌的 CTCs 基因表达数据的分析（见本章结尾处的补充材料表 10.3）结果显示，乳腺癌的透明质酸的合成基因 *HAS2* 和输出基因 *ABCC5*，与其原发灶相比都是表达上调的，表明透明质酸大量合成、输出并可能在循环中被利用。因此可以推测，这些循环细胞可能利用其细胞表面的透明质酸，来阻止失巢凋亡所引起的程序性细胞死亡的激活。当然这种可能性需要进一步实验验证。

10.4.3　帮助适应和改变新的微环境

基于基因表达数据研究发现，转移的癌细胞与 CTCs 相比，透明质酸合成基因 *HAS1* 和 *HAS2* 及其输出基因 *ABCC5* 进一步上调，表明除了在防止程序性细胞死亡中的作用外，透明质酸在帮助细胞适应局部环境方面也起着关键的作用。之前的研究也已经证明，透明质酸和其细胞表面 CD44 受体在改变局部环境，使其更加易于转移的过程中扮演了重要角色，这是通过促进多种生长因子的产生来完成的，如生长和肿瘤血管生成中的 FGF 和 VEGF。

10.5　小　　结

在过去十年中，我们对癌症转移过程的整体认识取得了飞速的进展，如我们已阐明转移中 EMT 通路和 ECM 组成改变的功能作用等。在这些知识的基础上，众多假说已被提出用来解释关于癌症转移总体过程中的重要因果关系。如此多的知识，结合日益增长的不同发展阶段的转移癌组学数据的收集，包括原发癌不同水平的局部转移、CTCs、DTCs、微转移和全转移的肿瘤，为计算癌生物学家提供了前所未有的机遇来开发和计算验证因果模型。反之，这些模型也可以直接被实验验证，从而显著地加快了癌症转移的研究进程。

通过整合本章和第 5 章中提供的信息，我们可以提出一个关于透明质酸及其片段作为信息骨干指令指导压力应答和可能指导癌症进化的完整模型。Otto Warburg 在 20 世纪 60 年代（Warburg 1966）指出的肿瘤细胞的最终目的就是生长，其生存在一个瞬息万变、层层重压的环境中，所有的生存需求都是和透明质酸及其片段相互作用的，**并已经编码在不同的条件下与组织重构和修复相关的所有的"指令"中，并通过数百万年的进化进行了良好的调试。正是这个成熟的指令集，指导着进化的癌细胞找到它们自己的存活和增殖方式。**这是我们与当前以基因组为中心的癌症观点之间的根本区别，我们认为癌细胞存活是由一套完善的指令指导的，而不是由随机的选择性的基因组突变引领的。

补 充 材 料

表 10.1　循环肿瘤细胞基因表达的分析中使用的数据

数据集	组织类型	平台	标本数量
GSE31364	乳腺	GPL14378	72
GSE18670	胰腺	GPL570	24

表 10.2　图 10.5 的基因表达分析中使用的数据

数据集	组织类型	平台	标本数量
GSE36895	肾	GPL570	76
GSE31048	白血病	GPL570	221
GSE41804	肝	GPL570	40
GSE30219	肺	GPL570	85

表 10.3　图 10.6 的基因表达分析中使用的数据

数据集	组织类型	平台	标本数量
GSE31364	乳腺	GPL14378	72
GSE18670	胰腺	GPL570	24

注：乳腺的数据集包括了 7 例含有播散肿瘤细胞的标本，胰腺的数据集包括了 7 例含有循环肿瘤细胞的标本

参 考 文 献

Aguirre-Ghiso JA (2007) Models, mechanisms and clinical evidence for cancer dormancy. Nature reviews Cancer 7: 834-846.

Alberts B, Johnson A, Lewis J et al. (2002) The extracellular matrix of animals.

Alexander NR, Branch KM, Parekh A et al. (2008) Extracellular matrix rigidity promotes invadopodia activity. Curr Biol 18: 1295-1299.

Alix-Panabieres C, Riethdorf S, Pantel K (2008) Circulating tumor cells and bone marrow micrometastasis. Clinical cancer research : an official journal of the American Association for Cancer Research 14: 5013-5021.

Amirkhosravi A, Mousa SA, Amaya M et al. (2003) Inhibition of tumor cell-induced platelet aggregation and lung metastasis by the oral GpIIb/IIIa antagonist XV454. Thromb Haemost 90: 549-554.

Artym VV, Zhang Y, Seillier-Moiseiwitsch F et al. (2006) Dynamic interactions of cortactin and membrane type 1 matrix metalloproteinase at invadopodia: defining the stages of invadopodia formation and function. Cancer research 66: 3034-3043.

Barcellos-Hoff M, Dix TA (1996) Redox-mediated activation of latent transforming growth factor-beta 1. Molecular endocrinology (Baltimore, Md) 10: 1077-1083.

Barkan D, Green JE, Chambers AF (2010) Extracellular matrix: a gatekeeper in the transition from dormancy to metastatic growth. European journal of cancer 46: 1181-1188.

Barkan D, Kleinman H, Simmons JL et al. (2008) Inhibition of metastatic outgrowth from single dormant tumor cells by targeting the cytoskeleton. Cancer research 68: 6241-6250.

Bendas G, Borsig L (2012) Cancer cell adhesion and metastasis: selectins, integrins, and the inhibitory potential of heparins. Int J Cell Biol 2012: 676731.

Bharadwaj AG, Kovar JL, Loughman E et al. (2009) Spontaneous metastasis of prostate cancer is promoted by excess hyaluronan synthesis and processing. Am J Pathol 174: 1027-1036.

Chen H, Paradies NE, Fedor-Chaiken M et al. (1997) E-cadherin mediates adhesion and suppresses cell motility via distinct mechanisms. Journal of cell science 110 (Pt 3): 345-356.

Cho EH, Wendel M, Luttgen M et al. (2012a) Characterization of circulating tumor cell aggregates identified in patients with epithelial tumors. Phys Biol 9: 016001.

Cho JA, Park H, Lim EH et al. (2012b) Exosomes from breast cancer cells can convert adipose tissue-derived mesenchymal stem cells into myofibroblast-like cells. Int J Oncol 40: 130-138.

Chung C, Beecham M, Mauck RL et al. (2009) The influence of degradation characteristics of hyaluronic acid hydrogels on in vitro neocartilage formation by mesenchymal stem cells. Biomaterials 30: 4287-4296.

Craig EA, Parker P, Camenisch TD (2009) Size-dependent regulation of Snail2 by hyaluronan: its role in cellular invasion. Glycobiology 19: 890-898.

Dallas MR, Liu G, Chen WC et al. (2012) Divergent roles of CD44 and carcinoembryonic antigen in colon cancer metastasis. FASEB journal : official publication of the Federation of American Societies for Experimental Biology 26: 2648-2656.

Derynck R, Zhang YE (2003) Smad-dependent and Smad-independent pathways in TGF-beta family signalling. Nature 425: 577-584.

Dimitroff CJ, Descheny L, Trujillo N et al. (2005) Identification of leukocyte E-selectin ligands, P-selectin glycoprotein ligand-1 and E-selectin ligand-1, on human metastatic prostate tumor cells. Cancer research 65: 5750-5760.

Douma S, Van Laar T, Zevenhoven J et al. (2004) Suppression of anoikis and induction of metastasis by the neurotrophic receptor TrkB. Nature 430: 1034-1039.

Eccles SA, Welch DR (2007) Metastasis: recent discoveries and novel treatment strategies. Lancet 369: 1742-1757.

Fidler IJ (2003) The pathogenesis of cancer metastasis: the 'seed and soil' hypothesis revisited. Nature reviews Cancer 3: 453-458.

Fidler IJ, Poste G (2008) The "seed and soil" hypothesis revisited. Lancet Oncol 9: 808.

Garofalo A, Chirivi RG, Foglieni C et al. (1995) Involvement of the very late antigen 4 integrin on melanoma in interleukin 1-augmented experimental metastases. Cancer research 55: 414-419.

Gasic GJ (1984) Role of plasma, platelets, and endothelial cells in tumor metastasis. Cancer metastasis reviews 3: 99-114.

Gasic GJ, Gasic TB, Stewart CC (1968) Antimetastatic effects associated with platelet reduction. Proc Natl Acad Sci U S A 61: 46-52.

Gay LJ, Felding-Habermann B (2011) Contribution of platelets to tumour metastasis. Nature reviews Cancer 11: 123-134.

Gui T, Sun Y, Shimokado A et al. (2012) The Roles of Mitogen-Activated Protein Kinase Pathways in TGF-beta-Induced Epithelial-Mesenchymal Transition. J Signal Transduct 2012: 289243.

Gupta GP, Massague J (2006) Cancer metastasis: building a framework. Cell 127: 679-695.

Gupta SC, Hevia D, Patchva S et al. (2012) Upsides and downsides of reactive oxygen species for cancer: the roles of reactive oxygen species in tumorigenesis, prevention, and therapy. Antioxid Redox Signal 16: 1295-1322.

Hagedorn EJ, Sherwood DR (2011) Cell invasion through basement membrane: the anchor cell breaches the barrier. Current Opinion in Cell Biology 23: 589-596.

Hagedorn EJ, Ziel JW, Morrissey MA et al. (2013) The netrin receptor DCC focuses invadopodia-driven basement membrane transmigration in vivo. The Journal of cell biology 201: 903-913.

Hammes HP, Lin J, Wagner P et al. (2004) Angiopoietin-2 causes pericyte dropout in the normal retina: evidence for involvement in diabetic retinopathy. Diabetes 53: 1104-1110.

Hansen LK, Albrecht JH (1999) Regulation of the hepatocyte cell cycle by type I collagen matrix: role of cyclin D1. Journal of cell science 112 (Pt 17): 2971-2981.

Hay ED (1981) Extracellular matrix. The Journal of cell biology 91: 205s-223s.

Hill A, McFarlane S, Mulligan K et al. (2006) Cortactin underpins CD44-promoted invasion and adhesion of breast cancer cells to bone marrow endothelial cells. Oncogene 25: 6079-6091.

Hiraga T, Ito S, Nakamura H (2013) Cancer stem-like cell marker CD44 promotes bone metastases by enhancing tumorigenicity, cell motility, and hyaluronan production. Cancer research 73: 4112-4122.

Hofbauer R, Frass M, Salfinger H et al. (1999) Propofol reduces the migration of human leukocytes through endothelial cell monolayers. Crit Care Med 27: 1843-1847.

Horak CE, Lee JH, Marshall JC et al. (2008) The role of metastasis suppressor genes in metastatic dormancy. APMIS 116: 586-601.

Hsu C, Morohashi Y, Yoshimura S et al. (2010) Regulation of exosome secretion by Rab35 and its GTPase-activating proteins TBC1D10A-C. The Journal of cell biology 189: 223-232.

Ina K, Kitamura H, Tatsukawa S et al. (2011) Significance of alpha-SMA in myofibroblasts emerging in renal tubulointerstitial fibrosis. Histology and histopathology 26: 855-866.

Jain M, Rivera S, Monclus EA et al. (2013) Mitochondrial Reactive Oxygen Species Regulate Transforming Growth Factor-β Signaling. Journal of Biological Chemistry 288: 770-777.

Kahlert C, Kalluri R (2013) Exosomes in tumor microenvironment influence cancer progression and metastasis. J Mol Med (Berl) 91: 431-437.

Kim YN, Koo KH, Sung JY et al. (2012) Anoikis resistance: an essential prerequisite for tumor metastasis. Int J Cell Biol 2012: 306879.

Kothapalli CR, Ramamurthi A (2009) Biomimetic regeneration of elastin matrices using hyaluronan and copper ion cues. Tissue engineering Part A 15: 103-113.

Kothapalli CR, Taylor PM, Smolenski RT et al. (2009) Transforming growth factor beta 1 and hyaluronan oligomers synergistically enhance elastin matrix regeneration by vascular smooth muscle cells. Tissue engineering Part A 15: 501-511.

Langley RR, Fidler IJ (2011) The seed and soil hypothesis revisited--the role of tumor-stroma interactions in metastasis to different organs. Int J Cancer 128: 2527-2535.

Lee JM, Dedhar S, Kalluri R et al. (2006) The epithelial–mesenchymal transition: new insights in signaling, development, and disease. The Journal of cell biology 172: 973-981.

Li J, Zhao Z, Wang J et al. (2008) The role of extracellular matrix, integrins, and cytoskeleton in mechanotransduction of centrifugal loading. Mol Cell Biochem 309: 41-48.

Lindqvist U (1997) Is serum hyaluronan a helpful tool in the management of patients with liver diseases? J Intern Med 242: 67-71.

Liu RM, Gaston Pravia KA (2010) Oxidative stress and glutathione in TGF-beta-mediated fibrogenesis. Free Radic Biol Med 48: 1-15.

Lu X, Mu E, Wei Y et al. (2011) VCAM-1 promotes osteolytic expansion of indolent bone micrometastasis of breast cancer by engaging alpha4beta1-positive osteoclast progenitors. Cancer Cell 20: 701-714.

Lyons RM, Keski-Oja J, Moses HL (1988) Proteolytic activation of latent transforming growth factor-beta from fibroblast-conditioned medium. The Journal of cell biology 106: 1659-1665.

Martinez-Outschoorn UE, Pavlides S, Howell A et al. (2011) Stromal-epithelial metabolic coupling in cancer: integrating autophagy and metabolism in the tumor microenvironment. The international journal of biochemistry & cell biology 43: 1045-1051.

Meadows GG (2005) Integration/ Interaction of Oncologic Growth Springer-Verlag New York Inc.,

Meng S, Tripathy D, Frenkel EP et al. (2004) Circulating tumor cells in patients with breast cancer dormancy. Clinical cancer research : an official journal of the American Association for Cancer Research 10: 8152-8162.

Migneco G, Whitaker-Menezes D, Chiavarina B et al. (2010) Glycolytic cancer associated fibroblasts promote breast cancer tumor growth, without a measurable increase in angiogenesis: evidence for stromal-epithelial metabolic coupling. Cell Cycle 9: 2412-2422.

Misra S, Heldin P, Hascall VC et al. (2011) Hyaluronan-CD44 interactions as potential targets for cancer therapy. FEBS J 278: 1429-1443.

Miyazawa K, Shinozaki M, Hara T et al. (2002) Two major Smad pathways in TGF-beta superfamily signalling. Genes Cells 7: 1191-1204.

Molloy TJ, Roepman P, Naume B et al. (2012) A prognostic gene expression profile that predicts circulating tumor cell presence in breast cancer patients. PloS one 7: e32426.

Montgomery N, Hill A, McFarlane S et al. (2012) CD44 enhances invasion of basal-like breast cancer cells by upregulating serine protease and collagen-degrading enzymatic expression and activity. Breast Cancer Res 14: R84.

Montserrat N, Gallardo A, Escuin D et al. (2011) Repression of E-cadherin by SNAIL, ZEB1, and TWIST in invasive ductal carcinomas of the breast: a cooperative effort? Human pathology 42: 103-110.

Nash KT, Welch DR, Nash K et al. (2006) The KISS1 metastasis suppressor: mechanistic insights and clinical utility. Frontiers in bioscience: a journal and virtual library 11: 647.

Nataatmadja M, West J, West M (2006) Overexpression of transforming growth factor-beta is associated with increased hyaluronan content and impairment of repair in Marfan syndrome aortic aneurysm. Circulation 114: I371-377.

Okahara H, Yagita H, Miyake K et al. (1994) Involvement of very late activation antigen 4 (VLA-4) and vascular cell adhesion molecule 1 (VCAM-1) in tumor necrosis factor alpha enhancement of experimental metastasis. Cancer research 54: 3233-3236.

Ostrowski M, Carmo NB, Krumeich S et al. (2010) Rab27a and Rab27b control different steps of the exosome secretion pathway. Nat Cell Biol 12: 19-30; sup pp. 11-13.

Owen SC, Shoichet MS (2010) Design of three-dimensional biomimetic scaffolds. Journal of Biomedical Materials Research Part A 94A: 1321-1331.

Paez D, Labonte MJ, Bohanes P et al. (2012) Cancer dormancy: a model of early dissemination and late cancer recurrence. Clinical cancer research : an official journal of the American Association for Cancer Research 18: 645-653.

Palumbo JS, Talmage KE, Massari JV et al. (2005) Platelets and fibrin(ogen) increase metastatic potential by impeding natural killer cell-mediated elimination of tumor cells. Blood 105: 178-185.

Pani G, Galeotti T, Chiarugi P (2010) Metastasis: cancer cell's escape from oxidative stress. Cancer metastasis reviews 29: 351-378.

Parekh A, Ruppender NS, Branch KM et al. (2011) Sensing and modulation of invadopodia across a wide range of rigidities. Biophys J 100: 573-582.

Pavlides S, Whitaker-Menezes D, Castello-Cros R et al. (2009) The reverse Warburg effect: aerobic glycolysis in cancer associated fibroblasts and the tumor stroma. Cell Cycle 8: 3984-4001.

Peinado H, Aleckovic M, Lavotshkin S et al. (2012) Melanoma exosomes educate bone marrow progenitor cells toward a pro-metastatic phenotype through MET. Nat Med 18: 883-891.

Peinado H, Ballestar E, Esteller M et al. (2004) Snail mediates E-cadherin repression by the recruitment of the Sin3A/histone deacetylase 1 (HDAC1)/HDAC2 complex. Molecular and cellular biology 24: 306-319.

Prime SS, Davies M, Pring M et al. (2004) The role of TGF-beta in epithelial malignancy and its relevance to the pathogenesis of oral cancer (part II). Crit Rev Oral Biol Med 15: 337-347.

Rifkin DB, Sheppard D (1999) The integrin v 6 binds and activates latent TGF 1: a mechanism for regulating pulmonary inflammation and fibrosis. Cell 96: 319-328.

Schwartz MA (2010) Integrins and extracellular matrix in mechanotransduction. Cold Spring Harb Perspect Biol 2: a005066.

Seoane J (2006) Escaping from the TGFbeta anti-proliferative control. Carcinogenesis 27: 2148-2156.

Strell C, Entschladen F (2008) Extravasation of leukocytes in comparison to tumor cells. Cell Commun Signal 6: 10.

Takeda K, Sakai N, Shiba H et al. (2011) Characteristics of high-molecular-weight hyaluronic acid as a brain-derived neurotrophic factor scaffold in periodontal tissue regeneration. Tissue engineering Part A 17: 955-967.

ten Dijke P, Hill CS (2004) New insights into TGF-beta-Smad signalling. Trends Biochem Sci 29: 265-273.

Thomas SN, Zhu F, Schnaar RL et al. (2008) Carcinoembryonic antigen and CD44 variant isoforms cooperate to mediate colon carcinoma cell adhesion to E- and L-selectin in shear flow. J Biol Chem 283: 15647-15655.

Vong S, Kalluri R (2011) The role of stromal myofibroblast and extracellular matrix in tumor angiogenesis. Genes Cancer 2: 1139-1145.

Wang G, Wang S, Li Y et al. (2013) Clinical study of disseminated tumor cells in bone marrow of patients with gastric cancer. Hepatogastroenterology 60: 273-276.

Wang HS, Tung WH, Tang KT et al. (2005) TGF-beta induced hyaluronan synthesis in orbital fibroblasts involves protein kinase C betaII activation in vitro. Journal of cellular biochemistry 95: 256-267.

Wang J, Rong W, Hu X et al. (2012) Hyaluronan tetrasaccharide in the cerebrospinal fluid is associated with self-repair of rats after chronic spinal cord compression. Neuroscience 210: 467-480.

Warburg O (1966) The Prime Cause and Prevention of Cancer.

Waris G, Ahsan H (2006) Reactive oxygen species: role in the development of cancer and various chronic conditions. J Carcinog 5: 14.

Ween MP, Oehler MK, Ricciardelli C (2011) Role of Versican, Hyaluronan and CD44 in Ovarian Cancer Metastasis. Int J Mol Sci 12: 1009-1029.

Wikman H, Vessella R, Pantel K (2008) Cancer micrometastasis and tumour dormancy. APMIS 116: 754-770.

Wipff PJ, Rifkin DB, Meister JJ et al. (2007) Myofibroblast contraction activates latent TGF-beta1 from the extracellular matrix. The Journal of cell biology 179: 1311-1323.

Wong SY, Hynes RO (2006) Lymphatic or hematogenous dissemination: how does a metastatic tumor cell decide? Cell Cycle 5: 812-817.

Xian X, Hakansson J, Stahlberg A et al. (2006) Pericytes limit tumor cell metastasis. The Journal of clinical investigation 116: 642-651.

Xu J, Lamouille S, Derynck R (2009) TGF-beta-induced epithelial to mesenchymal transition. Cell Res 19: 156-172.

Yu Q, Stamenkovic I (2000) Cell surface-localized matrix metalloproteinase-9 proteolytically activates TGF-β and promotes tumor invasion and angiogenesis. Genes & development 14: 163-176.

Zhang YE (2009) Non-Smad pathways in TGF-beta signaling. Cell Res 19: 128-139.

第 11 章　转移后的癌症——第二次转化

长期以来，肿瘤学家和癌症患者的家属们就已经认识到癌症转移之后与位于原发部位时的生物学特性迥然不同。例如，转移癌几乎都呈爆发性地生长（Weiss et al. 1986; Blomqvist et al. 1993; Oda et al. 2001; Klein 2009），更容易扩散，且难以终止。然而，关于转移癌与其位于原发部位时的生物学差异，人们仍然所知甚少。目前，研究人员主要关注于理解转移过程的发生机制，希望解答如下的问题：到底是**何种因素触发了癌细胞的扩散？癌细胞又是如何规避机体的防御机制？我们应当如何避免癌转移？**比较而言，在文献中对癌转移后的独特的生物学特点阐述不多。例如，实际上我们还不知道是什么样的分子及遗传学机制促使转移后的癌症呈现爆发性的生长。这也似乎反映了很多癌症研究人员的理念，他们认为转移癌是疾病的终末阶段，因此，一旦癌症转移，再试图治疗、干预都是徒劳的。这也影响了人们对转移癌的根本的生物学特性进行研究的积极性。

类似于许多尚未转移的癌症，不同器官、不同来源的转移癌倾向于具有不同的生长模式，对相同的化疗方案也有不同的反应。但是转移癌在临床上也有一些共性，这一点与未转移的癌症是不同的。这些共性提示，不同的转移癌中可能存在某些生物学共性。在第 10 章中我们讨论过，不同的转移癌具有某些生物学共性，其原因可能在于：癌细胞转移后到达了与其原发部位完全不同的新的微环境，为适应这个新的微环境，癌细胞都必须克服某些共同的挑战，这就驱使转移癌形成了某些生物学共性。在本章，我们将展现出这两类不同的微环境之间的一些常见的差异，探讨转移癌如何应对转移后新的微环境所带来的挑战。这种应对使得几乎所有的转移癌均存在相同或相似的临床特点，比如转移后的细胞增殖速度明显大于其位于原发部位时的增殖速度。

11.1　转移癌与原发癌迥异的共同特征

Ramaswamy 等的研究，最先阐明了不同类型转移癌的共同分子特征，这些特征通常不同于原发癌（Ramaswamy et al. 2003）。通过分析转录物组数据，对不同器官（乳腺、结直肠、肺、卵巢、前列腺及子宫）起源的 12 个转移性腺癌和 64 个非配对的原发腺癌（器官来源的分布与前相同）进行比较，结果发现了 128 个在转移癌与原发癌之间表达模式不同的基因：在转移癌中，64 个基因的表达水平上调，64 个基因的表达水平下调。进一步的分析显示，在这两类癌症中，有一组由 17 个基因组成的组合具有很强的区分效能（discerning power）。在这 17 个基因中，转移癌样本中有 8 种基因的表达水平上调（*SNRPF*、*EIF4EL3*、*HNRPAB*、*DHPS*、*PTTG1*、*COL1A1*、*COL1A2*、*LMNB1*）；9 种基因的表达水平下调（*ACTG2*、*MYLK*、*MYH11*、*CNN1*、*HLA-DPB1*、*R4A1*、*MT3*、*RBM5*、*RUNX1*）。在 8 种表达水平上调的基因中，有 4 种基因（*SNRPF*、*EIF4EL3*、*HNRPAB*、

DHPS）与 mRNA 的（预）处理及翻译的启动有关；有 3 种基因（*COL1A1*、*COL1A2*、*LMNB1*）与细胞外基质的成分有关；有 1 种基因（*PTTG1*）可能与阻断 P53 的活性有关。在 9 种表达水平下调的基因中，有 4 种基因（*ACTG2*、*MYLK*、*MYH11*、*CNN1*）与结合肌动蛋白有关；有 2 种基因（*HLA-DPB1*、*R4A1*）与免疫反应有关；有 2 种基因（*MT3*、*RBM5*）与诱导凋亡有关；有 1 种基因（*RUNX1*）能表达一种核转录结合蛋白。尽管这些基因的表达模式显然与我们已知的关于转移癌与原发癌之间的表型差异一致，但这些基因的功能还不能为解释为何转移癌的生长速度远大于原发癌提供明确的信息。

也有很多人对转移癌与原发癌之间的基因表达模式的差异进行了其他的研究。他们更关注特定的某种转移癌与原发癌，而不是从宏观上探讨两类癌间的差异。例如，在 2002 年发表的一篇文章中指出：由一组 70 个基因组成的组合可以预测乳腺癌是否具有较强的转移潜力（van't Veer et al. 2002）；与此几乎同时的另一篇文章指出：有一组共 6 个基因（*DSC2*、*TFCP2L1*、*UGT8*、*ITGB8*、*ANP32E* 和 *FERMT1*），可以预测乳腺癌是否容易发生肺转移（Landemaine et al. 2008）。在文献中也能找到关注于其他癌症的类似文章，包括：黑色素瘤（Bittner et al. 2000; Onken et al. 2004; Winnepenninckx et al. 2006）、乳腺癌（Minn et al. 2005; Wang et al. 2005）、前列腺癌（Dhanasekaran et al. 2001）、胃癌（Oue et al. 2004）、胰腺癌（Stratford et al. 2010; Van den Broeck et al. 2012）、结肠癌（Bertucci et al. 2004），以及头颈部鳞状细胞癌（HNSCC）（Ginos et al. 2004; O'Donnell et al. 2005）。尽管这些特征性的基因组合可以用来作为推测预后的工具，但都不能从宏观上为转移癌与原发癌迥然相异的特性提供新的解释。

11.1.1 理解转移癌与原发癌在微环境上的差异

为了理解这两类癌的微环境的常见差异，我们对转移癌与原发癌的微环境进行了检测，来拓展在第 10 章中的简要分析。因为微环境在原发癌的始动、演进及转移过程中有重要的意义。而且，癌细胞与微环境之间的相互作用可能是决定癌症进化方向的最重要的影响因素。癌症的微环境是指癌细胞周围的理化环境，包括：①细胞外基质的组成成分；②间质细胞的数量及比例；③多种化学特征，如 ROS（活性氧簇）水平、缺氧和 pH 等；④各种信号分子，如趋化因子和细胞因子等。尽管直接检测癌症中的微环境因素十分困难，但我们仍可以通过分析已收集到的癌组织样本的基因表达数据来估计这些因素。这种方法的可行之处在于——影响癌症的环境因素将会引起一些基因表达模式的改变。通过检测和总结环境变化与特定基因的表达水平之间的关系，我们可以推测微环境的变化。这是通过分析癌组织的基因表达推测微环境变化的基础。

我们对比分析了多种同一器官的原发癌与转移癌的转录物组数据，因此可称之为对应癌，目的是尽可能确定转移癌与对应的原发癌的微环境之间最常见的差别。我们在相同器官间（来自不同患者）比较微环境的原因在于：器官相同，其微环境的背景因素也是相似的，因此直接比较转移癌与原发癌的微环境就更有意义。

在数据的分析过程中，我们检查了以下与环境因素有关的基因：①缺氧；②ROS 水平；③细胞外基质的成分；④免疫反应。我们从 GEO 数据库中检索并下载了一些数据

（表 11.2）集进行分析，这些数据集包括脑、肝、肺、卵巢这四种器官的原发癌与转移癌（表 11.2）。本章中所有分析的表达数据均已进行了以"样本为中心的"标准化处理，故每个样本中的基因表达水平都是同样标准的。这种标准化的方法可以纠正因批次不同而产生的影响（Lazar et al. 2013），使得包括转移癌与原发癌的各样本间的基因表达水平能够进行直接比较。

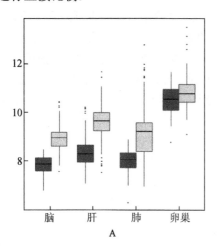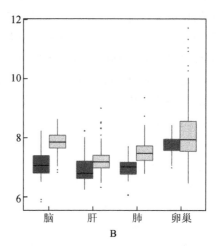

图 11.1　利用箱线图比较 4 种器官来源的转移癌与原发癌中 ROS 的 2 个标志性基因的表达水平（已进行 log-2 转换）

A 图是 *NFE2L2* 基因，　B 图是 *KEAP1* 基因。图中每个基因的每个点都代表一个特定的癌组织样本中的标准化后的基因表达水平。在 A 图和 B 图中，四种器官来源的转移癌与相应的原发癌均分别列出，自左向右为：脑转移的癌，原发的脑癌；肝转移的癌，原发的肝癌；肺转移的癌，肺的原发癌；卵巢转移的癌，卵巢的原发癌。每个箱子底部与顶部的线分别是第一个四分位数和第三个四分位数。箱子中的线代表中位数

11.1.2　活性氧簇

我们检测了活性氧簇的两个代表基因，分别为 *NRF2* 基因（基因名 *NFE2L2*）和 *INRF2* 基因（基因名 *KEAP1*），确切地说，*NRF2* 是抗氧化反应通路的主要调控基因（Nguyen et al. 2009），*INRF2* 结合于 *NRF2* 的时候会抑制 *NRF2* 的活性并促进 *NRF2* 的降解（Kaspar et al. 2009）。在 4 个器官来源的转移癌中这两个基因的表达水平均低于对应的原发癌（图 11.1），这强有力地说明了转移癌的细胞内活性氧簇水平低于对应的原发癌。

此外，我们还研究了 23 种抗氧化酶的基因表达数据，包括 *HMOX1*、*HMOX2*、*GSR*、*GCLC*、*GCLM* 和 *NQO1* 以及从 3 个家族中选出的基因：*SOD*（超氧化物歧化酶）、*GPX*（谷胱甘肽过氧化物酶）和 *GPX*（硫氧还蛋白）。值得注意的是，在 4 种器官的癌症样本中，23 个基因中的 12 个基因在转移癌中的表达明显低于对应的原发癌，分别是 *HMOX1*、*GCLC*、*GCLM*、*SOD1*、*SOD2*、*GPX1*、*GPX3*、*GPX4*、*PRDX3*、*PRDX4*、*PRDX6* 和 *TXNL1*；而只有 3 个基因在转移癌中的表达水平高于原发癌，这 3 个基因分别是 *NQO1*、*GPX2* 和 *PRDX2*。这些发现进一步证明了在这 4 种器官中，转移癌的 ROS（活性氧簇）水平低于对应的原发癌。既然这 4 种器官是随机选定的，就有理由考虑所有的实体肿瘤

都有这种特性。这种观点与最近的一项研究结论相一致：转移是癌细胞逃离原发部位高水平 ROS（活性氧簇）的一种方式（Pani et al. 2010）。

11.1.3　缺氧

我们检测了转移癌与对应部位的原发癌中 2 种缺氧诱导因子的基因，分别为 *HIF1α* 和 *HIF2α*。这两种基因都已被认定为细胞内缺氧水平的标志性基因（Koukourakis et al. 2002），也就是说，*HIF*（缺氧诱导因子）的基因表达水平越高，细胞内缺氧越严重。图 11.2 显示，*HIF1α* 和 *HIF2α* 在转移癌中的表达始终低于原发癌；这就提示，在 4 种器官的癌组织中，转移癌细胞里的氧气水平要高于原发癌。这也是意料之中的情况，因为转移癌倾向于发生在血液丰富的环境中。此外，与对应的原发癌相比，转移癌中所有与 TCA 循环及氧化磷酸化代谢通路有关的基因都是高表达的。而这两大过程都需要氧的参与，因此这些结果可以独立地解释为何癌转移后的氧气水平提高了。

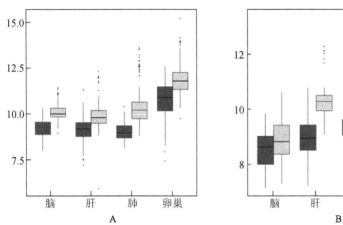
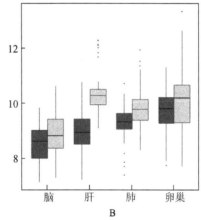

图 11.2　利用箱线图比较 2 种标记基因的平均表达水平，A 为 *HIF1α* 基因，B 为 *HIF2α* 基因

该图显示出 4 种器官（脑、肝、肺和卵巢）的转移癌（深灰色）与对应的原发癌（浅灰色）的多个标本中的缺氧程度。图中的所有定义与图 11.1 相同

此处有一个有趣的现象，通常情况下，在原发癌中多数的糖酵解基因受到 *HIF1α* 的正向调控（Denko 2008），例如，葡萄糖转运子 *GLUT1* 和 *GLUT3*，葡萄糖酶 *HK2* 和 *LDHA*。然而，与原发癌相比，尽管 *HIF1α* 在转移癌中下调了，但这些基因在转移癌中却出现了上调，这可以从图 11.2 中观察到。这表明，转移癌可能采用了不同于 *HIF1α* 的调节机制以维持高水平的糖酵解活性，这一点与原发癌不同。我们预计，用精心设计的统计分析可能会鉴别出某种转录因子，该因子的表达与上述糖酵解基因能呈现共表达模式，甚至有可能发现转移癌所采用的与 *HIF1α* 无关的未知调节机制。

11.1.4　酸性 pH 水平

细胞外和细胞内的酸度水平与癌症的发展有关。酸度感受离子通道基因 *ASIC3* 能感受酸性强弱，曾被用作细胞外 pH 的标志性基因（Waldmann et al. 1997; Delaunay et al. 2012），与原发癌相比，该基因在转移癌中的表达出现了上调。图 11.3 显示了 *ASIC3* 分别与对应的原发癌相比，在卵巢、肺及肝脏的转移癌中的表达水平均上升了，这说明这些转移性癌的 pH 要低于对应的原发癌。这与先前转移癌中糖酵解途径上调的现象相符。该基因在脑转移癌中的表达有所不同，显然还需要进一步的分析。

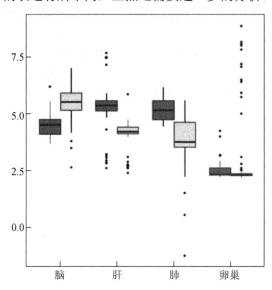

图 11.3　利用箱线图比较在不同组织中 *ASIC3* 基因的表达水平的差异
显示了在脑、肝、肺和卵巢的转移癌与对应部位的原发癌中的 pH 水平。本图涉及的定义与图 11.1 相同

11.1.5　免疫反应

正如在第 8 章中讨论过的，在癌症的启动、发展和转移等全过程中，免疫反应是不可或缺的组成部分。然而，有趣的是，免疫反应在癌症进化发展的过程中扮演了双重角色。具体地说，在一些炎症反应中，免疫监视和免疫编辑在监测和抑制癌症发展中是非常重要的，而某些免疫应答，如慢性炎症以及癌细胞与巨噬细胞（Condeelis and Pollard 2006; Mantovani et al. 2006a）之间的合作，在癌症的发展中可能也是必不可少的（第 8 章）。

在此，我们检测了一些特征基因，以了解 TAMs（肿瘤相关的巨噬细胞）和 T 细胞的活性水平。值得注意的是，从癌组织样品中获取的基因表达数据，很可能包含了组织当中所有细胞类型的基因，其中包括免疫细胞在内，因为在标本内彻底的去除非肿瘤细胞需要相当大的努力，而实际上也很少有人这样做。然而，就积极的方面而言，在组织样品中的非癌细胞也可能有益于癌症的研究，因为它们能为癌症的微环境提供额外的并且重要的信息。正如在第 2 章所讨论的，通常情况下，从每个细胞表型，推导每个基因表达水平的具体贡献通常需要付出巨大的努力，其中包括对不同细胞类型的特征性基因和其他基因的表达进行协方差矩阵计算和去卷积算法分析（Ahn et al. 2013）。在这里，我们并不试图按照每种细胞类型推导出每种基因表达所作出的具体贡献。但是，这足以用来粗略地估计转移癌中哪些免疫特异性的基因出现了上调或下调，也能大致估计在免疫应答反应过程中哪些基因的表达水平出现了改变。根据上述提示，为了试图从转移癌及相应原发癌之间的免疫细胞基因活性差异中得到新的启示，我们仅对上述两种癌中的免疫特异性基因的表达数据进行了检测分析。

我们选择用于分析的基因包括以下几种。*IL4* 是一种免疫细胞基因，人们已知其产物能促进辅助性 T 细胞分化为 2 型辅助性 T 细胞（Th2 细胞），也能激活 M1 型巨噬细胞转化为 M2 巨噬细胞（Sokol et al. 2008; Ho and Sly 2009; Martinez et al. 2013）。此外，T 细胞产生的 IL4 与癌细胞产生的 CSF1（造血生长因子）可以共同刺激 TAMs，使其合成并释放强效的生长因子 EGF（表皮生长因子）。*ST2*（抑制致瘤性基因 2）与 *OX40*（也称为 CD134）是 Th2 细胞的标记基因。*CD4*（白细胞分化抗原 4）是一种免疫细胞源性的糖蛋白，表达于辅助性 T 细胞和巨噬细胞的表面；*CD8* 和 *GZMA* 是细胞毒性 T 细胞的两个标记基因；*KIR* 是 NK 细胞（自然杀伤细胞，nature killer cell）的标记基因。

比较分析这些基因的表达数据显示了以下结果。与对应的原发癌相比，在脑、肝和肺的转移癌中 *IL4*、*IL4R*、*ST2*、*OX40*、*CD4* 和 *KIR* 这几种基因的表达都上调了。因此，可以推断，转移癌的组织中更容易出现 Th 细胞（辅助性 T 细胞）、TAM（肿瘤相关巨噬细胞）和 NK 细胞（自然杀伤细胞）的增多。

我们检测了所有的转移癌与对应的原发癌的数据集，与原发癌对比，转移癌中的 *CD8* 和 *GZMA* 这两种基因的表达出现了一致性的下调。这与以前的报道是一致的，曾有人指出，调节性 T 细胞可以通过 CTLA-4（细胞毒性 T 淋巴细胞抗原 4）抑制细胞毒性 T 细胞，此外，TAM 可以通过产生 TGFβ 和 IL10 抑制细胞毒性 T 细胞（Vesely et al. 2011）。这两种机制使得转移癌细胞可以逃避免疫系统的监控。

图 11.4 列举了几个从前述免疫细胞的基因列表中选择的基因的表达模式。在这里值得强调的是卵巢癌，从图 11.4 可以看出，我们的检验分析发现，不论是转移性的还是原发性的卵巢癌，与其他的转移癌相比，似乎都具有相当不同的表达模式。其原因可能是下列之一：①卵巢癌可能使用一组不同的基因来完成与这些基因相同的功能；②与其他的癌症类型相比，卵巢癌可能具有相当不同的免疫应答，而这一点又似乎不太可能。

11.1.6 细胞外基质的变化

正如在第 4、6 和 10 章所讨论的，细胞外基质（extracellular matrixc，ECM）的物理特性在癌症发生、发展和转移的过程中意义重大。例如，在驱动癌细胞增殖的过程中，较硬的细胞外基质可能会使生长因子的功效提高上百倍。此外，较硬的细胞外基质常会有利于肌成纤维细胞的分化（Hinz 2009）。在这里，我们研究了是否转移癌与那些原发癌的细胞外基质拥有不同的特性。鉴于没有人直接测量过 ECM 中的物理和化学特性，我们采用的方法是检验一些基因的表达数据，这些基因产生的蛋白质与 ECM 中的多种成分有关。

回忆一下第 1 章和第 6 章，ECM 是由胶原蛋白、透明质酸纤维、蛋白聚糖、纤连蛋白、层粘连蛋白、弹力蛋白和其他的连接蛋白等组成的（图 1.6）。在这些成分中，我们已知胶原蛋白、弹性蛋白和层粘连蛋白的含量与 ECM 的硬度是直接相关的（Bruel and

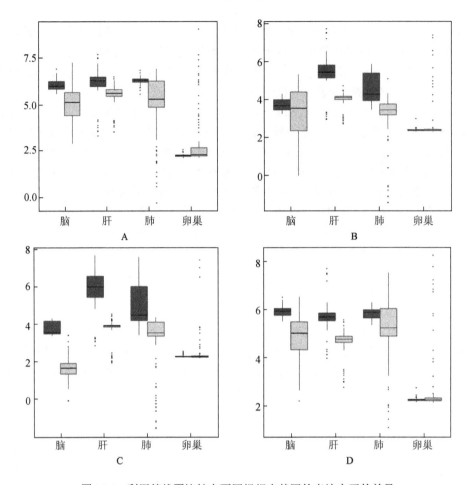

图 11.4　利用箱线图比较在不同组织中基因的表达水平的差异

CSF1（A 图）、*IL4*（B 图）、*CD4*（C 图）和 *CTLA4*（D 图）。所列基因均与脑、肝、肺和卵巢的转移癌（深灰色）及对应部位的原发癌（浅灰色）中的免疫应答反应有关。图中对箱子的定义与图 11.1 完全一致

Oxlund 1996; An et al. 2009; Ng and Brugge 2009），而对其他成分如何影响 ECM 的物理特性则所知甚少。一个简单的数据分析表明，构建 ECM 所需的成分需要一个相当大的基因库：①在人类基因组中编码胶原蛋白的基因至少有 43 种，根据 ACEVIEW 数据库的查询，这些基因共有至少 322 个已知的剪接异构体（Thierry-Mieg and Thierry-Mieg 2006）；②编码 ECM 连接蛋白的基因，如纤维连接蛋白、层粘连蛋白和弹性蛋白也有许多剪接异构体，更何况在 ECM 中的蛋白聚糖也具有多样性。因此，可以推断，构成 ECM 的不同成分具有大量不同的组合模式，从而导致 ECM 具有更多不同的功能状态，其中每一种都代表了一种细胞-ECM 相互作用的不同信号。具体而言，在特定的 ECM 中，组成成分的任何细微变化都可以改变 ECM 的物理特性，并发送不同的信号到相应的细胞,信号的传递要通过细胞-基质黏附，而该黏附直接与细胞核相连接（Ingber 2006）。

　　一些基因参与了透明质酸和胶原纤维的合成，也参与了纤连蛋白、层粘连蛋白、弹力蛋白的生物合成和细胞黏着，通过检测这些基因的表达水平，我们可以在一定程度上了解原发癌和转移癌中上述几个基因的表达水平有何差异。这仅仅是第一步，为了更精确地了解 ECM 的组成成分的多样性以及 ECM 特性的多样性，我们还需要进行更大规

模且更复杂精细的分析。

图 11.5 显示了 5 种基因表达模式的变化,这 5 个基因分别是 *CD44*、*ITGB7*、*LAMC2*、

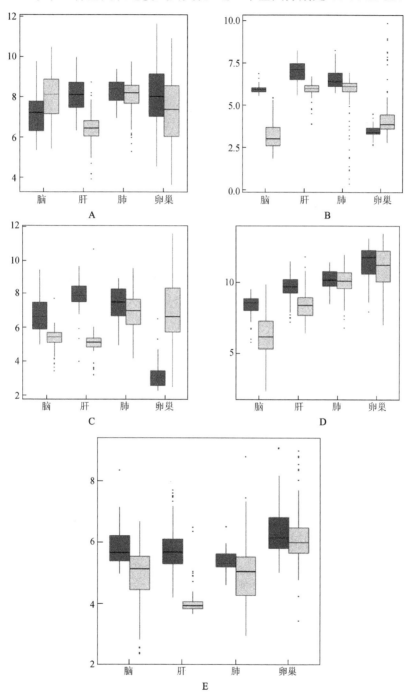

图 11.5 利用箱线图比较在不同组织中基因的表达水平的差异

所列基因均与 ECM 的各种组成成分有关,标本分别来自于脑、肝、肺及卵巢的转移癌(深灰色)与对应部位的原发癌(浅灰色),各图所示基因分别为:(A)*CD44*;(B)*ITGB7*(整合素β-7);(C)*LAMC2*(层粘连蛋白的 γ -2 亚单位);(D)*COL6A3* 和(E)*CTTN*(皮层蛋白)。图中对箱子的定义与图 11.1 完全一致

COL6A3 和 *CTTN*，这样选择难免有些武断，但是，重要的是这种选择代表了 ECM 的 5 个不同方面，分别为：透明质酸的排出、层粘连蛋白的水平、胶原的组成、胶原的水平，以及肌动蛋白重排。在所有转移癌中，CD44 的表达都高于对应的原发癌，这一点与转移癌中的细胞增殖率提高相一致。同样的说法也可用于 *CTTN*（cortactin[①]皮质肌动蛋白），它在所有转移癌中的表达也都高于相应的原发癌，这同样也与人们观察到的转移癌中的细胞增殖率提高相一致。这 2 个基因的表达水平反映了总体的增殖率，而其他 3 个基因仅反映了个别蛋白的浓度水平。*ITGB7* 在脑、肝和肺这三种转移癌中的表达都高于对应的原发癌，但该基因在卵巢转移癌中的表达却下降了。这种情况与图 11.3 和图 11.4 中卵巢癌的基因表达模式相一致。在图中，卵巢癌的基因表达模式与其他 3 种癌都不相同。一种特定的胶原蛋白基因 *COL6A3* 在脑癌、肝癌、肺癌中都上调了，而在卵巢癌中的表达模式却与之相反。

　　经过上面的分析可以推断，转移癌的微环境趋向于：①缺氧不那么严重；②ROS 水平稍下降；③酸性更高；④有更多的巨噬细胞和 T 细胞参与其中；⑤在 4 种转移癌的 3 种癌中均表现出细胞外基质的层粘连蛋白含量的增加，这提示细胞外基质的硬度可能增加了。这就很自然的产生了一个问题：**当癌细胞迁移到新的环境后，这些环境的改变会对其产生什么样的影响？** 对这个问题的答案可能会带来全新的并且很深刻的见解，帮人们认识转移癌的独特的生物学属性。为了解答这一问题，我们通过进一步的功能分析推测了有关的生物学路径，即在这些路径中，哪些基因的表达模式与微环境因素基因的表达模式之间存在着统计上的相关性。

11.2　细胞如何应对微环境的改变

　　如果试图在转移癌的微环境变化与其他细胞活动的变化之间找到因果关系，首先必须确定在环境变化与其他过程的变化之间是否存在统计上的相关性。此后，我们可以利用一些能够说明不同细胞过程之间关系的知识，来推断其中可能的因果关系。具体而言，可以用如下过程来推断两套基因或通路中的基因表达的变化之间是否存在统计相关性。假设 D 为一个基因数据表达集，g 代表其中的一个基因，可以用 Spearman 相关性分析计算数据集 D 中基因 g 的表达水平与其他基因表达水平之间的相关性。如果需要同时考虑多个基因表达数据集，人们可以使用 Fisher 转换（Fisher 1921）合并不同的数据集中计算的相关性。然后，可以用 GSEA 算法（Subramanian et al. 2005a）来识别一些通路，这些通路富集了一些非微环境的基因，这些基因与微环境的基因的表达模式之间存在统计相关性。在初步的分析中，我们检查了所有主要的微环境因素，并发现以下的环境因素的变化与多种细胞过程之间存在一致性和很强的相关性。

[①] cortactin 的意思是 "cortical actin binding protein"，是位于细胞质内的一种单体蛋白质，可以通过外部刺激激活，促进激动蛋白细胞骨架的聚合和重排，尤其是细胞周围的肌动蛋白的皮层。来自 Wikipedia。——译者注

11.2.1　一些通路与缺氧水平改善之间存在很强的相关性

我们发现下列通路与低氧水平的改善高度相关，这体现在转移癌中的 $HIF1\alpha$ 表达出现了降低：**葡萄糖代谢和细胞对应激和细胞外刺激的反应**与 $HIF1\alpha$ 的表达水平呈负相关；此外，有氧呼吸、脂肪酸氧化、TCA 循环、蛋白质的合成、胆固醇的合成和吸收、代谢和初级胆汁酸合成通路等都显示出与 $HIF1\alpha$ 的表达水平呈负相关。如前面提到过的，转移癌中的糖酵解与原发癌中的情况不同，可能是受到 $HIF1\alpha$ 以外的其他因子的调节。进一步的数据分析可能会证明转移癌中的糖酵解具有独特的调控机制。

此外，我们还发现，大量与免疫反应相关的基因与 $HIF1\alpha$ 的表达呈正相关，这些基因涉及**免疫应答反应，白细胞、淋巴细胞和髓性细胞的分化**。相比之下，一些 ECM 相关的通路与 $HIF1\alpha$ 的表达呈负相关，这些通路包括**蛋白聚糖、透明质酸和胶原蛋白的生物合成通路及细胞形状调控通路**。这些数据表明，转移癌倾向于降低免疫应答，而增加细胞外基质成分的产生和细胞形态改变。

11.2.2　一些通路与 T 辅助细胞及 TAMs 的活化之间存在很强的相关性

一些通路与活化这两类细胞的信号呈正相关，这些信号通常来源于：细胞周期、TCA 循环、细胞的 pH 调节、外部刺激的检测、胆固醇的合成、初级胆汁酸的合成、细胞外基质成分的生物合成和细胞黏附。

11.2.3　一些通路与 ECM 组分的改变之间存在很强的相关性

我们发现下列通路出现了上调，且与合成 ECM 的关键成分的变化呈现很强的相关性：这些通路涉及的基因参与了以下的活动：细胞周期 G_2/M 期、S 期的控制，基于肌动蛋白丝的运动、葡萄糖代谢、IL10 通路、血小板黏附暴露的胶原蛋白，以及蛋白复合物的分解，这表明细胞增殖的速率提高了。

表 11.1 列举了与对应的原发癌相比，所有在转移癌中出现了上调或下调的通路。我们发现，其中的一些通路与我们在第 11.1 节中确认的某些环境因素之间有很强的关联，而少数的几种通路与我们确认的 5 种因素之间没有明显的统计相关性。这一结果可能是由 2 种原因造成的：①在转移癌中，还存在其他的微环境因素或细胞内的因素能够驱动这几种通路的表达发生改变，如基因突变；或者②这些观察到的反应与一些微环境因素集合之间的关系是非线性的，从而导致判断更加困难。无论属于那种情况，该表都为我们提供了一个很好的起点，有利于更深入的进行转录组或其他类型数据的分析，从而推导出这些变化的原因。

表 11.1　在转移癌中差异表达的信号通路

（a）借助于 KEGG、BIOCARTA、REACTOME 及 Msigdb 所提供的通路，对转移癌数据进行富集分析，我们发现以下通路在转移癌中出现了上调（Subramanian et al. 2005b）

炎症	INTRINSIC_PATHWAY
	CLASSIC_PATHWAY
免疫应答	DC_PATHWAY
	IL10_PATHWAY
	IL4_PATHWAY
	POSITIVE_REGULATION_OF_CYTOKINE_SECRETION
	POSITIVE_REGULATION_OF_DEFENSE_RESPONSE
	POSITIVE_REGULATION_OF_LYMPHOCYTE_ACTIVATION
细胞周期	RB_PATHWAY
	CELL_CYCLE_G2_M_HASE
细胞生长信号	EPIDERMAL_GROWTH_FACTOR_RECEPTOR_SIGNALING_PATHWAY
	MTA3_PATHWAY
外部刺激的检测	DETECTION_OF_ABIOTIC_STIMULUS
	DETECTION_OF_CHEMICAL_STIMULUS
	DETECTION_OF_EXTERNAL_STIMULUS
	DETECTION_OF_STIMULUS_INVOLVED_IN_SENSORY_PERCEPTION
代谢	CELLULAR_PROTEIN_COMPLEX_DISASSEMBLY
	COENZYME_BIOSYNTHETIC_PROCESS
	COFACTOR_BIOSYNTHETIC_PROCESS
	ALPHA_LINOLENIC_ACID_METABOLISM
	ETHER_LIPID_METABOLISM
	PANTOTHENATE_AND_COA_BIOSYNTHESIS
	STEROID_BIOSYNTHESIS
	THYROID_CANCER
	VALINE_LEUCINE_AND_ISOLEUCINE_BIOSYNTHESIS
	MACROMOLECULAR_COMPLEX_DISASSEMBLY
	PEPTIDE_METABOLIC_PROCESS
	POSITIVE_REGULATION_OF_PROTEIN_SECRETION
	PROTEIN_COMPLEX_DISASSEMBLY
	PROTEIN_EXPORT_FROM_NUCLEUS
	PROTEOGLYCAN_BIOSYNTHETIC_PROCESS
	PROTEOGLYCAN_METABOLIC_PROCESS
	PYRIMIDINE_CATABOLISM
	RNA_ELONGATION
	TRICARBOXYLIC_ACID_CYCLE_INTERMEDIATE_METABOLIC_PROCESS
细胞连接与细胞膜	ACTIN_FILAMENT_BUNDLE_FORMATION
	ACTIN_FILAMENT_ORGANIZATION
	FOCAL_ADHESION_FORMATION
	NEGATIVE_REGULATION_OF_CELL_MIGRATION

续表

	CELL_EXTRACELLULAR_MATRIX_INTERACTIONS
	PLATELET_ADHESION_TO_EXPOSED_COLLAGEN
	REGULATION_OF_GTPASE_ACTIVITY
	REGULATION_OF_RAS_GTPASE_ACTIVITY
	REGULATION_OF_RAS_PROTEIN_SIGNAL_TRANSDUCTION
	REGULATION_OF_RHO_GTPASE_ACTIVITY
	REGULATION_OF_RHO_PROTEIN_SIGNAL_TRANSDUCTION
微环境	REGULATION_OF_PH
（b）通过富集分析在转移癌中鉴定出来的下调通路	
炎症	ACUTE_INFLAMMATORY_RESPONSE
免疫应答	ST_IL_13_PATHWAY
	REACTOME_IL_6_SIGNALING
	REGULATION_OF_IMMUNE_EFFECTOR_PROCESS
细胞对外部刺激的应答	CELLULAR_RESPONSE_TO_EXTRACELLULAR_STIMULUS
	CELLULAR_RESPONSE_TO_NUTRIENT_LEVELS
	CELLULAR_RESPONSE_TO_STRESS
	DEFENSE_RESPONSE_TO_VIRUS
	ST_TYPE_I_INTERFERON_PATHWAY
	REGULATION_OF_INTERFERON_GAMMA_BIOSYNTHETIC_PROCESS
代谢	FATTY_ACID_BIOSYNTHETIC_PROCESS
转移	EPITHELIAL_TO_MESENCHYMAL_TRANSITION
微环境	SUPEROXIDE_METABOLIC_PROCESS

　　基于以上分析，我们推断在转移癌中出现了以下 3 种变化：①氧气的供应与消耗增加了；②调节性 T 细胞和 TAMs 的活性提高了；③细胞外基质成分的合成增多了。这些变化可能就是我们在表 11.1 中列出的其他细胞活动变化的基本原因。这样推理的原因在于，大多数细胞活动的变化都至少与这 3 种变化中的 1 种有很强的相关性。此外，这 3 种主要变化彼此之间也存在很强的关联。尽管这些联系尚不能直接推导出因果关系，但这却为我们提供了一个很好的出发点，当我们把这些关联及其他的生物学信息综合分析之后，就有可能从中推导出一些因果关系。

11.3　理解转移癌的加速生长：一种数据挖掘的方法

　　上述分析的结果显示，当转移癌细胞迁移到了新的位置，一定会遇到新的生存挑战，而这些挑战与癌细胞在其原发部位时所面临的挑战是不同的。这些新挑战将迫使很多种细胞反应参与保护癌细胞并维持其存活，具体的细胞反应可以参见表 11.1。不幸的是，其中的一些反应仿佛火上浇（新）油，促使转移癌的生长速度比原发癌明显加快。通过对第 11.1 节和第 11.2 节的数据进行更为深入的分析，接下来我们提出了一个模型，来探讨转移后的细胞如何通过加速生长来应对氧水平的提高。

　　我们检测了从 GEO 数据库获得的 16 套基因组范围的转录组数据（Barrett et al. 2005），其中涵盖了以下 11 种原发癌与转移癌，分别为：乳腺癌与其肝脏转移癌，结肠癌与其肝脏转移癌，胰腺癌与其肝脏转移癌，前列腺癌与其肝脏转移癌；骨癌与其肺转移癌，乳腺癌与其肺转移癌，结肠癌与其肺转移癌，肾癌与其肺转移癌及胰腺癌与其肺转移癌；乳腺癌与其脑转移癌；以及前列腺癌与其骨转移癌。在本章之后的补充材料中我们给出了这些数据集的详细信息。这里要解答的主要问题是："**与对应的原发癌相比，转移癌中的哪些基因一致上调了？**"在已经鉴定出来的那些基因中，下面的各组基因特别有意思，如编码以下功能的基因：①能摄取并代谢胆固醇，生产类固醇代谢物；②核受体；③生长因子受体；④细胞增殖的标记物。具体来说，我们得到了如下的观测结果：

　　（1）在我们检测的大多数的转移癌中，以下至少一种分子的受体基因出现了上调，包括 HDL（高密度脂蛋白）、LDL（低密度脂蛋白）和 VLDL（极低密度脂蛋白）；而对于其他的转移癌，大多是脑转移癌，其胆固醇生物合成的通路上调了。具体而言，在 44% 的转移癌中，*SRB1*（清道夫受体 B 类 1）被上调了，*SRB1* 可将高密度脂蛋白和氧化的 LDL 颗粒（与它们运载的胆固醇）输送进入细胞。50% 的转移癌中出现了 *LDLR* 和 *VLDLR* 的上调了，19% 的转移癌中出现了 LDL /乳糜微粒和 VLDL 受体的上调（Cao et al. 2014）。胆固醇及胆固醇酯进入转移癌细胞后，在溶酶体内与脂蛋白载体解离（Fielding and Fielding 1997; Ioannou 2001）。

　　脑转移癌倾向于上调从头开始合成胆固醇的通路，这可能是因为血脑屏障导致循环中的胆固醇不能入脑（Orth and Bellosta 2012）。有趣的是，我们检测到的大部分转移癌采用不止一种机制来增加胆固醇的摄入。所有这些观察强烈提示我们，转移癌对胆固醇的需要增加了（貌似很急迫）。一个很自然的问题出现了：**在转移癌中，对胆固醇的需求不断增长，仅仅是由于增殖率的提高吗？**因为人们都知道胆固醇是细胞膜的重要组成部分。

　　为了解决这个问题，我们计算了细胞增殖的标志性基因——细胞周期蛋白，CDKs（cyclin-dependent kinase，细胞周期蛋白依赖性激酶）和 MCM（DNA replication licensing factor，DNA 复制许可因子）之间的统计学相关性（Alison et al. 2002; Wheeler et al. 2008; Peurala et al. 2013），以及胆固醇受体基因和与合成基因的表达水平之间的统计学相关性。这样做的理由在于，如果胆固醇仅仅是用于合成细胞膜，并以此支持细胞增殖，那么在这两组基因之间应该有很强的相关性。结果发现，通常在原发癌中会出现此情况，而在转移癌中这种相关性显得很弱。这一观察表明，**在转移癌中，胆固醇摄取的增多还有其他的原因，而不仅是用于合成细胞膜以支持细胞增殖。**此外，还有一个重要的支持数据说明，同一种原发癌在不同组织中形成的转移癌，其增加胆固醇摄取的方式也存在着不同，包括采用了不同的脂蛋白受体和（或）从头合成胆固醇。这就强烈的提示，胆固醇摄取的增加并不是由一个很精密的程序调控的，如增殖加速，而是由细胞应激产生的结果。

　　（2）在我们检测的每种转移癌中，至少一种 CYP（细胞色素 P450）的基因是上调的，其主要功能是在类固醇途径中将胆固醇（或甾醇）氧化或合成类固醇激素。在所有检测的转移癌中，上调的 *CYP* 基因中主要包括 *CYP27A1*、*CYP3A4*、*CYP17A1* 和 *CYP19A1*

等。CYF27，即固醇 27-羟化酶，是参与胆固醇转化成胆汁酸的关键酶；而 CYP17，即类固醇 17-α-单加氧酶，是类固醇合成途径中的关键酶，参与产生孕激素、盐皮质激素、糖皮质激素、雄激素和雌激素等。胆汁酸与 27-羟基胆固醇和 4β-羟基胆固醇等，同属 *CYP* 所编码的酶的代谢产物。我们感兴趣的是，最近已有研究指出，27-羟基胆固醇能促进小鼠乳腺肿瘤的生长和转移，原因在于它是雌激素受体的部分激动剂（Nelson et al. 2013）。此外，基于质谱的代谢组学分析表明，转移癌中还倾向于产生更多的自氧化的胆固醇产物，如α-EPOX、β-EPOX 和 7-酮胆固醇等。

在多种转移癌中，许多可以将氧化胆固醇进一步代谢生成甾体类产物的酶也被上调了，其上调的方式具有器官特异性。例如，*HSD11*（11β-hydroxysteroid dehydrogenase type 1，11β-羟类固醇脱氢酶 1 型）和 *SRD5A1-2* 在多种转移癌中都出现了上调，这些癌症类型包括，如结肠癌的肝转移癌和肺转移癌、胰腺癌的肝转移癌。在几乎所有的转移癌中，整体的类固醇激素的合成都出现了显著地上调。图 11.6 显示了胆固醇与它的一些关键性代谢产物之间的关系。我们尤其应该注意的是氧化型胆固醇和各种类固醇激素之间的关系。

（3）在我们检测的每种转移癌中，都有某些核受体（NRs）出现了过表达，核受体是可以被氧化型胆固醇、特定激素或维生素激活的转录因子，可以调节多种参与发育及稳态的基因。在我们检测过的转移癌样本中，最常见的上调基因是 *FXR*（farnesoid X receptor，法尼酯 X 受体）和 *HNF4A*（hepatocyte nuclear factor 4α，肝细胞核因子 4α）。FXR（法尼酯 X 受体）的天然配体是胆汁酸，在所有转移癌中，胆汁酸的合成通路都被上调了。在大多数转移癌中，LXR（liver X receptor，肝 X 受体）和 RXR（retinoid X receptor，类视黄醇 X 受体）也是最常见的被上调的基因，它们可以被相应的激动剂激活，如 4β-羟基胆固醇和 27-羟基胆固醇和视黄酸，而视黄酸的代谢在我们检测的所有转移癌中都出现了上调。其他上调的 NRs 还包括雌激素受体 *ESR1* 和雄激素受体 *AR*。

（4）在我们检测的每种转移癌中，都有一些生长因子受体（GFRs）出现了上调。最常出现上调的 GFRs 是表皮生长因子受体和 *FGFR4*，这与以前的观察结果一致，曾有人观察到 *ESR1* 是激活 *EGFR* 的常用调节子（Levin 2003; Razandi et al. 2003; Sukocheva et al. 2006），而 *FXR* 是 *FGFR4* 的调节子（Chiang 2009）。有趣的是，对于一些上调的 *GFRs*，其天然的生长因子配体并未上调，这提示了两种可能。其一是这些 *GFRs* 是由非天然配体活化的；其二是它们的同源生长因子最可能是由相邻的基质细胞产生的，如巨噬细胞，而不是癌细胞产生的，癌症研究领域已广泛地观察和报道了这一现象（Qian and Pollard 2010; Hanahan and Weinberg 2011）。

（5）在转移癌中，细胞增殖的标志性基因均出现了一致性的上调，如细胞周期蛋白、*CDKs* 和 *MCM* 基因，这表明继发性肿瘤提高了细胞增殖的速度。

上面的一些重要发现，已经在实验室内用肿瘤细胞株进行了实验验证，这些发现包括：①当向培养基中加入含有胆固醇的 HDL 或氧化型 LDL 时，转移癌细胞可以继续生长；反之培养基中无上述成分，细胞则不会继续生长。这表明，转移癌细胞可以通过从这两种类型的脂蛋白中获取胆固醇而进行成长；②*SRB1* 基因的蛋白产物的丰度增加了；

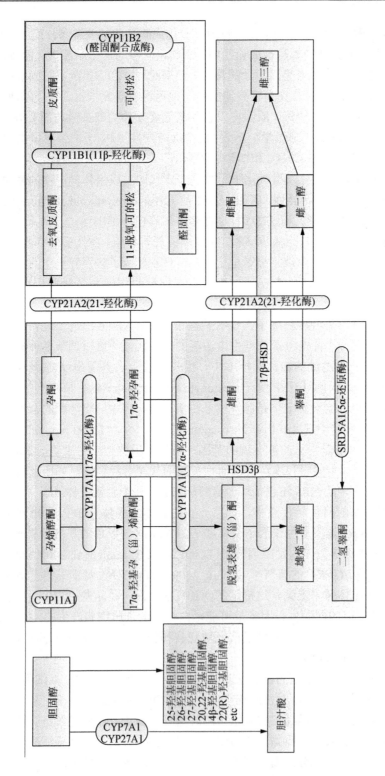

图 11.6 类固醇合成通路，显示了胆固醇是类固醇合成的前体物质

③多种类型的核受体出现了二聚体化，强烈表明它们已经移动到细胞核内，并能作为转录因子发挥功能；④一些生长因子的蛋白丰度增加了，如 *EGFR*。一个特别令人兴奋的数据结果显示，与原发癌相比，转移癌倾向于具有更高的氧化固醇水平，如图 11.7 所示。

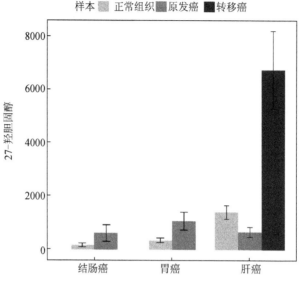

图 11.7　27-羟胆固醇在不同样本中的丰度，三组样本分别为：原发性结肠癌和配对的正常组织，原发性胃癌和配对的正常组织，原发性肝癌和配对的组织及 13 例原发于乳腺、结肠的肝转移癌。正常组织和原发癌的数据分别用浅灰和深灰表示，原发于乳腺及结肠的肝转移癌用黑色表示。摘自（Cao et al. 2014）

　　这些分析和验证结果强有力地证明了，氧化型胆固醇对转移癌的加速生长起着重要作用，很显然，这需要进一步的研究以得到更多详细的机制方面的信息。应该充分认识到的一点是，在最近的一项研究中曾有报道，过多的氧化固醇可以对癌细胞产生致死效应（de Weille et al. 2013）。因此，我们推测，转移癌可能采用某种机制导出多余的氧化型胆固醇，有趣的是，在 16 个数据集中的每个数据集里，我们都发现至少有一种向外转运胆固醇或氧化的胆固醇的基因被上调了，包括 *ABCA1*、*ABCG1*、*ABCG5* 和 *ABCB11*。这种现象强烈的提示，未使用的胆固醇和氧化型胆固醇会被释放到细胞外空间。

　　现在的问题是：**为什么转移癌一般都比原发癌需要更多的胆固醇？**对这个问题的回答可能会引导我们找到这类疾病的根源，这通常被认为是疾病的终极所在。下面的分析，虽然还不能解答这个问题，但很可能会为这个问题带来新的见解。

　　以往的研究强烈地表明了，在大约 22 亿～27 亿年前，胆固醇（或通常是固醇）与氧气共同出现于生物进化的早期，以此来保护专性厌氧菌（原核细胞）不受氧气的毒害（Galea and Brown 2009b）。进一步的研究已经发现，胆固醇可能对氧气进入细胞具有一定的调节作用，也可能是对抗 ROS 的基本防御手段（Subczynski et al. 1989; López-Revuelta et al. 2006; Murphy and Johnson 2008; Galea and Brown 2009a）。当我们把这些信息同以下的发现联系起来：①当人的血液中氧气水平改变时，人细胞膜的胆固醇水平与红细胞内氧气水平的变化数量呈负相关（Buchwald et al. 2000）；②细胞膜内胆固醇-磷脂比率的增高可以导致细胞膜对氧气的通透性下降，这使我们不由地质问：**是否存在这样一种可能？即当原发癌的细胞离开它们的缺氧环境，迁移到血管丰富的新环境后，新环境中的氧呈现较高的水平，这种较高的氧水平驱动了一个目前我们尚不知道的机制，使细胞膜中胆固醇的浓度提高，因此癌细胞需要增加对胆固醇的摄取及合成。**

一些近期研究可以支持这一假设，这些研究确认了一个已知的能够调控胆固醇摄取及合成的调节子，即裂殖酵母中的 *SHEBP*，该调节子的活化与氧气水平有关（Hughes et al. 2005）！这有力地表明，虽然经过进化的胆固醇已经能在人类细胞中承担很多功能，也能参与信号转导，但是在进化过程中，它们最古老的功能仍然保留着，这个功能就是对 O_2 的防御功能，而且这也有可能被转移癌利用起来。然而，用另一些重要数据来解答这一难题的关键点可能在于，我们应当认识到，细胞膜的胆固醇（和磷脂）可通过（持续的）脂质过氧化而被氧化（Halliwell and Chirico 1993），在转移癌的典型环境中，氧化应激的压力很大（Cao et al. 2014），因此可以破坏细胞膜，并可能持续地需要胆固醇来替代膜中受损的成分。

还有两项数据，能继续为质膜破坏提供支持性证据：①细胞膜受损的相应调节子出现了持续上调；②磷脂是细胞膜的重要组成成分，磷脂氧化产物的分解代谢出现了上调，这些氧化产物包括花生四烯酸、亚油酸和亚麻酸等。

11.3.1　胆固醇的摄取/合成及代谢与细胞增殖加快的关系的模型

基于以上的分析和讨论，我们提出了一个模型，用于描绘癌细胞如何利用胆固醇代谢产物来加速自身的生长（Cao et al. 2014）。这个模型包含了以上讨论过的所有重要发现。此外，我们的实验数据表明，转移癌细胞使用的生长因子可以来源于以下之一或两者都包括：①癌细胞释放的生长因子，作用于癌细胞表面的生长因子受体，即自分泌机制；②TAMs 释放的生长因子，属于旁分泌机制，这在文献中已有所报道（Mantovani et al. 2006b; Hao et al. 2012）（图 11.8）。

简言之，该模型包括以下几个重要的步骤：①转移癌细胞通过多种脂蛋白受体摄取胆固醇，如 *SRB1*、*LDLR* 或 *VLDLR*，并以游离胆固醇的形式存在；②某些原因可能诱导 *CYP* 基因的上调，例如，氧化应激可以通过核受体引起这种改变；③胆固醇可以被 *CYP* 编码的酶氧化，并经过多种其他酶（如 *HSD11* 和 *SRD5A1-2*）进一步代谢为类固醇和类固醇的衍生物，而这些过程所涉及的酶似乎具有器官特异性；④所得的产物包括多种类固醇的产物，包括氧固醇、雌激素和雄激素等；⑤这些代谢产物激活了多种核受体，如 *FXR*、*HNF4A*、*LXR* 和 *RXR* 等；⑥活化的核受体以及产生的类固醇代谢物，可以激活癌细胞和邻近巨噬细胞中的多种生长因子，如 *EGFR*（表皮生长因子受体）和 *FGFR4*，从而加快了癌细胞的增殖速度；⑦癌细胞从极为缺氧的环境迁移到血管丰富的环境后，新环境中的高氧似乎驱使癌细胞对胆固醇的需求增加了，对它的摄取及合成也增加了，这个过程需要在活化的 *SREBP* 基因的协助下才能完成；⑧可能有多种恶性循环持续地驱动着转移癌细胞的增殖。详细一点说，在调节基因与预测的下游效应基因的表达模式之间，我们发现了很强的统计学关系，而且对于每种我们预测的调节关系都是如此（Cao et al. 2014）。

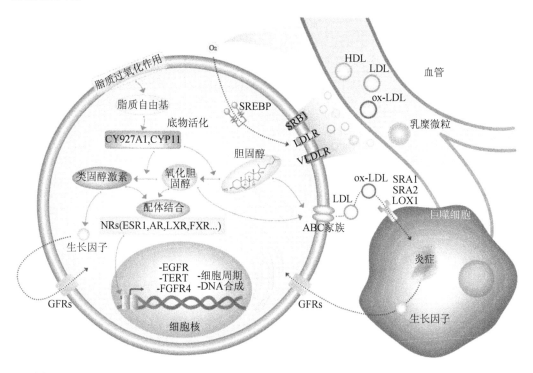

图 11.8　胆固醇吸收和氧化产物驱动癌症增殖的模型，这种机制可能源于癌细胞对转移部位氧水平增高的细胞反应。氧气水平的提高可以引发两个独立的结果，胆固醇摄取（在脑转移癌中是合成）增加和细胞膜脂质过氧化作用的增强

11.4　小　　结

在本章中，我们同时对多种转移癌的转录组数据进行了分析和相关的统计推断，其结果都明确地指向了一个假设：当癌细胞由原发部位到转移部位以后，生长模式出现了显著的变化，而这种变化最主要的原因可能就是转移癌细胞所处环境中氧的水平提高了。如果这种假设最终获得了证实，该假设就能为癌症进化的早期阶段中氧的意义与癌症的发展之间建立关联。众所周知，约 20 亿年前出现了真核细胞，15 亿～12 亿年前开始出现了具有多细胞结构的真核生物，而期间氧气的出现被认为是真核细胞进化与增殖的最重要的原因。因此，氧气的出现早于约 5.4 亿～5.25 亿年前的寒武纪生物大爆发。正如在之前的那些章节中我们曾讨论过的那样，当人体的细胞长期经历缺氧的时候，这些细胞就容易向恶性转化。这些强有力的证据提示我们，已经适应了低氧环境的癌细胞，一旦迁移到了新环境，就面临着氧气水平的陡然提高，这就会迫使其必须经过第二次转化转型才能继续生存。这种看待转移癌发展的全新视角，可能会为我们带来突破传统的新方法，以更有效的方式来终止或至少减缓这种疾病的发生与发展。

补 充 材 料

表 11.2　在第 11 章第 1 节中使用的转录物组数据列表

数据集	组织	平台	原发癌	转移癌	标本数量
GSE20565	卵巢	GPL570	*	*	129
GSE14407	卵巢	GPL570	*		24
GSE42952	肝脏	GPL96		*	33
GSE41258	肝脏	GPL96		*	47
GSE14020	肝脏	GPL96		*	5
GSE29721	肝脏	GPL570	*		10
GSE14323	肝脏	GPL570	*		53
GSE14323	肝脏	GPL96	*		11
GSE14020	肺	GPL570		*	4
GSE14020	肺	GPL96		*	16
GSE41258	肺	GPL96		*	20
GSE33356	肺	GPL570	*		60
GSE27262	肺	GPL570	*		25
GSE31547	肺	GPL96	*		25
GSE14020	脑	GPL570		*	7
GSE14020	脑	GPL96		*	15
GSE14108	脑	GPL96		*	28
GSE8692	脑	GPL96	*		12
GSE4271	脑	GPL96	*		100

注：第 1 列为我们进行分析时用到的数据集的名字，每个标了*的是相应的数据集包含了相关的癌症类型，原发癌或者转移癌

表 11.3　在第 11 章第 3 节中使用的转录物组数据列表

数据集	癌转移的类型	原发癌标本数量	转移癌标本数量
GSE14297	结肠→肝	18	18
GSE6988	结肠→肝	53	29
GSE41258	结肠→肝	186	47
GSE26338/GPL5325	乳腺→肝	19	5
GSE34153	胰腺→肝	14	20
GSE42952	胰腺→肝	12	7
GSE6752	前列腺→肝	10	5
GSE8511	前列腺→肝	12	6
GSE41258	结肠→肺	186	20
GSE26338/GPL1390	乳腺→肺	201	6
GSE34153	胰腺→肺	14	8
GSE14359	骨→肺	10	8
GSE22541	肾→肺	24	24
GSE26338/GPL5325	乳腺→脑	19	9
GSE26338/GPL1390	乳腺→脑	201	8
GSE32269	前列腺→骨	22	29

参 考 文 献

Ahn J, Yuan Y, Parmigiani G et al. (2013) DeMix: deconvolution for mixed cancer transcriptomes using raw measured data. Bioinformatics 29: 1865-1871.

Alison MR, Hunt T, Forbes SJ (2002) Minichromosome maintenance (MCM) proteins may be pre-cancer markers. Gut 50: 290-291.

An SS, Kim J, Ahn K et al. (2009) Cell stiffness, contractile stress and the role of extracellular matrix. Biochem Biophys Res Commun 382: 697-703.

Barrett T, Suzek TO, Troup DB et al. (2005) NCBI GEO: mining millions of expression profiles—database and tools. Nucleic acids research 33: D562-D566.

Bertucci F, Salas S, Eysteries S et al. (2004) Gene expression profiling of colon cancer by DNA microarrays and correlation with histoclinical parameters. Oncogene 23: 1377-1391.

Bittner M, Meltzer P, Chen Y et al. (2000) Molecular classification of cutaneous malignant melanoma by gene expression profiling. Nature 406: 536-540.

Blomqvist C, Wiklund T, Tarkkanen M et al. (1993) Measurement of growth rate of lung metastases in 21 patients with bone or soft-tissue sarcoma. British journal of cancer 68: 414-417.

Bruel A, Oxlund H (1996) Changes in biomechanical properties, composition of collagen and elastin, and advanced glycation endproducts of the rat aorta in relation to age. Atherosclerosis 127: 155-165.

Buchwald H, O'Dea TJ, Menchaca HJ et al. (2000) Effect of plasma cholesterol on red blood cell oxygen transport. Clinical and Experimental Pharmacology and Physiology 27: 951-955.

Cao S, Zhang C, Liu C et al. (2014) Oxidized Cholesterol Plays a Key Role in Driving the Accelerated Growth of Metastatic Cancer. Ready for submission.

Chiang JY (2009) Bile acids: regulation of synthesis. J Lipid Res 50: 1955-1966.

Condeelis J, Pollard JW (2006) Macrophages: obligate partners for tumor cell migration, invasion, and metastasis. Cell 124: 263-266.

de Weille J, Fabre C, Bakalara N (2013) Oxysterols in cancer cell proliferation and death. Biochemical pharmacology 86: 154-160.

Delaunay A, Gasull X, Salinas M et al. (2012) Human ASIC3 channel dynamically adapts its activity to sense the extracellular pH in both acidic and alkaline directions. Proceedings of the National Academy of Sciences of the United States of America 109: 13124-13129.

Denko NC (2008) Hypoxia, HIF1 and glucose metabolism in the solid tumour. Nature Reviews Cancer 8: 705-713.

Dhanasekaran SM, Barrette TR, Ghosh D et al. (2001) Delineation of prognostic biomarkers in prostate cancer. Nature 412: 822-826.

Fielding CJ, Fielding PE (1997) Intracellular cholesterol transport. Journal of lipid research 38: 1503-1521.

Fisher RA (1921) On the probable error of a coefficient of correlation deduced from a small sample. Metron 1: 3-32.

Galea AM, Brown AJ (2009a) Special relationship between sterols and oxygen: were sterols an adaptation to aerobic life? Free radical biology & medicine 47: 880-889.

Galea AM, Brown AJ (2009b) Special relationship between sterols and oxygen: Were sterols an adaptation to aerobic life? Free Radical Bio Med 47: 880-889.

Ginos MA, Page GP, Michalowicz BS et al. (2004) Identification of a Gene Expression Signature Associated with Recurrent Disease in Squamous Cell Carcinoma of the Head and Neck. Cancer Research 64: 55-63.

Halliwell B, Chirico S (1993) Lipid peroxidation: its mechanism, measurement, and significance. The American journal of clinical nutrition 57: 715S-724S.

Hanahan D, Weinberg RA (2011) Hallmarks of cancer: the next generation. Cell 144: 646-674.

Hao NB, Lu MH, Fan YH et al. (2012) Macrophages in tumor microenvironments and the progression of tumors. Clin Dev Immunol 2012: 948098.

Hinz B (2009) Tissue stiffness, latent TGF-β1 activation, and mechanical signal transduction: implications for the pathogenesis and treatment of fibrosis. Current rheumatology reports 11: 120-126.

Ho VH, Sly L (2009) Derivation and Characterization of Murine Alternatively Activated (M2) Macrophages. In: Reiner NE (ed) Macrophages and Dendritic Cells, vol 531. Methods in Molecular Biology™. Humana Press, pp. 173-185.

Hughes AL, Todd BL, Espenshade PJ (2005) SREBP pathway responds to sterols and functions as an oxygen sensor in fission yeast. Cell 120: 831-842.

Ingber DE (2006) Cellular mechanotransduction: putting all the pieces together again. FASEB journal : official publication of the Federation of American Societies for Experimental Biology 20: 811-827.

Ioannou YA (2001) Multidrug permeases and subcellular cholesterol transport. Nature reviews Molecular cell biology 2: 657-668.

Kaspar JW, Niture SK, Jaiswal AK (2009) Nrf2:INrf2 (Keap1) signaling in oxidative stress. Free radical biology & medicine 47: 1304-1309.

Klein CA (2009) Parallel progression of primary tumours and metastases. Nature reviews Cancer 9: 302-312.

Koukourakis MI, Giatromanolaki A, Sivridis E et al. (2002) Hypoxia-inducible factor (HIF1A and HIF2A), angiogenesis, and chemoradiotherapy outcome of squamous cell head-and-neck cancer. International Journal of Radiation Oncology* Biology* Physics 53: 1192-1202.

Landemaine T, Jackson A, Bellahcene A et al. (2008) A six-gene signature predicting breast cancer lung metastasis. Cancer Res 68: 6092-6099.

Lazar C, Meganck S, Taminau J et al. (2013) Batch effect removal methods for microarray gene expression data integration: a survey. Briefings in bioinformatics 14: 469-490.

Levin ER (2003) Bidirectional signaling between the estrogen receptor and the epidermal growth factor receptor. Molecular endocrinology 17: 309-317.

López-Revuelta A, Sánchez-Gallego JI, Hernández-Hernández A et al. (2006) Membrane cholesterol contents influence the protective effects of quercetin and rutin in erythrocytes damaged by oxidative stress. Chemico-biological interactions 161: 79-91.

Mantovani A, Schioppa T, Porta C et al. (2006a) Role of tumor-associated macrophages in tumor progression and invasion. Cancer and Metastasis Reviews 25: 315-322.

Mantovani A, Schioppa T, Porta C et al. (2006b) Role of tumor-associated macrophages in tumor progression and invasion. Cancer metastasis reviews 25: 315-322.

Martinez FO, Helming L, Milde R et al. (2013) Genetic programs expressed in resting and IL-4 alternatively activated mouse and human macrophages: similarities and differences. Blood 121: e57-69.

Minn AJ, Gupta GP, Siegel PM et al. (2005) Genes that mediate breast cancer metastasis to lung. Nature 436: 518-524.

Murphy RC, Johnson KM (2008) Cholesterol, reactive oxygen species, and the formation of biologically active mediators. The Journal of biological chemistry 283: 15521-15525.

Nelson ER, Wardell SE, Jasper JS et al. (2013) 27-Hydroxycholesterol links hypercholesterolemia and breast cancer pathophysiology. Science 342: 1094-1098.

Ng MR, Brugge JS (2009) A Stiff Blow from the Stroma: Collagen Crosslinking Drives Tumor Progression. Cancer Cell 16: 455-457.

Nguyen T, Nioi P, Pickett CB (2009) The Nrf2-antioxidant response element signaling pathway and its activation by oxidative stress. The Journal of biological chemistry 284: 13291-13295.

O'Donnell RK, Kupferman M, Wei SJ et al. (2005) Gene expression signature predicts lymphatic metastasis in squamous cell carcinoma of the oral cavity. Oncogene 24: 1244-1251.

Oda T, Miyao N, Takahashi A et al. (2001) Growth rates of primary and metastatic lesions of renal cell carcinoma. International journal of urology : official journal of the Japanese Urological Association 8: 473-477.

Onken MD, Worley LA, Ehlers JP et al. (2004) Gene expression profiling in uveal melanoma reveals two molecular classes and predicts metastatic death. Cancer research 64: 7205-7209.

Orth M, Bellosta S (2012) Cholesterol: its regulation and role in central nervous system disorders. Cholesterol 2012: 292598.

Oue N, Hamai Y, Mitani Y et al. (2004) Gene Expression Profile of Gastric Carcinoma Identification of Genes and Tags Potentially Involved in Invasion, Metastasis, and Carcinogenesis by Serial Analysis of Gene Expression. Cancer research 64: 2397-2405.

Pani G, Galeotti T, Chiarugi P (2010) Metastasis: cancer cell's escape from oxidative stress. Cancer metastasis reviews 29: 351-378.

Peurala E, Koivunen P, Haapasaari KM et al. (2013) The prognostic significance and value of cyclin D1, CDK4 and p16 in human breast cancer. Breast Cancer Res 15: R5.

Qian BZ, Pollard JW (2010) Macrophage diversity enhances tumor progression and metastasis. Cell 141: 39-51.

Ramaswamy S, Ross KN, Lander ES et al. (2003) A molecular signature of metastasis in primary solid tumors. Nat Genet 33: 49-54.

Razandi M, Pedram A, Park ST et al. (2003) Proximal events in signaling by plasma membrane estrogen receptors. The Journal of biological chemistry 278: 2701-2712.

Sokol CL, Barton GM, Farr AG et al. (2008) A mechanism for the initiation of allergen-induced T helper type 2 responses. Nat Immunol 9: 310-318.

Stratford JK, Bentrem DJ, Anderson JM et al. (2010) A six-gene signature predicts survival of patients with localized pancreatic ductal adenocarcinoma. PLoS Med 7: e1000307.

Subczynski WK, Hyde JS, Kusumi A (1989) Oxygen permeability of phosphatidylcholine--cholesterol membranes. Proceedings of the National Academy of Sciences 86: 4474-4478.

Subramanian A, Tamayo P, Mootha VK et al. (2005a) Gene set enrichment analysis: A knowledge-based approach for interpreting genome-wide expression profiles. Proceedings of the National Academy of Sciences of the United States of America 102: 15545-15550.

Subramanian A, Tamayo P, Mootha VK et al. (2005b) Gene set enrichment analysis: a knowledge-based approach for interpreting genome-wide expression profiles. Proceedings of the National Academy of Sciences of the United States of America 102: 15545-15550.

Sukocheva O, Wadham C, Holmes A et al. (2006) Estrogen transactivates EGFR via the sphingosine 1-phosphate receptor Edg-3: the role of sphingosine kinase-1. The Journal of cell biology 173: 301-310.

Thierry-Mieg D, Thierry-Mieg J (2006) AceView: a comprehensive cDNA-supported gene and transcripts annotation. Genome biology 7: S12.

Van't Veer LJ, Dai H, van de Vijver MJ et al. (2002) Gene expression profiling predicts clinical outcome of breast cancer. Nature 415: 530-536.

Van den Broeck A, Vankelecom H, Van Eijsden R et al. (2012) Molecular markers associated with outcome and metastasis in human pancreatic cancer. J Exp Clin Cancer Res 31: 68.

Vesely MD, Kershaw MH, Schreiber RD et al. (2011) Natural innate and adaptive immunity to cancer. Annu Rev Immunol 29: 235-271.

Waldmann R, Champigny G, Bassilana F et al. (1997) A proton-gated cation channel involved in acid-sensing.

Wang Y, Klijn JG, Zhang Y et al. (2005) Gene-expression profiles to predict distant metastasis of lymph-node-negative primary breast cancer. The Lancet 365: 671-679.

Weiss L, Grundmann E, Torhorst J et al. (1986) Haematogenous metastastic patterns in colonic carcinoma: An analysis of 1541 necropsies. The Journal of Pathology 150: 195-203.

Wheeler LW, Lents NH, Baldassare JJ (2008) Cyclin A-CDK activity during G1 phase impairs MCM chromatin loading and inhibits DNA synthesis in mammalian cells. Cell Cycle 7: 2179-2188.

Winnepenninckx V, Lazar V, Michiels S et al. (2006) Gene expression profiling of primary cutaneous melanoma and clinical outcome. Journal of the National Cancer Institute 98: 472-482.

第 12 章　搜寻人类体液中的癌症标志物

在过去对癌症治疗的几十年中，科学家们得到了一个关于癌症生存的重要经验：治疗癌症的关键在于**早期诊断**。如今关于癌症形成的共识是，**癌症是在从早期到晚期的发展中逐渐从一个局部的、相对简单的问题变成了一个涉及整个身体的、非常复杂的健康问题**。一旦肿瘤发生转移，在新的位置就会迅速增长，并且与原发位置相比会更加迅速地转移，从而导致病情更加难以控制和治疗。现有统计显示，当一个封闭的原位肿瘤扩散到相邻组织并进一步到达远端位置时，癌症患者的生存率将大幅度下降。例如，以结直肠癌在原位未扩散、仅仅局部组织扩散和远端器官转移的三类患者为例，其 5 年生存率分别为 99%、66% 和 9.4%。而且几乎所有的癌症都有类似的生存统计。特别值得强调的是，对于大多数癌症来说，如果它们已经蔓延到远端器官，其 5 年生存率往往会下降到个位数或降低数十个百分比。

基于这些令人震惊和担忧的统计，一个迫切需要回答的问题是：**是否可以在癌症的早期阶段检测到它们？** 这个问题显然对于挽救癌症患者的生命至关重要。根据目前对癌症的认识，我们非常想得到一个肯定的回答，但是要达到这个目标需要解决大量的技术挑战。第 11 章中论证了癌症早期检测的基础在于不同阶段的癌症能够观察到明显不同的分子特征。例如，某些基因的表达模式往往与癌症的发展阶段有很强的相关性（第 3 章）。从计算的角度来看，想要实现可靠的早期癌症检测，必须首先解决以下技术问题：①什么生物分子的丰度能够准确地反映特定癌症类型的早期阶段？②这些假设的标志物或者它们的产物是否能被分泌进入循环系统并可能进入其他的体液？③在②中所识别的生物分子，基于它们在循环系统或其他体液中的半衰期和被检测效果，哪些能够成为特异癌症稳定的生物标志物？

通过血液或尿液检测发现疾病早已被用于各种非癌性疾病中，如病毒感染、糖尿病、肝炎、肾脏疾病，甚至阿尔茨海默病（Leidinger et al. 2013）等，但是还没有可靠的血液或尿液中的生物标志物可以用于准确地诊断癌症，尤其是早期诊断。在本章中，作者提出一些关于如何使用计算方法来帮助实现这一目标的想法。

12.1　疾病诊断中的标志物识别的历史回顾

对于人类疾病的最早诊断技术大概可以追溯到几千年前，中国医生通过检查患者的脉搏、舌苔、尿液的颜色和气味，以及嗅诊粪便来确定疾病的性质。显然，我们的祖先在很久以前就已经知道，身体的排泄物中含有可以对疾病诊断提供有用信息的信号。

尿液可能是最早的以系统的方式被用于医疗诊断的体液。特别是在古希腊，通过检查尿液颜色，古希腊的医生相信他们可以告诉患者疾病的性质。被称作西方医学之父的

Hippocrates（公元前 460～370）甚至认为"没有其他的人体器官系统或者器官像泌尿系统的排泄物一样，能够提供如此之多的信息"（Scholkopf et al. 2001）。有趣的是，第一个癌症生物标志物也是在尿液发现的，而不是在血液中。1848 年，75%的骨髓瘤患者被观察到其尿液中的免疫球蛋白水平升高，因此可以作为诊断这种疾病的标志物（Jones 1848）。

从 20 世纪 50 年代开始，血液标志物被大规模地用于疾病诊断。原因主要有两个方面：①在分子水平上已经能够更好地理解多种人类疾病；②主要在放射免疫检定法的领域，以同位素为基础的分析化学技术已经成熟并成为广泛使用。大量的血液生物标志物随后被发现，并广泛地在临床上使用，包括：①利用血糖水平来诊断和控制维护糖尿病；②用血中转氨酶水平进行肝损伤检测；③利用肌酐水平检测肾脏疾病，④最近报道的血液 12 个 microRNAs 的表达水平来诊断阿尔茨海默病（Leidinger et al. 2013）。

在过去十年中，一些血液中癌症生物标志物陆续被提出和报道，其中的一些已经被用到了临床。这些标志物包括：①前列腺特异性抗原 PSA（prostate specific antigen）用于诊断前列腺癌；②癌胚抗原 CEA（carcinoembryonic antigen）用于结肠癌诊断中，同时发现 CEA 还可以用于诊断胃癌、胰腺癌、肺癌和乳腺癌；③用于诊断肝癌的甲胎蛋白 AFP（alpha-fetoprotein）；④S100 用于诊断黑色素瘤；⑤糖链抗原 125（CA125，亦称为 MUC16）用于诊断卵巢癌；⑥CA19-9（糖类抗原 19-9）用于诊断胰腺癌；⑦BCR-ABL 用于慢性骨髓性白血病的诊断；以及一些多蛋白诊断的组合，例如⑧用于非小细胞肺癌（NSCLC）早期诊断的一组蛋白包括 21 种，如多种白介素、TFGα和干扰素 γ，⑨一组 7 个蛋白的组合（*P53*、*MYC*、*HER2*、*CTAG1*、*BRCA1*、*BRCA2*、*MUC1*）用于乳腺癌；以及基于代谢物的标志物，如⑩一组糖酵解代谢物的组合（lactate、alanine、succinate、glutamate、citrate、aspartate）用于诊断肺癌；还有一些基于 microRNA 的标志物，如⑪miR-25 和 miR-223 用于诊断非小细胞肺癌。除了这些诊断标志物，一些预后的生物标志物也被提出，并在有限的样本中测试，如 5 个蛋白（DUSP6、MMD、STAT1、ERBB3、LCK）用于非小细胞肺癌患者的预后预测（Sanchez-Cespedes 2008），和最近报道的一个 5 个蛋白的组合（AANG2、CRP、ICAM1、IGFBP1、TSP2）用于晚期乳腺癌的预后预测（Nixon et al. 2013）。

截至目前，已提出许多癌症相关的生物标记物并用于临床试验，但是其中的大多数由于灵敏度和特异性不够理想，而不能作为癌症检测的可靠指标。在这些生物标志物中，只有同时用于前列腺癌诊断和预后预测的 PSA 被 FDA 批准。然而，即使对于 PSA 这个广泛使用的血液生物标记物，其预测值仍远远低于那些用于非癌性疾病诊断的标志物，如血糖水平对糖尿病或转氨酶水平对肝炎的诊断等。针对 PSA 作为前列腺癌标志物预测的可靠性，一份 5112 个患者参与的评估研究表明：当设定 PSA 的阈值≥4 ng/mL（Thompson et al. 2006）时，癌症识别的特异性和敏感度分别为 93%和 24%。在不同的大规模评估中，使用较低的 PSA 阈值（>3.0～3.99 ng/mL）（Lilja et al. 2008），其检测的敏感度可以提高到 33%，但是诊断的特异性却大幅降低。多年来的经验表明，作为生物标志物，PSA 的表达量是随时间变化的，而不是一个固定的数值，所以其表达值富含了更多的信息。因此，PSA 和其他癌症的生物标志物的价值，更在于监视癌症的发展和评估某些特定的药物或者治疗方案的有效性（Bhatt et al. 2010），而不是纯粹的诊断目的。

　　有多种原因导致癌症诊断标志物的作用低于预期。其中的首要原因是，对于寻找可靠的癌症标志物这一非常具有挑战性问题，癌症诊断标志物领域仍处于寻找有效策略的早期阶段。其次，通过回顾当前大多数癌症标志物的发现过程，我们注意到它们通常是通过对特定癌症类型的癌症患者与健康对照人群的血液（或尿液）样本进行比较蛋白质组学（或其他组学）分析来进行鉴定的。这种方法主要是通过在癌症患者与健康人群的血液样本中寻找具有稳定丰度差异的分子集合来实现的。

　　虽然这种方法原则上应该能够发现在两个样本集之间具有辨别能力的分子，但是事实证明在实践中这是一项极其富有挑战性的技术问题。以蛋白生物标志物为例，我们知道人血液中蛋白质浓度的动态范围可以大于 10 个数量级以上（Anderson and Anderson 2002），这个数量级范围远远超出了现有分析技术的处理能力。此外，一般情况下，靶蛋白往往产生于尺寸相对较小的肿瘤，所以往往是血液中浓度最低的蛋白质之一。因此它们相比正常产生的血液蛋白组分（如白蛋白）和其他从主要器官分泌产生的蛋白，其浓度水平处于较小的数量级，从而难以被检测出差异性，这种现象在肝脏中尤为明显。此外，蛋白质降解还会产生数量庞大的各种多肽，并且大多数会留存在细胞内、细胞表面和循环系统中。

　　"searching for a needle in a haystack" 这句谚语似乎明显低估了寻找标志物问题的挑战性。更实际地说可以是 "searching for a needle in a field of haystacks"（"整个牧场的草堆中找针"）；或者借用一句我国的谚语 "大海捞针" 可以更好地反映解决这个问题的困难程度。目前，已鉴定出的生物标志物往往适用于肿瘤已经达到了一定的大小，这种情况下，"生物标志物" 释放的浓度相对来说可以明显检测到了。此外，目前的一些生物标志物分子可以不需要通过分泌途径从癌细胞分泌出来，相反它们可以从损伤的癌症细胞中泄露出来，这时候往往癌症已进入了晚期阶段。更根本的问题是，确定的生物标志物可能在最初识别它的样本集上很适用，但是常常不能很好地推广到更大的样本集上去应用。

　　最近的一些生物标志物往往是基于更为可靠的方法得到的，特别是利用了从相应的癌症组织获取的组学数据。例如，上皮脂肪酶（epithelial lipase，EL）是通过挖掘胃癌组织的转录组数据识别出来的，能用于诊断胃癌的一种尿液标志物（Hong et al. 2011）。这种思路的理由在于，癌症与对照组织的组学数据分析，可以发现有些生物分子如蛋白或 microRNA 在癌症组织与正常组织中具有一致性的表达，有些则出现差异性表达，尤其是有些分子在癌组织中的表达水平明显超过对照组织。这种方法提供了一个搜寻生物标志物的候选列表，缩小了搜索范围，也不用再盲目的寻找了。

　　显然，这种做法的方向是正确的，但即便使用高通量检测，它仍然会产生比较大的候选列表，给实验者带来很大的负担。此外，当在一个更大的背景下搜索时，这样识别的候选生物标志物可能不是最优的。例如，标志物不仅需要在癌症样品与对应的正常样本中作比较；也要在目标癌症和其他一般疾病之间比较，以考虑是否能够达到最佳的判别能力。总体而言，这需要通过更多的努力来设计一个更合理的方式来处理此问题，而不是仅仅对两种血液样本集合进行比较；关于特定癌症类型特有的、更全面的信息多需要考虑在内。此外，关于细胞向细胞外分泌生物分子的能力、生物分子的半衰期或者它在循环系统中的片段，以及现有分析技术对它们的检测能力也是需要被考虑进来的。只有充分考虑到这些因素之后，才可以确保预测的标志物的精确性，才能进一步有助于在最小的实验工作基础上成功发现高度有效的标志物。幸运的是，在互联网上有各种各样的数据资源，对它们进行有效地挖掘可以得到有效的搜索标志物所需的信息。

在开始阶段，认真研究特定类型癌症的代谢十分必要，例如，识别癌症细胞的代谢中哪些方面能够区别它们和正常细胞以及其他癌症类型，甚至区别可能是同样器官类型的其他非癌症疾病。通路层面的分析可以把搜寻范围集中在目标癌症类型的独特代谢活动相关的生物分子上。这之后，人们就需要开始解决本章开头提出的三个问题。这样的研究可以提供具体癌症类型的生物标志物的候选名单，这些标志物可以进行检测，以确定它们是否确实存在于循环系统、并且与对照人群的血液样本集相比有不同的丰度。这个过程可以通过使用靶向检测方法，如基于抗体的方法来完成。这样的方法应该在很大程度上可以绕过处理组成上非常复杂的血液蛋白质组，或其他的组学问题（如代谢组），以及前面所讨论的丰度问题。有关特定生物分子的稳定性和可探测性的进一步分析，则可以使用一个有效的方式帮助排序候选列表，并进一步减少搜寻到特定癌症的更有效的候选标志物的工作量。

在以下几节中，我们将讨论各种必须克服的技术问题，这是本策略得以实现的前提。本质上来讲，这意味着应该以系统的方式解决癌症生物标志物的搜寻问题，这也会受到我们目前认识的引导，会考虑到特定癌症类型的代谢所具有的独特性、已知循环通路中的生物分子，以及当前分析技术的优点和局限性等。

12.2　使用自上向下的方法搜索生物标志物

这里要解决的基本问题是：**人们是否能识别出在以下组织中那些组合和丰度独特的生物分子：①通用的癌症组织；②特异的癌症类型的组织；③特异的癌症类型早期阶段的组织？** 如果这些问题的答案普遍是肯定的，则有一半的癌症生物标志物搜寻问题将得到解决。这个问题的后半部分是：**人们能够预测这些生物分子是否可以通过正常的渠道从细胞中释放，并进入血液循环系统；然后，已有的分析技术是否能检测出这些分子。** 这些重要的问题将会在下一节中讨论。在下文中，我们将用蛋白质作为例子来解释其中的基本思想；而关于如何搜寻其他可能的标志物（如代谢物和 microRNA）将会在 12.5 节讨论。此外，因为没有公共可用的癌组织的全细胞蛋白表达数据，我们将使用基因表达水平来近似表示蛋白质的丰度。当然，在对于不同类型的蛋白质，蛋白丰度和基因表达并不总是具有同样的相关性。不过至少在定性上，稳定状态下增加的基因表达意味着蛋白表达的增加（Vogel and Marcotte 2012）。

在这里，我们将演示三种情况下如何预测初始的候选集：①通用的癌症生物标志物；②特异癌症类型的生物标志物；③特异癌症类型在早期阶段的生物标志物。

12.2.1 通用的癌症标志物预测

虽然在文献中，没有报道过通用的癌症标志物，也就是可以检测某人是否患癌症的标志物，但我们认为搜索此类标志物是可行的。最主要的理由是，癌症与正常组织和非癌疾病组织相比具有许多非常独特的特点，这需要一些生物分子的独特组合来实现这些特殊的表型。如果这些分子能分泌到血液循环系统中，那么它们就可能被用作癌症识别的生物标志物。下面给出了癌症普遍具有的部分独特特征。

（1）细胞增殖中的特性：癌细胞的主要特点是不断增殖，它们的增殖与相关的正常组织发育和重构在本质上是不同的。当正常组织收到发育（或重构）的信号时，发育涉及细胞分裂和它们的基底 ECM 之间的协调活动。如在第 5 和第 10 章所讨论的，组织发育涉及：①底层的基底 ECM 形状和物理性质的变化；②相关细胞的多重信号，包括细胞生长、细胞分裂和细胞存活，以及与血管生成方面；③细胞和它们的 ECM 间持续的相互作用。正如本书中多次强调的，正常细胞通过基底 ECM 结合整合素、肌动蛋白和它们染色质之间的联系，与它们的基底 ECM 直接通讯（Xu et al. 2009），从而促进细胞快速地响应基底 ECM 的变化。相比之下，如第 5 章中所讨论的，癌组织的发展似乎是由细胞压力相关的增殖信号触发的，但是却没有自上而下的信号来协调组织发育的不同方面。然而，细胞分裂可能是由来自于透明质酸片段的信号促进的，不过似乎没有信号或者相应的信号不够充分以启动基底 ECM 的改变。如第 4 章所显示，大量癌前期组织中构成基底 ECM 蛋白质的相关基因发生突变，给这个假设提供了强有力的支持。研究显示癌症通过一个非常独特的蛋白集合来启动组织发育（或修复过程），这个过程通过透明质酸（和片段）的异常产生和多种基底 ECM 构成蛋白的基因突变来促进。因此，我们可以预期，在癌症组织与正常组织中认真地对细胞分裂和构成基底 ECM 的相关基因进行表达模式分析，将可以在普遍的癌症组织和正常组织，以及所有非癌变组织中，识别非常独特的基因表达模式，这些模式应该普遍存在于多数癌症类型中。

此外，可以预期，有些基因可能在不同类型的癌组织中显示出相似的表达模式，但是在正常组织中却明显不同。相关基因列表可能包括某些致癌基因如 *MYC*，其表达在许多癌症类型中一般是上调的。

（2）代谢中的特征：如前面章节中所讨论的，癌症细胞在一些代谢系统（如能量代谢和基底 ECM 相关的代谢），以及血管形成等，都具有明显特异的特征。癌症能量代谢的独特方面包括倾向于：①具有上调的糖酵解发酵通路，或者替代或者协同有氧呼吸产生 ATP；②使用谷氨酰胺作为能量生产的一种模式；③具有与正常细胞相比大幅提高的代谢率。为了确定哪些特定的基因或基因集合可能在多个癌症类型显示出相似的表达模式，并且与正常组织中都存在不同，人们需要查看各种癌组织与对照的非癌组织的大量基因表达数据。

此外，健康的组织不应该存在高度激活的血管生成因素，而这个生物过程对于所有实体癌却都是活跃的。癌和癌旁组织之间的大规模基因表达分析将揭示其血管生成相关基因，以及哪些基因可以产生强有力的生物标志物。此外，如上面所讨论的，癌组织中存在涉及改变其基底 ECM 形态及物理性能的高活性的基因。这些事项表明，侧重于在癌症与正常生长的组织中分析基底 ECM 组成相关的基因，会对发现潜在生物标志物提供很多有意义的信息。

（3）对肿瘤独特微环境的响应：我们已经知道癌症周围具有一个非常独特的微环境，如缺氧、升高的 ROS 水平、酸性的增加和基底 ECM 性质的改变，等等。可以预期的是，各种基因将会通过调整它们的表达水平来响应这些变化。如我们之前所讨论的（第 5 章、第 9 章、第 10 章和第 11 章），这些基因可能分别响应缺氧、ROS、pH 和基底 ECM 强度的增加等。但为了在不同的癌症类型中获得这些基因完整的列表，需要系统地比较分析癌与癌旁组织的基因表达数据。直观的说，由于不同的基因在不同的癌症中可能对同样的环境改变作出应答，基因可以通过相似或互补的功能被分组到一起。因此，可以预期未来用于癌症诊断（和预后）的生物标志物将由基因集合的形式给出，而不是单独的基因；事实上当前一些这样的基因集合已经在临床上有所应用。这种方法允许人们更好地接近实际的情况，因为生物体中的反应是在通路层面上，而不是在单个基因水平上实现的。此外，在不同癌症中，不同的基因在相同的通路或者功能组中，可能对相同的环境改变作出应答；因此需要再次强调，应当以基因集合为基础来识别生物标志物。

（4）异常的调节行为：与细胞生存有关的基因，如可以阻止细胞凋亡和坏死过程激活的基因，是另一个值得注意的因素。因为所有的癌症都利用一些机制以避免细胞凋亡的激活，而正常组织通常没有这个机制。另外，参与 DNA 修复的基因也是一个应当考虑的因素，因为癌症基因组往往具有大量突变，而非癌组织一般没有（第 4 章）。因此，我们可以预期，DNA 修复基因的表达在癌症中通常将上调。

此外，如在第 9 章中讨论的，表观遗传学活性在癌症中有增加的趋势，这使其成为搜寻候选标志基因的另一个富有前景的研究方向。众所周知，癌症细胞往往具有生物钟节律的改变。因此，这方面涉及的一些基因与非癌组织相比可能也会具有非常明显的表达模式差异。

基本上可以预期，多种通路或基因集合在多个癌症类型的组织中具有相似的表达模式，而在非癌组织中则通常不表现。准确地识别这些在不同的癌症类型中的具有共同或相似的表达模式，但是明显与非癌组织不同的基因或基因集合，并辅助以癌症组织信息，可能给人们提供一个很好的途径去识别癌症的公共生物标志物基因集合。需要说明的是，这里所讨论的通路和基因并不是最终的完美列表；反之，我们希望通过这里的讨论，让这些基因和通路可以作为读者的一个起点来寻找和识别他们自己认为可行的候选基因。

12.2.2 特异癌症类型的生物标志物预测

不同的癌症可能具有迥异的表型。有些癌症生长比其他癌症要快得多；有些癌症往往对一个特定的治疗方案有很好的反应，而其他癌症则对该治疗方法敏感性较差；有些癌症在开始急速生长之前可能有很长的休眠时间，而有些癌症可能从一开始就生长的很快。这里要解决的问题是：**怎样才能从所有其他的癌症中区分特定的癌症类型的明显特征？**

应当指出的是，有效地识别特殊癌症类型的生物标志物与识别普遍癌症共有的标志物完全不同，是一个更具潜在挑战性的问题。后者的目标是找到一组可以利用其表达模式来从所有其他的组织中区分出癌症的基因，而前者需要识别能够从所有其他癌症中区分出某种特异类型癌症的基因表达模式。对于后者，我们知道有这样的一些基因，它们可以保证具有癌症的特征，并且具有在上述子节所讨论癌症的其他独特活性，这样问题就变成了在这些基因中间找到一个小集合作为可靠的标志物；相比之下，前者需要识别一种特定癌症类型和所有其他癌症中的细微差别。

一种直接的办法是：找到一组基因的集合，其组合表达模式在一种特定癌症类型的现有样本中是普遍存在的，但是这些表达模式与其他癌症类型不同（根据公共可用的数据）。虽然概念上看起来很简单，但至少有两个原因导致此方法不可行。首先，有效地做到这一点，就需要查看所有包含 K 个基因的组合以覆盖涉及多个功能组或者通路的基因，例如从癌症对照正常组织中的几百到几千个差异表达基因中选出 $K=30$ 个基因，这个问题的计算量对于当前的计算机来说已经太大了。其次，对于获取同样类型癌症组织的共性，并且与其他癌症类型有明显区别这个目标来说，只是单一考虑基因的表达水平可能太简单了，还需要一些关于相关的基因表达水平的高阶关系信息，如所有差异表达基因的表达水平的协方差关系等。

从根本上，我们需要更精心地设计来解决这一非常具有挑战性的问题。回忆一下第 3 章，每个癌症类型总是有其独特和典型的表型，这些表型共存于特定类型的样本中，通过一些基因的独特表达模式反映出来。关键是对于每个癌症类型，如何找到这些类型指定(type-defining)的基因表达模式。第 2 章的图 2.2 提供了一个令人鼓舞的例子，显示了依据糖酵解通路中的基因，图中的 9 个癌症类型中的每一个都有一些独特的表达模式。可以预期，同样的观察应该也适用于一些其他的通路。基本上，对于每种癌症类型，人们需要系统地检查所有与癌症相关的（或早期癌症相关的）通路：①识别那些在特定癌症类型与其他所有的癌症有明显的差异表达模式的通路，然后②找到这些通路的组合来最大化特殊癌症类型和剩余类型间的差异。在某种意义上说，在某种程度上类似于检查图 2.2，只有所有癌症相关的通路中比较大的会在 Y 轴列出，主要的癌症类型将在 X 轴列出。对于每个癌症类型，其针对目标是发现目标癌症类型的表达模式明显地区别于所有或者主要的其他癌症的所有通路。此外，人们可能也选择考虑一些组织特异性的基因，如只在目标癌症的深层组织表达的基因。我们的想法是，一些组织特异性基因可能在癌细胞中继续表达。包含这样基因的分析可能帮助我们，更好地区别一个癌症类型与其他癌症。

该方法明显代表了通过基因表达数据的系统分析来识别癌症标志物这一新的领域。考虑到问题的挑战性，这里可能需要先进的统计分析技术来获取所有涉及的信息，甚至更多的信息。

12.2.3　特异性癌症类型的早期生物标志物预测

要搜寻早期阶段癌症的生物标志物（包括癌前病变组织），人们首先需要确定哪些通路在特殊癌症的早期阶段趋向于激活。回顾第 5 章，持续性的长期缺氧或 ROS 水平的升高，这两个事件其中之一可能是癌症发生的早期驱动力。这些早期事件导致糖酵解代谢物的积累，从而可能导致葡萄糖代谢物的增加，甚至蔓延到相关联的 TCA 循环、脂肪酸代谢和氨基酸代谢。如在第 6 章中所讨论的，这些拥堵可能导致透明质酸的合成和输出，并进一步产生多种组织修复通路信号，如炎症、细胞生存、细胞增殖和其他可能的通路等；此外，基底 ECM 重构在早期阶段癌症的基因表达数据中被激活等。除了这些公共的信息，已发表的数据中关于不同类型的早期阶段癌症的认识非常有限。一个寻找候选生物标志物的可能出发点是，集中于一些已知的在早期阶段癌症中被激活的通路，进行与前述内容类似的分析。希望在数百个涉及上面提到的通路的基因中，可以确定对于每种癌症类型的一些特质。

显然，对于越早阶段的肿瘤组织，寻找特定癌症类型中独特生物标志物越具挑战性，主要是因为对缺氧和 ROS 的初始反应在不同的器官可能仅仅被限制在一些通路，而癌症进化轨迹的分歧将在稍后发生。这表明，着眼于器官特异性基因可能是解决这一问题的一种高效方法。

12.3　预测分泌和循环蛋白：一种数据挖掘方法

在本节中讨论的主要问题是：给定一组蛋白，如那些预测出来可以被用来作为特异癌症类型的生物标志物（第 12.2 节），是否可能预测它们中的哪些是（血液）循环系统中的优异生物标志物？这个问题可以通过下面两个技术问题的处理来解决：①判断一个蛋白是否可以分泌到细胞外进入循环系统中；②评估一个蛋白在循环系统中是否比较稳定，并具有合适的半衰期（图 12.1）。

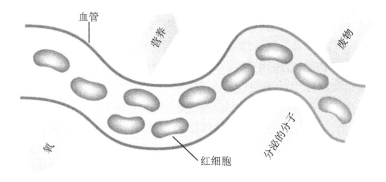

图 12.1　进入和来自细胞的不同种类的分子在血液循环和转运系统中的示意图

12.3.1　预测血液分泌蛋白

基于对蛋白序列中的特殊信号肽的识别，已有许多计算方法开发用于预测一个蛋白是否可能被分泌到细胞外（Bendtsen et al. 2004a; Bendtsen et al. 2004b）（Yu et al. 2010）。

然而，这些方法并不能直接解决我们这里的问题，因为不是所有的分泌蛋白都进入血液循环系统。例如，某些蛋白质在分泌后可作用于细胞表面或成为 ECM 的一部分，而其他的蛋白可能确实进入循环系统。当前关于哪些位于细胞外的蛋白能够进入循环系统的认识十分有限。之前，我们已经开发了一种计算方法，使用数据分类技术来预测分泌蛋白是否可能进入血液循环系统（见第 2 章的定义）（Cui et al. 2008）。这种类型的分类技术已被广泛地用于解决各种生物数据分析问题，例如，预测一个蛋白是膜蛋白还是可溶性蛋白（Lo et al. 2008; Fuchs et al. 2009; Mishra et al. 2010）或者一个蛋白是否是属于酶类（Fernandez et al. 2010）等。

数据二分类问题的基本思想在于搜寻相应的特征，这些特征具有区分两个给定的不重叠的蛋白集合（或任何对象）的能力，然后使用这些特征的最优组合训练一个分类器来最优的区分两个蛋白集合。一旦这样的分类器在训练数据上进行训练之后，就可以基于一个新的蛋白特征值来判断它属于第一还是第二个集合。下面是一个数据分类问题的简单例子：对于一群狗和一群猫，是否能够识别一些可以区分两个集合的特征，并训练一个分类函数呢？例如，构造一个多个特征的权值组合，来最优的区分狗和猫。这可以用来预测一个新的毛茸茸的动物是猫还是狗。这些潜在的特征可能包括头部的形状和动物发出的声音频率等。

当然我们这里的问题是如何识别能够区分血液分泌蛋白和非血液分泌蛋白的特征，并基于识别的特征训练一个分类器。要做到这一点，需要以下信息和能力：①已知血液分泌蛋白集合和被认为是不是血液分泌的蛋白集合；②一组在两种类型蛋白之间具有判别能力的待确定特征；③一个计算程序，用于训练达到最低误差分类率的分类器，该分类器通过结合每个特征所提供的信息来寻找最优化的识别方式。

对于①，可以使用蛋白质组所产生的结果，从 Swissprot 和 SPD 数据库（Chen et al. 2005）收集所有的分泌蛋白，然后和 Plasma Proteome Project（PPP）数据库的蛋白进行比较（Omenn et al. 2005），PPP 数据库包含超过 16 000 个已经被确定的人类血浆蛋白。基于这样的比较分析，发现其中的 305 种蛋白同时属于这两个集合，进而被认为是血液的分泌蛋白；这些蛋白组成了**正训练集数据集**。而**负训练集**的生成，是通过从最流行的蛋白家族分类数据库 Pfam 的每个家族中选择一个代表来完成的，同时要保证这些家族的蛋白和 PPP 蛋白数据库中的蛋白没有交集。

对于②，由于尚不清楚这两个蛋白集合之间有哪些特征可以用于决策，所以我们考虑了大约 50 种蛋白的相关特征，具体可以分为 4 个类别：①序列特征，如单个氨基酸以及二肽的组成；②理化性质，如可溶性、无序区域和荷电情况等；③结构特性，如二级结构的组成和可用的溶媒等；④特定功能性结构域和模序，如信号肽、跨膜区域和双精氨酸信号肽模序（twin-arginine signal peptide motif，TAT）等。

对于③，根据这 50 多种的蛋白质特征，支持向量机（support vector machine）模型可以训练分类器，以区分正负数据集（Platt 1999; Keerthi et al. 2001）。递归特征消除（SVM-RFE）的特征选择过程可以用来消除那些对分类精度没有贡献的特征，这些特征可能没有任何分类的决策能力。训练过程最终确定了 12 个信息量最高的特征，其中包括跨膜区域、电荷、TatP 模体、溶解度、信号肽和 *O*-连接的糖基化基序（*O*-linked glycosylation motif）等。基于这 12 个特征训练出来的分类器在训练数据集和大量的独立评估数据集上都达到了很高的分类精度（Cui et al. 2008）。

第一次应用这个预测血液分泌蛋白的分类器，是在一套基因表达数据的集合中，该集合来自于 80 对胃癌组织和其相邻的非癌组织（Cui et al. 2010）。在大约 20 000 个人类基因中，715 个基因在癌症和相应的对照组织中表现出一致的差异表达。在这些基因中，使用这个分类器预测到 136 个基因编码血液分泌蛋白。同时，质谱分析和生物素标记的抗体阵列相组合的蛋白质组分析发现，这 136 个预测蛋白中的 81 个蛋白可以在血清样本中检测到，说明了所训练的分类器具有很高的预测精度。根据具体的选择标准，进一步详细分析了其中的 18 种蛋白。发现这 18 种蛋白中的 5 个（COL10A1、GKN2、LIPG、MUC13 和 TOP2A）在癌症患者与正常对照血液样本中浓度存在显著差异，表明这些蛋白可能会成为胃癌检测的血液分子标志物（Cui et al. 2010）。

上述工作仅仅是第一次尝试开发这样的预测器。为了使其能够更加可靠地识别胃癌血液生物标志物，仍需要进行许多改进，包括：①通过大幅度增加数据集来改进训练集；②提高能够区别分泌进入血液循环的蛋白质和不能进入的蛋白质的其他特征的认识，来优化可用的特征集合；以及③最重要的是，预测何种形式的蛋白将会以稳定的状态保持在循环系统中。

12.3.2　预测循环系统中蛋白的半衰期和片段

并不是所有预测出的来自癌症组织的血液分泌蛋白都能够成为理想的生物标志物，因为它们可能没有必要在循环系统中长时间的维持它们完整的形式，其原因在于：①在循环系统或细胞表面的一些蛋白可能被蛋白酶部分地降解，这些蛋白可能在晚期阶段癌症患者肿瘤附近的血液中含量较高（Chan et al. 2002; Woo et al. 2012）；②由于血流中的机械剪切力，一些蛋白可能会变成片段（Di Stasio and De Cristofaro 2010）；③许多这样的蛋白将会很快地被肝脏降解。因此，我们需要预测到哪些蛋白质的片段可以在循环系统中保持稳定的状态，以便建立一个高度可靠的循环系统中生物标志物的预测系统。这显然是一个非常具有挑战性的，也是非常重要的问题。截至目前，研究报道中还没有办法可以解决这一棘手的问题。

解决这个问题的一种可能的途径是，使用 Plasma Proteome Project 数据库提供的信息来研究血液中检测到的蛋白肽模式（Omenn et al. 2005）。这个数据库是最全面的人类血浆蛋白数据库，其中大部分的数据是通过质谱分析得到的。所有数据都来自蛋白降解的多肽形式，如在循环中通过循环或是细胞外膜结合蛋白酶的酶作用（主要是胰蛋白酶，一种裂解肽键的 C 端为赖氨酸和精氨酸残基的蛋白酶）来达到质谱鉴定的要求。从 PPP 数据库的数据中，我们可以看到，有些蛋白质具有显著高于其他蛋白的肽段覆盖程度。因为它们有更多的片段可以在循环系统中被检测到，所以意味着更可能会成为理想的生物标志物。通过仔细分析肽的序列分布，可以推测出哪些片段是内源性裂解的，而哪些是质谱导致的降解。利用这些信息可以构建一个模型，来预测每个候选蛋白在循环系统中稳定状态情况下的蛋白肽模式。这样的信息可以进一步指导实验验证，并建议可选用针对特定肽段的抗体，而不用必须针对完整蛋白的抗体。

12.4　搜寻其他的人类体液中生物标志物

血液显然是用于检测人类不同器官疾病的最丰富的信息源，因为它是细胞输入输出的中央输送系统。然而，如前所述，由于血液蛋白和代谢物的成分以及动态变化的巨大复杂性，检测特定的信号通常是极具挑战性的。而其他的人类体液也可以提供非常丰富的信息。例如，最近大规模的尿蛋白质组分析显示，尿液也是一种进行疾病监测的信息丰富的来源。此外，尿液以及唾液检查要比血液检查的创伤小。

12.4.1　搜寻尿液中的生物标志物

最近人类尿液蛋白质组分析已经识别出数千种不同的蛋白质类型（Pang et al. 2002; Weissinger et al. 2007; Zimmerli et al. 2008），这是有些令人惊讶的报道，因为以前认为在健康人的尿液中只有非常少的蛋白（Adachi et al. 2006）。然而事实上"少"仅仅是指蛋白质的丰度，而不是指蛋白质的多样性。

由于尿液是通过肾脏过滤血液形成的，一些血源性蛋白可以被过滤并不再被吸收，从而排泄到尿液中。与血清相比，搜索尿液标志物的挑战是，尿液蛋白/多肽的丰度比较低，而优势是尿液蛋白/多肽丰度的动态变化与血液相比要小。

我们之前已经开发了一种计算方法，用于预测由人类患病组织分泌的蛋白是否能被排泄到尿液中（Hong et al. 2011）。该方法使用与第 12.3 节中预测血液分泌蛋白基本相同的思路，和①、②、③三个相同的关键步骤。对于①，正训练数据集由当前大规模蛋白质组学研究所发现的健康人尿液样本中的 1313 个蛋白组成（Adachi et al. 2006），而负数据集由通过和血液分泌蛋白预测相类似方法得到的 2627 个蛋白组成。

对于②，我们对大量可能的相关功能进行了研究，得到了更多的信息，以用于这个数据分类问题中的指导特征搜寻。例如，由于已知肾脏的肾小球壁是负电性的，而且孔径的尺寸相对较小，因此选择的特征中包括了电子的电荷和蛋白质结构的硬度。最终，18 个特征被认为可以用来预测尿液排泄蛋白。对于③，像前述一样，我们训练了一个类似的基于支持向量机的分类器，在一个包含 460 个已知的尿排泄蛋白和 2148 个非尿液排泄蛋白的独立测试集中进行了测试，预测敏感度和特异性分别达到了 78%的和 92%（Hong et al. 2011）。

这个分类器被应用到胃癌与相应的正常组织上的 715 个差异表达基因中来预测尿液排泄的标志物（Hong et al. 2011）。相关分析预测了 6 个蛋白（AZGP1、COL10A1、EL、LIPF、MMP3 和 MUC13）作为候选的胃癌尿液标志物，并在 21 例胃癌患者（主要是晚期）和 21 位年龄/性别相匹配的健康个体的尿样中进行了实验验证。6 个蛋白中的 5 个（AZGP1、COL10A1、EL、LIPF 和 MUC13）通过尿液样本的 Western blot 实验检测到，表明该预测分类器高质量地预测了尿排泄蛋白。MMP3 未在任何尿样中发现，可能是由于它的丰度太低或者分类器给出的是错误预测。上皮脂肪酶（epithelial lipase，EL）的

Western blot 结果显示，与 21 例正常样本相比，在 21 例胃癌患者样本中它的丰度大幅的减少。具体地说，大多数正常样本中检测出有 EL，而绝大多数的胃癌样本中 EL 相对较低或者没有检测到（图 12.2）。在一个更大的样本集合上也观察到相同的模式，其分类的 AUC 值近似达到 96%（Hong et al. 2011）。这个样本集还包括来自其他癌症类型患者的 30 组尿液样本，也显示了与那些健康的正常样本类似的丰度模式。这一结果表明，EL 可能是一个非常有希望的胃癌特异性的尿液标志物。

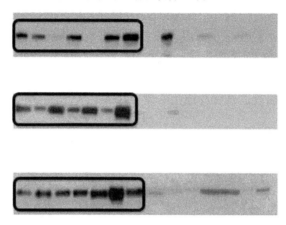

图 12.2　Western blot 结果显示了 EL 在 21 例胃癌患者和 21 例对照中的表达

21 组数据分为三组进行，每张图片中左侧方框内为正常样本（7 例），右侧为癌症样本（7 例）（Hong et al. 2011）

12.4.2　搜寻唾液中的生物标志物

我们最近将这一研究扩展到寻找唾液标志物。相比于人类的血液和尿液，唾液直到最近才被用于检测人体的疾病。检测唾液的原因是有报道称唾液蛋白质组分析发现人的唾液中有丰富的蛋白质（Denny et al. 2008），并且其中一些来源于血液，因此可能作为远端器官的疾病生物标志物识别的信息库。一些唾液蛋白可以用来进行疾病的诊断，例如，唾液腺激肽释放酶（salivary kallikrein）用于乳腺癌和胃肠癌（Jenzano et al. 1986）、PSA 对于前列腺癌（Turan et al. 2000），以及 HER2 和 P53 用于乳腺癌的诊断（Streckfus et al. 2000）。然而，目前还没有系统搜寻唾液中生物标志物的通用方法见诸文献。

生物分子通过循环系统进入唾液的机制已经确认有三种（Wong 2006; Pfaffe et al. 2011）：①主动运输，如分泌型 IgA 和免疫球蛋白 E（immunoglobulin E）等蛋白；②药物和类固醇的被动运输；③超滤，对于小的极性分子，如肌酐等。此外，唾液腺可自身分泌蛋白进入唾液来应答血液循环系统中的特定蛋白。然而，对于这样的情况，无法充分应用生物信息学方法，因为在唾液腺中没有可用的刺激应答的数据，而这是开发一个预测器的基础。

由于血液循环中的蛋白可以在唾液中检测到，我们使用与尿液标志物预测研究相似的方式，开发了一个唾液标志物预测器（Wang et al. 2013）。二者的主要区别在于后者的训练数据数量不是很多。因此，我们进行了大量的文献检索，收集了 62 个经实验验证的来自循环系统的人类唾液蛋白，这些蛋白被用作正训练数据集。和预测血液和尿液标志物过程类似，负数据集包含了被认为一定不会在唾液中出现的 6816 个蛋白质。然后用类似的程序搜寻正负数据集之间具有辨别力的蛋白特征，之后对分类器进行训练。按照这种方法得到了许多能够对分类提供更多信息的特征：如蛋白质的回转半径、疏水性、Geary 自相关性、氨基酸组成、二肽组成、二级结构和极性等。这些被选择的特征与我们对于分泌蛋白和唾液蛋白的认识是普遍一致的。例如，蛋白质的扩散系数与蛋白的结构特征、回转半径是成反比的（Brandtzaeg 1971）。

训练的分类器之后被应用到一组乳腺癌的基因表达数据上，包括 TIMP2、CFD、CCL14 和 FBLN 在内的 31 个蛋白质被预测为患者唾液中的候选生物标志物（Wang et al. 2013）。这些蛋白涉及创伤应答、急性炎症应答、补体和凝血级联、细胞黏附、生物黏附性和免疫反应等，所有这些都与癌症的发展相关。

12.5　搜寻其他分子中的生物标志物

至此，所有的讨论都集中在识别可以作为癌症潜在生物标志物的蛋白质，但没有理由只限制在搜寻蛋白质。其他种类的分子，如 microRNA 和代谢物也可能有同样的功能，甚至可能更有效。例如，使用 microRNA 作为血液或其他体液的标志物的优点在于它们不会被肝脏酶类降解，因而在循环系统中保持的时间比蛋白更长（Etheridge et al. 2011）。截至目前，一些 microRNA 已经被作为潜在的癌症生物标志物来使用。例如，miR-145和 miR-451 的组合近来被提出来作为乳腺癌的血液生物标志物（Wimberly et al. 2013），也可以把 5 种 microRNA（miR-200a、miR-100、miR-141、miR-200b 和 miR-200c）作为一个组合，当做筛选卵巢癌的标志物。此外，许多其他的 microRNA 组合也被建议用于多种癌症的检测（Cho 2007；Bartels and Tsongalis 2009；Kosaka et al. 2010）。同时，在过去的几年中，也有一些以代谢物为基础的癌症生物标志物被提出，包括糖酵解、谷氨酰胺利用、脂肪酸合成和线粒体功能中的代谢产物（Chiaradonna et al. 2012）等。

12.5.1　MicroRNA 作为癌症的标志物

microRNA 是小的、单链非编码的 RNA（18～22 个核苷酸），它们占人类基因组的1%～3%（Zhao and Srivastava 2007）。研究认为这类 RNA 在维持大约 30%的人类 mRNA的正常水平中扮演着重要的角色。最近发现 microRNA 在表观基因组调控和执行中也起到了关键的作用（Choudhry and Catto 2011; Kunej et al. 2011），因此它们有可能成为候选的癌症生物标志物。如第 9 章中所讨论的，增加的表观基因组活动可能代表增殖细胞向恶性细胞的一个关键转变。因此，如果相关的 microRNA 在循环系统中被检测到，则可能给出癌症发展阶段的一个强有力的指示。

虽然 microRNA 从细胞中释放进入循环系统的机制在很大程度上是未知的，但是一些 microRNA 能够被释放到循环系统中的事实是被广泛接受的（Chen et al. 2008）。Zhang

等认为细胞可能选择性地将 microRNA 摄入微泡，然后分泌它们（Zhang et al. 2010）。microRNA 可以抵抗 RNase-A 的消化（Chen et al. 2008），提示血清中 microRNA 经过了细胞 microRNA 的修饰，或者它们与囊泡或蛋白形成了复合物。

　　为了预测血液分泌或尿液排泄的 microRNA，需要训练一个与前节类似的分类器，但关键是要确定一个来自 microRNA 而不是来自蛋白质的不同特征的集合。许多特征被认为可能是有用的。例如，最近的研究表明，循环 microRNA 的主要形式是涉及一个 AGO（argonaute）蛋白的复合体；在细胞中这是 RNAi 沉默复合体的一部分。循环系统中 microRNA 的稳定性可能是由 AGO2 复合物的形式所决定的。虽然 miRNA-AGO2 复合物的分泌机制尚不清楚，络合的蛋白质似乎可以保护 microRNA 不被 RNA 酶（RNase）降解（Arroyo et al. 2011; Turchinovich et al. 2011）。为了使非肾脏 microRNA 排泄到尿液中，它们首先进入循环系统，然后被肾小球排出。因此，区别排泄的 microRNA 的特征可能与 microRNA 通过运输小泡摄入和释放机制或者与 AGO 蛋白形成复合物相关。因此，需要检测 microRNA 结合的特征，包括二级结构和序列水平的特征。例如，最近一项研究显示 microRNA 掺入 *RISC* 复合体存在链的偏向性选择，高表达的链往往在 5′ 端倾向为核苷酸 G 和 U（Hu et al. 2009）。这表明，microRNA 在 5′ 端富集带有 G 和 U 核苷酸，可能更容易结合到 AGO2 蛋白并形成 RISC 复合物。在这些特征中，有一些特征在尿液排泄 microRNA 与所有已知人类 microRNA 中具有显著不同，这强烈地暗示我们可以寻找作为癌症血液或尿液的 microRNA 生物标志物。

　　当前，我们基于特征集合研发出一个分类器，这个分类器可以辨别 325 个在血清中发现但是在尿液中没有发现的 microRNA，和一组在健康个体的尿液中发现的 100 个 microRNA（未发表数据）。当这个训练的分类器被应用到 138 个已报道在尿液中存在的 microRNA 时，预测的准确率约为 70%。这个结果显然鼓舞我们进一步开发一个可靠的针对排泄 microRNA 的预测工具。我们期望，随着越来越多的 microRNA 在血清和尿液中被检出并发布在 miRBase 数据库（Griffiths-Jones et al. 2006; Kozomara and Griffiths-Jones 2011），一个高度可靠的预测器很快将会面世。

12.5.2　代谢物作为癌症标志物

　　目前，大多数以代谢物为基础的癌症标志物，主要来自糖酵解、谷氨酰胺利用、脂肪酸合成和线粒体功能等过程（Chiaradonna et al. 2012）。这应该并不奇怪，因为已经知道很多癌症在这些代谢通路中有明显的活性。为了扩大潜在的癌症生物标志物的数量，应该考虑与基底 ECM 发展和重构相关的代谢物。众所周知，基底 ECM 的组成以及它的物理性质，在癌症组织的发展过程中不断的变化；然而，这个过程产生的代谢物却很少受到关注（Lu et al. 2012）。第 6 章和第 10 章讨论过一组这样的代谢物，即那些由透明质酸形成的片段。这些片段明显值得系统性的分析，因为它们具有作为不同类型癌症标志物的潜能，特别是在分级、分期和可能的耐药性等方面。除了透明质酸片段外，基底 ECM 中还有其他类型的代谢物，例如：①硫酸乙酰肝素（heparan sulfate）在组织发育、血管生成和癌症转移中具有活性（Vlodavsky and Friedmann 2001）；②硫酸软骨素

（chondroitin sulfate）影响基质的拉伸强度；以及③硫酸角质素（keratan sulfate），已知参与发育和损伤后的瘢痕形成（Zhang et al. 2006）。大多数这些代谢物都相对较小，而且是水溶性的。因此可以预计的是，即便不是全部，其中的大多数也都可以很容易进入血液循环系统。

12.6 小　　结

随着从各种正常个体的体液中收集到的不同类型的组学数据越来越多，现在是开发计算指导的搜寻模式、识别在不同体液中可预测癌症诊断和预后的生物标志物的最有利时机。传统的方法基本上采用成语所说的"大海捞针"方式，少有指导，因此通常导致所预测标志物的实际预测能力不佳。与之不同，新的方法结合以下的基础来完成：①当前关于癌症生物学在其不同发展阶段的认识；②从癌症与对照组织，以及不同体液样本收集的可用组学数据；③基于统计的数据挖掘方法的有效性，以建立真实可靠的模型来预测候选的生物标志物，之后进行靶向性的实验验证。期待通过这些想法的实现，在不久的将来能够有效地识别出针对不同类型、不同发展阶段和不同恶性程度的癌症的高度可靠生物标记物。这些努力将会根本性地提高我们当前对癌症诊断的能力，尤其是在早期阶段。此外，我们相信通过这种基于体液的生物标志物预测所揭示的信息，不仅对癌症诊断十分有用，同时也有助于使用生物标志物检测个性化癌症治疗效果，进而选择更加有效的治疗策略。

参 考 文 献

Adachi J, Kumar C, Zhang Y et al. (2006) The human urinary proteome contains more than 1500 proteins, including a large proportion of membrane proteins. Genome Biol 7: R80.

Anderson NL, Anderson NG (2002) The human plasma proteome: history, character, and diagnostic prospects. Mol Cell Proteomics 1: 845-867.

Arroyo JD, Chevillet JR, Kroh EM et al. (2011) Argonaute2 complexes carry a population of circulating microRNAs independent of vesicles in human plasma. Proc Natl Acad Sci U S A 108: 5003-5008.

Bartels CL, Tsongalis GJ (2009) MicroRNAs: novel biomarkers for human cancer. Clin Chem 55: 623-631.

Bateman A, Birney E, Cerruti L et al. (2002) The Pfam protein families database. Nucleic acids research 30: 276-280.

Bendtsen JD, Jensen LJ, Blom N et al. (2004a) Feature-based prediction of non-classical and leaderless protein secretion. Protein Eng Des Sel 17: 349-356.

Bendtsen JD, Nielsen H, von Heijne G et al. (2004b) Improved prediction of signal peptides: SignalP 3.0. J Mol Biol 340: 783-795.

Bhatt AN, Mathur R, Farooque A et al. (2010) Cancer biomarkers - current perspectives. Indian J Med Res 132: 129-149.

Brandtzaeg P (1971) Human secretory immunoglobulins. II. Salivary secretions from individuals with selectively excessive or defective synthesis of serum immunoglobulins. Clin Exp Immunol 8: 69-85.

Chan JM, Stampfer MJ, Ma J et al. (2002) Insulin-like growth factor-I (IGF-I) and IGF binding protein-3 as predictors of advanced-stage prostate cancer. J Natl Cancer Inst 94: 1099-1106.

Chen X, Ba Y, Ma L et al. (2008) Characterization of microRNAs in serum: a novel class of biomarkers for diagnosis of cancer and other diseases. Cell Res 18: 997-1006.

Chen Y, Zhang Y, Yin Y et al. (2005) SPD-a web-based secreted protein database. Nucleic Acids Res 33: D169-173.

Chiaradonna F, Moresco RM, Airoldi C et al. (2012) From cancer metabolism to new biomarkers and drug targets. Biotechnol Adv 30: 30-51.

Cho WC (2007) OncomiRs: the discovery and progress of microRNAs in cancers. Mol Cancer 6: 60.

Choudhry H, Catto JW (2011) Epigenetic regulation of microRNA expression in cancer. Methods Mol Biol 676: 165-184.

Cui J, Chen Y, Chou WC et al. (2010) An integrated transcriptomic and computational analysis for biomarker identification in gastric cancer. Nucleic Acids Res.

Cui J, Liu Q, Puett D et al. (2008) Computational Prediction of Human Proteins That Can Be Secreted into the Bloodstream. Bioinformatics.

Denny P, Hagen FK, Hardt M et al. (2008) The proteomes of human parotid and submandibular/sublingual gland salivas collected as the ductal secretions. J Proteome Res 7: 1994-2006.

Di Stasio E, De Cristofaro R (2010) The effect of shear stress on protein conformation: Physical forces operating on biochemical systems: The case of von Willebrand factor. Biophysical chemistry 153: 1-8.

Etheridge A, Lee I, Hood L et al. (2011) Extracellular microRNA: a new source of biomarkers. Mutat Res 717: 85-90.

Fernandez M, Ahmad S, Sarai A (2010) Proteochemometric recognition of stable kinase inhibition complexes using topological autocorrelation and support vector machines. J Chem Inf Model 50: 1179-1188.

Fuchs A, Kirschner A, Frishman D (2009) Prediction of helix-helix contacts and interacting helices in polytopic membrane proteins using neural networks. Proteins 74: 857-871.

Griffiths-Jones S, Grocock RJ, van Dongen S et al. (2006) miRBase: microRNA sequences, targets and gene nomenclature. Nucleic Acids Res 34: D140-144.

Hong CS, Cui J, Ni Z et al. (2011) A computational method for prediction of excretory proteins and application to identification of gastric cancer markers in urine. PLoS One 6: e16875.

Hu HY, Yan Z, Xu Y et al. (2009) Sequence features associated with microRNA strand selection in humans and flies. BMC Genomics 10: 413.

Jenzano JW, Courts NF, Timko DA et al. (1986) Levels of glandular kallikrein in whole saliva obtained from patients with solid tumors remote from the oral cavity. J Dent Res 65: 67-70.

Jones HB (1848) On a new substance occurring in the urine of a patient with mollifies ossium. Philosophical Transactions of the Royal Society 138: 55-62.

Keerthi SS, Shevade SK, Bhattacharyya C et al. (2001) Improvements to Platt's SMO Algorithm for SVM Classifier Design Neural Computation 13: 637-649.

Kosaka N, Iguchi H, Ochiya T (2010) Circulating microRNA in body fluid: a new potential biomarker for cancer diagnosis and prognosis. Cancer Sci 101: 2087-2092.

Kozomara A, Griffiths-Jones S (2011) miRBase: integrating microRNA annotation and deep-sequencing data. Nucleic Acids Res 39: D152-157.

Kunej T, Godnic I, Ferdin J et al. (2011) Epigenetic regulation of microRNAs in cancer: an integrated review of literature. Mutat Res 717: 77-84.

Leidinger P, Backes C, Deutscher S et al. (2013) A blood based 12-miRNA signature of Alzheimer disease patients. Genome Biology 14: R78.

Lilja H, Ulmert D, Vickers AJ (2008) Prostate-specific antigen and prostate cancer: prediction, detection and monitoring. Nat Rev Cancer 8: 268-278.

Lo A, Chiu HS, Sung TY et al. (2008) Enhanced membrane protein topology prediction using a hierarchical classification method and a new scoring function. J Proteome Res 7: 487-496.

Lu P, Weaver VM, Werb Z (2012) The extracellular matrix: a dynamic niche in cancer progression. The Journal of cell biology 196: 395-406.

Mishra NK, Agarwal S, Raghava GP (2010) Prediction of cytochrome P450 isoform responsible for metabolizing a drug molecule. BMC Pharmacol 10: 8.

Nixon AB, Pang H, Starr MD et al. (2013) Prognostic and predictive blood-based biomarkers in patients with advanced pancreatic cancer: results from CALGB80303 (Alliance). Clin Cancer Res 19: 6957-6966.

Omenn GS, States DJ, Adamski M et al. (2005) Overview of the HUPO Plasma Proteome Project: results from the pilot phase with

35 collaborating laboratories and multiple analytical groups, generating a core dataset of 3020 proteins and a publicly-available database. Proteomics 5: 3226-3245.

Pang JX, Ginanni N, Dongre AR et al. (2002) Biomarker discovery in urine by proteomics. J Proteome Res 1: 161-169.

Pfaffe T, Cooper-White J, Beyerlein P et al. (2011) Diagnostic potential of saliva: current state and future applications. Clin Chem 57: 675-687.

Platt JC (1999) Fast Training of Support Vector Machines using Sequential Minimal Optimization. In: Advances in kernel methods: support vector learning. MIT Press Cambridge, MA, USA, pp. 185-208.

S. S. Keerthi SKS, C. Bhattacharyya,K. R. K. Murthy (2001) Improvements to Platt's SMO Algorithm for SVM Classifier Design Neural Computation 13: 637-649.

Sanchez-Cespedes M (2008) The impact of gene expression microarrays in the evaluation of lung carcinoma subtypes and DNA copy number. Arch Pathol Lab Med 132: 1562-1565.

Scholkopf B, Platt JC, Shawe-Taylor J et al. (2001) Estimating the support of a high-dimensional distribution. Neural Computation 13: 1443-1471.

Streckfus C, Bigler L, Tucci M et al. (2000) A preliminary study of CA15-3, c-erbB-2, epidermal growth factor receptor, cathepsin-D, and p53 in saliva among women with breast carcinoma. Cancer Investigation 18: 101-109.

Thompson IM, Chi C, Ankerst DP et al. (2006) Effect of finasteride on the sensitivity of PSA for detecting prostate cancer. J Natl Cancer Inst 98: 1128-1133.

Turan T, Demir S, Aybek H et al. (2000) Free and total prostate-specific antigen levels in saliva and the comparison with serum levels in men. Eur Urol 38: 550-554.

Turchinovich A, Weiz L, Langheinz A et al. (2011) Characterization of extracellular circulating microRNA. Nucleic Acids Res 39: 7223-7233.

Vlodavsky I, Friedmann Y (2001) Molecular properties and involvement of heparanase in cancer metastasis and angiogenesis. J Clin Invest 108: 341-347.

Vogel C, Marcotte EM (2012) Insights into the regulation of protein abundance from proteomic and transcriptomic analyses. Nat Rev Genet 13: 227-232.

Wang J, Liang Y, Wang Y et al. (2013) Computational Prediction of Human Salivary Proteins from Blood Circulation and Application to Diagnostic Biomarker Identification. PLoS ONE 8: e80211.

Weissinger EM, Schiffer E, Hertenstein B et al. (2007) Proteomic patterns predict acute graft-versus-host disease after allogeneic hematopoietic stem cell transplantation. Blood 109: 5511-5519.

Wimberly H, Shee C, Thornton PC et al. (2013) R-loops and nicks initiate DNA breakage and genome instability in non-growing Escherichia coli. Nature communications 4: 2115.

Wong DT (2006) Salivary diagnostics powered by nanotechnologies, proteomics and genomics. J Am Dent Assoc 137: 313-321.

Woo Y, Hyung WJ, Obama K et al. (2012) Elevated high-sensitivity C-reactive protein, a marker of advanced stage gastric cancer and postgastrectomy disease recurrence. J Surg Oncol 105: 405-409

Xu R, Boudreau A, Bissell MJ (2009) Tissue architecture and function: dynamic reciprocity via extra- and intra-cellular matrices. Cancer Metastasis Rev 28: 167-176.

Yu L, Guo Y, Zhang Z et al. (2010) SecretP: a new method for predicting mammalian secreted proteins. Peptides 31: 574-578.

Zhang H, Uchimura K, Kadomatsu K (2006) Brain keratan sulfate and glial scar formation. Ann N Y Acad Sci 1086: 81-90.

Zhang Y, Liu D, Chen X et al. (2010) Secreted monocytic miR-150 enhances targeted endothelial cell migration. Mol Cell 39: 133-144.

Zhao Y, Srivastava D (2007) A developmental view of microRNA function. Trends Biochem Sci 32: 189-197.

Zimmerli LU, Schiffer E, Zurbig P et al. (2008) Urinary proteomic biomarkers in coronary artery disease. Mol Cell Proteomics 7: 290-298.

第 13 章　在公共数据基础上利用计算手段研究癌症

癌症是一类非常复杂的疾病。在人们根深蒂固的观念中，癌症是一类遗传性疾病。然而，癌症多面性的错综复杂程度远超人们想象，在前面章节所讨论的众多实体肿瘤中可见一斑。癌症是一种快速进化的生物系统，与正常细胞的代谢和自稳态渐行渐远，以适应不断进化的、越来越具挑战性的、也越来越陌生的微环境。它可能会从一些表面上看来对其自身无害的代谢变化开始，以应对局部环境的应激压力。癌症发生的起点，可以是那些看似无害的、微小的代谢变化，而这种变化的原因既可能来源于细胞本身，也可以来源于外部，通常是对局部的应激压力作出的一种反应，如持续的缺氧和（或）ROS（活性氧簇）的升高。缺氧与 ROS 可导致渐进和持续的微环境变化，从而产生局部应激压力，使存在其中的细胞开始进化。人们观察到的细胞增殖可以代表一个可行而有效的途径，使受到影响的细胞逃避这些压力。不同类型癌症都有着相似的生长模式和其他的一些共同特点（也被称为标志性行为）。这有力地表明了，对受到了压力应激的细胞而言，生存通路是一个密切协调的过程。正如第 6 章和第 9 章所讨论的，这类通路很可能受控于一些信号，而这些信号来源于透明质酸及其片段。不断变化的微环境和细胞代谢改变之间，存在着共适应与协同进化的过程，这样的过程很可能驱动了不断进化的细胞动用各种编码于自身基因组中的细胞功能机制以获得生存，如放宽表观遗传功能，或增加随机突变等。

受到压力的细胞进化和自然选择持续存在，局部的病变就逐渐成为影响整体的疾病，这不仅仅是因为癌细胞能向远处迁移并定植，还因为癌细胞的进化使患者机体受到了更为广泛的影响。例如，癌细胞获得了逃避免疫系统破坏的功能，学会了更充分地利用正常生理系统所提供的资源，能比机体的其他部位消耗更多的能源等。因此，人们可能会认为，微环境压力驱动了癌症的生长。从这个角度看，也可以认为，包括那些在功能执行、表观遗传和基因组水平等在内的其他改变是癌细胞通过细胞增殖而存活下来的促进性因素。所以，为了有效地治疗癌症，需要准确地识别那些能驱动当前细胞增殖的特定类型的压力，以及压力的本质来源。

自从 20 世纪 70 年代发现了致癌基因和抑癌基因后，借助于某些模型系统，人类已经获得了大量的癌症方面的知识，包括分子和细胞水平的癌症机制。这些丰富的知识背景可以作为计算与系统生物学家的基础，从而使他们在研究这类疾病时，能充分地考虑到癌症的种种复杂层面，并把癌症看作是一种不断进化的系统。正是由于大量的各种各样的从模型系统和人类肿瘤组织中获取的组学数据，使此类研究成为可能。本章回顾了一些流行和公开的数据资源，以及与癌症研究相关的计算工具，并展示了多种可以通过基于数据计算分析来解决的问题类型。

13.1　挖掘癌症组学数据可以解答的一些潜在问题

本章中所述的一些例子，将展示哪些类型的问题可以通过计算数据挖掘和统计推断加以探讨并解答，为癌症研究提供新的信息和解决手段。

13.1.1　癌症微环境的特征性描述

在众多文献中，人们已认同了微环境对癌症发展的重要性。在本书中，通篇都在强调微环境在癌症进化过程中具有的驱动性和促进性作用，这能帮助不同发育阶段的癌细胞克服不同类型的压力。通过一系列的指标我们可以对环境进行定义和描述，如氧气水平、氧化应激水平、酸度水平、局部细胞外基质的构成和机械性特征，以及由局部基质细胞释放到细胞外空间的各种信号转导分子等。虽然收集这些指标数据用于癌症研究极为重要，但利用实验技术进行这些原位研究是非常困难的，进行大规模研究更是无从谈起。幸运的是，通过基因表达数据的计算分析，我们可以获得用来检测各种微环境条件的有用信息。

基本想法是，当微环境因素变化时，一些基因将通过改变它们的表达水平作出响应。已确定一些标志物基因对特定环境变化会作出反应，如 *HIF1* 对细胞含氧量、*SOD1* 对 ROS 水平的敏感性，以及在第 8 章中讨论的基因对酸度变化所作出的反应等。通过统计学关联分析，人们可以尝试找出对某一特定环境因素会作出应答的单个基因，甚至可能是对同时出现不同环境应激压力时作出应答的一组基因。当应用到特定条件下（如暴露于不同氧水平下）所收集的细胞系基因表达数据时，我们可能推导出基因表达水平和细胞氧水平之间的定量关系。这样的分析可以指导预测模型的建立，定义特定癌症样品中的具体微环境条件，从而使癌症组学数据分析能从更多信息角度进行。当将此类信息与癌症临床数据结合时，对各种环境条件影响下的癌症临床结果，如对各种治疗和潜在转移时的生长率、死亡率等，将推动我们提出细胞机制的新见解。

13.1.2　在癌症发展过程中识别关键转折事件和可能原因

癌症的许多标志特征事件已经被确定（Hanahan and Weinberg 2011），如重组的能量代谢、自主生长信号和癌症组织（实体瘤）周围血管生成等（第 1 章）。那么这些标志特征事件是相互独立的，还是具有一定顺序的呢？可以预见，通过对癌症组织不同发展阶段收集的转录组数据分析可以回答这个问题。例如，每个标志特征事件可以被特征化为一组特定基因的表达模式。通过检查这些基因的表达模式在癌症进化中的改变，我们能够检测到许多转折点，如每个特征事件的活动水平波动，以及不同特征之间的相对顺序波动时的起点或变化点。进行此类分析的一个具有挑战性的问题是，如何更好地分辨确定所收集癌症组织的发展阶段，而不只是目前临床上的四个离散分期；进而允许我们使用更细致更准确的"时间"尺度，并在这个更精确的"时间"线上研究标志性特征或其他事件。

所以现在的问题是：通过已有的组学数据，我们能把这一时钟精确到什么程度？这将可以比较不同患者癌症组织的"年龄"。实际上有一些显而易见的措施，可能会被用于建立这样一个时钟。例如，每个基因组的癌症相关突变数量可能就是一个候选策略。然而，对不同组织的标准化度量可能又是一个难题，因为已有报道称针对不同癌症类型，每个基因组可能都会具有截然不同的平均突变数（第 4 章），这表明在标准化过程中需要考虑一些微环境因素（如缺氧和 ROS 水平等）。另一个可能的时钟可能与癌症及其配对的对照组织中差异表达基因数量相关，如第 2 章图 2.1 所示（也可参照（Xu et al. 2010）。需要考虑可能出现的更为细微的问题，例如，在第 3 章讨论过的个别组织的基因表达水平可能与多个组织中的平均基因表达水平不一致等。

如果可以识别或开发这样一个度量癌症进展的"通用"时钟，那么许多重要的问题就可以通过这样一个时钟来解决了。例如，我们应该能够解决：①不同特征事件之间的可能依赖关系；②每种特征事件微环境中的触发条件；③在癌症发展中看到的各种事件（包括特征事件）之间的潜在因果关系。

13.1.3　了解氧化还原状态对癌症发展的影响

人们知道氧化应激与癌症发展有关已有时日（Pani et al. 2010; Reuter et al. 2010），这显然是癌症启动的一个关键驱动因素（第 5 章），对癌症转移可能也具有驱动作用（在第 10 和 11 章中已讨论）。虽然关于 ROS 与癌症的关系已发表许多过评论，但是在细胞水平上将氧化还原作为癌症发展的功能，却还未见相关研究报道。这些信息可能会揭示在癌症发展过程中观察的氧化应激激增的根本来源。相比之下，一些癌症中的代谢通量分析已发表出来，如分子通路或细胞水平上的碳和氮通量等（Hirayama et al. 2009; Achreja et al. 2013）。而且得到了一些有趣的观察现象，如癌症中整个糖酵解通路的葡萄糖代谢产物积累（Hirayama et al. 2009）等。分析氧化还原的通量，即电子通量，可能会揭示更加令人兴奋和令人惊讶的信息，因为电子通量不像代谢通量那么直观。可以看出，这样的研究可以揭示氧化还原状态，特别是氧化应激过程，是如何在整个肿瘤发生的过程中促进特定活动和特征事件的。虽然不容易直接大规模收集电子流的潜在数据，但我们可以通过检查在每个化学反应两端代谢物中涉及电子充放变化的酶反应，对电子流进行建模，因为平衡这些化学反应需要还原/氧化剂，即 GSH/GSSG、NAD^+/NADH 和 $NADP^+$/NADPH，它们的数量可以基于相关酶（如 NADH 激酶和 ferredoxin-$NADP^+$ 还原酶）的基因表达水平进行估计。这种类型的系统级别氧化还原通量分析可以从根本上为理解癌症的发生、发展和转移提供大量新的信息，而计算建模人员则有机会在实现这一分析中承担关键角色。

13.1.4　反复氧合过程对选择更具弹性的癌细胞的影响

正如第 5 章和第 11 章讨论的那样，改变细胞的氧环境水平，对癌症的发生和转移产生了根本影响。于是自然要提出的一个问题是：由肿瘤持续生长和新血管持续生成导致的反复氧合过程，是如何引起肿瘤进化的呢？

人们已逐渐达成共识，随着肿瘤的发展环境变得越来越缺氧，将导致发出新血管生成的信号，从而增加血液和氧气供应。血液供给的增加使得肿瘤继续生长，直到癌症组织细胞增多而再次变的缺氧。如此循环往复导致了多次血管生成和相关的反复氧合过程。缺氧和不缺氧之间的交替可能是随着疾病发展而选择强壮癌细胞的关键指标，并可能作为表观遗传变化的触发器，进而可以传递给细胞后代从而更好地应对这两种极端情况。

目前，关于反复氧合过程周期，是如何影响癌症在细胞水平上发展的研究，还没有相关研究报道。使用生物信息学方法，可以根据现有的转录组数据来构思设计我们的研究。做到这一点的一种方法是通过将组织样本分组为：①在肿瘤血管生成增加额外血液流动前的高度缺氧状态；②具有新的血液流量的情况；③其余剩下的样本。可以通过使用缺氧和血管生成的基因标志物来进行此类样本分类。然后在每个样本组中，我们可以在缺氧水平变化的样本上，推断表达水平表现出很强相关性（无论是正向相关还是负向相关）的基因或通路。如果成功，我们应该能够识别被反复氧合过程（以及重复缺氧）所增强或减弱的细胞过程，从而结合反复缺氧过程，获得反复氧合过程是如何选择最具弹性癌细胞的详细解释。

13.1.5　癌症转移的触发事件

已有大量癌症转移的研究成果发表（第 10 章），以及各种辅助癌症转移的事件被确定，如上皮间质转化（epithelial-mesenchymal transition，EMT）通路的激活等。然而，根本问题仍然悬而未决：当 EMT 的激活只是一个引导者时，是什么触发了癌症的转移？有可能在癌症发展中这一重要事件的驱动者来自于例如癌症启动时的微环境变化。对转移相关事件（如 EMT 激活）与微环境相关基因的表达变化之间进行统计关联分析，可能可以提供哪些微环境变化作为转移的主要触发事件的有用建议，如细胞内 ROS 水平超越一定阈值等（如第 10 章中的观点）。

13.1.6　使用分子属性特征描述不同临床表型的癌症

随着大量可用基因组、表观遗传组和转录组数据的出现，我们可以进行相似表型癌症及其组学数据之间的关联研究。随着时间的推移，使用蛋白质组、糖组学（glycomic）、代谢组和其他组学数据的任务已可以实施，其目标是确定这种癌症中分子水平上的共同特征，以获得表型与分子变化间关联的崭新而有意义的信息。不同表型的例子可能包括：快速增长与慢速增长的癌症间的对比，或容易转移与低转移潜力的癌症间的对比等。先前已有的研究通常只针对基因组数据进行。例如，大量全基因组关联研究（genome-wide association study，GWAS）分析可用来描述基因类型的定义或者基因子类型的定义，但在识别作为风险因素的常见遗传性状研究中，却只得到了有限的成功（Goldstein 2009）。

在"人类疾病遗传异质性"综述（McClellan and King 2010）中，作者认为"绝大多数 GWAS 标识的变异没有建立出疾病、临床预后和治疗效用与生物学的相关性"。同时因文中提出了一个重要话题，其陈述可能过于具有批判性，即通常观察到的基因组变化，不一定包含很多病因方面的信息。广义的关联分析需要在多个组学数据类型上研究，这可能需要比 GWAS 类型分析更为一般性的统计框架，因此也为癌症数据统计研究者创造了机遇和挑战。

13.2　对以计算方式研究癌症具有帮助的数据库

一些数据库被认为是生物研究（包括癌症研究）的"必备"资源。一个是 NCBI 数据库，提供基因组学、功能基因组学和基因信息等多种数据库（NCBI 1988）。例如，GenBank 数据库是 NCBI 数据库中公开所有已有 DNA 序列和注释的数据库（Benson et al. 2013）；Gene 数据库则集成了广泛的物种信息并提供每个基因更详细的功能注释（Maglott et al. 2011）。GeneCards（Rebhan et al. 1997），由 Weizmann Institute of Science 开发和维护，是另一个重要的数据库，涵盖了更全面的信息，而不仅仅是基因功能注释。例如，数据库中的每个基因都注有医学相关性、突变、基因表达、蛋白质相互作用和通路信息等（Rebhan et al. 1998）。

Swissprot 是最受欢迎的蛋白质数据库，现在是 Uniprot 数据库的一部分（The-UniProt-Consortium 2014）。Swissprot 数据库经过精心策划，其数据质量很高，提供了关于每个实验验证蛋白质的综合信息，包括其生物功能、功能结构域、亚细胞定位和转录后修饰，以及许多互联网上其他数据库的链接等。其他一些蛋白质功能数据库，在癌症研究中也很有用处，如 Interpro（Hunter et al. 2012）、Pfam（Punta et al. 2012）、ENZYME 数据库（Bairoch 2000）和分子间相互作用数据库 DIP（Xenarios et al. 2002）等。HAPPI 数据库是关于蛋白质相互作用的一个综合数据库，收集了多个公开数据库的信息，如 HPRD、BIND、MINT、STRING 和 OPHID 等。目前该数据库拥有 10 592 个人类蛋白质，142 956 条非冗余的蛋白质相互作用（Chen et al. 2009）。HINT 数据库搜集的是多个生物的高质量蛋白质相互作用数据（Das and Yu 2012）。该数据库中的人类数据涵盖了 27 493 个蛋白质相互作用和 7629 个蛋白质复合物。关于蛋白质相互作用数据库的详细综述可以参看文献（Lehne and Schlitt 2009）。

大量的生物通路数据库为通路富集分析等癌症功能研究提供了必需的基础。在这些数据库中，KEGG 可能是最为常用的，它包含了大量人工参与建模的通路模型以及代谢、调控和信号中的分子相互作用（Kanehisa and Goto 2000；Kanehisa et al. 2012）。BIOCARTA 是另一个广受欢迎的人类和小鼠通路数据库。通路相互作用数据库（Pathway Interaction Database，PID）涵盖了从 NCI 数据库中提取出的包含人类 137 个通路的 9248 种分子，以及 BIOCARTA 与 REACTOME 数据库中的 322 条通路所覆盖的 7575 个蛋白质相互作用。MsigDB 是一些基因群的集合，这些基因群被认为是与人类癌症发展高度相关的,其中每个基因群代表可能是尚未完全阐明的通路成员(Subramanian et al. 2005)。表 13.1 总结了一些常用的通路和分子间相互作用的数据库(不仅限于癌症研究)。

表 13.1　分子通路和相互作用数据库

数据库	内容	URL
KEGG	提供了大量人工辅助绘制的通路模型	www.genome.jp/kegg/ pathway.html
BIOCARTA	超过 300 个物种的通路集合	http://www.biocarta.com
PID	搜集的通路主要涉及人类的信号转导及调控过程	http://pid.nci.nih.gov/
Pathguide	一种元数据库,汇总了互联网中可获取的生物通路/网络的数据库	http://www.pathguide.org/
REACTOME	提供众多绘制的人类通路资源	http://www.reactome.org/
MSidDB	与疾病有关的基因的数据集	http://www.broadinstitute.org/gsea/ msigdb/collections.jsp

在本节的其余部分,介绍了一些涵盖不同类型组学数据的更专业的数据库,还有一些针对癌症的数据库。所有这些资源都是在相关研究领域中广泛使用的,都可以在互联网上免费获取。

13.2.1　人类癌症的基因组和基因数据库

TCGA 和 ICGC 是当前两个最大的癌症基因组测序项目。TCGA 项目由美国主导,其目标是测序和建立 10 000 个癌症基因组序列,连同相关的其他匹配的组学数据类型信息,共覆盖 25 个癌症类型(Cancer-Genome-Atlas-Research-Network et al. 2013)。ICGC 是一项以国际化为宗旨的项目,其目标是测序和存储 50 种癌症类型的 25 000 个癌症基因组序列,以及其他的 50 种癌症类型的癌相关组学数据和信息(International-Cancer-Genome-Consortium et al. 2010)。还有一个大型癌症基因组数据库是由 Wellcome Trust Sanger 研究所开发的人类癌症数据库体细胞突变目录(Catalog of Somatic Mutations In human Cancer,COSMIC)(Forbes et al. 2001)。与前两个数据库不同,COSMIC 数据库只包括被认为是与癌症发展起关键作用的基因突变和变异。目前该数据库具有 947 213 个肿瘤样本,包含在 25 606 个人类基因中识别的 1 592 109 个突变。

除了这些大型通用数据库,还有几个专门的数据库关注于特定癌症类型或在某些特定蛋白家族的突变。儿童癌症基因组项目数据库(The Pediatric Cancer Genome Project Database)是一个全面的搜集儿科癌症的癌症基因组数据库(Downing et al. 2012)。数据库目前包括三大类儿科癌症,即血液恶性肿瘤、脑肿瘤和实体肿瘤,包括 15 个癌症类型。乳腺癌信息核心(the Breast Cancer Information Core,BIC)数据库,由美国国家人类基因组研究所(National Human Genome Research Institute)主办,是一个搜集乳腺癌易感基因的突变和多态性的中央存储库(Szabo et al. 2000)。宫颈癌基因数据库(the Cervical Cancer Gene Database,CCDB)是一个人工参与搭建的数据库,主要搜集参与导致宫颈癌的基因，目前涵盖 537 个基因以及这些基因的突变和蛋白产物，包括在宫颈癌样本中观察到的多态性、甲基化、基因组扩增和基因表达（Agarwal et al. 2011）等。

癌症基因普查数据库（the Cancer Gene Census Database）提供了一个在 400 多个癌症相关基因中识别出来的突变基因目录（Futreal et al. 2004）。CanProVar 是一个搜集单一氨基酸改变并基于文献中信息建立的数据库，包括在人类蛋白质组（特别是与人类癌症相关的蛋白）中的生殖细胞变异和体细胞变异（Li et al. 2010）。IARC TP53 数据库包含了从人群样本和癌症样本中观察到的 10 000 多个 *P53* 基因的变异（Olivier et al. 2002）。CDKN2A 数据库是一个类似的数据库，但针对的是细胞周期依赖性激酶抑制剂 2A 基因（cyclin-dependent kinase inhibitor 2A gene）（Murphy et al. 2004）。雄激素受体基因突变数据库（the Androgen Receptor Gene Mutation database）包含在雄激素受体基因中发现的 374 个突变（Patterson et al. 1994）。

在互联网上还有一些基因组突变数据库，虽然并不特别关注人类癌症，但对癌症研究却可以提供有用的帮助。例如，人类基因组变异数据库（Human Genome Mutation Database，HGMD）包含 141 161 个与人类遗传疾病相关的生殖突变（germline mutation）（Cooper et al. 1998）。在 NCBI 中的单核苷酸多态性数据库（Single Nucleotide Polymorphism Database，dbSNP）是在不同的物种中遗传变异数据的另一个数据档案，包含 SNP 信息、删除和插入、微卫星、短串联重复序列和杂合的序列（Smigielski et al. 2000）等。自 1998 年建立以来，该数据库已经为 55 种生物累积了超过 6400 万种不同的变异。表 13.2 提供了一些关于上面一些数据库的附加信息。

表 13.2　人类癌症的基因组和基因数据库

数据库	内容	URL
TCGA	癌症组学数据资源，包含了基因组、表观基因组、转录组数据，由美国国立卫生院资助	https://tcga-data.nci.nih.gov/tcga/
ICGC	癌症组学数据资源，包含了基因组、表观基因组、转录组数据，由国际癌症基因组联盟资助	http://icgc.org/
COSMIC	汇总人类癌症中体细胞突变，涵盖 5 万余种突变	http://www.sanger.ac.uk/perl/genetics/CGP/cosmic
Cancer gene census	汇总人类癌症中的突变，所涵盖的突变超过 400 种癌症相关的基因	www.sanger.ac.uk/genetics/CGP/Census/
SNP500 cancer database	包含 3400 种以上的癌症相关基因的单核苷酸多态（SNPs）的数据库	http://snp500cancer.nci.nih.gov/
Breast cancer information core	包含了已知乳腺癌相关基因的突变与多态性	http://research.nhgri.nih.gov/bic/
GAC	人、大鼠及小鼠的肿瘤数据库，包括基因突变、杂合性缺失以及染色体改变	www.niehs.nih.gov/research/resources/databases/gac
HGMD	与遗传性疾病有关的胚系突变的数据库	www.hgmd.org/
dbSNP	汇总基因组的变异信息	www.ncbi.nlm.nih.gov/projects/SNP/
MedRefSNP	从 Pubmed 和 OMIM 收集整理的 36 199 种独特的单核苷酸多态（SNPs）的数据库	www.medclue.com/medrefsnp

13.2.2 人类表观基因组数据库

与基因组数据相比，现在的人类和癌症表观遗传学组学数据量可能要小两个数量级，这是由于以下综合原因导致的：①当前关于人类表观基因组的知识远远少于对人类基因组的认识；②大规模产生表观遗传学组学数据技术的发展远远低于基因组测序技术。如前所述，TCGA 和 ICGC 已经积累了相当多的癌症表观基因组数据。具体来说，到 2015 年，TCGA 旨在搜集 25 种癌症类型的超过 10 000 个癌症表观基因组数据集；而 ICGC 则计划建立 50 种癌症类型的 25 000 癌症表观基因组数据集。ENCODE 计划（DNA 元素百科全书，Encyclopedia of DNA Elements）由美国国家人类基因组研究所发起，其任务之一是产生人类表观遗传学组学数据（Encode-Project-Consortium et al . 2012）。这个项目的目标是产生 50 种不同人体组织类型的表观基因组文库。此外，一些关注表观基因组学的项目也已产生了大量表观基因组数据。例如，美国国立卫生研究院（NIH）表观基因组学计划始于 2008 年，旨在为覆盖多种主要人类细胞类型的超过 30 种化学修饰，产生染色体结合的组蛋白修饰数据（Chadwick 2012）。Wellcome Trust Sanger 研究所的人类表观基因组项目则运行着自己特有的人类表观基因组数据库（Eckhardt et al . 2004）。2006 年，这个数据库发布了 12 种不同组织类型的 43 个人类表观基因组数据集；2013 年，发布了 7 种不同组织类型的 32 个人类表观基因组数据集。

也有一些小规模的人类（癌症）表观基因组数据库部署在互联网上。例如，MethyCancer 数据库专门为人类癌症表观基因组数据设计（He et al. 2008）；PubMeth 数据库也收集人类癌症表观基因组数据（Ongenaert et al . 2008）。表 13.3 列出了一些在互联网上的表观遗传学组学数据库。

表 13.3　人类表观基因组数据库

数据库	内容	URL
NIH roadmap epigenomics program	人类表观基因组数据库，现已包括至少 23 种细胞类型	http://www.roadmapepigenomics.org/data
Human epigenome project	关于基因组水平的 DNA 甲基化模式的数据库，包含了人类所有重要组织中的已知基因	http://www.epigenome.org/
Methy Cancer	癌症相关基因的 DNA 甲基化信息，该数据库的信息来源于公开的资源	http://methycancer.genomics.org.cn

13.2.3 转录组学数据库

转录组学数据是目前在所有癌症组学数据中数据量最大的，比已有的基因组数据量至少大一到两个数量级。互联网上有多个针对癌症转录组学的大型数据库。除了 TCGA 和 ICGC 数据库中的数据，大量的转录组数据都存储在两个最流行的基因表达数据库中：NCBI 数据库中的基因表达仓库（Gene Expression Omnibus，GEO）数据库和 EBI 的 Arrayexpress 数据库。GEO 目前拥有从 1600 多种生物体的 80 万个样本中收集的超过 32 000 个的基因表达数据集（Barrett et al . 2013）。Arrayexpress 则由收集自 43 947 个实验的 1 245 005 个基因表达数据集组成，同时包括微阵列和 RNA-seq 数据。癌症基因表达数据库（Cancer Gene Expression Database，CGED 数据库）使用微阵列技术，目前主要由基因表达数据和包括乳腺癌、大肠癌、食管癌、胃癌、神经胶质瘤、肝细胞癌、肺癌和甲状腺癌等的相关临床资料组成（Kato et al. 2005）。

ASTD 数据库，虽然不是专门为转录组数据设计的，但在癌症研究中却是非常有用的，它涵盖了编码在人类、小鼠和大鼠的基因组中，基于基因表达数据获得的选择性剪接异构体信息（Koscielny et al. 2009）。表 13.4 列出了一些互联网上的基因表达数据库。

表 13.4　基因表达数据库

数据库	内容	URL
NCBI GEO	综合性数据库，全面收集了基因的表达数据	http://www.ncbi.nlm.nih.gov/gds
Arrayexpress	功能性基因组学的数据库，包括了微阵列及 RNA-seq 的基因表达数据	http://www.ebi.ac.uk/arrayexpress/
SMD	斯坦福微阵列数据库，包含多种生物的基因表达数据	http://smd.stanford.edu/
CIBEX	基因表达的数据库，数据服务位于日本国立遗传研究院	http://cibex.nig.ac.jp/
Oncomine (research edition)	商业性数据库，收集了癌症的转录组和基因组数据，也为非营利组织及学术组织提供了免费的版本	https://www.oncomine.org/resource/login.html
ChipDB	收集微阵列的基因表达数据，数据服务位于白头研究院	http://chipdb.wi.mit.edu/chipdb/public/
ASTD	收集了人类的基因表达数据以及人源基因衍生的替代性剪切异构体	http://drcat.sourceforge.net/astd.html

13.2.4　MicroRNA 及其靶基因数据库

随着 microRNA 和表观遗传学之间的关系越发紧密（Chuang and Jones 2007），除了已发现 microRNA 在癌症发生、发展和转移中的功能外，我们可以预期 microRNA 相关的癌症研究将在未来几年内大幅增长（Calin et al. 2005;Yanaihara et al. 2006; Bloomston et al. 2007；Ambs et al. 2008；Garzon et al. 2008；Schetter et al. 2008; c 2009; Wyman et al. 2009）。MiRecords 和 miRBase 数据库是实验证实的人类 microRNA 和其已验证和预测的靶基因的两个数据库。目前，miRecords 包含 9 个物种的 644 个 microRNA 和 1901 个靶基因之间的 2705 条相互作用（Xiao et al. 2009）。目前，miRBase 由在 206 个物种中超过 24 500 个成熟 microRNA 组成（Griffiths-Jones et al. 2006）。TargetScan（Lewis et al. 2005）和 Miranda（Miranda et al. 2006）则是两个流行的 microRNA 靶基因数据库，包括已被实验验证和计算预测的靶基因。表 13.5 列出了一些互联网上的 MicroRNA 数据库。

表 13.5　MicroRNA 数据库

数据库	内容	URL
miRecords	收集了动物 miRNA 与靶点的相互作用信息	http://mirecords.biolead.org
miRBase	收集了公开的 miRNA 序列和注释，涵盖多个物种	http://www.mirbase.org
TargetScan	收集了 MicroRNA 靶点信息	http://www.targetscan.org

13.2.5　蛋白质组学数据库

　　与转录组数据相比，大规模获取蛋白质组学数据，特别是定量蛋白质组学数据更为困难，因为①蛋白质序列或者选择性剪接异构体的翻译后修饰，导致蛋白质数据的高度复杂性；②与基因表达水平相比，蛋白质数量具有非常大的动态范围。这些困难导致当前的现实情况是，与转录组数据相比，只有有限的人类癌症蛋白质组学数据。

　　尽管在网络上还没有专门针对人类癌症大规模蛋白质组数据库，但有多个通用的人类蛋白质组数据库是公开的。例如，PeptideAtlas 由多种生物（包括人类）的经实验验证的大量肽组成（Deutsch et al . 2008）。PRIDE 数据库（PRoteomicsIDEntificaitons）是一个基于蛋白质组学数据的质谱（MS）公共存储库（Martens et al . 2005）。该数据库目前由从 1 亿 400 百万个谱学数据获得的超过 400 万个已识别蛋白质和 2000 万个多肽的质谱数据组成，覆盖了 60 个物种的数据，其中人类数据占主要部分。血浆蛋白质组项目（Plasma Proteome Project，PPP）是另一个人类蛋白质组数据库（Omenn et al., Proteomics，2005），专注于血浆蛋白定量信息，目前由 PeptideAtlas 数据库托管。GeMDBJ 蛋白质组学数据库，包含从各种恶性肿瘤手术切除组织和组织培养细胞中收集的原始蛋白质组学数据，及其相关的生物学和临床病理数据。这些蛋白质数据通过双向聚丙烯酰胺凝胶电泳（2D-PAGE）和荧光差异凝胶电泳（DIGE）得到，并经液相色谱串联质谱分析进行蛋白质识别。关于这些数据库的一些详细信息见表 13.6。

表 13.6　蛋白质组学数据资源

数据库	内容	URL
PRIDE	收集了已鉴定的蛋白质与肽段，转录后修饰，以及支持性数据	http://www.ebi.ac.uk/pride/
PeptideAtlas	多种生物肽段的数据库	http://www.peptideatlas.org/ http://www.peptideatlas.org/hupo/hppp/
Plasma Proteome Project database	综合性的数据库，包含人类胞质蛋白，也包括蛋白的剪切异构体	www.plasmaproteomedatabase.org/
GeMDBJ	包含了蛋白质组数据的表达与鉴定结果，标本来源于多种手术切除的恶性肿瘤以及人工培养的细胞	https://gemdbj.nibio.go.jp/dgdb/

13.2.6　代谢组学数据库

　　到目前为止，在人类细胞中已识别出超过 4 万种代谢物（Wishard et al. 2007），但我们目前在组织（癌症组织）中识别代谢物的能力仍然是相当有限的，对于最敏感的 LC-MS/ MS 技术的经典实验能够识别的也仅有几百到一千多种代谢物（Zhou et al. 2012）。与基因组和转录组数据相比，人类已有的代谢组数据是相当少的。

　　人类代谢组数据库（Human Metabolome Database，HMDB）是常用的代谢物数据库，目前包括人类中已鉴定的 41 514 种代谢物（Wishart et al. 2009; Wishartet al. 2013）。还有一些数据库包含已知代谢物的结构信息，如 Fiehn GC-MS 文库（Kind et al. 2009）、GOLM

代谢组库（Hummel et al. 2007）和源自 HMDB 中人类代谢组库的 NIST 库等。互联网上也可找到一些专门搜集人类体液中可检测到代谢物的数据库，如包含 2651 个尿液代谢物的尿液代谢组数据库（Urine Metabolome Database，UMDB）等。

此外，还有一些对进行代谢通量分析很有用的数据库，包括特定代谢产物相关的生化反应和相关酶的反应动力学参数等信息。BRENDA 就是这样的一个数据库，包含酶、转换率和反应动力学参数（如 K_m、K_{cat} 和 K_i 值）等（Schomburg et al. 2004）。SABIO-RK 是另一个生化反应和动力学参数的数据库（Rojas et al. 2007）。TECRDB 是生化反应的热力学数据库（Goldberg et al. 2004），可用于更为实际的建模研究。表 13.7 列出了一些互联网上的代谢组学数据库。

表 13.7　代谢组学数据库

数据库	内容	URL
HMDB	人类代谢组的知识库	http://www.hmdb.ca
KEGG COMPOUND	包含了与酶促反应有关的小分子及其他化学性底物的数据库	http://www.genome.jp/kegg/compound/
PubChem	综合性的化合物数据库	http://pubchem.ncbi.nlm.nih.gov/
UMDB	包含已经确认的人尿液中的代谢物	http://www.urinemetabolome.ca
BRENDA	包含了酶及相关反应的动力学参数	http://www.brenda-enzymes.org/
SABIO-RK	包含了大量生化反应及动力学参数	http://sabio.h-its.org/
TECRDB	收集了大量酶的热动力学数据	http://xpdb.nist.gov/enzyme_thermodynamics/

13.2.7　其他癌症相关数据库

还有各种各样的其他类型癌症相关数据库，可为癌症研究提供帮助。例如，TANTIGEN 是关于人类肿瘤 T 细胞抗原最全面的数据库，它提供验证过的 T 细胞表位和 HLA 配体、抗原异构体和序列层面的突变等信息（TANTIGEN 2009）。癌症免疫多肽数据库（Cancer Immunity Peptide database）包含了 129 种人类肿瘤抗原，并且都具有明确的 T 细胞抗原决定簇（Novellino et al. 2005）。CT 数据库则提供了癌睾丸抗原信息。

目前还有一些癌症的临床报告数据库。例如，由国际北极研究中心（International Arctic Research Center，IARC）创建的癌症死亡率数据库，包含各国的癌症死亡率统计；CGEM（Cancer GEnome Mine）则包含大量关于肿瘤样本的临床信息。表 13.8 列出了一些互联网上的其他类型癌症相关数据库。

表 13.8　特殊的癌症相关数据库

数据库	内容	URL
TANTIGEN	人类肿瘤 T 细胞抗原的数据库	http://cvc.dfci.harvard.edu/tadb/
Cancer mortality database	包含了各国癌症死亡率的相关数据	http://www.who.int/healthinfo/statistics/mortality_rawdata/en/index.html
CGEM	贮存了肿瘤标本和微阵列数据的临床信息	http://www.cangem.org

13.3　对于以计算方式研究癌症有帮助的网络工具

已有大量的计算分析和数据挖掘工具在互联网上发布和部署，可以用于分析 13.2
节中给出的各类数据库提供的或其他专有的癌症数据。下面列出了几个例子来说明在互
联网上可以找到的一些类型的工具。这些工具被按照类似上面章节叙述的顺序组织，即
根据使用的数据类型进行了整理。

13.3.1　人类基因组分析工具

如第 4 章所讨论的，癌症基因组与匹配的健康基因组相比更倾向于产生各种变化，
包括①点突变；②拷贝数变化；③基因组片段的结构改变如倒位和易位。识别此类基因
组改变可以提供关于个体癌症样本进化轨迹的有用信息，以及推断不同类型癌症的共同
和不同特征。这些轨迹信息可能揭示潜在癌症在不同发展阶段需要克服的瓶颈。

在网络上众多（可免费获得）的癌症基因组分析工具和服务器中，有一些网站提供
了成套的工具包，比如 UCSC 的癌症基因组学中心（the Cancer Genomics Hub）、TCGA、
ICGC 和 Broad 研究所的癌症基因组分析工具等。具体来说，癌症基因组学中心
（Cancer-Genomics-Hub 2013）是一个非常好的网站，对主要来自 TCGA 项目的癌症基因
组提供可视化，并为如基因突变等简单分析结果提供检索方法。

Broad 研究所网站提供的许多工具（Cancer-Genome-Analysis 2013）已被证明在癌
症基因组初步分析中非常有用，下面列举了一些。MuTect 工具可比较识别癌症基因组
与匹配的对照基因组中的点突变。Breakpointer 工具可以查明癌症基因组中基因重组的
断点位置（Sun et al . 2012）。若要从所提供的癌症基因组与对照基因组中识别基因组重
排，推荐使用 dRanger 软件。Oncotator 提供点突变注释和癌症基因组插入缺失信息。实
际上 Broad 研究所网站管理的这些工具，在互联网上都有许多提供类似功能的其他工具，
其中一些可能更适合特定的分析需求。例如，CREST 是 St. Jude 儿童研究医院开发的一
个软件工具，用于对癌症基因组中的结构变异进行高分辨率的定位（Wang et al . 2011）。
表 13.9 列出了一些用于癌症基因组分析的工具和软件包。

表 13.9　癌症基因组分析工具

工具	内容	URL
Cancer genomics hub	一套能对癌症基因组进行分析及可视化展示的工具集	https://cghub.ucsc.edu/
Cancer genome analysis	一套可以鉴定癌症基因组的异常的综合工具集	http://www.broadinstitute.org/cancer/cga/
CREST	一套可下载的工具套件，能以碱基对水平的解析度检测基因组结构的变异	http://www.stjuderesearch.org/site/lab/zhang

13.3.2　人类表观基因组分析工具

与互联网上大量的基因组分析工具相比，目前只有几个公开的表观遗传学组学数据分析工具，这也反映了目前对人类表观基因组的了解远远少于对人类基因组的了解的现实。这并不奇怪，要知道直到 2008 年冷泉港会议时，现在"表观遗传学"的定义才被确定下来（Berger et al . 2009）。一些识别给定基因组与参考表观基因组比较差异甲基化区域的工具已经公布。CHARM 是一个识别差异甲基化区域的 R 软件包（Irizarry et al . 2008）；MethylKit 也是一个通过不同表观基因组识别和可视化差异甲基化的 R 软件包（Akalin et al. 2012）。EpiExplorer 差异甲基化分析工具是个类似的 R 软件包（Halachev et al. 2012）；CpGassoc，也是一个 R 软件包，用于分析 DNA 甲基化阵列数据（Barfield et al. 2012）。表 13.10 列出了一些用于癌症表观基因组分析的工具。

表 13.10　癌症表观基因组分析工具

工具	内容	URL
CHARM	一套开发较早且被广泛使用的可以分析 DNA 甲基化的软件包	http://www.bioconductor.org/packages/release/bioc/html/charm.html
EpiExplorer	一套基于网络的工具，通过与参考人类表观基因组进行比较，识别特定基因组中的表观遗传标志	http://epiexplorer.mpi-inf.mpg.de/
methylKit	一个 R 语言的工具包，基于亚硫酸氢盐处理后的测序数据，进行 DNA 甲基化的分析	https://code.google.com/p/methylkit/

13.3.3　人类转录分析工具

依据我们自己的经验，在现有的癌症组学数据中，转录组数据在获得癌症生物学的新发现方面是最有用的。这些数据已被证明在解决广泛的癌症相关问题中富含大量信息，包括通过癌症类型、分期和分级理解代谢通路与表达水平改变之间的可能关系，进一步阐明癌症发生的驱动者和主要促进者，然后推断可能的癌症转移驱动者并理解转移癌症快速增长的主要原因。应该强调，通过转录组数据分析得到的信息，可以大大超出在具有关联表达模式的基因或通路上进行的传统关联分析。它可以用来推断：①以定性的方式得到的可能通量分布（第6章,确认透明质酸合成是积累葡萄糖代谢产物的出路）；②可能的因果关系（第 11 章，与原发癌相比，转移癌中胆固醇代谢增加的原因推理）；③可能用酶编码基因填补代谢通路中的空白（第 6 章，预测具有特定酶功能的基因）；④涉及多个基因的机理模型的推理（第 10 章）。值得注意的是，最近的一项研究表明，我们可以从转录组数据推断蛋白质组数据情况（Evans et al . 2012）。

在互联网上已有许多公开的转录组数据分析工具，其中一些可能对于癌症研究是有用的信息来源。这些工具包括：①在癌症和对照组织中识别差异表达基因，如 edgeR 工具（Robinson et al . 2010）和 baySeq 工具（Hardcastle and Kelly 2010）；②识别共表达基因或具有相关表达模式的基因簇，如 WGCNA 工具（Langfelder and Horvath，2008）和

GeneCAT 工具（Mutwil et al . 2008）；③基于转录组的蛋白质识别（Evans et al . 2012）；
④从 RNA-seq 数据中推断剪接异构体，如 CUFFLINK（Roberts et al . 2011）；⑤推断富
集上调或下调基因的通路，如 DAVID 网站；⑥通过基因表达数据阐明人类信号网络
（Brandenberger et al . 2004）；⑦通过研究单个细胞类型的基因表达数据，对多种细胞类
型组成的组织样本的基因表达数据去卷积化（Ahn et al . 2013）；⑧通过集成基因表达数
据的通量平衡分析，构建预测代谢通量模型（Duarte et al . 2007）；以及大量其他工具。
表 13.11 列出了其中的一些转录组学数据分析工具。

表 13.11　转录组学数据分析工具

工具	内容	URL
edgeR	该工具可检测基因的差异表达	http://www.genomine.org/edge/
CUFFLINK	可用于转录物的拼装及剪切异构体	http://cufflinks.cbcb.umd.edu/index.html
DAVID	可对差异表达的基因或特定的基因集进行通路的富集分析	http://david.abcc.ncifcrf.gov/

13.3.4　人类蛋白质组分析工具

与癌症基因组学、表观遗传学组学、转录组学和代谢组学数据不同，据我们所知
目前在公共领域中还没有大规模癌症蛋白质组学数据资源。因此，蛋白质组学数据分
析工具也比较有限。有些网站维护了一些针对蛋白质组学的分析工具，如癌症临床
蛋白质组学研究（Cancer Clinical Proteomics Research）NCI 办公室网站上的工具
（CPTAC 2013）。

13.3.5　人类代谢组分析工具

代谢数据通常通过质谱（MS）或核磁共振（NMR）技术收集（已在第 2 章讨论）。
他们提供与转录组数据高度互补的信息，因此可以作为从转录组数据分析中得到的代谢
通路的验证信息。在互联网上有一些关注代谢数据分析的软件套件。例如，Metabolomics
Society 网站拥有一些分析工具，包括原始代谢数据的处理和标准化、基于原始核磁共振
或 MS 数据的化学结构识别，以及建立识别出与生化过程相关的化学结构(Metabolomics-
Society 2014)。人类代谢物数据库（Human Metabolite Database，HMDB）不仅拥有大量
代谢物数据（表 13.7），还提供了搜索和分析基础数据的各种工具（Wishart et al . 2007）。
此外，代谢组学创新中心（Metabolomics Innovation Center）中的一个相关网站提供了大
量的代谢数据分析工具（The-Metabolomics-Innovation-Centre 2014）。营养基因组学组织
（Nutrigenomics Organization）网站还存储了一系列代谢数据分析和代谢网络建模工具
（The-Nutrigenomics-Organizatio 2008）。这些工具在癌症代谢组数据分析和映射这些数据
到代谢网络的研究中被证明是有用的。表 13.12 列出了其中的一些代谢组分析工具。

表 13.12　代谢组分析工具

工具	内容	URL
Metabolomics Society website	一组工具套件，能进行代谢组数据的处理、标准化、分析以及结构鉴定	http://www.metabolomicssociety.org/softwar
The metabolomics innovation center	该工具集更专注于代谢数据的分析	http://www.metabolomicscentre.ca/software
NuGo	该工具集可以进行代谢数据的分析，也可以将数据向代谢网络映射（mapping）	http://www.nugo.org/metabolomics/34821/7/0/30

13.3.6　生物通路绘制与重建工具

在互联网上，目前多种工具可用于通路模型构建、分析和比较。表 13.13 提供了一些这样的工具。

表 13.13　生物通路预测与绘制工具

工具	内容	URL
Pathway tools	该网站提供大量通路相关工具，可用于通路构建、编辑、预测与通量分析	http://bioinformatics.ai.sri.com/ptools/
PathoLogicpathway prediction	该工具套件支持自动预测由 BioCyc 数据库提供的代谢通路	http://g6g-softwaredirectory.com/bio/cross-omics/pathway-dbs-kbs/20235SRIPathoLogicPathwPredict.php
BioCyc and pathway tools	该数据库提供了能用于代谢通路重建及分析的一系列工具	http://biocyc.org/publications.shtml

13.3.7　统计分析工具

除了上述特定类型数据工具，在互联网上还有大量的统计分析工具，已广泛用于分析不同组学数据类型，下面的网站提供一些这样的工具。Bioconductor 是一个基于社区共同努力来开发和公开有效利用的生物信息学软件包。所有的实施工具都以 R 统计语言编程。网站目前有大约 750 个软件工具，涵盖了广泛的分析和推断方向（Gentleman et al. 2004）。

银河项目（Galaxy project）是另一个拥有大量基因组数据分析工具的网站（Goecks et al. 2010）。常用的 Gene Ontology 网站也拥有广泛的分析工具（Gene-Ontology-Tools 2013）。

13.3.8　可视化工具

可视化工具在分析复杂生物数据和推断分子或通路之间的生物学关系时，被证明是非常有用的。已有一些公开的可视化工具开发出来以支持这些需求。在这些工具中，CytoScape 工具用于分子间相互作用网络的可视化（Shannon et al. 2003）；PathView 工具用于生物数据整合和可视化（Luo and Brouwer 2013）；iPATH 工具用于通路模型的可视化、分析和定制（Yamada et al . 2011）。

13.4 小 结

研究癌症生物学中极其复杂的问题是一件激动人心的事情，特别是在处理那些极其复杂的癌症不同发展阶段的关键驱动和促进因素时，如癌症发生、发展、转移和转移后进展的时候。已产生大量的癌症组学数据，并且在不断地继续增长；幸运的是，这些数据是公开可用的。毫无疑问，可以通过分析和挖掘这些数据获得大量信息，尤其是在我们已经掌握了问题类型的情况下，癌症组学数据分析可以帮助我们解决这些问题。我们期望为读者提供一个全面理解当代癌症生物学的框架，以及足够的知识以支持提出各种类型的问题，而这些问题都可以通过组学数据分析获得有用信息。第 13.1 节中给出的例子只代表了一小部分可能在研究中提出和解决的问题。利用本章获得的知识作为起点，希望可以探讨更多癌症研究的问题，这当然需要有最新的综述性和原创性论文作为引导（以个人观点，读者需要在深入研究之前回顾研究现状）。本章中列出的数据资源和工具具有代表性，但它们只是我们知道的所有可用工具和数据库中的一小部分。关于如何找到更全面的相关数据库列表和工具，推荐参考 *Nucleic Acids Research* 杂志每年发表的数据库和服务器特刊。毫无疑问这里有许多好的问题需要读者去思考。建议开始时以第13.1 节作者们使用的问题列表作为例子。如果在写这本书上所花费的努力，能够激发计算科学家来解决一些具有挑战性的癌症问题并取得相应的进展，这不仅有助于癌症生物学基础研究，更是对癌症早期发现、更好的治疗和更好的预防癌症具有重要意义。那么，作者在感到欣慰的同时，也会觉得花在撰写本书上的时间没有白费。

参 考 文 献

Achreja A, Yang L, Zhao H et al. (2013) Integrated energetics and flux analysis reveals differential metabolic reprogramming in highly and less invasive cancer cells. In: Proceedings of the 104th Annual Meeting of the American Association for Cancer Research 73.

Agarwal SM, Raghav D, Singh H et al. (2011) CCDB: a curated database of genes involved in cervix cancer. Nucleic Acids Res 39: D975-979.

Ahn J, Yuan Y, Parmigiani G et al. (2013) DeMix: deconvolution for mixed cancer transcriptomes using raw measured data. Bioinformatics 29: 1865-1871.

Akalin A, Kormaksson M, Li S et al. (2012) methylKit: a comprehensive R package for the analysis of genome-wide DNA methylation profiles. Genome biology 13: R87.

Ambs S, Prueitt RL, Yi M et al. (2008) Genomic profiling of microRNA and messenger RNA reveals deregulated microRNA expression in prostate cancer. Cancer Res 68: 6162-6170.

Bairoch A (2000) The ENZYME database in 2000. Nucleic Acids Res 28: 304-305.

Barfield RT, Kilaru V, Smith AK et al. (2012) CpGassoc: an R function for analysis of DNA methylation microarray data. Bioinformatics 28: 1280-1281.

Barrett T, Wilhite SE, Ledoux P et al. (2013) NCBI GEO: archive for functional genomics data sets-update. Nucleic Acids Res 41: D991-995.

Benson DA, Cavanaugh M, Clark K et al. (2013) GenBank. Nucleic Acids Res 41: D36-42.

Berger SL, Kouzarides T, Shiekhattar R et al. (2009) An operational definition of epigenetics. Genes & development 23: 781-783.

Bloomston M, Frankel WL, Petrocca F et al. (2007) MicroRNA expression patterns to differentiate pancreatic adenocarcinoma from normal pancreas and chronic pancreatitis. JAMA 297: 1901-1908.

Brandenberger R, Wei H, Zhang S et al. (2004) Transcriptome characterization elucidates signaling networks that control human ES cell growth and differentiation. Nature biotechnology 22: 707-716.

Calin GA, Ferracin M, Cimmino A et al. (2005) A MicroRNA signature associated with prognosis and progression in chronic lymphocytic leukemia. N Engl J Med 353: 1793-1801.

Cancer-Genome-Analysis (2013) ABSOLUTE.

Cancer-Genome-Atlas-Research-Network, Weinstein JN, Collisson EA et al. (2013) The Cancer Genome Atlas Pan-Cancer analysis project. Nature genetics 45: 1113-1120.

Cancer-Genomics-Hub (2013) Cancer Genomics Hub.

Chadwick LH (2012) The NIH Roadmap Epigenomics Program data resource.Epigenomics 4: 317-324.

Chen JY, Mamidipalli S, Huan T (2009) HAPPI: an online database of comprehensive human annotated and predicted protein interactions. BMC Genomics 10 Suppl 1: S16.

Chuang JC, Jones PA (2007) Epigenetics and microRNAs. Pediatric research 61: 24R-29R.

Cooper DN, Ball EV, Krawczak M (1998) The human gene mutation database. Nucleic Acids Res 26: 285-287.

CPTAC (2013) Clinical Proteomic Technologies for Cancer initiative.

Croce CM (2009) Causes and consequences of microRNA dysregulation in cancer. Nat Rev Genet 10: 704-714.

Das J, Yu H (2012) HINT: High-quality protein interactomes and their applications in understanding human disease. BMC systems biology 6: 92.

Deutsch EW, Lam H, Aebersold R (2008) PeptideAtlas: a resource for target selection for emerging targeted proteomics workflows. EMBO reports 9: 429-434.

Downing JR, Wilson RK, Zhang J et al. (2012) The Pediatric Cancer Genome Project. Nature genetics 44: 619-622.

Duarte NC, Becker SA, Jamshidi N et al. (2007) Global reconstruction of the human metabolic network based on genomic and bibliomic data. Proceedings of the National Academy of Sciences of the United States of America 104: 1777-1782.

Eckhardt F, Beck S, Gut IG et al. (2004) Future potential of the Human Epigenome Project. Expert review of molecular diagnostics 4: 609-618.

Encode-Project-Consortium, Bernstein BE, Birney E et al. (2012) An integrated encyclopedia of DNA elements in the human genome. Nature 489: 57-74.

Evans VC, Barker G, Heesom KJ et al. (2012) De novo derivation of proteomes from transcriptomes for transcript and protein identification. Nature methods 9: 1207-1211.

Forbes SA, Bhamra G, Bamford S et al. (2001) The Catalogue of Somatic Mutations in Cancer (COSMIC). In: Current Protocols in Human Genetics. John Wiley & Sons, Inc.

Futreal PA, Coin L, Marshall M et al. (2004) A census of human cancer genes. Nature reviews Cancer 4: 177-183.

Garzon R, Volinia S, Liu CG et al. (2008) MicroRNA signatures associated with cytogenetics and prognosis in acute myeloid leukemia. Blood 111: 3183-3189.

Gene-Ontology-Tools (2013) Gene Ontology Tools.

Gentleman RC, Carey VJ, Bates DM et al. (2004) Bioconductor: open software development for computational biology and bioinformatics. Genome biology 5: R80.

Goecks J, Nekrutenko A, Taylor J et al. (2010) Galaxy: a comprehensive approach for supporting accessible, reproducible, and transparent computational research in the life sciences. Genome biology 11: R86.

Goldberg R, Tewari Y, Bhat T (2004) Thermodynamics of Enzyme-Catalyzed Reactions -a Database for Quantitative Biochemistry. Bioinformatics 20: 2874-2877.

Goldstein DB (2009) Common genetic variation and human traits. The New England journal of medicine 360: 1696-1698.

Griffiths-Jones S, Grocock RJ, van Dongen S et al. (2006) miRBase: microRNA sequences, targets and gene nomenclature. Nucleic Acids Res 34: D140-144.

Halachev K, Bast H, Albrecht F et al. (2012) EpiExplorer: live exploration and global analysis of large epigenomic datasets. Genome biology 13: R96.

Hanahan D, Weinberg Robert A (2011) Hallmarks of Cancer: The Next Generation. Cell 144: 646-674.

Hardcastle TJ, Kelly KA (2010) baySeq: empirical Bayesian methods for identifying differential expression in sequence count data. BMC bioinformatics 11: 422.

He X, Chang S, Zhang J et al. (2008) MethyCancer: the database of human DNA methylation and cancer. Nucleic Acids Res 36: D836-841.

Hirayama A, Kami K, Sugimoto M et al. (2009) Quantitative metabolome profiling of colon and stomach cancer microenvironment by capillary electrophoresis time-of-flight mass spectrometry. Cancer research 69: 4918-4925.

Hummel J, Selbig J, Walther D et al. (2007) The GolmMetabolome Database: a database for GC-MS based metabolite profiling. In: Nielsen J, Jewett M (eds) Metabolomics, vol 18. Topics in Current Genetics. Springer Berlin Heidelberg, pp 75-95.

Hunter S, Jones P, Mitchell A et al. (2012) InterPro in 2011: new developments in the family and domain prediction database. Nucleic Acids Res 40: D306-312.

International-Cancer-Genome-Consortium, Hudson TJ, Anderson W et al. (2010) International network of cancer genome projects. Nature 464: 993-998.

Irizarry RA, Ladd-Acosta C, Carvalho B et al. (2008) Comprehensive high-throughput arrays for relative methylation (CHARM). Genome research 18: 780-790.

Kanehisa M, Goto S (2000) KEGG: kyoto encyclopedia of genes and genomes. Nucleic Acids Res 28: 27-30.

Kanehisa M, Goto S, Sato Y et al. (2012) KEGG for integration and interpretation of large-scale molecular data sets. Nucleic Acids Res 40: D109-114.

Kato K, Yamashita R, Matoba R et al. (2005) Cancer gene expression database (CGED): a database for gene expression profiling with accompanying clinical information of human cancer tissues. Nucleic Acids Res 33: D533-536.

Kind T, Wohlgemuth G, Lee do Y et al. (2009) FiehnLib: mass spectral and retention index libraries for metabolomics based on quadrupole and time-of-flight gas chromatography/mass spectrometry. Analytical chemistry 81: 10038-10048.

Koscielny G, Le Texier V, Gopalakrishnan C et al. (2009) ASTD: The Alternative Splicing and Transcript Diversity database. Genomics 93: 213-220.

Langfelder P, Horvath S (2008) WGCNA: an R package for weighted correlation network analysis. BMC bioinformatics 9: 559.

Lehne B, Schlitt T (2009) Protein-protein interaction databases: keeping up with growing interactomes. Human genomics 3: 291-297.

Lewis BP, Burge CB, Bartel DP (2005) Conserved seed pairing, often flanked by adenosines, indicates that thousands of human genes are microRNA targets. Cell 120: 15-20.

Li J, Duncan DT, Zhang B (2010) CanProVar: a human cancer proteome variation database. Human mutation 31: 219-228.

Luo W, Brouwer C (2013) Pathview: an R/Bioconductor package for pathway-based data integration and visualization. Bioinformatics 29: 1830-1831.

Maglott D, Ostell J, Pruitt KD et al. (2011) Entrez Gene: gene-centered information at NCBI. Nucleic Acids Res 39: D52-57.

Martens L, Hermjakob H, Jones P et al. (2005) PRIDE: the proteomics identifications database. Proteomics 5: 3537-3545.

McClellan J, King MC (2010) Genetic heterogeneity in human disease. Cell 141: 210-217.

Metabolomics-Society (2014) Metabolomics Society.

Miranda KC, Huynh T, Tay Y et al. (2006) A pattern-based method for the identification of MicroRNA binding sites and their corresponding heteroduplexes. Cell 126: 1203-1217.

Murphy JA, Barrantes-Reynolds R, Kocherlakota R et al. (2004) The CDKN2A database: Integrating allelic variants with evolution, structure, function, and disease association. Human mutation 24: 296-304.

Mutwil M, Øbro J, Willats WGT et al. (2008) GeneCAT—novel webtools that combine BLAST and co-expression analyses. Nucleic Acids Research 36: W320-W326.

NCBI (1988) National Center for Biotechnology Information.

Novellino L, Castelli C, Parmiani G (2005) A listing of human tumor antigens recognized by T cells: March 2004 update. Cancer immunology, immunotherapy : CII 54: 187-207.

Olivier M, Eeles R, Hollstein M et al. (2002) The IARC TP53 database: new online mutation analysis and recommendations to users. Human mutation 19: 607-614.

Ongenaert M, Van Neste L, De Meyer T et al. (2008) PubMeth: a cancer methylation database combining text-mining and expert annotation. Nucleic Acids Res 36: D842-846.

Pani G, Galeotti T, Chiarugi P (2010) Metastasis: cancer cell's escape from oxidative stress. Cancer metastasis reviews 29: 351-378.

Patterson MN, Hughes IA, Gottlieb B et al. (1994) The androgen receptor gene mutations database. Nucleic Acids Res 22: 3560-3562.

Punta M, Coggill PC, Eberhardt RY et al. (2012) The Pfam protein families database. Nucleic Acids Res 40: D290-301.

Rebhan M, Chalifa-Caspi V, Prilusky J et al. (1998) GeneCards: a novel functional genomics compendium with automated data mining and query reformulation support. Bioinformatics 14: 656-664.

Rebhan M, ChalifaCaspi V, Prilusky J et al. (1997) GeneCards: Integrating information about genes, proteins and diseases. Trends Genet 13: 163-163.

Reuter S, Gupta SC, Chaturvedi MM et al. (2010) Oxidative stress, inflammation, and cancer: how are they linked? Free radical biology & medicine 49: 1603-1616.

Roberts A, Pimentel H, Trapnell C et al. (2011) Identification of novel transcripts in annotated genomes using RNA-Seq. Bioinformatics 27: 2325-2329.

Robinson MD, McCarthy DJ, Smyth GK (2010) edgeR: a Bioconductor package for differential expression analysis of digital gene expression data. Bioinformatics 26: 139-140.

Rojas I, Golebiewski M, Kania R et al. (2007) Storing and annotating of kinetic data. In silico biology 7: S37-44.

Schetter AJ, Leung SY, Sohn JJ et al. (2008) MicroRNA expression profiles associated with prognosis and therapeutic outcome in colon adenocarcinoma. JAMA 299: 425-436.

Schomburg I, Chang A, Ebeling C et al. (2004) BRENDA, the enzyme database: updates and major new developments. Nucleic Acids Res 32: D431-433.

Shannon P, Markiel A, Ozier O et al. (2003) Cytoscape: a software environment for integrated models of biomolecular interaction networks. Genome research 13: 2498-2504.

Smigielski EM, Sirotkin K, Ward M et al. (2000) dbSNP: a database of single nucleotide polymorphisms. Nucleic Acids Res 28: 352-355.

Subramanian A, Tamayo P, Mootha VK et al. (2005) Gene set enrichment analysis: a knowledge-based approach for interpreting genome-wide expression profiles. Proceedings of the National Academy of Sciences of the United States of America 102: 15545-15550.

Sun R, Love MI, Zemojtel T et al. (2012) Breakpointer: using local mapping artifacts to support sequence breakpoint discovery from single-end reads. Bioinformatics 28: 1024-1025.

Szabo C, Masiello A, Ryan JF et al. (2000) The breast cancer information core: database design, structure, and scope. Human mutation 16: 123-131.

TANTIGEN (2009) TANTIGEN: Tumor T cell Antigen Database.

The-Metabolomics-Innovation-Centre (2014) The Metabolomics Innovation Centre.

The-Nutrigenomics-Organizatio (2008) TheNutrigenomics Organization.

The-UniProt-Consortium (2014) Activities at the Universal Protein Resource (UniProt). Nucleic Acids Research 42: D191-D198.

Wang J, Mullighan CG, Easton J et al. (2011) CREST maps somatic structural variation in cancer genomes with base-pair resolution. Nature methods 8: 652-654.

Wishart DS, Jewison T, Guo AC et al. (2013) HMDB 3.0--The Human Metabolome Database in 2013. Nucleic Acids Res 41: D801-807.

Wishart DS, Knox C, Guo AC et al. (2009) HMDB: a knowledgebase for the human metabolome. Nucleic Acids Res 37: D603-610.

Wishart DS, Tzur D, Knox C et al. (2007) HMDB: the Human Metabolome Database. Nucleic Acids Res 35: D521-526.

Wyman SK, Parkin RK, Mitchell PS et al. (2009) Repertoire of microRNAs in epithelial ovarian cancer as determined by next generation sequencing of small RNA cDNA libraries. PloS one 4: e5311.

Xenarios I, Salwinski L, Duan XJ et al. (2002) DIP, the Database of Interacting Proteins: a research tool for studying cellular networks of protein interactions. Nucleic Acids Res 30: 303-305.

Xiao F, Zuo Z, Cai G et al. (2009) miRecords: an integrated resource for microRNA-target interactions. Nucleic Acids Res 37: D105-110.

Xu K, Cui J, Olman V et al. (2010) A comparative analysis of gene-expression data of multiple cancer types.PloS one 5: e13696.

Yamada T, Letunic I, Okuda S et al. (2011) iPath2.0: interactive pathway explorer. Nucleic Acids Res 39: W412-415.

Yanaihara N, Caplen N, Bowman E et al. (2006) Unique microRNA molecular profiles in lung cancer diagnosis and prognosis. Cancer Cell 9: 189-198.

Zhou B, Xiao JF, Tuli L et al. (2012) LC-MS-based metabolomics. Molecular bioSystems 8: 470-481.

第 14 章　我们的观点——把癌症当成一个进化复合体系统来理解

"……对抗性的共进化是使进化加快并呈现多样性的原因，也可能是推动种群进化的主要动力"（Paterson et al. 2010）。

　　在英国著名作家 Lewis Carrol 于 1871 年发表的小说《爱丽丝梦游奇幻记》中，"红皇后"（the Queen）对爱丽丝这样说过："你必须得清楚：要想活下来，就得竭尽所能"。进化生物学家 Leigh Van Valen 认为这句话传神地类比了他的观点"种群间的相互作用[①]是推动种群进化的关键因素"。因此，他在 1973 年的著作中把自己的假说命名为"红皇后假说"（Valen 1973）。近来，Peterson 等通过实验研究简洁准确地证实了微生物的进化符合此假说。在实验中，竞争性共存的两个种群，一方为细菌，另一方为噬菌体。这两个种群间始终保持着动态的平衡：任何一方因遗传进化而取得暂时性优势时，另一方则通过快速的相应进化而迎头赶上（Paterson et al. 2010）。在此基础上，他们进而提出：种群间的对抗性共存可能是进化的主要驱动性力量。本书在写作过程中始终将这一假说作为一条指导性原则。

14.1　什么是癌症

　　如果检索 PubMed，你可以发现上百万篇论文探讨这一话题。然而，癌症研究学者以及临床医生们却仍在试图回答这个问题，并试图从根本上认识这个问题。在此基础上，人们可能就会改进癌症这类致死性疾病的治疗方法。本书全文始终坚持这样的一种观点：**癌症应当被理解为：细胞在微环境不断恶劣、生存压力不断增加的条件下，得以生存的必然选择；微环境与病变细胞共进化，而病变细胞的增殖则是该癌症得以生存的实现方式。换言之，病变细胞的增殖一旦停止，就意味着这些细胞的死亡。**

　　显然，不同的癌症有其独特的生存之道，而每种癌症的具体微环境也各具特性，因此不同癌症表型迥异，这也是本书中所列举的各种癌症均有不同特点的原因。有这样一种说法：癌症虽然多种多样，但还是有很多的共性，当然这也包括所谓的癌症特征性标志（Hanahan and Weinberg 2011）。不同癌症所具有的共性似乎比各自所表现的个性更有意义。这一点强有力的提示我们，不同癌症都必须克服相似的压力，而且也运用了相似甚或是相同的生存"策略"。这些"策略"极有可能也是细胞固有的一些功能或机制，而这些功能和机制原本是用于其他目的或起到其他作用的，而不是像某些人主观臆断的那样——生存策略是由随机的突变或随机的功能异常产生的，并且在随后的进化过程中被盲选而得以保留。进而，我们通过本书中所列举的癌症例子可以推知，细胞增殖不仅

---

① 此处意指对抗性竞争。——译者注

是该癌症得以生存的实现方式，甚至进一步推知：考虑到癌细胞必须不断地克服或摆脱某些特定的压力，细胞增殖是最具可实现性的应对之道。

14.2　癌细胞必须克服哪些压力呢

目前，对于这个问题的解答是，肿瘤细胞在其生长发育的不同阶段要克服不同的致死性压力。我们在第 5 章曾经探讨过这个问题：初始阶段的压力可能主要是因为慢性炎症或遗传性突变引发了慢性缺氧及（或）ROS 的累积，进而导致了持续的糖代谢产物的蓄积。如何清除这些糖代谢产物随即成为细胞必须克服的压力，否则细胞将不能存活。**我们认为这种压力的出现会诱发癌变**，而细胞通过分裂来缓解此压力是最具可实现性的减压方式。具体说来，就如我们在第 6 章所讨论的那样：在细胞分裂过程中，累积的糖代谢产物能用来参与合成子代细胞的 DNA 和脂质等成分。很明显，这种机制仅能暂时性地解决问题，低氧的微环境还会继续导致糖代谢产物累积，继而再次诱发分裂，如此反复，陷入恶性循环。

在第 9 章我们也曾讨论过，现已充分证明，随着肿瘤细胞的发展，ROS 水平以及与之相伴的氧化压力也会持续提高，当 ROS 水平极高的时候，就会杀死细胞（Dröge 2002）。ROS 水平的升高至少与以下两类关键性活动有关：一类是癌细胞代谢（可能伴随着线粒体的功能异常），另一类是反复发生的肿瘤血管形成，后者则导致了缺氧—富氧过程的反复出现。我们认为，ROS 的高水平是贯穿于癌症形成发展全过程中的主要压力之一，始自细胞增殖，终至癌症转移。应当充分强调 ROS 水平的变化对癌症形成发展的重要影响，因为这种变化深刻地改变了细胞的氧化还原过程，而氧化还原实质上是细胞赖以生存的必要生物化学条件。

在第 8 章中我们还曾探讨：在癌症发展过程中的另一种重要的压力是高乳酸水平。当糖代谢主要以糖酵解的方式进行时，会产生大量乳酸，可以杀死周围的正常细胞并使癌细胞向邻近侵袭。癌细胞化解此种压力的办法是启动多种正常细胞固有的机制来中和这些酸性物质。

癌症形成之初与缺氧密切相关，但癌症晚期发生转移后肿瘤必须克服的主要压力却是富氧状态。我们在第 11 章讨论过这种情况。癌症在其原发部位长期处于缺氧的微环境，转移的癌细胞却到了血流丰富的区域，此时它的微环境是富氧的。这种富氧条件将会给转移的癌细胞带来多种损伤，而此时的转移癌细胞尚不能应付此种压力，所以这种压力将成为转移癌细胞面临的严峻考验。

我们在第 7 章还讨论过，如何避免凋亡机制的激活也是癌细胞需要长期应对的挑战。因为癌细胞趋向于积累大量的变异，而正常细胞中存在大量的变异时，将会激活凋亡机制。

免疫应答带来的压力也是肿瘤细胞必须克服的压力。有趣的是，伴随着癌细胞的进化，他们似乎能诱导那些不太"聪明"的固有免疫细胞（如巨噬细胞等）转化为能与癌细胞形成共生关系的细胞，从而削弱获得性免疫细胞（如 T 细胞等）对癌细胞的攻击。

当然，在癌症形成发展的过程中也伴随着其他的压力，如 DNA 损伤和营养缺乏等。我们认为相较于前述的几种压力而言，这些压力似乎并没那么重要。

14.3　压力 vs.增殖

既然我们已经明确了癌细胞必须克服的几种主要压力，也知道了不同癌症的一些共性，可能就会有人迫不及待的推测：**细胞分裂肯定是一种最有效的减压机制，也是不同类型的癌细胞都具有并且最常使用的减压机制**。具体说来，那些长期缺氧的细胞因为能量代谢的改变而产生了大量产物，而清除这些产物的最直接最可行的方式就是细胞分裂。对此，我们在第 5 章讨论过相关的原因：①低氧环境下累积的糖代谢产物（特别是葡糖糖-6-磷酸，G6P）能用来合成透明质酸；②透明质酸降解后的片段能作为细胞增殖的刺激信号促进细胞增殖与存活。

有意思的是，细胞增殖也是肿瘤细胞克服与成癌相关的高乳酸性微环境的减压方式。因为细胞固有的中和酸性物质的机制，仅在增殖中的细胞有效，而对正常的不分裂细胞无效。截至目前，还没有确切的研究能评估比较在促进增殖的诸多压力中，到底是酸性所致的压力更显著，还是别的压力性因素影响更大，我们只知道不同的癌症在这个方面具有异质性。

如上所述，细胞的 ROS 水平在癌症形成发展的过程中持续升高，甚至有人已经证实 ROS 可以引发细胞增殖（Sauer et al. 2001；Gough and Cotter 2011；Chiu and Dawes 2012）。鉴于此，我们推测细胞分裂可能也是降低 ROS 水平的一种方式，因为由母代分裂至子代的一分为二的过程，也会以某种方式引发 ROS 的转移。时至今日，尚无研究证实分裂过程中 ROS 重新分配的具体细节，但是很容易推知一定存在某种重新分配方式，至少在一段时间内，子代细胞内的 ROS 会比母代少，从而部分的、暂时性地缓解了 ROS 带来的压力。据此，我们断定：细胞增殖也可能伴随着其他的一些因素，确实为减轻 ROS 所致的压力提供了一种途径。如果这种演绎归纳还需要"其他的一些条件"，而这些条件在通常情况下并不存在，那么某些细胞亚群则可能会满足这些条件，并经过进化选择而发展壮大。

既然癌症形成发展过程中的总体 ROS 水平会持续升高，我们由此推测，通过细胞分裂而降低 ROS 水平的速度，要低于因癌症代谢和再富氧（re-oxygenation）增加 ROS 的速度，至少在某些癌症中会是这样。正如我们在第 10 章所讨论过的，一旦 ROS 水平超过了某一特定阈值，将会促发透明质酸的合成。这样一来，就会启动癌转移的过程。就此而言，似乎可以认为，ROS 在癌症发展的过程中促进了细胞的增殖，而当 ROS 非常高的时候则促进了癌转移。

在癌症的形成阶段以及癌症位于原发部位时，几乎可以认为细胞增殖是细胞存活下来的必要条件；而当癌转移时，为了对抗新环境中氧增加带来的压力，将有其他的逃生机制被启动，此时的细胞增殖在很大程度上似乎只是这些逃生机制的一种副产品。在第 11 章我们探讨过，克服氧增加带来的压力是不需要进行细胞增殖的，而此时提高胆固醇水平则变成了癌细胞得以生存的必要条件。然而，在富氧环境中，胆固醇水平的提高也会产生氧化胆固醇及其他甾体源性产物，而这些产物促进了转移癌的生长。需要强调的是，**这些结果不是转移癌细胞对抗压力、得以存活的方法，而仅仅是富氧条件下、胆固醇水平提高后的一些附带影响。**这可能也是针对原发癌症的药物不能有效治疗转移癌的重要原因。也正是这个原因，让人们坚信转移癌无药可治。目前应用的一些激素类的药物作用于原发癌时，能削弱细胞增殖的能力，这意味着给癌组织增加压力，甚至能最终杀灭癌细胞。与之相对的是，细胞增殖却不能减少转移癌细胞所面临的压力。**所以，对转移癌而言，减缓甚至终止细胞增殖也不会增加转移癌的压力。那些对原发癌有效的药物，对转移癌往往是无效的。**最重要的是，人们应当认识到：原发癌与转移癌虽然都会出现细胞增殖现象，但究其原因却是迥然不同的。

　　基于此种认识以及在第 11 章的讨论，我们不应该继续把转移癌当成疾病的终末阶段。而人们这种根深蒂固的"终末阶段"观念，正是源于无数次的发现，那些对原发癌有效的药物对转移癌却几乎没有效果。然而，实际上转移癌与其原发时已不再是同一种疾病，因此可能需要用不同的药物治疗。例如，那些可以减少转移癌摄取利用或重新合成胆固醇的药物。正如第 11 章中，我们已经指出的：氧化胆固醇是转移癌发展的一种主要的驱动性因素。

　　此外，细胞增殖与缓解免疫性压力或凋亡性压力之间的关系，据我们的推测与前述所讨论的与其他类型压力间的关系大不相同。就我们目前的认知而言，细胞增殖可能不会明显地改善因免疫攻击或细胞凋亡而带来的压力，细胞增殖更可能与维持组织稳态有关。换言之，当癌组织中的肿瘤细胞因免疫反应或凋亡而死亡后，组织将释放一些信号，启动其修复机制，以弥补缺失的组织，从而引发新细胞的生成。总之，此情形之下的细胞增殖，是对细胞被杀灭的一种补偿方式，而不是前述情况下的必要的逃生手段。

14.4　不同的癌有不同的生存之道

　　尽管上述的讨论主要针对于所有或绝大多数癌症需要克服的常见压力，但确实为人们研究个别癌的具体压力及相应的逃生机制提供了一套有用的框架。在研究癌症的逃生路径时，这个框架可以用于指导人们查找那些"速率限定性"因素，并借此开发出更为有效的药物和治疗方案。具体地说，借助于类似贯穿本书的统计关联分析，通过理解特定的癌症倾向于利用特定逃生路径的原因（比在第 7 章讨论的那些常见逃生路径更为特异的路径），人们可能推知这种癌细胞必须克服的主要压力。例如，可以提出这样的问题：**当恶性黑色素瘤由辐射生长期转化为垂直生长期以后，是何种压力促使恶性黑色素瘤的生长速度远大于其他类型的癌？**

　　可以这样探讨该问题：对恶性黑色素瘤垂直生长期的样本及更早期（如辐射生长期）的样本进行多种环境因素的比较，如氧的水平、ROS 水平、pH 和免疫反应，等等。此方法也可以扩展到其他的癌症类型，可能会有助于发现某些压力或某些压力的组合比其他压力更为显著。对上述诸项结果再进行比对，将有助于研究者把关注点放到那些常见的压力上。之后可以分析确定性压力因素、可能的促进性因素（如生长因子受体、核受体或其他的能在压力与细胞增殖之间构成某些关联的功能性基因等）与细胞高增殖率之间的统计学关联。在特异性压力与关键的逃生步骤之间反复进行类似的关联分析，则有可能在小范围内确定一些联系，这样就可以在压力因素与细胞增殖现象之间找到线索。

当人们把癌症当成一个逃生的过程来研究时，可能有两个重要的发现会对未来的研究大有裨益：①癌细胞倾向于利用人类细胞本身固有的一些机制来克服或逃避它所遇到的压力，而不是创造出新的机制，例如被选择出来的基因突变或其他途径所致的功能异常；②被选择出来的压力应对方式倾向于较为复杂的一系列反应，而不是单独一个的反应或者为数不多的几个小反应的组合，因此通常需要较为复杂的路径，这也意味着可能存在多个潜在的干预位点。

对于第一个发现而言，进化中的细胞可以创造一定的微环境条件，这样就可以激活相应的应答系统用以帮助克服压力。这一模式在本书中有很多例子可以进行重复验证。一个很好的例子就是肿瘤细胞通过增殖克服乳酸升高。很重要的一点是：乳酸升高可以触发凋亡，除非癌细胞处于增殖状态。我们已在第 8 章中讨论过这个问题，增殖中的细胞才能激活细胞固有的机制来降低乳酸。很显然，这是自然选择的结果，在全部的细胞中只有一些亚群是处于增殖状态的，也只有这些细胞才能触发恰当的应答反应。当癌细胞不能创造出特定的环境条件时，就不能触发相应的减压机制来"自保"，压力水平就会继续上升，直至在表观遗传学水平引发更为宽泛的压力应对机制。这些内容我们已在第 9 章进行过相应的讨论。所谓的宽泛是指系统性的尝试所有的基因组固有的应对功能。如果其中的某种反应很恰当，那么具有该类反应的亚群细胞就能逃生，新生的亚群细胞就会在其表观基因组中记录下有效的压力应对机制。当然，利用此类压力应对机制获得适应，将使癌症进一步恶变。

对于第二个发现，我们已知多数情况下生存路径中的各个步骤彼此紧密配合，而罹患相同癌症的不同样本之间又存在大量的共性。这使我们有理由推测：每个逃生路径都是设计精密的，都是人类基因组所固有的功能。肿瘤细胞为了获得生存而启动组织修复系统就是很好的例证。以透明质酸为基础的信号系统非常复杂，能在不同的压力条件下提供不同的生存路径，因此也导致了癌症具有不同的表型。此外，还有另一种选择，即癌细胞盲选了随机突变或功能异常的生物分子（如某些残基被 ROS 氧化了的蛋白质），在选择的过程中一些较为匹配的组合被选择出来，而相应的细胞亚群就存活下来了。但这种情况出现的概率极为微小，与同种癌症的不同个体间共性很多的现象很矛盾，按这样的概率，全世界也不会有多少人患上癌症。

在这个理论框架下，我们可以认定，散发癌中基因突变的关键性作用是提高逃生路径的效能，并使之更为持久，而不是产生新的功能。而基因突变的协同促进作用与组织修复系统在癌症发生发展中的作用很相似。换言之，基因突变的主要作用是替代了一些需要通过结构性激活/失活类才能执行的调节功能，而这类调节必须通过对特定分子的调控或者额外修饰才能实现，因此突变基因执行同样功能时效率更高，也更为持久。而另外一种选择则是细胞在对基因突变的选择过程产生了某种新的功能，但这种情况却非常容易被层层的监控系统识别并杀灭，而无法保留下来。这种情况在癌症发展的早期尤其重要，因为逃生路径尚未被（组织修复系统等）激活，凋亡系统还能正常工作，免疫系统也未受损。在此，可以把发生于家族性癌的基因突变当成很好的例子。因为这类突变通常会缓慢、逐渐地改变细胞的状态，就像第 5 章讨论过的那样，使 ROS 水平缓慢地升高。我们由此认定：通常情况下，基因突变在散发癌的发生发展中起到了协同促进的作用。与此形成对比的是，胚系的基因突变在家族性癌中主要起到了驱动性的作用，但不是那种目前学术界所定义的"驱动突变"的作用，因为遗传性的基因突变几乎都会引起 ROS 的逐步升高和低氧状态，而这些变化与散发癌的初始阶段的条件非常相似。

14.5　组织水平 vs.细胞水平的问题

现已知晓，已经病变的细胞若要存活下来，就得进行细胞增殖。人们可能马上就会觉察到癌症就其本质而言，不是一个细胞水平的问题，而是组织水平的问题。这是因为细胞是否能够进行分裂主要决定于组织水平而不是细胞水平，至少在实体瘤中体现了这一点。本书的多个章节曾经谈到：**在组织环境下，激活单一的癌基因并不能引起细胞增殖。**

14.6　整体论 vs.还原论

本书的全文曾多次指出癌的分子和细胞水平研究，尤其是利用细胞系或有免疫缺陷的动物模型所进行的研究，已经为我们带来了大量的癌的分子水平或细胞水平的数据与假说。与此同时，在关于癌症复杂性的研究中，这也带来了一些错误的认识。这些错误的来源在于以还原论的观念来指导研究那些内在机制上原本密不可分的癌症相关问题。例如，细胞外基质是研究癌症不可或缺的因素。研究癌细胞时，不去研究与癌细胞共进化的细胞外基质，有点像研究荧光假单胞菌的进化却不考虑与其对抗共适应的噬菌体 $\Phi2$ （Paterson et al. 2010）。这个道理在免疫系统的研究中也同样适用。

在研究复杂的癌症问题时，细胞水平的研究在一方面简化了问题，而另一方面或许又人为的复杂化了这个问题。需要指出的是，癌症系统内各种因素间的关系极为密切。因此，实际上可能出现这样一种情况：在特定的细胞系中，激活某基因 X 的结果可能高度于依赖于整体的背景，而实验者在现有的条件下对该细胞系的整体背景尚不能完全了解。因此，在细胞系水平研究激活某一基因后的结果时，一些关于整体背景方面的信息可能被无意识的忽略了。当人们在同样培养条件下的两个不同的细胞系(来源于不同的组织类型)中评估激活基因 X 后的影响时，结果可能会出现冲突，继而得出不正确的结论：在两种不同类型的细胞中，激活某基因 X 后的结果是不同的。实际上，激活这两类细胞系中的基因后所产生的效应机制很可能是相同的，但各自需要满足一定的条件，在其各自来源的组织环境中很可能实现这一点，而在细胞系培养的实验过程中则很难实现。我们很怀疑，在多个研究人类 SPARC 基因功能的过程中就出现了类似的情况，这些研究的结论彼此不一致，其可能原因就在于此（可以参照第 8 章）。

用一个简单的数学问题可以类比这种观念，如图 14.1 所示，在二维空间中，黑色、白色区域之间的关系非常清晰；如果减少一个维度，即仅在一维空间去探讨黑、白点的密度分布，黑白之间的关系就会变得较为复杂。这很像一些以细胞系水平进行的研究，似乎是在相对简化的条件下研究问题（在一维空间内），而实际上在更为复杂的条件下问题会更容易解决（在二维空间内）。你能想象类似的场景：（黑白之间的）关系被武断地复杂化了，而复杂化的程度取决于在二维空间内的问题如何被投射到一维空间上。因此，在人为设定的环境下去研究问题可能会把问题搞得更加复杂（就像在本例中的减少维度）。

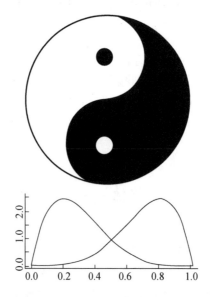

图 14.1　图的上半部分包含 2 种成分，黑点与白点。图的下半部分，我们分别把黑点与白点按其在空间中的密度分布在 X 轴和 Y 轴上作图

此处的要点在于，癌症可能没有人们之前想象的那样复杂。这种"复杂"的认识可能源自于多年以来，人们对还原论的深信不疑，并始终试图利用还原论来解读那些本来就密不可分的问题。就像细胞与细胞外基质根本就不应该被分开讨论一样。

上述的讨论，并不是说癌症问题一定很好解决。我们衷心希望会产生这样的效果：能够鼓励组学数据分析人员与计算生物学家不畏艰难（尽管数十年来，全世界已有数以万计的癌症生物学家对癌症进行了深入的研究），继续寻求探究癌症的基本原因以及相关机制。我们也希望，能够吸引计算生物学家和生物信息学家敢于接受挑战，去解决癌症的相关问题。这些问题既可以像是本书中的那些例子，也可以来源于学术界的话题，也可以是自己提出的疑问。我们也希望，能够以一种更加体现整体论观点的方式挖掘目前的已有组学数据，从而能深刻地回答癌症领域内一些具有挑战性的问题。当然，从事这项工作需要知晓癌症生物学的一些基础知识，能够对拟研究的目标有全新的理解。我们希望本书中所述的内容可以抛砖引玉，帮助计算生物学家进入到这个非常重要、非常有趣并富于挑战的癌症研究领域。现在是进入这个领域的最佳时机，因为过去的一百年来已经产生了大量的癌症生物学方面的信息，而目前又已经有相当多的公开的组学数据，更多的惊喜还将不断涌现，而这些宝贵的数据将使我们有能力去解答一些重要的癌症生物学问题。因此，我们完全相信，借助于计算机科学的整体论方法与手段将极大地为现有的思维方式及研究方法提供重要的补充。这也将是癌症生物学领域内最为迫切需要的内容，将使该领域出现跨越式的进步。

过去的一百余年，人们已经获得了大量的癌症方面的信息和知识，不幸的是人们对这些知识的理解有些支离破碎，直到目前为止还没有一个框架或理论能将这些认识整合起来用于癌症研究。癌症是非常复杂的体系，应该充分考虑这个特点，并把癌症当成不断进化的组织水平的系统来研究。我们的批判性分析，要充分顾及那些密不可分的因素，比如病变细胞、间充质细胞、免疫细胞及细胞外基质等。人们正逐渐认识到透明质酸系统是癌症中的一个重要信号系统，也逐渐认识到表观遗传改变是癌症中存在的一种宽泛的（相对于具有条件特异性的）应对压力的机制，这将成为整合那些知识片段的一个框架。当我们把所有这些信息放在一起综合考虑的时候，那些经由大规模组学数据分析得来的信息，则有可能为我们提供一些区域性的关联性线索（这跟玩拼图游戏的过程非常相似，图 14.2），从而帮助癌症研究人员和临床医生确认特定癌症中最薄弱的环节，进而开发出有效的治疗药物。

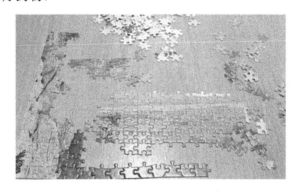

图 14.2 将人类既往对癌症的认识整合为一个框架，就可以开展系统水平的研究工作，从而能鉴定出癌症进化过程中的驱动性因素、促进性因素，以及进化环节的薄弱点，为随后改进癌症治疗方案提供帮助

参 考 文 献

Chiu J, Dawes IW (2012) Redox control of cell proliferation. Trends in cell biology 22: 592-601.

Dröge W (2002) Free radicals in the physiological control of cell function. Physiological reviews 82: 47-95.

Gough DR, Cotter TG (2011) Hydrogen peroxide: a Jekyll and Hyde signalling molecule. Cell death & disease 2: e213.

Hanahan D, Weinberg RA (2011) Hallmarks of cancer: the next generation. Cell 144: 646-674.

Paterson S, Vogwill T, Buckling A et al. (2010) Antagonistic coevolution accelerates molecular evolution. Nature 464: 275-278.

Sauer H, Wartenberg M, Hescheler J (2001) Reactive oxygen species as intracellular messengers during cell growth and differentiation. Cell PhysiolBiochem 11: 173-186.

Valen LV (1973) A new evolutionary law. Evolutionary Theory 1: 1-30.